国家卫生 …… 教材

全 国 …… 材

供临床医学专业用

中医学

第6版

主　编　潘年松

副主编　简亚平　周红军

编　者（按姓氏笔画排序）

丁　斗（遵义医药高等专科学校）
万迎晖（江西卫生职业学院）
王世勋（南阳医学高等专科学校）
牛晓玲（上海健康医学院附属周浦医院）
李远鹏（四川中医药高等专科学校）
张立峰（大庆医学高等专科学校）
周少林（江苏医药职业学院）
周红军（沧州医学高等专科学校）
郑　波（重庆三峡医药高等专科学校）
郑　琼（曲靖医学高等专科学校）
郭文娟（山西中医药大学）
曹惠英（韶关学院医学院）
程艳婷（山西中医药大学）
谢明夫（菏泽医学专科学校）
简亚平（永州职业技术学院）
潘年松（遵义医药高等专科学校）

秘　书

丁　斗（遵义医药高等专科学校）

人民卫生出版社

图书在版编目（CIP）数据

中医学 / 潘年松主编 . —6 版 . —北京：人民卫生出版社，2019

ISBN 978-7-117-28568-1

Ⅰ. ①中… Ⅱ. ①潘… Ⅲ. ①中医学 – 高等职业教育 – 教材 Ⅳ. ①R2

中国版本图书馆 CIP 数据核字（2019）第 103971 号

人卫智网	**www.ipmph.com**	**医学教育、学术、考试、健康，购书智慧智能综合服务平台**
人卫官网	**www.pmph.com**	**人卫官方资讯发布平台**

中　医　学

第 6 版

主　　编：潘年松
出版发行：人民卫生出版社（中继线 010-59780011）
地　　址：北京市朝阳区潘家园南里 19 号
邮　　编：100021
E - mail：pmph @ pmph.com
购书热线：010-59787592　010-59787584　010-65264830
印　　刷：人卫印务（北京）有限公司
经　　销：新华书店
开　　本：850 × 1168　1/16　**印张**：19　**插页**：8
字　　数：601 千字
版　　次：1994 年 10 月第 1 版　2019 年 8 月第 6 版
2021 年 4 月第 6 版第 4 次印刷（总第 54 次印刷）
标准书号：ISBN 978-7-117-28568-1
定　　价：56.00 元
打击盗版举报电话：**010-59787491　E-mail**：**WQ @ pmph.com**
（凡属印装质量问题请与本社市场营销中心联系退换）

修订说明

2014年以来，教育部等六部委印发的《关于医教协同深化临床医学人才培养改革的意见》《助理全科医生培训实施意见(试行)》等文件，确定我国的临床医学教育以“5+3”(5年本科教育+毕业后3年住院医师规范化培训)为主体，以“3+2”(3年专科教育+毕业后2年助理全科医生培养)为补充，明确了高等职业教育临床医学专业人才培养的新要求。

为深入贯彻十九大精神，全面落实全国卫生与健康大会、《“健康中国2030”规划纲要》要求，适应新时期临床医学人才培养改革发展需要，在教育部、国家卫生健康委员会领导下，由全国卫生行指委牵头，人民卫生出版社全程支持、参与，在全国范围内开展了“3+2”三年制专科临床医学教育人才培养及教材现状的调研，明确了高等职业教育临床医学专业(3+2)教材建设的基本方向，启动了全国高等职业院校临床医学专业第八轮规划教材修订工作。依据最新版《高等职业学校临床医学专业教学标准》，经过第六届全国高等职业教育临床医学专业(3+2)教育教材建设评审委员会广泛、深入、全面的分析与论证，确定了本轮修订的指导思想和整体规划，明确了修订基本原则：

1. **明确培养需求** 本轮修订以“3+2”一体化设计、分阶段实施为原则，先启动“3”阶段教材编写工作，以服务3年制专科在校教育人才培养需求，培养面向基层医疗卫生机构，为居民提供基本医疗和基本公共卫生服务的助理全科医生。

2. **编写精品教材** 本轮修订进一步强化规划教材编写“三基、五性、三特定”原则，突出职业教育教材属性，严格控制篇幅，实现整体优化，增强教材的适用性，力求使整套教材成为高职临床医学专业“干细胞”级国家精品教材。

3. **突出综合素养** 围绕培养目标，本轮修订特别强调知识、技能、素养三位一体的综合培养：知识为基，技能为本，素养为重。技能培养以早临床、多临床、反复临床为遵循，在主教材、配套教材、数字内容得到立体化推进。素养以职业道德、职业素养和人文素养为重，突出“敬佑生命、救死扶伤、甘于奉献、大爱无疆”的卫生与健康工作者精神的培养。

4. **推进教材融合** 本轮修订通过随文二维码增强教材的纸数资源融合性与协同性，打造具有时代特色的高职临床医学专业“融合教材”，服务并推动职业院校教学信息化。通过教材随文二维码扫描，丰富的临床资料、复杂的疾病演进、缜密的临床思维成为了实现技能培养的有效手段。

本轮教材共28种，均为国家卫生健康委员会“十三五”规划教材。

教材目录

序号	教材名称	版次	主编	配套教材
1	医用物理	第7版	朱世忠　刘东华	
2	医用化学	第8版	陈常兴　秦子平	
3	人体解剖学与组织胚胎学	第8版	吴建清　徐　冶	√
4	生理学	第8版	白　波　王福青	√
5	生物化学	第8版	吕士杰　王志刚	√
6	病原生物学和免疫学	第8版	肖纯凌　吴松泉	√
7	病理学与病理生理学	第8版	张　忠　王化修	√
8	药理学	第8版	王开贞　李卫平	√
9	细胞生物学和医学遗传学	第6版	关　晶	√
10	预防医学	第6版	刘明清	√
11	诊断学	第8版	许有华　樊　华	√
12	内科学	第8版	韩清华　孙建勋	√
13	外科学	第8版	龙　明　张松峰	√
14	妇产科学	第8版	王泽华　王艳丽	√
15	儿科学	第8版	黄　华　崔明辰	√
16	传染病学	第6版	王明琼　李金成	√
17	眼耳鼻喉口腔科学	第8版	王斌全　黄　健	√
18	皮肤性病学	第8版	魏志平　胡晓军	√
19	中医学	第6版	潘年松	√
20	医学心理学	第5版	马存根	√
21	急诊医学	第4版	秦啸龙　申文龙	√
22	康复医学	第4版	宋为群　孟宪国	
23	医学文献检索	第4版	孙思琴　郑春彩	
24	全科医学导论	第3版	赵拥军	√
25	医学伦理学	第3版	王柳行　夏　曼	√
26	临床医学实践技能	第2版	周建军　顾润国	
27	医患沟通	第2版	田国华　王朝晖	
28	职业生涯规划和就业指导	第2版	杨文秀　王丽岩	

第六届全国高等职业教育临床医学专业(3+2)教育教材建设评审委员会名单

数字内容编者名单

主　编　程艳婷　周红军

副主编　牛晓玲　郑　波

编　者（按姓氏笔画排序）

丁　斗（遵义医药高等专科学校）
万迎晖（江西卫生职业学院）
王世勋（南阳医学高等专科学校）
牛晓玲（上海健康医学院附属周浦医院）
李远鹏（四川中医药高等专科学校）
张立峰（大庆医学高等专科学校）
周少林（江苏医药职业学院）
周红军（沧州医学高等专科学校）
郑　波（重庆三峡医药高等专科学校）
郑　琼（曲靖医学高等专科学校）
郭文娟（山西中医药大学）
曹惠英（韶关学院医学院）
程艳婷（山西中医药大学）
谢明夫（菏泽医学专科学校）
简亚平（永州职业技术学院）
潘年松（遵义医药高等专科学校）

主编简介与寄语

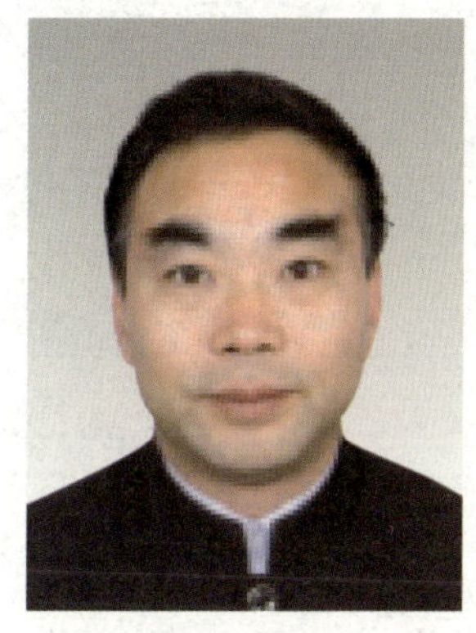

潘年松，中医师，教授，硕士生导师。从1981年起先后在贵阳中医学院、河南中医学院、成都中医药大学系统学习中医11年；在贵阳医学院附属医院临床进修1年，在四川大学华西公共卫生学院从事博士后研究近3年。2005年至2018年任遵义医药高等专科学校副校长；2006年至2013年任区人大代表以及市、省政协委员；2018年至今任中国中医药研究促进会治未病与亚健康分会会长。1986年至今从事临床工作；2005年至今从事教学工作；2008年至今从事带教硕士及法医司法鉴定工作。迄今：完成10个不同课程的教学任务；主编教材8部；通过主持科研项目组建了2个实验实训室；排名第一获得省部级科技奖二等奖2项、三等奖1项。

写给同学们的话——

医生为病人服务，而人的属性包括自然和社会两个方面，比较复杂。中医学里的“整体观念”“三因制宜”等，正是基于人的复杂性总结出来的。在学习和今后的工作中细细思量，一定有益。

前　言

《中医学》第6版的编写团队确定之后，我们按照本套教材的编写精神，对前几版教材进行了仔细讨论、剖析。确定了本版教材的优化提升重点有二：一是增加案例，编写生动活泼的典型案例。二是增进中医文化介绍，让学生理解中医的"整体观念"、"三因制宜"等最精华的思想，以及在今后的工作中在中医理论指导下进行组方。所以，在新版教材编写中，我们着重增加了介绍病案与中医人文的内容。

其次，我们对类似教材进行了仔细分析。我们认为有必要认真审视很多具体的内容。例如：从哲学高度看，中医理论体系中，其世界观、方法论究竟是什么？这是审视的起点，从这个起点出发，更能准确把握全局，从而正确分析中医的优势与不足。所以，经过认真讨论，我们认为从哲学高度进行归纳总结比较恰当。第一，应该鲜明地将发端于《黄帝内经》，在日常养生、有计划预防、针对性治疗、病后及时康复以及健康管理等方面均具有指导意义的"三因制宜"理论，加以强调和突出。对于初学中医的人，如果通过学习，能够培养出哪怕是一点点"整体观念"、"三因制宜"的中医思维，相信对其职业生涯的作用是不可估量的。第二，比较明确地承认中医发展过程中，限于条件，主要是采用"不打开黑箱"的方法对临床实例进行归纳总结。而尽可能采用临床实践和科学实验对生命奥秘进行探索，不唯是西医的努力方向，也是中医自身发展所需。第三，我们也认真审视了各种中医学说的合理内核与历史局限。我们对五行学说的前置条件进行了思考和讨论，决定将"五运六气"学说正式写入教材。

再次，我们仔细分析了当代关于人类健康活动的趋势，并遵循《"健康中国2030"规划纲要》《中华人民共和国中医药法》。我们认为对于发展简史的介绍，从养生、治疗、康复、身心调理，以及师承与管理等角度归类进行，本版教材系统性、启发性、实用性更强些。同时，如果学习西医的高职学生毕业后希望拜师学习中医，本书也是一种指引。所以，我们也做了适度的修订。

最后，我们尝试了利用现代传媒技术，通过扫描二维码阅读部分内容。

当然，限于教材不是学术论文，也限于认识的过程性，我们修订时很谨慎。

尽管我们不会吝啬时间、精力来编好《中医学（第6版）》，但仍然难保书中没有瑕疵。"道吾恶者是吾师"，诚恳接受来自于各个层面的赐教。

在此付梓之际，作为《中医学（第6版）》主编的我，衷心地、高调地感谢参加该教材修订的所有编者，感谢他们的辛勤付出！

潘年松

2018年4月

目　录

第一章　绪论……1
一、中医学的生命观……1
二、中医学的方法论……5

第二章　中医学发展简史……8
第一节　治疗实践与理论发展过程……8
一、远古时期——中医学的起源……8
二、夏商周至秦汉——中医理论体系形成时期……8
三、两晋南北朝至隋唐时期——理论充实与方药学发展时期……9
四、两宋金元时期——流派纷呈与学术争鸣时期……9
五、明清时期——医学集成和深化发展阶段……10
六、近代——中医曲折中复兴……11
第二节　养生、康复实践与理论发展过程……11
一、萌芽与奠基(远古到春秋战国时期)……12
二、形成(先秦至汉晋时期)……12
三、完善(隋唐时期)……13
四、突破(宋金元时期)……13
五、发展(明清时期)……13
六、振兴(现代)……14
第三节　师承、管理实践与理论发展过程……14

第三章　主要学说……17
第一节　气一元论……17
一、气的基本概念……17
二、气一元论的基本内容……17
三、气一元论在中医学中的应用……18
第二节　阴阳学说……20
一、阴阳的概念及事物的阴阳属性……20
二、阴阳学说的基本内容……21
三、阴阳学说在中医学中的应用……22
第三节　五行学说……23

一、五行的基本概念……24
二、五行的特性和事物属性的五行归类……24
三、五行的生克乘侮……25
四、五行学说在中医学中的应用……26
第四节 气、精、血、津液学说……28
一、气……28
二、精……31
三、血……32
四、津液……33
五、气、精、血、津液之间的关系……34
第五节 藏象学说……36
一、五脏……37
二、六腑……45
三、奇恒之腑……48
四、脏腑之间的关系……48
第六节 情志学说……51
一、情志的基本概念……51
二、情志与脏腑的关系……51
三、情志学说在中医学中的应用……51
第七节 体质学说……53
一、体质的基本概念……54
二、体质与发病……54
三、体质的特点……54
第八节 运气学说……56
一、运气的基本概念……56
二、运气学说的基本内容……57
三、运气学说在中医学中的运用……59

第四章 病因、发病与病机……62
第一节 病因……62
一、外感病因……63
二、内伤病因……65
三、病理产物性病因……67
四、其他病因……68
第二节 发病……68
一、邪正斗争与发病……68
二、内外环境与发病……69
第三节 病机……69
一、邪正盛衰……69
二、阴阳失调……70
三、气血津液失常……72

第五章　养生、预防、治则与康复……75
第一节　养生……75
一、养生的意义……75
二、养生的基本原则……76
三、养生的方法……77
四、决定寿夭的因素……78
第二节　预防……78
一、未病先防……78
二、既病防变……79
第三节　治则……79
一、治病求本……80
二、扶正祛邪……81
三、调整阴阳……82
第四节　康复……82
一、形体保养和精神调摄相结合……82
二、药物治疗和饮食调养相结合……82
三、内治方法与外治方法相结合……83
四、自然康复与治疗康复相结合……83
五、早期介入与持之以恒相结合……83

第六章　诊法与辨证……85
第一节　诊法……85
一、望诊……85
二、闻诊……89
三、问诊……90
四、切诊……92
第二节　辨证……97
一、八纲辨证……97
二、脏腑辨证……98
三、其他辨证方法……104

第七章　中药与方剂……106
第一节　中药学基本知识……106
一、中药的产地、采收和炮制……106
二、中药药性理论……107
三、中药的应用……108
第二节　常用中药……110
一、常用解表药……110
二、常用清热药……112
三、常用泻下药……116
四、常用祛湿药……117

五、常用温里药……120
六、常用理气药……121
七、常用理血药……122
八、常用消食药……125
九、常用化痰止咳平喘药……125
十、常用安神药……128
十一、常用平肝息风药……129
十二、常用开窍药……130
十三、常用补虚药……131
十四、常用收涩药……136
第三节 方剂学基本知识……137
一、方剂的组成原则及其变化……137
二、方剂的剂型……138
第四节 常用方剂……139
一、常用解表剂……139
二、常用清热剂……140
三、常用泻下剂……141
四、常用祛湿剂……141
五、常用温里剂……142
六、常用理气剂……143
七、常用理血剂……143
八、常用消食剂……144
九、常用祛痰止咳平喘剂……144
十、常用安神剂……145
十一、常用治风剂……145
十二、常用开窍剂……146
十三、常用补益剂……146
十四、常用固涩剂……148

第八章 中成药与方解……150
第一节 解表中成药与方解……150
一、辛温解表……150
二、辛凉解表……150
三、扶正解表……151
第二节 清热中成药与方解……152
一、清热泻火……152
二、清热解毒……152
三、清脏腑热……153
第三节 泻下中成药与方解……154
第四节 祛湿中成药与方解……154
一、解表祛湿……154

二、利水渗湿……155
三、温化寒湿……155
四、化浊降脂……156
五、清热利湿……156
第五节　温里中成药与方解……157
一、温中健脾……157
二、温补肾阳……158
第六节　理气中成药与方解……159
第七节　理血中成药与方解……161
一、活血化瘀类中成药……161
二、止血类中成药……163
第八节　安神中成药与方解……164
第九节　祛痰中成药与方解……166
一、燥湿化痰类……166
二、清热化痰类……166
三、润肺化痰类……167
四、温肺化痰类……167
五、治风化痰类……168
第十节　消食中成药与方解……169
第十一节　平肝息风中成药与方解……170
第十二节　开窍中成药与方解……171
第十三节　补虚中成药与方解……173
一、气虚……173
二、血虚……175
三、气血两虚……176
四、阴虚……177
五、阳虚……179
第十四节　固涩中成药与方解……181
第十五节　外用中成药与方解……183

第九章　中医药应用案例选……189
第一节　解表中医药案例选……189
一、小青龙汤治疗支气管哮喘……189
二、连花清瘟胶囊治疗流行性感冒……190
三、玉屏风散治疗头痛……191
第二节　清热中医药案例选……192
一、黄连上清丸治疗口腔溃疡……192
二、龙胆泻肝汤治疗急性胆囊炎……192
第三节　泻下中医药案例选……193
一、麻子仁丸治疗便秘……193
二、大承气汤治疗腹痛……193
第四节　祛湿中医药案例选……194

一、藿香正气软胶囊治疗口臭……194
二、茵陈蒿汤治疗慢性非酒精性脂肪肝病……195
三、真武汤治疗水肿……195
四、五苓散治疗水肿……196
第五节 温里中医药案例选……197
一、附子理中汤治疗腹痛……197
二、金匮肾气丸治疗遗尿……197
三、右归丸治疗肢厥……198
第六节 理气中医药案例选……199
一、丹栀逍遥丸治疗头痛……199
二、逍遥散合血府逐瘀汤治疗闭经……199
第七节 理血中医药案例选……200
一、血府逐瘀胶囊治疗心悸……200
二、七厘胶囊合十灰丸治疗肾挫伤……201
三、少腹逐瘀汤、桃红四物汤合桂枝茯苓丸加减治疗痛经……201
四、生化丸治产后恶露不尽……202
五、桂枝茯苓丸治子宫内膜增厚……202
六、槐角丸治痔疮……203
第八节 安神中医药案例选……203
天王补心丸治性功能障碍……203
第九节 祛痰中医药案例选……204
一、二陈汤治眩晕……204
二、橘红丸合蛇胆川贝散治疗咳嗽……205
三、养阴清肺膏治疗阴虚干咳……205
第十节 消食中医药案例选……206
一、保和丸治疗胃痛……206
二、枳术丸治厌食……206
第十一节 平肝息风中医药验案选……207
一、知柏地黄丸合天麻钩藤饮治脑动脉硬化症……207
二、桑钩温胆汤合三化汤治中风……208
第十二节 开窍中医药验案选……209
一、温胆汤治疗青春型精神分裂症……209
二、参附汤合三生饮治高血压病Ⅲ期脑出血……210
第十三节 补虚中医药验案选……211
一、养阴生津方治原发性干燥综合征……211
二、生脉散合定喘汤治老年性肺气肿……212
三、苏子降气汤合生脉散治老年慢性支气管炎……212
四、金匮肾气丸治慢性泌尿系感染……213
第十四节 固涩中医药验案选……214
一、六味地黄丸合桑螵蛸散治遗尿……214
二、知柏地黄丸合孔圣枕中丹治注意力缺陷多动症……215

第十五节　外用中成药干预医案……215
一、冰硼散治疗口腔溃疡医案……215
二、冰硼散治疗口唇疱疹医案……216
三、冰硼散治疗婴儿湿疹医案……216
四、京万红软膏治疗日光晒伤医案……216
五、京万红软膏治疗烫伤医案……216
六、马应龙痔疮膏治疗陈旧性肛裂医案……216
七、生肌象皮膏治疗骨科难愈创面医案……217
八、生肌象皮膏治疗压疮医案……217
九、紫金锭治疗带状疱疹医案……217
十、紫金锭治疗接触性皮炎医案……217
十一、如意金黄散治疗静脉炎医案……218

第十章　中医的非药物治疗……219
第一节　经络与腧穴概述……219
一、经络概述……219
二、腧穴概述……222
第二节　十四经循行及常用腧穴……224
一、手太阴肺经……224
二、手阳明大肠经……225
三、足阳明胃经……226
四、足太阴脾经……228
五、手少阴心经……228
六、手太阳小肠经……229
七、足太阳膀胱经……230
八、足少阴肾经……232
九、手厥阴心包经……233
十、手少阳三焦经……233
十一、足少阳胆经……234
十二、足厥阴肝经……236
十三、任脉……236
十四、督脉……237
十五、常用经外穴……238
第三节　针刺疗法……239
一、毫针刺法……240
二、三棱针法……244
三、皮肤针法……244
四、耳针疗法……245
第四节　艾灸疗法……248
一、施灸材料……248
二、艾灸的种类……249

三、艾灸的作用及注意事项……250
第五节　拔罐疗法……251
一、罐的种类……251
二、罐的吸附方法……251
三、拔罐的运用方法……251
四、起罐的方法……252
五、拔罐疗法的临床运用……252
六、拔罐疗法的注意事项……252
第六节　刮痧疗法……252
一、刮痧器具及介质……252
二、持板方法……252
三、常用刮痧法……253
四、刮痧注意事项……254
第七节　推拿疗法……254
一、推拿手法概述……254
二、常用推拿手法……255
三、推拿的适应证……262

第十一章　中医的非药物干预验案选……264
第一节　经络与腧穴日常自救验案选……264
一、高热……264
二、中暑……264
三、胸痹(心绞痛)……265
四、胃痛……265
五、胆绞痛……265
六、肾绞痛……265
第二节　针刺验案选……266
一、感冒……266
二、咳嗽……266
三、哮喘……266
四、胃痛……267
五、呃逆……267
六、呕吐……267
七、腹痛……267
八、腹泻……268
九、便秘……268
十、胁痛……268
十一、消渴(糖尿病)……268
十二、心悸……268
十三、不寐(失眠)……269
十四、嗜睡……269

十五、头痛……269
十六、眩晕(高血压)……270
十七、面瘫……270
十八、中风……270
十九、腰痛……271
二十、前列腺炎……271
第三节 艾灸验案选……271
一、感冒……271
二、哮喘……272
三、泄泻……272
四、不寐(失眠)……272
五、颈源性头痛……272
六、颈源性眩晕……272
七、面瘫……273
八、急性腰扭伤……273
九、癃闭……273
十、阳痿……273
第四节 推拿验案选……273
一、颈椎病……273
二、肩周炎……274
三、腰椎间盘突出症……275
四、失眠……275
第五节 拔罐验案选……275
一、感冒……275
二、咳嗽……276
三、呃逆……276
四、面瘫……276
第六节 刮痧验案选……276
一、感冒……276
二、腹泻……277
三、失眠……277

第十二章 中医人文……278
第一节 《黄帝内经·素问》之《上古天真论》(托名)……278
一、原文精要……278
二、译文概义……279
三、解析与启示……279
第二节 《黄帝内经·素问》之《四气调神大论》(托名)……280
一、原文精要……280
二、译文概义……281
三、解析与启示……281

第三节 《韩非子·喻老》之《扁鹊见蔡桓公》(春秋战国·韩非)……282
一、原文精要……282
二、译文概义……282
三、解析与启示……282
第四节 《备急千金要方》之《大医精诚》(唐·孙思邈)……283
一、原文精要……283
二、译文概义……283
三、解析与启示……283
第五节 《医学源流》之《用药如用兵》(清·徐大椿)……284
一、原文精要……284
二、译文概义……285
三、解析与启示……285

附录 方剂索引……287

参考文献……293

第一章　绪　论

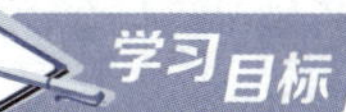

1. 掌握：中医学的生命观和方法论。
2. 熟悉：病、证、症的区别与联系。
3. 了解："同病异治""异病同治"的治疗方法。
4. 具有运用辨证论治区别症与证的能力。
5. 能够将整体观念、三因制宜、辨证论治理论应用于中医学课程的学习。

中医学的理论体系是经过长期反复的临床实践，在唯物论和辩证法思想的指导下逐步形成的，它在对人体生理功能和病理变化的认识，以及有关疾病的诊断和治疗等方法上，均有许多独特之处。

一、中医学的生命观

(一) 生命本源

1. 精　形体是生命存在的基础，精是构成形体和形体生长发育的物质。《素问·金匮真言论》说："夫精者，身之本也。"《灵枢·决气》："两神相搏，合而成形，常先身生，是谓精。"《灵枢·经脉》曰："人始生，先成精，精成而脑髓生。骨为干，脉为营，筋为刚，肉为墙，皮肤坚而毛发长，谷入于胃，脉道以通，血气乃行。"说明精是生命的原始物质。当男女两性之精结合后，在母体内形成胚胎，构成身形而产生生命。此精禀受于父母，与生俱来，故称为先天之精。具有生殖繁衍作用，为生身之本。

精不仅是构成形体、产生生命的原始物质，同时也是维持生命活动促进人体生长发育的基本物质。《医宗必读》说："一有此身，必资谷气，谷入于胃，洒陈于六腑而气至，和调于五脏而血生，而人资之以为生者也，故曰后天之本在脾。"人以水谷为本，得谷则昌，绝谷则亡。人出生后不断从外界摄取水谷在脾胃的作用下化生为水谷之精，也称后天之精，输布于全身，营养脏腑官窍，筋骨肌肉，充养脑髓，促进生长发育，维持生命活动。先后天之精均藏于肾，源源不断供给脏腑组织器官，肾精随着年龄而盛而衰。从幼年开始肾中精气渐充，出现齿更发长的生长变化；青春期充盛，生殖功能成熟；脑髓盈满，头脑清晰，思维敏捷，耳目聪精气明；肌肉丰满，毛发茂密，身体盛壮。待到老年，精衰而致天癸竭，男子精少，女子地道不通，形坏无子，发堕齿槁，面焦骨枯，耳目失聪……形体、智力、生殖功能皆随之而衰。精与人的生、长、壮、老、已关系极为密切，是构成形体、产生生命，并使生命不息的本源物质。

2. 气　在中国古代，气是人们对于自然现象一种认识。中国古代哲学家认为气是构成世界的最基本物质，如庄子曰："通天下一气耳""气变有形，形变有生"，就是说一切有形之物和运动都是无形之气变化而来的，强调了世界的物质统一。中医学将气的概念引入医学领域中用以说明人体的生理病理现象，气是构成人体和维持人体生命活动的最基本物质，《素问·宝命全形论》曰："人以天地之气生，四时之法成"，天地之气的运动变化产生了人体，"天地合气，命之曰人"。人本一气，人体内的各

种气，包括元气、宗气、营气、卫气及各脏腑经络之气，都是一身之气的分化；气充斥于人体各脏腑组织器官之间，是沟通人体内外的中介物质，并成为感应传导信息的载体，气运行不息，推运和调控着人体新陈代谢，维系着人体的生命过程。“气聚则形成，气散则形亡”（《医门法律·大气论》），气的运动停止，则意味着生命的终止。气不但构成整个人体，而且人体的生命活动亦赖气以维养。《素问·六节脏象论》曰：“天食人以五气，地食人以五味。五气入鼻，藏于心肺，上使五色修明，音声能彰；五味入口，藏于肠胃，味有所生，以养五气。气和而生，津液相成，神乃自生。”人的生命活动，需要从“天地之气”中摄取营养成分，以养五脏之气，从而维持机体的生理活动。

人的生命过程是精气阴阳由弱而强，再由盛而衰的变化过程，疾病则是由邪正斗争导致精气受损及阴阳失调的结果。人之精气阴阳，合而言之，肾藏精是为真元之精，所化之气是为真元之气，气分阴阳，是为元阴元阳，此乃一身阴阳的根本。分而言之，藏于脏腑之精，化为脏腑之气，脏腑之气分为脏腑之阴阳，阴阳协调，保证脏腑功能的正常进行。人之疾病，究其根本，不外乎在各种邪气的作用下，或为精气受损，或为阴阳失调，阴阳偏盛偏衰，发为实热、实寒、虚热、虚寒，而阴阳偏衰及精气受损者为虚，阴阳偏盛及邪气盛者为实，故中医辨证以此为纲。张景岳曰：“凡病之为虚为实，为寒为热，至其病变，莫可名状，欲求其本，则止一气足以尽之矣。盖气有不调之处，即病本所在之处也。”正所谓“百病皆生于气也。”

（二）整体观念

中医学的整体观念，就是重视人体自身的完整性、人与自然环境的协调性、人与人之间的和谐性。人体自身的完整性，就是认为人体是一个有机的整体，构成人体的各个组织器官，在结构上是不可分割的，在生理活动中是相互协调、相互作用的，在病理变化中相互影响；人与自然环境的协调性，就是认为人体与外界环境是有机联系、密切相关的，人体在能动地适应环境的过程中，维持着自身功能活动的稳定；人与人之间的和谐性，就是认为个人属于由人组成的社会，个人在参与适应社会的同时，也要受到社会的制约，个人与社会和谐相处。

1. 人体是一个有机的整体　人体是由若干脏腑组织、器官所组成的，它们在结构上不可分割，通过各自不同生理功能之间的协调平衡维持人体的有机整体性。具体表现在三个方面。

(1) 人体五脏一体观：人体是由五脏、六腑、形体、官窍等构成的以五脏为中心，通过经络系统的联络作用，而构成的心、肺、脾、肝、肾五个生理系统，其间又通过经络系统的沟通联络作用，构成一个在结构上完整统一的整体，每个生理系统中的任何一个局部，都是整体的一个组成部分。以结构的完整性为基础，促成了功能上的统一，精、气、血、津液是构成人体的重要组成部分，又是维持人体生理功能的精微物质，它们分布、运行、贮存、代谢或运行人体全身，支撑其各自的功能，并使之密切配合，相互协调，维持五个生理系统之间的协调有序；与此同时，脏腑的功能活动又促进和维持了精、气、血、津液的生成、运行、输布、贮藏和代谢。这种以五脏为中心的结构和功能的统一的观点，即“五脏一体观”。

(2) 人体形神一体观：人之形体与精神既相互依存，又相互制约，亦是一个统一的整体。形体指构成人体的脏腑、经络、五体、官窍及运行、贮藏于其中的精、气、血、津液等物质，构成一个有机整体。广义之神，是指人体生命活动总的外在表现，或称人体生命活动的总体现或主宰者；狭义之神，指人的精神、意识、思维活动，包括人的情绪、思想、性格等一系列心理活动。形是神的藏舍之处，神是形的生命体现，形健则神旺，形弱则神衰，所谓“神为形之主，形为神之舍”，神对形起着主宰的作用，形神统一是生命存在的重要保证。精神情志活动与五脏精气有着密切的关系，两者常常相互影响。五脏精气充盛，功能协调，则精力充沛，思维快捷，反应灵敏，言语流利，情志活动正常；若五脏精气不充，功能失调，则精神情志出现异常。反之，精神情志活动异常，亦会影响五脏功能，影响五脏精气的相应变化。

(3) 人体机能活动的联系性：由于人体五脏一体观和形神一体观，决定了各种不同机能活动之间密切的联系性。人体的功能活动是以五脏为中心的五大生理系统，各系统的功能又是全身整体功能的一部分，各系统功能之间紧密联系，彼此相互协调、互相制约，从而维持五大系统间的动态平衡，并且通过精、气、血、津液等的作用来完成机体统一的机能活动。

中医学理论体系不仅从整体观出发探讨生理活动规律，而且在分析疾病的病因病机时，也立足于整体，着眼于局部病变的整体病态反应。由于各脏腑、组织、器官在生理上相互依存、协调统一，在病理上也必然相互影响。脏腑病变可以通过经络反映于体表；体表有病也可通过经络影响脏腑；疾病在

脏腑之间也可互相传变。如肝有病,既可反映到它所联系之目,也可影响脾胃的功能。所以中医学的病理整体观,主要体现于病变的相互影响和传变。

在诊断疾病的过程中,中医学运用"有诸内必形诸外"的司外揣内、以表知里的思维方法,通过五官、形体、舌脉等外在变化来把握内在疾病的变化规律。《灵枢·本藏》说:"视其外应,以知内脏,则知所病矣。"如舌通过经络直接或间接与脏腑相通,所以人体内部脏腑的虚实、气血的盛衰、津液的盈亏及疾病的轻重等,都可表现于舌,察舌可推测内脏功能状态。在治疗上同样是从整体观念出发,既注意脏、腑、形、窍之间的联系,也注意五脏之间的影响,在探求局部病变与整体病变内在联系的基础上确立适当的治疗原则与方法。如"肝开窍于目",故治疗眼科疾病多从调肝着手;牙龈肿痛则是通过清泻胃火的方法治愈,因为足阳明胃经循行于此;口舌生疮的治疗,可以采用清心泻小肠火法,因为心开窍于舌,心与小肠相表里,口舌生疮多由心与小肠火盛所致。

2. 人与自然环境的统一性　人类是宇宙万物之一,与天地万物有着共同的生成本原。气是宇宙万物最初始的本原,气分阴阳,以成天地,天地阴阳二气交感,以化生万物。这就是人与天地相应的"天人一体观"。

(1)自然环境对人体生理的影响:人生活在自然中间,自然界存在着人类赖以生存的必要条件。人适应自然界的变化而生存,中医称为"人与天地相应"。《灵枢·岁露》曰:"人与天地相参也,与日月相应也。"认为人体是一个小天地,是与自然界不可分割的相互协调的统一体。自然界不仅为人的生存提供必要的环境或条件,其时令交替、气象变迁、环境改变,均可以使人体产生一定的反应或适应。如自然界有春温、夏热、秋燥、冬寒等气候改变,各种生物受其影响,有春生、夏长、秋收、冬藏等相应变化,为了与自然界相适应,人体也有类似变化。气候变化影响到人体气血运行,气血或流畅或滞缓,在脉象发生相应的变化,所谓春弦、夏洪、秋浮、冬沉。当春夏阳气发泄时,人体气血容易趋向于表,表现为皮肤松弛、多汗、少尿;当秋冬阳气收藏时,人体气血容易趋向于里,表现为皮肤致密、少汗、多尿。这种人体对自然界的适应还表现在对地理环境、居住条件、人文地理、风俗习惯等许多方面,在一定程度上影响人体的生理活动和脏腑功能,进而影响体质的形成,如江南多湿热,人多腠理疏松;北方多燥寒,人多腠理致密。

(2)自然环境对人体病理的影响:自然界的变化如果超出人体的适应能力,或者由于人体的功能失常,不能对自然界的变化做出适应性调节,就会发生疾病。自然因素包括季节气候、昼夜变化、地理环境等方面。人体发病往往具有季节特点,如春季多温病,夏季多泻痢,秋季多燥证和疟疾,冬季多伤寒。昼夜的变化没有四季那样明显,但长期以来的规律性交替,使人体的阴阳气血也产生昼夜的节律性变化。如《素问·生气通天论》指出:"故阴阳者,一日而主外,平旦人气生,日中而阳气隆,日西而阳气已虚,气门乃闭。"即白天阳气趋向于表,有利于脏腑功能活动,夜晚则阳气趋向于里,便于人体睡眠休息,反映了机体受昼夜影响而产生的阴阳消长变化。昼夜变化也影响到疾病过程中,一般病症,大多是白天病情较轻,傍晚加重,夜间最甚,其机制在于阳气随昼夜变化而各有不同,故呈现"旦慧、昼安、夕加、夜甚"的昼夜周期变化。

地理区域是自然环境中的重要因素,不同的地理环境也是影响人体的一个重要的外在因素。又如我国江南多湿热,人体腠理比较疏松;北多寒燥,人体腠理多致密,人们出生、成长在某一个环境中,一旦易地而处,对气候、时差、水土不易适应,就有可能生病。最典型的就是各种地方病的发生,与地域环境的差异密切相关,如血吸虫病、地方性甲状腺肿、大骨节病等。

3. 人与社会环境的统一性　人是社会的一员,具备社会属性,人的生命活动,不仅受到自然环境的影响,也受到社会环境变化的制约。各种社会因素通过与人的信息交换,影响着人的生理活动和病理变化,而人也在认识世界和改造世界中维持生命的稳定、有序、平衡、协调,保持人与社会环境的统一性。

社会环境不同,造就了个人身心功能与体质的差异。一般而言,良好的社会环境、有力的社会支持、融洽的人际关系,可以使人精神振奋、勇于进取,有利于身心健康;而不利的社会环境,社会支持的缺少、紧张的人际关系,则可使人精神压抑,或紧张、恐惧,从而影响身心功能,危害身心健康。历史上每逢动乱,病者皆多,民众身心健康均受到严重损害。社会环境变更,人的社会地位和经济条件也随之而变。剧烈、骤然变化的社会环境,常致人的精神情志不稳定,对人体脏腑经络的生理功能产生较

大的影响，从而损害人的身心健康，导致某些身心疾病的发生。临床发现，不利的社会环境，如家庭纠纷、邻里不和、亲人亡故、同事或上下级之间关系紧张，不仅可引发某些身心性疾病，还常常使某些疾病如冠心病、高血压、糖尿病、肿瘤等病情恶化，甚至死亡。《素问·玉机真藏论》："忧恐悲喜怒，令不得以其次，故令人有大病矣。"

由于社会环境对人体病理生理的影响主要是通过影响人的精神情志而产生的，因此在防治疾病时，亦应充分考虑社会因素对人体身心功能的影响，尽量避免不利的社会因素对人的不良精神刺激，创造有利的社会环境，获得有利的社会支持，通过精神的调摄以提高对社会的适应能力，从而维持身心健康，预防疾病的发生，促进疾病向好的方面发展。

（三）恒动观念

恒动，就是不停顿地运动、变化和发展。恒动观念是指在分析研究生命、健康和疾病等医学问题时，应持有运动、变化、发展的观点，而不可拘泥一成不变、静止、僵化的观点，这也是中医理论体系的一大特点。

中医学认为，一切物质，包括整个自然界，都处于永恒无休止的运动之中，"动而不息"是自然界的根本规律。《素问·六微旨大论》指出："夫物之生从于化，物之极由乎变，变化之相薄，成败之所由也……成败倚伏生乎动，动而不已，则变作矣。"一切事物的发生、发展、变化和衰亡，都根基于运动，是运动过程所产生的。宋代朱熹便说："静者养动之根，动所以行其静。"故动与静，为物体运动的两种不同形式，"动静相召，上下相临，阴阳相错，而变由生也"（《素问·天元纪大论》）。

基于恒动观念，中医学认识到生命运动的错综复杂性，如营卫之气的运行，《灵枢·营卫生会》指出："营在脉中，卫在脉外，营周不休，五十而复大会。阴阳相贯，如环无端。卫气行于阴二十五度，行于阳二十五度，分为昼夜，故气至阳而起，至阴而止。"此外，中医学还在恒动观念指导下，探索了一太阴月、一太阴年及更长周期的生功能变化规律。以一太阴月为例，《灵枢·岁露》说："月满则海水西盛，人血气物积，肌肉充，皮肤致，毛发坚，腠理郄，烟垢著。当是之时，虽遇贼风，其人浅不深。至其月郭空，则海水东盛，人血气虚，其卫气去，形独居，肌肉减，皮肤纵，腠理开，毛发浅，腠理薄，烟垢落。当是之时，遇贼风则其人深，其病人也卒暴"。指出在月相变化的影响下，人的多方面功能活动，呈现出一个由低落到高涨再到低落的有规律的发展变化过程。就人一生来说，功能活动也经历着发展演变过程。《灵枢·天年》谓："人生十岁，五脏始定，血气已通，真气在下，故好走。二十岁，血气始盛，肌肉方长，故好趋。三十岁，五脏大定，肌肉坚固，血脉盛满，故好步。四十岁，五脏六腑十二经脉，皆大盛以平定，腠理始疏，荣华颓落，发颇斑白，平盛不摇，故好坐。五十岁，肝气始衰，肝叶始薄，胆汁始灭，目始不明。六十岁，心气始衰，苦忧悲，血气懈惰，故好卧。七十岁，脾气虚，皮肤枯。八十岁，肺气衰，魄离，故言善误。九十岁，肾气焦，四脏经脉空虚。百岁，五脏皆虚，神气皆去，形骸独居而终矣。"就是对这一过程的大致归纳总结。因此，可见人的生理功能始终是处于运动、发展和变化过程中的。

中医学不只强调应以恒动观念来认识人的生理，更强调必以此来把握患者的疾病过程及病理变化。从病因作用于机体到发病，机体一直在与致病因素进行着争斗，疾病本身也处于不断发展变化之中，表现出发展变化的一定阶段性。以外感风寒的寒证为例，《黄帝内经》就已提出此病的发展过程大致可经历六个阶段的基本变化。如《素问·热论》曰："伤寒，一日巨阳受之"，"二日阳明受之"，"三日少阳受之"，"四日太阴受之"，"五日少阴受之"，"六日厥阴受之"。其中一日、二日，仅是指疾病变化的大致时序，并不一定是一天或二天。这段话清楚地说明外感疾病时刻处于变化发展中。张仲景在《伤寒论》中，依据外感热病错综复杂的证候表现及其演变趋势，对外感热病的发展变化规律进一步作了总结归纳，提出了六经辨证，认为太阳病证不解，病情就会继续发展，或发展至太阳之腑，或成为寒热往来的少阳证，或入里化热，变成了阳明经证或腑证。若三阳病证不解，则病情将进一步变化，便会发生三阴病证等。叶桂总结归纳了温病发展变化的大致规律，早期往往首先侵犯肺系和卫分，继而可以发展到气分、营分甚或血分。这些认识，体现着中医学注重对疾病发展变化阶段性的把握。

中医学对于生理和病理过程中恒动现象的论述，可以概括出三大类型：一是各脏腑组织、气血津液各自所存在的生理或病理上的运动变化特点。这些运动变化是各具特色的。二是受自然因素影响，生理和病理方面所表现出的似日、似月，以致似年等周期性波动，这类“动”往往以“振荡”“涨落”为基本形式。三是以整个一生，或者以某病的全过程为周期的发展与变化，这些“动”，往往表现出抛物线型的规律。

恒动观念与临床治疗

恒动观念要求医生在临床治疗时不断把握患者出现的新情况、新变化，随时校正处方用药，以期药与证合，取得良好疗效。张仲景在《伤寒论》中就太阳病证这一类情况，列出相关处方75首，许多方下还列有加减法，如“太阳病，得之八九日，如疟状，发热恶寒，热多寒少，其人不呕，清便欲自可，一日二三度发。脉微缓者，为欲愈也。脉微而恶寒者，此阴阳俱虚，不可更发汗、更下、更吐也；面色反有热色者，未欲解也，以其不能得小汗出，身必痒，宜桂枝麻黄各半汤。”这是在治疗用药上贯彻恒动观念、以变应变的典范。

二、中医学的方法论

（一）三因制宜

中医学认为，人是一个有机的整体，人与自然界也是一个整体。疾病在发生发展过程中，经常受时令气候、地理环境和患者情况等因素的影响。三因制宜泛指顾护生命的措施，同时考虑具体的时间、地点、具体的个体差异，来选择最适宜的养生、治疗、康复、调适心态的具体措施。

1. 因时制宜　根据不同的季节气候特点，以及昼夜晨昏变化来指导治疗用药的原则，称为“因时制宜”。四时气候的变化，对人体的生理和病理均产生不同的影响，故治疗用药应因时而异。如春夏季节，气候由温渐热，阳气升发，人体腠理疏松开泄，即使患外感风寒，也不宜过用辛温发散药物，以免开泄太过，耗伤气阴；秋冬季节，气候由凉变寒，阴盛阳衰，人体腠理致密，阳气内敛，当慎用寒凉药物，以防伤阳。又如暑季多雨，气候潮湿，病多夹湿，解暑应适当加入化湿、渗湿之品；秋季气候干燥，治病应慎用香燥之剂等。昼夜晨昏变化，对人体生理、病理、预后转归等也有影响。故治疗用药应因时而异。如白天阳气升，肝阳上亢引起的头晕等，在用平肝潜阳中药时，量宜加大；入夜阳气降，肝阳上亢引起的头晕等，在用平肝潜阳中药时，量宜减小。

2. 因地制宜　根据不同地区的地理环境特点，来指导治疗用药的原则，称为“因地制宜”。不同地区，其环境、气候、生活习俗、生活条件等各不相同，因而机体的生理活动和病理特点也不尽相同，治疗也应灵活变通。如西北地高气寒少雨，病多燥寒，治宜辛温润燥；东南地低气温多雨，病多温热或湿热，治宜苦寒清化。地区不同，治疗用药也有差别。如患感冒，西北地区，人多体质壮实，腠理致密，故多用麻黄、桂枝等峻猛发汗解表药物方能奏效；东南地区，人多腠理疏松，故多用荆芥、防风等辛温解表之轻剂，且药量较轻。

3. 因人制宜　根据病人年龄、性别、体质、生活习惯等，来指导治疗用药的原则，称为“因人制宜”。不同年龄则生理状况和气血盈亏不同，治疗用药也应有所区别。如老年人脏气衰弱，脏腑功能活动低下，气血也渐衰少，患病多见虚证或虚实夹杂证，治疗偏于补益，即使有邪实之证，攻之也要慎重，以防损伤正气。小儿生机旺盛，但脏腑娇嫩，形气未充，患病易寒易热，易虚易实，病情变化快，因此治疗小儿病，忌投峻攻之剂，少用补益之品，药量宜轻。男女性别不同，各有生理特点，妇女有经、带、胎、产等情况，治疗用药应加以考虑。如妊娠期治疗用药应禁用或慎用峻下、破血、走窜及有毒之品，产后应考虑气血亏虚，或恶露情况等。患者体质有强弱与寒热之偏的不同，对药物的反应性也有差异，体质壮实者用药量宜重，体质虚弱者用药量宜轻。阳盛或阴虚之体，慎用温热之剂；阳虚或阴盛之体，慎用寒凉之品等。患者素有某些慢性病或职业病以及情志因素、生活习惯等，在诊治时也应注意。

（二）未病先防

未病先防，就是在疾病未发生之前，采取各种措施来防止疾病的发生。

疾病的发生，关系到邪正两个方面。邪气是发病的重要条件，正气不足是发病的内在根据。因此，

治未病，必须从这两个方面着手。

1. 培育正气，提高抗病能力 《素问·遗篇·刺法论》曰："正气存内，邪不可干。"只有在正气不足、抗邪无力的情况下，邪气方能乘虚入侵而发病。因此，培育正气，提高机体抗病能力，是预防疾病发生的关键所在。正气的强弱，由体质所决定。体质壮实者，正气充盛；体质虚弱者，正气不足。所以，增强体质，就是培育正气，提高机体的抗病能力，从而预防疾病的发生。

2. 防止病邪的侵害 病邪是导致疾病发生的重要原因，防止病邪侵害是指平时要讲究卫生，保护环境，防止空气、水源和食物受到污染；顺时避害，做到"虚邪贼风，避之有时"，当疫病发生之时，要"避其毒气"；加强劳动保护，制订防范意外伤害措施等有效方法。

（三）辨证论治

中医学治疗疾病的特点，将疾病某一具体时空位上的全部信息归纳为"证"，根据"证"确定治疗措施。

1. 病、证、症的基本概念 "病"是疾病的简称，是指有特定的病因、发病形式、病变机制、发病规律和转归的一种病理过程，如感冒、痢疾、哮喘等，反映了某一疾病全过程的总体属性。"证"，即证候，是指疾病过程中某一阶段或某一类型的病态概括。它包括疾病的病因，病变的部位、性质、程度和邪正盛衰变化，能反映疾病过程中某一阶段病态变化的本质。"症"包括症状与体征，是疾病的临床表现，即病人主观的异常感觉或病态变化，如头痛、腹泻、面红等，同一症状可以由多种不同的病因引起，其病理机制不尽相同，因此，孤立的症状和体征不能反映病理变化的本质。"症""证""病"三者间既有严格区别，又有密切联系。"症"是构成"证""病"的基本要素，"证""病"都是由症状和体征所组成。某一特定阶段出现的一系列内在联系的"症"组合所反映的本质，即构成了"证"；各阶段的"证"贯穿叠合起来，便是"病"的全过程。"证""病"都是对疾病本质的认识，但"病"的重点是全过程，"证"的重点是某一特定阶段。所以"证"比病更具体、更贴切、更具有操作性。"证"比单纯的"症"更全面、深刻、准确地揭示"病"在某一特定阶段的本质。因此，中医强调辨证论治。

2. 辨证与论治 辨证论治包括"辨证"和"论治"两个方面。"辨证"就是通过望、闻、问、切四诊收集病史资料，通过分析、综合归纳，辨清疾病的病因、性质、部位、发展趋势和邪正之间的关系，最后概括、明确为某种性质的证。因此，辨证的过程就是对病人做出正确、全面判断的过程。"论治"，又称施治，指根据辨证的结果确立相应的治疗原则和方法，并实施治疗。辨证是论治的前提和依据；论治是辨证的延续和目的。通过论治的效果，可以检验辨证是否正确。辨证和论治是诊治疾病过程中相互联系、不可分割的两个部分，是理论与实践的有机结合，是理、法、方、药在临床上的具体运用。显然，辨证论治既不同于针对某一疾病采用专方专药的辨病治疗；也不同于见血止血、头痛医头的对症疗法。

中医诊断疾病，既以辨证为重点，又十分重视辨病。辨证的重点是认识某一特定阶段疾病的性质，辨病的重点是认识疾病全过程的本质。因此，辨证与辨病的结合，从不同的角度对疾病本质进行认识，使诊断更全面、准确，治疗更有针对性、全局性。辨证论治的原则要求人们辨证地看待病与证的关系。既要看到同一种"病"常可出现多种不同性质的"证"，又须关注不同的"病"，在其发展过程中，可出现相同性质的"证"。因此，在治疗上就有"同病异治""异病同治"等不同方法。

3. 同病异治和异病同治 "同病异治"，就是指同一疾病，由于发病时间、地区、患者机体反应性不同或在疾病发展的不同阶段，所表现的"证"不同，因而治疗方法也不相同。如麻疹，初期表现为发热、疹出不透，是病在表，治宜解表透疹；中期，疹出肌表，表现高热、咳嗽，是病在肺，为肺热壅盛之证，治当清热肃肺；后期，高热渐降，疹渐消退，患者出现口干、口渴等，是为肺胃阴伤、余热未尽之证，治当养阴清热为主。"异病同治"，是指不同的疾病，在发展过程中，可能会出现相同或近似的"证"，因此，就可采取相同的方法进行治疗。如久泻之后，出现脱肛，属于中气下陷；而产后调理不当，子宫下垂（即子宫脱垂），也属于中气下陷。因此，这两种情况都应当采用益气升提的治疗方法。又如久病泄泻、慢性水肿，是两种不同的病，在发展过程中，都可以有脾肾阳虚的病理本质阶段，故皆可用温补脾肾的相同方法治疗。

中医治病注重证的辨识，证体现着疾病特定阶段的病理本质，"证同治亦同，证异治亦异"。同时，中医也强调治病要因人、因地、因时制宜，从而决定了辨证论治是一种动态的诊疗体系。

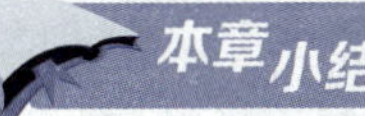

本章小结

本章主要介绍了中医学的生命观和方法论。

中医学认为，精是构成形体和形体生长发育的物质；气是构成人体和维持人体生命活动的最基本物质。中医学的整体观念，就是重视人体自身的完整性、人与自然环境的协调性、人与人之间的和谐性。恒动观念是在分析研究生命、健康和疾病等医学问题时，应持有运动、变化、发展的观点，而不可拘泥一成不变的、静止的、僵化的观点。

三因制宜泛指顾护生命的措施，同时考虑具体的时间、地点、具体的个体差异，来选择最适宜的养生、治疗、康复、调适心态的具体措施。未病先防，就是在疾病未发生之前，采取各种措施来防止疾病的发生。辨证论治是将疾病某一具体时空位上的全部信息归纳为“证”，根据“证”考虑治疗措施。

案例讨论

患者，女，15岁。3d前因贪凉长时间吹电风扇，感受风寒。症见恶寒发热，流清涕，舌淡苔白，脉浮紧。用散寒解表的麻黄汤治疗2剂后，又出现咽干肿痛，大便干结，声音嘶哑，再加清热泻火药。精神、饮食尚可，体温37.4℃，心率76次/min。

案例讨论

（丁斗　潘年松）

扫一扫，测一测

思考题

1. 简述中医学的整体观念。
2. 简述三因制宜的原则。

第二章 中医学发展简史

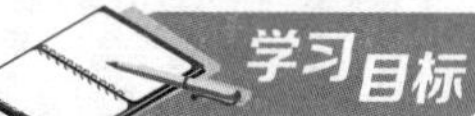

1. 掌握：中医学在治疗、养生和康复实践与理论发展过程的代表医著及其学术成就。
2. 熟悉：中医学在治疗、养生和康复、师承和管理实践与理论发展过程的发展概况。
3. 了解：中医学的发展脉络。
4. 培养学习祖国传统医学的兴趣，能简要说出中医学的历史发展轮廓。
5. 能树立正确对待祖国传统医学的科学态度。

中医学是中华民族在长期的生产及医疗实践中，逐渐积累的经验总结而成的具有独特理论风格和丰富诊疗经验的医学体系，是我国优秀文化遗产的一个重要组成部分。中医学数千年来为中华民族的繁衍昌盛做出了巨大的贡献，在科学技术突飞猛进的今天，它以其独特的理论体系和确切的诊疗效果屹立于世界医学之林，将进一步促进人类保健事业和世界医学的发展。

第一节 治疗实践与理论发展过程

一、远古时期——中医学的起源

远古时代的祖先为了生存，在与大自然、猛兽及疾病的斗争中，逐步积累了原始的医药卫生知识。《淮南子》有“神农氏……尝百草之滋味……一日而遇七十毒”的记载，生动地反映了我们祖先发现药物的过程。原始人对负伤部位本能的抚摸、按压就是最早的按摩术和止血术；以泥土、树叶、草茎涂裹创伤，就逐渐产生了外治法和外用药。火的发明和使用，对原始人的饮食卫生、防治疾病、养生保健等方面起了重大的作用，同时也有了原始的热熨法和灸法。“砭，以石刺病也。”砭石是我国针术的萌芽。陶器的发明及应用，为多种药物组成复方并煎熬成汤液创造了条件。中医学的起源，充分说明了中医药知识是劳动人民在长期的生产、生活与疾病斗争的实践中产生和发展起来的。

二、夏商周至秦汉——中医理论体系形成时期

夏商时已经积累了丰富医药知识和使用经验，如《山海经》《周礼》均有药物、医事制度、对疾病的预防等记载。春秋战国至秦汉时期，中国社会急剧变化，政治、经济、文化都有显著发展，古代哲学的朴素唯物辩证法思想推动了中医学理论体系的形成。此时期相继问世的《黄帝内经》《难经》《伤寒杂病论》和《神农本草经》四大医学典籍可作为中医学理论体系初步形成的标志。

《黄帝内经》（简称“《内经》”）是我国现存最早的一部医学典籍，分为《素问》和《灵枢》两部

分，共 18 卷，162 篇。主要论述了脏腑、经络、气血津液、病因病机、诊法、辨证论治、防治原则、针灸推拿、养生康复、遣药组方、配伍宜忌等中医理论，成为中医学发展的基础和理论源泉。其中许多内容代表了当时的最高水平，如在形态学方面，书中记载食管与肠的长度比为 1 : 35，与现代解剖学的 1 : 37 相近似；在血液循环方面，提出"心主血脉"，认识到血液在脉管内"流行不止，环周不休"，这比英国哈维在公元 1628 年发现血液循环早 1 000 多年；在病因方面的论述，为后世"三因学说"奠定了基础；在疾病防治方面，特别强调防重于治，提出"治未病"的论点，为后世历代医家所推崇。

《难经》以问难答疑的方式讨论了八十一个医学理论难题。本书涉及生理、病理、脏腑、经络、诊法、疾病治疗、腧穴、针法等方面的问题。如首创独取寸口和三部九候的切脉方法，创立命门学说，首先提出奇经八脉名称等，补充了《内经》的不足。

《神农本草经》成书于两汉期间，是我国中药学现存最早的一部专书。全书收载 365 味中药，根据药物性能分为上、中、下三品，记载药物的性味、功能、主治、产地、采集、炮制、加工、贮存等，简要论述了君臣佐使、四气五味、有毒无毒、辨证用药原则、配伍法度、服药方法及多种剂型等药物学的基本理论，为中药学的全面发展奠定了理论基础。

《伤寒杂病论》是东汉末年张仲景所著，后世分为《伤寒论》和《金匮要略》两书。载方共 314 首，在剂型研制、组方用药及其加减上都有独到见解，并且疗效显著，享有"经方"之称。书中以六经论伤寒，用脏腑论杂病，总结了许多常见病证的诊断、治则和方药，创造性地提出了包括理、法、方、药等较为系统的辨证论治规范，对后世临床产生了极为深远的影响。

三、两晋南北朝至隋唐时期——理论充实与方药学发展时期

晋、隋、唐时期，中医理论进一步系统化，临床医学日趋分化和成熟。

晋代王叔和著《脉经》是我国第一部脉学专著，进一步完善和推广"独取寸口"的诊法，并总结了二十四种脉象，为后世脉学发展奠定了良好基础。东晋葛洪《肘后备急方》，记载了口对口人工呼吸、清创、引流、导尿、灌肠等多种急诊治疗技术，被后世誉为"简便廉验"的方书和实用的"急救手册"。龚庆宣所著《刘涓子鬼遗方》是现存最早的一部外科学专书，晋代皇甫谧所著《针灸甲乙经》是现存最早的针灸学专著，该书论述了脏腑经络学说，确定了 349 个腧穴，在针灸发展史上起着承前启后的作用。隋政府组织巢元方等医家编写的《诸病源候论》，是我国现存最早的病因病机证候学专书，比较全面系统地论述了内、外、妇、儿、五官、皮肤等各科疾病的病因病机、诊断和防治。

陶弘景所著《本草经集注》是当时最有影响的药物学专著，首创按药物的自然属性及来源进行分类，首创"诸病通用药"的编排方法，列举了 80 多种疾病的通用药物。南朝雷敩所撰的《雷公炮炙论》是我国第一部炮制类专著，涉及药物的炮炙经验和方法，至今仍有较大的实用价值。唐代官方组织苏敬等撰写的《新修本草》，是我国由政府颁行的第一部药典，也是世界上最早的药典。

王焘所著《外台秘要》，共 40 卷，1 104 门，载方 6 000 余首。内容包括临床各科、各家方书所载方药，尚有来自民间的单验方、名方。孙思邈著有《备急千金要方》和《千金翼方》，两者合称《千金方》，书中"大医习业"与"大医精诚"两篇，专论医德，要求医者做到：对患者不分贵贱贫富，要一视同仁，要有高度的责任感和同情心，全力救护。

唐代专科著作大量增加。如昝殷所著《经效产宝》是我国现存最早的一部产科专著。蔺道人著《仙授理伤续断秘方》是我国现存第一本伤科专著。佚名氏的《颅囟经》是相传至今最早的儿科专著。

四、两宋金元时期——流派纷呈与学术争鸣时期

宋代政府几次组织医官与医家编制专著。主要有三：一是《太平圣惠方》，是我国第一部政府组织编著的方书；二是《圣济总录》；三是太医局熟药所颁布的中药处方规范著作《太平惠民和剂局方》，标志着我国历史上由政府编制的第一部成药药典的问世。宋代政府命王惟一考订针灸经络，编撰了《铜人腧穴针灸图经》，次年他又主持铸造针灸铜人两具，开创了经穴模型直观教学之先河。此外，陈无择

的《三因极一病证方论》、许叔微的《类证普济本事方》、严用和的《济生方》、元代危亦林的《世医得效方》等医书，皆有各自的创见。

宋代医学分科更加精细，相关著作大量增加。钱乙被称为“儿科之圣”，所著《小儿药证直诀》指出小儿具有“脏腑柔弱、易虚易实、易寒易热”的生理病理特点，首创儿科五脏辨证体系。刘昉的《幼幼新书》是当时世界上最完备的儿科学著作。董汲的《董氏小儿斑疹备急方论》是论述小儿麻、痘、斑、疹的第一部专著。至宋代，妇产科成为独立的专科，此期对妇科影响最大的是陈自明的《妇人大全良方》，首先提出“妇人以血为本”的学术观点，系统论述了妇科疾病的病因、证候、方药治疗及验案等。唐慎微的《经史证类备急本草》，代表了宋代本草学的最高成就，全书33卷，载有药物1 558种，附方3 000余首。

宋代李迅的《集验背疽方》、陈自明的《外科精要》、元代齐德之的《外科精义》，都对创伤外科的发展有很大贡献。元代滑寿著《十四经发挥》，对后世针灸理论有重要影响。施发的《察病指南》是现存较早的诊法学专著。宋慈的《洗冤集录》是世界上最早的法医学著作。元代杜本增订的《敖氏伤寒金镜录》是现存最早的舌诊学。

金元时期医学出现了学术争鸣的活跃气氛，其主要代表人物被称作“金元四大家”。刘完素提出百病多因火热为病，认为六气皆从“火化”，治疗上用药多取寒凉，故世称“寒凉派”。张从正认为凡病皆因“病邪”，一经致病，即当祛邪外出，邪去则正安，在用药上以祛邪为主，反对滥用补法，临证善用汗、吐、下三法，故世称“攻下派”。李东垣提出“内伤脾胃，百病由生”，治疗用药以补脾胃为主，被誉为“补土派”。朱震亨倡导“相火论”，有“阳常有余，阴常不足”的医学观点，治疗以养阴清热为主，世称“滋阴派”。金元四大家皆有擅长和独创，极大丰富了中医学理论和临证治疗内容，推动了医学的发展。

五、明清时期——医学集成和深化发展阶段

这一时期基础理论和临床各科都有许多成就和发展，以本草学和温病学更为突出。

李时珍和本草纲目

明代李时珍的《本草纲目》是一本不朽的世界科学巨著，不仅总结了我国16世纪以前的药物学知识，而且还广泛介绍了植物学、动物学、矿物学、冶金学等多学科知识，全书共52卷，载药1 892种，新增药物374种，改绘药图1 160幅，附方11 096首。明清还出现二十多种药学书籍，如缪希雍的《炮炙大法》、倪朱谟的《本草汇言》等。而清代赵学敏的《本草纲目拾遗》，新增药物716种，纠正了《本草纲目》的某些错误。明代朱棣编撰的《普济方》，载方61 739首，是当时收载方剂最多的一部方书。明代吴昆所著《医方考》，是我国历史上第一部方解专著。

明清时期形成的温病学，是研究急性发热性疾病的发生、发展及其辨证论治的一门临床学科，它的出现标志着中医传染病学的发展。明末吴又可著《温疫论》，创“戾气”说，是我国第一部系统论述传染病的专著。至清代，叶天士著《温热论》，首倡“温邪上受，首先犯肺”，创立了卫气营血辨证方法及治疗原则，被后世尊为温病学派的创始人。吴鞠通著《温病条辨》，创立了温病的三焦辨证方法。三焦辨证与卫气营血辨证一纵一横，构成了一套理法方药完整的温病辨证论治体系。

明清时期综合性医书大量出现，如明代楼英的《医学纲目》、王肯堂的《证治准绳》、张景岳的《景岳全书》，清代张璐的《张氏医通》、程钟龄的《医学心悟》等。由清政府组织吴谦等编撰的《医宗金鉴》，是一套医学教科书，内容丰富，理论清晰，通俗易懂，被后世广为流传。

诊法方面，李时珍所著《濒湖脉学》是脉学史上影响大、流传广的脉学专著。清代张登撰《伤寒舌鉴》是一本论舌专著，内容丰富翔实。明代江瓘所著的《名医类案》，汇集医案近3 000例，以内科为主，是我国历史上第一部医案类书。陈实功撰写的《外科正宗》，是明代外科影响最大的著作。清代王清任的《医林改错》是论述血证论治为主的专书，创立了许多补气、逐瘀方剂，至今仍是临证常用的有效方剂。

明清时代针灸医家辈出。明代徐凤撰《针灸大全》，论述了针灸理论、穴位、手法，对子午流注、八法流注颇为重视，对临床有很好的指导意义。明代高武的《针灸节要》和《针灸聚英》、杨继洲的《针灸大成》，都是流传甚广的针灸名著。明代设有按摩科，形成了小儿推拿的独特体系，同时涌现出较多推拿专著。杨继洲的《针灸大成》中所载《小儿按摩经》，是我国现存最早的儿科推拿专著，对整个推拿学也产生了较大影响。

笔记

人痘接种法

明清时期，十分重视痘疹的防治。明代隆庆年间宁国府太平县的人痘接种法已盛行各地，较英国琴纳发明牛痘接种早200多年，这在世界医学史上开创了免疫学先河。如宋祥麟的《痘疹正宗》、朱纯嘏的《痘疹定论》、张琰的《种痘新书》等，记有痘衣、痘浆、旱苗、水苗等法，以及痘苗之贮藏、改进等方面的论述。谢玉琼的《麻科活人全书》则是一部比较有影响的麻疹专著。清康熙二十七年（公元1688年），俄国医生来到北京学习种人痘的方法。18世纪中叶，人痘接种法已传遍欧亚大陆。人痘接种法的发明，是我国对世界医学的一大贡献。

六、近代——中医曲折中复兴

1840年鸦片战争以后，随着西方医学的传入，中医学受到了前所未有的冲击，1929年中央卫生委员会议上，由余云岫提出的废止中医案获得通过，但中医学以自身不容忽视的医疗价值和一批仁人志士的奋力抗争，得以生存下来，并有所进步，与西医学并驾齐驱，并形成了我国治疗疾病的一大特色——中西合参。如张锡纯所著《医学衷中参西录》就是一部很有价值的中西医学汇通的专著。

新中国成立以后，党和政府十分重视中医工作。1954年毛泽东同志批示“中国医药学是一个伟大的宝库”。1992年将发展现代医药和传统医药正式载入宪法总纲第二十一条，自此传统医药的发展有了法律保证。1986年成立了国家中医药管理局，加强了对全国中医药事业的领导。1996年国家在新时期卫生工作方针中明确强调“中西医并重”。2016年12月25日我国了通过第一部为中医药专属定制的法律《中华人民共和国中医药法》，这部法律明确了我国中医药事业的重要地位和发展方针。

新中国成立以来，全国各地兴办了中医教育院校，成立了各级中医临床和科研机构，抢救整理了名老中医经验，培养和壮大了中医专业人才队伍，大量整理出版了中医药古典书籍和中医学教材，制订中医诊疗国家标准和规范，开辟了中医硕士、博士等高层次人才培养，并开展了中西医结合专业研究，各种边缘学科人才和现代实验设备进入中医科研领域，取得了很多可喜的成果：如基础理论方面中医“证”本质研究的突破；临床方面运用中医药防治或中西医结合防治常见病、多发病、疑难病研究的进展；中药现代化研究在品种整理、饮片炮制、剂型改革、栽培技术、新药开发等方面全面推进。

荣获2003年度国家科技进步一等奖的“血瘀症与活血化瘀研究”，由陈可冀、李连达两位院士完成并提出活血化瘀方药治疗冠心病能获得可靠疗效。临床常用药——速效救心丸，它是《中华人民共和国药典》第一个滴丸型纯中药制剂，是国内第一个可直达病灶的滴丸含化制剂，临床应用已逾三十年，既是急救药，又是常服治疗药，广泛应用于冠心病心绞痛以及其他系统的疼痛性疾病，被广大临床医生和患者所认可。2015年10月，屠呦呦因从传统中草药里找到了战胜疟疾的新疗法，发现青蒿素治疗疟疾而获诺贝尔生理学或医学奖，青蒿素是传统中医药送给世界人民的礼物，对防治疟疾等传染性疾病、维护世界人民健康具有重要意义。青蒿素的发现是集体发掘中药的成功范例，由此获奖是中国科学事业、中医中药走向世界的一个荣誉。

视频：科学家屠呦呦

第二节　养生、康复实践与理论发展过程

养生旨在强身健体、促进健康、预防疾病、延缓衰老，属于“治未病”的范畴，康复旨在最大限度促进病残、伤残、慢性疾病患者身心功能的恢复、回归健康。在中医学中，养生与康复在基础理论、方法技术上有诸多相通之处，中医养生包含了预防养生与疾病养生两方面的内容，疾病养生具备了现代康

复医学的宗旨。在我国，现存的有关养生的中医著作共有200余种(金元以前有30种，明以后约200种)，在古代诸子百家的文献中也有诸多关于养生保健的论述，而康复的专著则相对较少，其内容大都散见于各类医学古籍当中。

一、萌芽与奠基（远古到春秋战国时期）

原始社会的人们为生存与繁衍所采用的各种自我保护方法，是人类最早的养生康复术。人类的觅食中催生了食物养生的萌芽，故有“医食同源”之说。燧人氏钻木取火，将生食化为熟食，既促进了食物的消化、营养的吸收，又减少了疾病的发生；由火可祛寒暖身的常识，衍生出灸、熨等简便易行、除病养生的方法。古人模仿动物的跳跃和飞翔将其转化为以舒筋活络为目的的舞蹈动作，又进而演变为运动导引的保健活动；在养息时闭目静养徐徐吐气、或伸展肢体、或施以按摩，由此萌生出导引、吐纳，后人发展成为“气功”等。殷墟甲骨文中就有“沐”“浴”“寇帚”（大扫除）等字，似与保健和卫生有关，还有“小疾臣”这种管理治疗疾病的官。《周礼》记载周代专设“食医”，负责王公诸侯的饮食保健。

春秋战国时期“诸子蜂起，百家争鸣”，养生康复的思想开始出现。老子、庄子一派提出“归真返朴”“清净无为”的养生理论，并编制了导引、吐纳等一整套方法：《老子》曰“淡然无为，神气自满，以此为不死之药”。《庄子》曰：“吹呴呼吸，吐故纳新，熊经鸟申，为寿而已矣”。管子认为“精气者，气之精者也”，“精”是气的物质基础，是人生命之源泉，故主张存精以养生，《管子·内业》提出：“爱欲静之，遇乱正之，勿引勿摧，福将自归”，即节欲存精。《吕氏春秋》强调精、气、神和形体的统一，是生命的根本。老子、庄子主张“静”以养神可以长生；吕不韦却主张动，认为“流水不腐，户枢不蠹”。马王堆汉墓出土的帛画《导引图》是现存最早的气功导引图形，描绘了40多个姿势的图像，有呼吸和肢体运动，用于摄生防病和康复治疗。同期出土的帛书《阴阳十一脉灸经》和《足臂十一脉灸经》中均记载有运用针灸治疗五脏疾病和肢体功能障碍者。

二、形成（先秦至汉晋时期）

此时期养生康复与医学日益结合，中医养生康复理论基本形成。

《黄帝内经》堪称先秦时期养生康复思想与实践集大成者，《内经》认为精、气是生命的起源，“人始生，先成精”，“天地合气，命之曰人”；认为天人相应“人以天地之气生，四时之法成”，提出“春夏养阳，秋冬养阴”的四时顺养原则，倡导“上工治未病，不治已病”的预防观；提出了康复原则“法于阴阳，和于术数，食饮有节，起居有常，不妄作劳，故能形与神俱，而尽终其天年，度百岁乃去”。即因时、因地、因人制宜，综合治疗；明确了调情志、慎起居、适寒温、和五味、节房事、导引按跷、针灸、饮食、体育等养生康复方法。

张仲景首创的辨证论治体系是中医养生康复实践的重要指导思想，《金匮要略》记载了多种后期或缓解期需要进行康复的慢性病，《伤寒杂病论》列“差后劳复”专篇，阐述了大病瘥后的药物康复和饮食康复，并提出养生避邪、初病即治原则，力倡导引、吐纳、针刺、按摩以防病治病。张仲景创立了很多药食两用的方剂，开以方养生之先河，如黄芪建中汤、甘麦大枣汤、当归生姜羊肉汤、薯蓣丸之类，这些方剂一是药性平和，兼具药食之美；二是具扶助正气调理脏腑之功；三是宜于久服而有益无害。

《神农本草经》重药补之养生，载药365种，分上、中、下三品，将补身养命、养性补虚之药列为上中之品，并在人参、黄芪等药注有“耐老”“增年”“长年”“不老”的字样，以示其补益强身、抗老防衰之功，标志着药物养生的开端。

名医华佗

晋代葛洪在《肘后方》和《抱朴子》中记载了药物康复法、饮食康复法的实例及导引术在养生防病中作用，认为养生的功法以轻便易行、有益身心为原则，倡导房室养生：“人欲不可都绝，阴阳不交，则坐至壅遏之疾。故幽闭怨旷，多病而不寿也。任情肆意，又损年命。唯有得其节宜之和，可以不损。”提出房事适度有助健康长寿。南朝陶弘景编撰了《养性延命录》，专列“服气疗病篇”和“导引按摩篇”，认为气功、导引按摩不仅是很好的养生手段，也是康复医疗的常用方法。

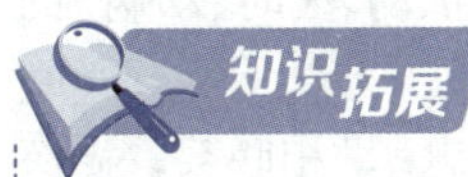

名 医 华 佗

华佗是我国后汉时期的名医，是我国外科和医疗体育的奠基人。他首创酒服“麻沸散”，进行全身麻醉，施行包括腹部在内的各种外科手术，被称为“外科鼻祖”，但可惜未能流传于世。他还倡导“五禽戏”，“一曰虎，二曰鹿，三曰熊，四曰猿，五曰鸟。亦以除疾，兼利蹄足，以当导引”。第一个提出了以体育锻炼来养生保健、科学防病，他告诫人们：“体中不快，起作一禽之戏，恰而汗出。因以著粉，身体轻便而欲食。”

三、完善（隋唐时期）

隋唐时期，中医养生康复进入了一个日趋成熟完善的阶段。

隋代巢元方《诸病源候论》在多数病证后附有“养生导引法”，针对治疗110种病候共计213种导引功法，本书可视为第一部采用医疗体育与物理疗法对多种疾病进行康复治疗的专书。王焘所撰《外台秘要》对《诸病源候论》中的导引法进行了理论上的说明，另还将磁疗、光疗、热疗、冷疗、沐浴疗法等用于养生康复实践。孟诜的《食疗本草》是药膳学的第一部专著。

唐代孙思邈对养生学贡献颇著，著有保健专篇《摄养枕中方》，在养生康复方面：一是重视养性，通过养性、治未病而达到祛病延年的目的。二是重视食疗，在《备急千金要方》中列食养、食疗食物154种，并分述其性味、功能、适用范围、服食禁忌等，为后世饮食养生奠定了基础。三是强调房中补益的重要性，在《备急千金要方》设有专章讨论房中补益，认为对已婚男女来说，掌握房中之术是养生防病的需要。四是重视导引吐纳之术，推崇彭祖的服气吐纳之术，对导引、吐纳服气、调息等有较深刻论述。

四、突破（宋金元时期）

宋金元时期，百家争鸣，医学流派兴起，丰富了养生康复的内容，这一时期出现了不少著作专论养生。我国现存最早的一部老年保健学著作——宋代陈直编撰、元代邹铉续增的《寿亲养老学新书》中，记述了大量气功、导引等养生康复方法。元代饮膳太医忽思慧的《饮膳正要》是我国第一部营养学专著。

宋代《圣济总录》中辑录了神仙导引、神仙炼丹、服气辟谷、服饵药膳等许多养生康复的手段与方法，如其中所载治虚劳、治脾胃弱、治产后诸症综合运用了中药、针灸、按摩、导引等康复方法。《太平圣惠方》则注意采用药物和食物相结合的养生康复方法。

“金元四大家”中寒凉派的刘完素重视气、精的保养，尤其重视养气，《原道论》中提出调息、导引、内视、咽津等作用机制在于调气、定气、守气、交气，起灌溉五脏和阴阳的作用；在方药方面创制了何首乌丸、大补丸等以补气固精。攻邪派的张子和提出“养生当论食补，治病当论药攻”的观点，提倡患者病后进食米粥恢复胃气，并善运用调摄情志法促进心理康复。补土派的李东垣认为“调养脾胃之气，顾护后天之本”是防病抗病、延缓衰老的重要原则，应做到三个方面：一是调饮食护养脾胃，二是调情志保护脾胃，三是防病治病顾护脾胃。滋阴派的朱震享强调养生重在护养阴精，力倡节制色欲、私欲与食欲，阐明了阴虚与衰老及老年病的关系，提出了有效的滋阴养生、康复的方法。

五、发展（明清时期）

明清时期，中医养生康复更加切合临床实际且扩展到临床各科。

明代医家赵献可、张景岳特别重视“命门真火”。张景岳认为养生重在命门，实质是养真阳、元气，提出“阳强则寿，阳衰则夭”，重用温补真元的方法来养生防病治病。赵献可强调命门为十二官“真君真主”，十二官的功能活动以命门之火为原动力，主张养生治病均以保养真火为要。高濂的《遵生八笺》创五脏坐功，于药物调养五脏之外补充了气功调养五脏之法。李中梓的《寿世青编》强调用“调神”“节食”“保精”来调养五脏。冷谦的《修龄要旨》详细论述了四时起居调摄、四季却病、延年益寿、八段锦

导引法等，并以歌诀形式介绍，易于传诵实施。万密斋的《养生四要》提出“寡欲、慎动、法时、却病”的养生原则。

明清老年养生方兴未艾。明代徐春甫撰老年学专著《老老余编》，将养老与“忠孝”相联系。御医龚廷贤著《衰老论》探讨了衰老的原因，对老年人养生提出“五戒”，涉及处事、衣着、起居、饮食等多方面(《寿世保元·老人》)。清代曹廷栋著《老老恒言》，总结了一整套简便易行的养生方法，根据老年人脾胃虚弱特点编制的粥谱具有重要意义。叶天士的《临证指南医案》载300余例老年病的治验，并指出中年以“阳明脉衰”为主，60岁后以“肾虚”为主，创“久病入络”的新理论，为老年治病与养生疏通脉络、活血化瘀开拓了新思路。

此时期药物养生及饮食养生的理论和实践也日渐丰富。《普济方》收入大量养生名方，详细记录了膏、丹、丸、散、酒等剂型的制作方法，使养生药物在剂型上更加丰富。《本草纲目》收录了许多饮食养生方面内容，包括食养物品、饮食禁忌、服药食忌等。此外，汪颖的《食物本草》、钟惺的《饮馔服食谱》、袁枚《随园食单》等均涉及诸多饮食养生的内容。

陈实功在《外科正宗》中列专篇讨论外科的养生康复，提出从节制七情到预防外感，由注意饮食到药物调理全面康复的措施。《保幼大全》首先提到小儿的康复问题，薛己在《口齿类要》中涉及了口腔护理康复，傅仁宇的《审视瑶函》与眼科的康复有关。吴师机所著《理瀹骈文》在外科康复理疗方面卓有成就，将熏、洗、熨、擦、敷、贴、坐、吹等疗法综合运用，提出“外治之理即内治之理”，称得上古代第一部物理治疗的专书。

沈金鳌在《杂病源流犀烛》对气功、按摩与动功等养生康复方法十分重视，列“运动规法”专篇进行讨论。在慢性病及急性病的缓解期均列导引、气功等康复方法，而一些危重疾病则无，说明沈氏对康复医疗与临床医疗的区别有了一定的认识。俞根初所著《通俗伤寒论》对病后康复调理列“调理诸法”专篇讨论，内容包括药物调理、食物调理、气候调理、起居调理等，对养生康复的阐述可谓系统而全面。沈子复所著《养病庸言》专述养病之法，列出养生康复措施近20多项，并认为“导引之功，百倍于医药”，强调气功、导引在养生康复中的作用。

六、振兴(现代)

经历了自1840年鸦片战争至新中国成立之前的中医发展的低谷，自新中国成立后，中医药获得了新生。

自20世纪80年代，大批古代养生文献整理出版，现代医家的养生专著不断面世；现代康复医学理论的成熟与介入，对中医康复学产生了积极的影响，“康复”的概念在中医学中有了新的内涵，康复学的专著相继出版，如卓大宏主编的《康复医学》、郭子光等主编的《中国康复学》、陈可冀主编的《中国传统康复医学》等。在这些著作里对中医康复学的概念进行了阐述，对古代有关中医康复的内容进行了整理，对建立中医康复学奠定了坚实的基础。1987年国家决定在中医院校开设中医养生康复专业，并把《中医养生学》和《中医康复学》列为专业课程，推动了中医养生康复学的发展。随着相关研究机构的成立、学术会议的召开、专业委员会的成立，我国逐步重视中医养生康复专业的人才培养。进入21世纪以来，随着科学的进步、社会经济的不断发展和人民生活水平的提高，中医养生康复在理论研究上将不断创新、突破，在实践中惠及于民众、服务于社会。

第三节 师承、管理实践与理论发展过程

中医源于民间，盛于民间，传统中医教育在漫长的发展历程中维持着民间教育与官办教育并存的格局。官办教育始于南北朝，完善于盛唐时期，至宋、金、元、明、清各代均有建制。中国医学发展到周朝时已有了分科制度，据《周礼·天官》记载，当时的宫廷医生分为食医、疾医、疡医、兽医四种。医政管理上设置医师，总管医药行政。南北朝时期的秦承祖是历史上创办医学教育的第一人。唐代建立太医署，下分行政、教育、医疗、药工四部分，有医药行政人员近400人，形成了较为完善的中医教育机构，是世界最早的医科学校。宋代设翰林医官院(后改名为医官局)主要掌管医之政令和医疗事务。北宋

时设太医局熟药所是中国医学史上第一所官办药局。北宋初年，政府在太常侍下设太医署(992年改称太医局)，至1060年太医局不仅有医政职能，并在招生考试、学科设置等方面有所改革，1103年医学校第一次被纳入国家官学体系。元明清时设有太医院，继续发展医学教育。中华人民共和国成立前我国陆续开办了中医院校：丁甘仁、谢利恒等创办了上海中医专门学校，包识生等创办了神州医药专门学校，恽铁樵在上海创办了中医函授学校等。这些官办教育和学校不能代表传统中医教育的主流，大量的人才培养主要依靠民间教育。

民间教育可细分为师徒传授、家传、私学、自学等多种教育模式。中医师承教育是中医文化传承的重要途径，纵观中医学几千年发展史，中医师徒授受的师承教育形式在培养中医药人才过程中占有主要地位。师承教育的肇始可以说是与中医的起源同步。《黄帝内经》就是以黄帝向其“天师”岐伯等请教问答的记述，通过师生问难答疑把秦汉以前的医学成就及博大精深的中医理论演绎得淋漓尽致。中国历代名医的医疗经验及学术特色，依靠师承教育的形式，父传子受，师授徒承，代代相传，如扁鹊、张仲景、孙思邈、李时珍和叶天士等都是在这种师承教育的培育模式下，领悟中医绝技，具备深厚的专业知识和精深的文化素养。“医不三世，药不可食”，提示中医世家在传承上的重要性，师承教育不仅使先辈的学术得以继承，而且通过几代传人的努力逐渐形成了具有一定特色的学术流派，如河间学派中的刘完素、罗知悌、朱丹溪、戴思恭；易水学派中的张元素、李杲、王好古、罗天益等。

新中国成立以后，国家于1955年成立了中医研究院，后更名为中国中医科学院，1956年在北京、上海、广州、成都成立了四所中医学院，中医教育正式纳入国家高等教育的轨道。1958年后全国各省基本上开办了中医学院。1986年1月经国务院会议做出“关于成立中医管理局的决定”，并于同年12月正式成立直属国务院由卫生部代管的国家中医管理局(即国家中医药管理局)，进一步加强对中医事业和中医人才培养等工作的管理。中医药教育与国家教育体系及现行教育制度逐渐接轨，并建立了稳定的中医药教育基地。中医药教育由以传承教育为主发展成为院校教育为主，并逐步完善了中医药教育结构，教育形式与教育层次日益丰富。

新中国成立后我国的师承教育分为两个阶段。第一阶段是20世纪50年代中期至1979年，国家号召名老中医带徒，1956年和1958年卫生部先后颁发了《关于开展中医带徒弟工作的指示》《关于继承老年中医学术经验的紧急通知》等文件。许多老中医纷纷响应号召，认真带教徒弟，培养了一大批中医药事业的接班人，使许多濒临失传的中医药经验得以总结和继承下来。此次师带徒工作是传统师承教育在新的历史条件下的延续和发展，由政府统一管理，有明确的招生对象、培养目标，并给予相应的学历待遇，出师后统一分配工作。第二阶段是从1990年至今，国家人事部、卫生部、国家中医药管理局于1990年6月联合发文，做出“采取紧急措施做好老中医药专家学术经验继承工作的决定”：遴选有丰富学术经验和技术专长的老中医药专家为导师，选配优秀的中青年业务骨干为他们的学术继承人，采取师承的方式进行培养。作为一种高层次的师承教育体现在：导师和继承人的层次高，培养目标高，考核严格，性质属于在专业基础教育之后的继续教育。目前师承教育有三种形式，即政府举办高级师承继续教育、高等院校中开办的师承教育和中医医疗机构开办的师承教育。

师承教育相关法律法规

《中华人民共和国中医药法》第三十五条提出：“国家发展中医药师承教育，支持有丰富临床经验的中医医师、中药专业技术人员在业务活动中带徒授业，传授中医药理论和技术方法，培养中医药专业技术人员”。《中医药人才发展“十三五”规划》设定了发展目标：中医药人才培养体系得到健全和完善。基本建成院校教育、毕业后教育、继续教育三阶段有机衔接、师承教育贯穿始终的中医药人才终身教育体系。规划提出：要强化中医药师承教育；建立中医药师承教育体系，将师承教育与院校教育、毕业后教育和继续教育相结合并贯穿中医药人才发展全过程。

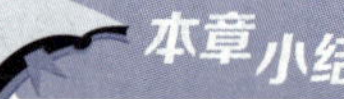

本章小结

中医学具有悠久的历史、丰富的经验、鲜明的特色和完整的体系。中医学起源于远古时期，其理论体系形成于夏商周至秦汉时期，此时期相继问世的《黄帝内经》《难经》《伤寒杂病论》和《神农本草经》四大医学典籍可作为中医学理论体系初步形成的标志。两晋南北朝至隋唐时期是中医学理论充实与方药学发展时期，两宋金元时期是中医学流派纷呈与学术争鸣时期，出现了“金元四大家”，明清时期是中医学集成和深化发展阶段，这时期以本草学和温病学的成就更为突出。近代中国中医学受到了前所未有的冲击，但也形成了我国治疗疾病的一大特色——中西合参。新中国成立后，党和政府十分重视中医工作，采取了许多有力措施，促进了中医学的全面发展（包括临床治疗、养生、康复、教育、管理各个领域），取得了举世瞩目的成绩，中医学的发展进入了一个新的历史时期。

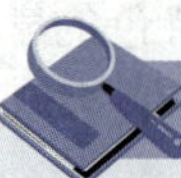

案例讨论

各省市中医药管理局或中医部门开展实施高级师带徒继续教育。针对继承人具体情况，采取不同的培养带教方式，在跟师的情况下，按照“学基础，读经典，随临床”的思路，从基础知识抓起，从强化基础理论着手，循序渐进，跟师学专业，跟师悟精华，着重在技能，着重在创新，使中医医院真正成为集当地中医名家、中医技术、中医文化、中医传承等汇聚的摇篮。如广东省中医院在2001年率先恢复师带徒，挑选中青年骨干拜该院名老中医为师，同时，多方聘请30位全国名老中医为广东省中医院带徒。不仅如此，还规定一批徒弟出师后，马上让他们接着带一批比自身年轻的徒弟，形成连环的“集体带、带集体”的传帮代模式。

0204 案例讨论

问题：1. 讨论中医师承教育和院校教育的优势和不足。

2. 思考国家提出基本建成院校教育、毕业后教育、继续教育三阶段有机衔接、师承教育贯穿始终的中医药人才终身教育体系的原因。

（简亚平）

0205

扫一扫，测一测

思考题

1. 简述中医学在不同历史时代的历史成就概貌。
2. 简介标志着中医理论形成的四本医学专著。

第三章　主要学说

学习目标

1. 掌握：主要学说理论的基本概念、基本内容和在中医学中的应用。
2. 熟悉：主要学说的理论在古代文献中论述。
3. 了解：主要学说的理论的形成和发展。
4. 具有运用主要学说的理论阐释自然现象和人体生理病理的能力。
5. 能够将主要学说的理论应用在实际临床治疗中。

第一节　气一元论

气一元论简称气论，是中国古代哲学的单一物质概念，说明了世界的物质本原即为气。《关尹子·二柱》曰："先想乎一元之气，具乎一物。"宇宙开始形成时，天地不分，浑然一气，由气的运动变化而生万物。世界上一切事物都是气的不同形态，世界上一切现象都是根源于气，这是中国古代唯物主义哲学的基本理论。

气一元论的哲学思想认为，其一气是物质，其二气是天地万物的本原，其三由气的运动变化而形成一切事物和现象的发生、发展和变化。

一、气的基本概念

气，是构成宇宙万物的最基本元素，是世界的本原。气的概念最早见于《国语·周语》一书记载西周末年伯阳父的言论中，"夫天地之气，不失其序。若过其序，民乱之也。阳伏而不能出，阴迫而不能蒸，于是有地震"。伯阳父认为"天地之气"有一定的秩序，阴阳是天地之气的内容，阴阳可以相互作用。这是中国古代哲学关于气的最早的学说。老子曰"通天下一气耳"，也就是说世界的万事万物都本原于气。中医学中的气是指构成人体和维持人体生命活动的最基本的物质。

二、气一元论的基本内容

（一）气是构成万物的本原

宇宙万物是有形或无形而存在的东西，中国古代哲学称之为气，通常是指一种极细微的物质。气是物质性的实体，是构成世界万物的本原，是构成宇宙的本始物质，是构成自然万物的最基本元素。东汉王充在《论衡·自然》中谓："天地合气，万物自生"。气是构成宇宙的本始物质，气本为一，分为阴阳，气是阴阳二气的矛盾统一体。《素问·阴阳应象大论》曰："清阳为天，浊阴为地，地气上为云，天气

下为雨,雨出地气,云出天气"。"天气"是自然界的清阳之气,"地气"是自然界的浊阴之气。阴气浊重,降而凝聚成为有形的物体,构成了五彩缤纷的大地;阳气清轻,升而化散为无形的太虚,形成了苍莽的天宇。天地阴阳之气上升下降,彼此交感而形成天地间的万事万物。《素问·至真要大论》曰:"本乎天者,天之气也。本乎地者,地之气也。天地合气,六节分而万物化生矣"。总之,气是物质性的实体,是构成自然万物的最基本元素。

人类是整个世界的特殊组成部分,是自然的产物。人与自然有着密切的关系。中医学从气是宇宙的本原,是构成天地万物的要素这一基本观点出发,认为气也是生命的本原,是构成人体和维持人体生命活动的最基本物质。《素问·宝命全形论》曰:"人生于地,悬命于天,天地合气,命之曰人",《难经·八难》曰:"气者,人之根本也"。人的形体和人的精神意识都是气的产物。即人的形体是由气构成的,而人的精神意识思维活动也是由物质机体产生的一种气的活动。"惟气以成形,气聚则形存,气散则形亡"(《医门法律》),即人的形体是由气构成的,而人的精神意识、思维活动也是由物质机体产生的一种气的活动,《素问病机气宜保命集》故曰:"形者生之舍也,气者生之元也,神者生之制也。形以气充,气耗形病,神依气位,气纳神存"。《素问·天元纪大论》曰:"人有五脏化五气,以生喜、怒、悲、忧、恐",《脾胃论》指出:"气者,精神之根蒂也"。

(二) 运动是气的根本属性

天地之气动而不息,运动是气的根本属性,气是具有动态功能的客观实体,气始终处于运动变化之中,以运动变化作为自己存在的条件或形式。《素问·天元纪大论》曰:"物生谓之化,物极谓之变"。《素问·六微旨大论》云:"物之生,从乎化;物之极,由乎变。变化之相薄,成败之所由也"。自然界一切事物的变化,不论是动植物的生育繁衍,还是无生命物体的生化聚散,天地万物的生成、发展和变更、凋亡,无不根源于气的运动。气的运动,表现为升降、出入、动静、聚散,这是气运动的具体表现形式。《素问·六微旨大论》曰:"出入废,则神机化灭;升降息,则气立孤危。故非出入,则无以生、长、壮、老、已;非升降,则无以生、长、化、收、藏"。

气是构成宇宙的物质基础,气聚而成形,散而为气。《素问·阴阳应象大论》曰:"阳化气,阴成形"。形和气是物质存在的基本形式,而形和气的相互转化则是物质运动的基本形式。气聚则形生,气散则形亡。形之存亡由乎气之聚散。气充塞于太虚之中,一切有形之物的生成和变化乃至消亡,无不由于气的运动变化作用。气至大无外,至细无内。大者,有形之物与太虚之气之间;小者,每一有形之物内部都存在着形化为气和气化为形。气的运动及其伴随发生的变化过程称为"气化"。

(三) 气是万物之间的中介

气贯通于天地万物之中,未聚之气稀微而无形体,可以和一切有形无形之气相互作用和相互转化,成为天地万物之间的中介,把天地万物联系成为一个有机整体。

气是阴阳的对立统一体,阴阳对立的双方共同组成气的统一体,它们是一切运动变化的根源。气之阴阳相互感应而产生了事物之间的普遍联系,阴阳二气的相互感应产生了天地万物之间的普遍联系,使物质世界不断地运动变化。中医学基于气的相互感应思想,认为自然界和人类、自然界的各种事物和现象、人体的五脏六腑与生理功能以及生命物质与精神活动之间,虽然千差万别,但不是彼此孤立毫无联系的,而是相互影响、相互作用、密切联系的,在差异中具有统一性,遵循共同的规律,是一个统一的有机整体。《灵枢·经水》故曰:"人与天地相参"。《素问·至真要大论》曰:"天地之大纪,人神之通应也"。其联系均是以气作为万物之间的中介。

三、气一元论在中医学中的应用

中医学将气一元论理论应用到医学方面,认为人是天地自然的产物,人体也是由气构成的,人体是一个不断发生着形气转化的升降出入运动着的有机体。

(一) 说明脏腑的生理功能

中医学从气是宇宙的本原,是构成天地万物的基本物质这一基本观点出发,认为气也是生命的本原,是构成生命的基本物质。《灵枢·天年》曰:"人之始生,何气筑为基,何立而为楯? ……以母为基,以父为楯。"是说人的生命来源于父母之"先天之气"。

气是维持生命活动的物质基础。《素问·阴阳应象大论》曰:"味归形,形归气,气归精,精归化,精

食气，形食味，化生精，气生形……精化为气”，就是对气化过程的概括。气化为形、形化为气的形气转化过程，包括了气、精、血、津液等物质的生成、转化、利用和排泄过程。《素问·六节脏象论》中的“天食人以五气，地食人以五味”，是说人体必须不断地从周围环境摄取生命活动所必需的物质。否则，生命就无法维持。人体的气化运动是永恒的，存在于生命过程的始终，没有气化就没有生命。由此可见，气化是生命的基本特征。

升降出入是人体气运动的基本形式。气的运动称为“气机”。而气化运动的升降出入是通过脏腑的功能活动来实现的，故又有脏腑气机升降之说。人体通过脏腑气机的升降出入运动，是把摄入体内的空气和水谷转化为气、精、血、津液等的物质变化过程。说明了人体的正常生理活动是建筑在气运动转换的基础之上的。

中医学的气，由于气包含着不同的物质形态，其生成、分布、功能等因之各异，具有多样性，而命名为多种名称：其一，自然之气，如天地之气、阴阳之气、五行之气、四时之气等；其二，人体之气，如元气、精气、神气、宗气、营气、卫气、正气、五脏六腑之气、经络之气等；其三，病邪之气，如六淫之气、疠气、恶气、毒气等；其四，食药之气，如寒、热、温、凉四气等。

（二）说明人体的病理变化

《医门法律》指出：“人之所赖，惟此气耳。气聚则生，气散则死”。故《难经·八难》曰“气者，人之根本也。”气是维持生命活动的物质基础，但气可养人，亦可伤人，故《素问·举痛论》曰“百病皆生于气”。人体感邪而生病，人体致病的原因是由于感受邪气。所谓邪气是与正气相对而言的，不正谓之邪。用气的物质性、运动性来说明邪气和正气的概念，则气得其和为正气，失其和为邪气“气之在人，和则为正气，不和则为邪气”。

气之为病，主要是气机升降出入失调，诸如气逆、气陷、气虚、气滞、气闭、气脱等。一切疾病的发生发展都与气的生成和运行失常有关。

（三）指导诊断和治疗

1. 诊断方面　中医诊断学中，四诊无一不与气密切相关。《丹溪心法》曰：“有诸内者形诸外”，审察五脏之病形，可知正气之虚实。因此，正气的盛衰可以从面色、形态、声音、神志、脉象等方面表现出来。其中以神志和脉象尤为重要。神气的存亡是生命活动的标志，神以精气为物质基础，是脏腑气血盛衰的外露征象。故《四诊抉微》曰：“神者，正气也”。《景岳全书》曰：“神气者，元气也。元气完固，则精神昌盛无待言也。若元气微虚，则神气微去；元气大虚，则神气全去，神去则机息矣”。故望气色又可知内脏之盛衰、气血之虚实、邪气之浅深。

《难经》指出：“寸口者，脉之大会”。《素问·经脉别论》曰：“脉气流经，经气归于肺，肺朝百脉……气归于权衡。权衡以平，气口成寸，以决死生”。故气之盛衰可从寸口脉上反映出来。人之元气为脉之根本，故《难经·十四难》曰：“脉有根本，人有元气，故知不死”。中医在诊断中，审查“胃气”如何，是决定疾病顺逆、生死的关键。有胃气则生，无胃气则死。

2. 治疗方面　中医学认为，疾病的发生取决于邪气和正气双方的矛盾斗争，正气在发病上居主导地位。故曰：“正气存内，邪不可干”，“邪之所凑，其气必虚”。因此，治疗的基则不外乎扶正和祛邪。祛邪为了扶正，扶正即所以祛邪。治疗的目的旨在调其气机、令其和平。气得其和为正气，失其和为邪气。治气贵在于“调”，这里的“调”，是调和之意，不仅仅是用理气药来调畅气机，而是指通过各种治疗方法来调整脏腑的阴阳失调，使机体重新建立阴阳气血升降出入的动态平衡，即“谨察阴阳之所在而调之，以平为期”。

（四）判断疾病的预后

应用气一元论，从形气关系来判断疾病的轻重预后，是中医诊断学中的重要内容。形以寓气，气以充形，《素问·玉机真脏论》指出“形气相得，谓之可治”“形气相失，谓之难治”。《素问·三部九候论》云：“形盛脉细，少气不足以息者危。形瘦脉大，胸中多气者死……形肉已脱，九候虽调，犹死”。所以，元气是疾病顺逆的根本。

中医学根据“形神合一”的观点，强调望神色以决死生。《素问·八正冲明论》曰：“血气者，人之神”“夫色之变化，以应四时之脉……以合于神明也”。《素问·移精变气论》要求：“治之要极，无失色脉”。《灵枢·邪气脏腑病形》曰：“见其色而不得其脉，反得其相胜之脉，则死矣；得其相生之脉，则病已

矣”。得神者昌,失神者亡。

脉气主要是胃气,是判断预后的主要依据。《素问·方盛衰论》曰:“度事上下,脉事因格,是以形弱气虚死;形气有余,脉气不足死;脉气有余,形气不足生”。说明了脉有胃气。

气一元论,是中国古代哲学中以气作为宇宙中构成万物本原的古代哲学思想。《道德经》曰“道生一,一生二,二生三,三生万物,万物负阴而抱阳,冲气以为和”,老子认为“气”由“道”而生,“道”是浑然一团的气。庄子继承老子的思想曰:“通天下一气耳”“人之生,气之聚也,聚则为生,散则为死”。人的生命存亡就是气的聚散。管子在继承前人的基础上提出“气者,身之充也”。之后历代均对“气”做进一步的阐述,将气一元论进一步发展完善。《黄帝内经》曰:“本乎天者,天之气也。本乎地者,地之气也。天地合气,六节分而万物化生矣”。中医在气一元论学说的基础上,构建了中医学之“气”的理论。

第二节 阴阳学说

阴阳学说,是在气一元论的基础上建立起来的中国古代的对立统一理论,属于中国古代哲学的范畴。气运动的根本原因就是气自身的一分为二,表现为阴气和阳气的运动变化。从哲学的思想发展过程中,由气一元论,在探讨气的运动过程中说气本为一、分阴分阳,在这个前提下产生了用阴阳的对立统一的观点来阐明气的运动变化,来说明世界的运动变化,形成了阴阳学说。它认为阴和阳作为事物对立统一的两个方面,始终贯穿于一切事物之中,是一切事物运动、发展和变化的根源及规律。阴阳学说与医学的结合,形成了中医的阴阳学说。阴阳的概念最早见于《易经》,它作为中医学所特有的方法论,是中医理论体系的重要组成部分。

一、阴阳的概念及事物的阴阳属性

(一) 阴阳的基本概念

阴阳,是对自然界中相互关联的事物或现象对立双方属性的概括。它既揭示了两个相互对立的事物,又揭示了同一事物内部相互对立的两方面。阴阳的最初涵义是指日光的向背,朝向日光者为阳,光明、温暖;背向日光者为阴,黑暗、寒冷。因而最初就以光明温暖、黑暗寒冷来判断阴阳。古人在长期的生活实践中,遇到种种性质相反的现象,于是不断地引申其义,将天地、上下、日月、昼夜、水火、升降、动静、内外、雌雄等相反的事物和现象,都以阴阳来加以概括。此时阴阳便成为一个抽象概念,即用阴阳来概括自然界中相互关联的具有对立属性的事物和现象两个方面。阴阳学说即是研究阴阳的内涵及其运动变化规律,并用以阐释自然界事物发展变化的古代哲学理论。

(二) 事物的阴阳属性

1. 事物阴阳属性的划分　阴阳,既可以标示相互对立的事物或现象,又可以标示同一事物内部对立着的两个方面。一般地说,凡是运动的、外向的、上升的、温热的、无形的、明亮的、兴奋的、刚强的、功能亢进的都属于阳;相对静止的、内守的、下降的、寒冷的、有形的、晦暗的、抑制的、柔弱的、功能减退的都是属于阴(表3-1)。如以天地而言,则“天为阳,地为阴”,由于天气清轻向上故属阳,地气重浊向下故属阴。以水火而言,则“水为阴,火为阳”,由于水性寒而润下故属阴,火性热而炎上故属阳。以物质的运动变化而言,“阳化气,阴成形”,即指物质从有形蒸腾气化为无形的过程属于阳,物质由无形之气凝聚为有形物质的过程属于阴。对生命过程而言,具有推动、温煦、兴奋等作用的物质及功能,统属于阳;具有凝聚、滋润、抑制等作用的物质和功能,统属于阴。如就气血而言,气属阳,血属阴(表3-1)。

表 3-1 常见事物和现象的阴阳属性归类表

属性	方位	时间	季节	温度	湿度	亮度	重量	运动状态
阳	上、外	昼	春夏	温热	干燥	鲜明	轻	升、动、亢进、出
阴	下、内	夜	秋冬	寒凉	湿润	晦暗	重	降、静、衰退、入

2. 阴阳属性的普遍性和相对性 阴阳属性的普遍性是指它不局限于某一特定事物而具有更广泛的适应性，宇宙间一切事物和现象都可用阴阳属性加以区别。

事物的阴阳属性具有明显的相对性，这种相对性，一方面表现为阴阳双方在一定条件下可以向各自相反方面转化，阴可以转化为阳，阳可以转化为阴；另一方面表现为阴或阳之中可再分阴阳，即所谓阴阳之中复有阴阳。例如，昼为阳，夜为阴；上午为阳中之阳，下午为阳中之阴；前半夜为阴中之阴，后半夜为阴中之阳。

二、阴阳学说的基本内容

（一）阴阳对立制约

阴阳的对立，是指自然界中的一切事物或现象，都存在着相互对立的阴阳两个方面。阴阳的制约，是指相互对立的阴阳双方，大多存在着相互制约的特性。

对立即相反，如上与下、天与地、动与静、出与入、升与降、昼与夜、明与暗、水与火、寒与热等。阴阳相反导致阴阳相互制约，例如温热可以驱散寒冷，冰冷可以降低高温，水可以灭火，火可以使水蒸发等。温热与火属阳，寒冷与水属阴，这就是阴阳之间的相互制约。就人体的生理功能而言，功能之亢奋为阳，抑制属阴，两者相互制约，从而维持人体功能的动态平衡，这就是人体的正常生命状态。可见，阴阳对立的两个方面并非平静且各不相关地共处于一个统一体中，而是时时刻刻在相互制约着对方，正是由于阴与阳之间的这种相互对立制约才维持了阴阳之间的动态平衡，因而促进了事物的发生发展和变化。

（二）阴阳互根互用

阴阳互根是指阴阳之间相互依存，互为根本的关系。即阴和阳任何一方都不能脱离另一方而单独存在，每一方都以对方的存在作为自己存在的前提和条件。如上为阳，下为阴，没有上也就无所谓下，没有下也就无所谓上。热为阳，寒为阴，没有热也就无所谓寒，没有寒也就无所谓热等，所以说阳依存于阴，阴依存于阳。

阴阳互用是指阴阳双方不断地资生、促进和助长对方。如气属阳，血属阴，血的正常运行要靠气的推动和统摄，气的正常运行要以血为其载体。阳根于阴，阴根于阳，无阳则阴无以生，无阴则阳无以化，如果阴阳双方失去了互为存在的条件，即所谓“孤阴”和“独阳”，也就不能再生化和滋长了。

（三）阴阳交感互藏

阴阳相互交感是指阴阳在运动过程中的相互感应进而交合的过程。阴阳交感是万物化生和变化的根本条件，阴阳的运动是阴阳交感得以实现的基础，如果阴阳在运动中不能交合感应，新事物和新个体就不会产生。在中医学中，是强调机体的各个组成部分和各种功能活动之间，应保持功能的协调并相互为用，生命过程才能正常。

阴阳互藏，是指相互对立的阴阳双方中的任何一方都蕴含着另一方，即阴中有阳，阳中有阴。即是说宇宙中的任何事物都含有阴与阳两种属性不同的成分，属阳的事物含有阴性成分，属阴的事物也寓有属阳的成分。

（四）阴阳消长平衡

阴阳消长平衡，是指阴阳在不断消长运动中维持着相对的平衡状态。消，即减少；长，即增加。阴阳之间的平衡，不是静止的、绝对的平衡，而是始终贯穿在阴阳双方消长变化之中，是运动的、相对的平衡。

阴阳消长大体可概括为四种类型。

1. 此长彼消 即阴长阳消，阳长阴消。阴阳中的任何一方增长而强盛，势必制约对方的力量增强，从而引起对方的消减。如四季气候变化，从冬至春至夏，气候由寒逐渐变热，是一个“阴消阳长”的过

程；由夏至秋至冬，气候由热逐渐变寒，又是一个"阳消阴长"的过程。又如人体的病理变化，热盛则伤阴，寒盛则伤阳，即为此长彼消之故。

2. 此消彼长 即阴消阳长，阳消阴长。阴阳任何一方不足，无力制约对方，势必引起对方的相对增长，甚至偏亢。以一日昼夜更替为例，中午至黄昏及夜半，为阳消阴长；夜半至清晨及中午，为阴消阳长。以人体病理变化为例，阴虚火旺、阳虚阴盛皆属于此类。

3. 此长彼长 即阴长阳长，阳长阴长。这是互根互用得当的结果，即一方旺盛，则可促进另一方亦随之增长。临床上所用的补气以生血、补血以养气、阴中求阳、阳中求阴等治法，皆以此为理论基础。

4. 此消彼消 即阴消阳消，阳消阴消。这是互根互用不及所造成的。阴阳双方中的任何一方虚弱，无力资生助长对方，结果对方亦随之消减而虚弱。临床上常见到的气虚引起血虚、血虚并发气虚、阳损及阴、阴损及阳皆属此类。

（五）阴阳相互转化

阴阳转化，是指阴阳双方在一定条件下，可以各自向其相反的方向转化，即阳可以转化为阴，阴可以转化为阳。阴阳相互转化，一般都产生于事物发展变化的"物极"阶段，即所谓"物极必反"。这种条件中医学称为"重""极"或"甚"。

以季节气候变化为例，春夏属阳，秋冬属阴，春夏秋冬四季运转不已，就具体体现了阴阳的互相转化。由冬季至春季为阴转化为阳，由夏季入秋季为阳转化为阴。以人体疾病的发展变化为例，某些急性热病，由于热毒极盛，持续高热，大量耗伤机体正气，可突然出现体温下降、面色苍白、四肢厥冷、脉微欲绝等一派阴寒危象，这种病证变化即属于由阳转阴。若抢救及时，处理得当，患者四肢转温，面色转红，脉象转和，阳气渐复，转危为安，即由阴转阳。此外，临床上也常见由各种原因引起的由实转虚、由虚转实、由表入里、由里出表等阴阳转化的例证。

（六）阴阳自和平衡

阴阳自和，是指阴阳双方自动维持和调节恢复其协调平衡状态的能力和趋势。对生命体来说，阴阳自和是生命体内的阴阳二气在生理状态下的自我协调和在病理状态下的自我恢复平衡的能力。

阴阳平衡，是指阴阳双方在相互斗争、相互作用中处于大体均势的状态，即阴阳协调相对稳定状态。即通过彼此之间随时发生着的消长和转化，从而使阴阳双方维持着相对稳定的结构关系。阴阳的平衡，是动态的均势，而非绝对的静态平衡。

综上所述，阴阳的对立制约、互根互用、交感互藏、相互转化、消长平衡及自和平衡，是从不同的角度来说明阴阳之间的相互关系及其运动规律的，它们之间不是孤立的而是互相联系的。

三、阴阳学说在中医学中的应用

（一）说明人体的结构

阴阳学说认为人体是一个有机整体，人体内部存在着阴阳的对立统一，而各个组织结构，又都可以根据其所在的部位、功能特点来划分其阴阳属性。大体而言，上部属阳，下部属阴；体表为阳，体内属阴；四肢外侧为阳，内侧为阴；背为阳，腹为阴；六腑为阳，五脏为阴；就经络而言，循于四肢外侧为阳经，内侧为阴经。脏腑之中又各分阴阳，即阴中有阳，阳中有阴。如五脏中心肺居上属阳；肝、脾、肾居下属阴。具体某一脏而言，又有阴、阳之分。如心有心阴、心阳，肾有肾阴、肾阳等。

（二）说明人体的生理功能

人体正常的生命活动，是阴阳保持协调平衡的结果。例如升降出入，是人体气机运动的基本形式。阳主升，阴主降；阳主出，阴主入。气的升降出入的平衡协调是阴阳平衡协调的一种体现形式，能充分保证正常的生命活动。人体的生理功能是以物质为基础的，没有物质（阴）就不能产生功能（阳），没有一定的功能（阳），也就不能化生物质（阴）。如果阴阳不能相互为用而分离，人的生命也就会终止。

（三）说明人体的病理变化

疾病的发生、发展虽然复杂，但其本质是阴阳失去相对平衡，出现偏盛或偏衰的结果，因此，阴阳失调是一切疾病发生的基本原理之一。疾病的发生发展取决于两方面因素，一是邪气，二是正气。邪气有阴邪（如寒邪、湿邪）和阳邪（如风邪、热邪、暑邪等）之分，正气有阴精和阳气之别，它们相互作用、相互斗争的关系，可用阴阳的消长失调即偏盛偏衰来说明。

1. 阴阳偏胜　是指阴或阳任何一方高于正常水平的病理状态。《素问·阴阳应象大论》曰:“阴胜则阳病,阳胜则阴病。阳胜则热,阴胜则寒。”阳邪侵犯人体,邪并于阳而致阳亢盛,表现出一派热象,故曰:“阳胜则热”,阳热胜,极易耗伤阴液,引起阴液的不足,故曰:“阳胜则阴病”。阴邪侵犯人体,邪并于阴而致阴亢盛,表现出一派寒象,故曰:“阴胜则寒”,阴寒胜,最易耗伤阳气,故曰:“阴胜则阳病”。

2. 阴阳偏衰　是指阴或阳的某一方低于正常水平的病理状态,《素问·调经论》曰:“阳虚则外寒,阴虚则内热。”由于阳虚不能制阴,则阴相对偏盛而出现寒象。由于阴虚不能制阳,则阳相对偏亢而出现热象。

阴阳偏胜中的“热”和“寒”,与阴阳偏衰中的“热”和“寒”,有着“实”和“虚”的本质差异。前者属于亢盛有余的病理状态,后者属于虚衰不足的病理状态。

3. 阴阳互损　阴阳之间互根互用,所以在阴阳偏衰到一定程度时,就会出现阴损及阳、阳损及阴的情况。阴损及阳指阴虚较甚,因阴虚不能滋养阳气,进一步导致阳气亦虚;阳损及阴指阳虚较甚,因阳气不足无力化生阴液,进一步出现阴液亦虚。阴阳互损是阴阳互根互用关系的失调,最终的结果是“阴阳俱损”“阴阳两虚”。

4. 阴阳转化　人体阴阳失调而出现的病理现象,还可以在一定的条件下,各自向相反的方向转化,即阳证可以转化为阴证,阴证可以转化为阳证。即所谓:“重阴必阳,重阳必阴。”

(四) 用于疾病的诊断

《素问·阴阳应象大论》曰:“善诊者,察色按脉,先别阴阳。”如望色中:黄赤色属于阳,青白黑色属于阴;闻诊中:语声高亢洪亮为阳,语声低微为阴;脉诊中:浮、数、洪、滑等为阳,沉、迟、细、涩为阴等。总之,望闻问切四诊都以分清阴阳为首要任务。

阴阳学说用于疾病的诊断,在八纲之中以阴阳为总纲,表、热、实属阳,里、寒、虚属阴,从而概括说明病变部位、性质及各种证候的属性。只有首先分清阴阳,才能抓住疾病的本质,做到执简驭繁。

(五) 用于疾病的治疗

1. 归纳药物的性能　阴阳也用来概括药物的性能,作为指导临床用药的根据。药物的性能,一般地说,包括四气(性)、五味和升降浮沉,均可以用阴阳来归纳说明。如“四气”中寒、凉药属阴,温、热药属阳。“五味”中辛、甘、淡味属阳,味酸、苦、咸者属阴。“升降浮沉”中,具有沉降作用的药物属阴;具有升浮特点的药物属阳。

2. 确定治疗原则　由于疾病发生发展的根本原因是阴阳失调,因此,调整阴阳,补其不足,损其有余,恢复阴阳的相对平衡,是治疗疾病的基本原则。补其不足,即阴虚当滋阴以抑阳,用“壮水之主,以制阳光”的治法;阳虚治疗当扶阳制阴,用“益火之源,以消阴翳”的治法;阴阳两虚,则阴阳并补法治疗。损其有余,即阳邪盛而导致的实热证,用“热者寒之”的治疗方法;阴邪盛而导致的实寒证,则用“寒者热之”的治疗方法。

阴气和阳气

气与阴阳,气是物质实体,是构成宇宙天体以及天地万物的最基本元素,是世界的本原。阴阳是气的两种固有属性。按阴阳分,则世界上的气可分为阴气和阳气两类。一气分为阴阳,阴阳统一于气。《正蒙》指出:“气有阴阳”,“一物两体,气也”,“气有阴阳,屈伸相感之无穷,故神之应也无穷”。气是一,万物本原为一气,但一气分阴阳,气有阴阳为两,两存在于一之中,表现为对立的两个方面。

第三节　五 行 学 说

五行学说是中国古代的一种朴素的唯物主义哲学思想。五行学说认为,宇宙间的一切事物,都是

由木、火、土、金、水五种物质元素所组成，自然界各种事物和现象的发展变化，都是这五种物质不断运动和相互作用的结果。天地万物的运动秩序都要受五行制化法则的统一支配。五行学说用木、火、土、金、水五种物质来说明世界万物的起源和多样性的统一。自然界的一切事物和现象都可按照木、火、土、金、水的性质和特点归纳为五个系统。五个系统乃至每个系统之中的事物和现象都存在一定的内在关系，从而形成了一种复杂的五行系统。

一、五行的基本概念

五行，指木、火、土、金、水五种物质及其运动变化。其中"五"，是木、火、土、金、水五种物质，"行"即运动变化之义。五行最初涵义与"五材"（生活、生产中最为常见的木、火、土、金、水五种有用之材）相关。经过对木、火、土、金、水五种物质的本义进行抽象演化并引申运用，并用以来认识世界、解释世界并探求宇宙变化，属于古代哲学的范畴。宋代吴澄《答人问性理》言："本是一气，分而言之则曰阴阳，又就阴阳中细分之则为五行。五气即二气，二气即一气"。《河洛原理》曰："太极一气产阴阳，阴阳化合生五行，五行既萌，遂含万物"。

二、五行的特性和事物属性的五行归类

（一）五行的特性

五行的特性，是在对木、火、土、金、水五种物质直观观察和朴素认识的基础上，进行抽象引申而逐渐形成的概念，是用以识别各种事物五行属性的基本依据。记载五行概念最早的《尚书》中提到："水曰润下，火曰炎上，木曰曲直，金曰从革，土爰稼穑"，是对五行特性的经典解释。

1. 木曰曲直 "曲"，屈也；"直"，伸也。"曲直"即是指树木的枝条具有生长、柔和，能曲又能直的特性。引申为凡有生长、升发、条达、舒畅等性质或作用的事物，均归属于木。

2. 火曰炎上 "炎"，是焚烧、热烈之义；"上"，是上升。"炎上"是指火具有温热、上升、光明的特性。引申为具有温热、升腾、明亮等性质或作用的事物，均归属于火。

3. 土爰稼穑 春种曰"稼"，秋收曰"穑"。"稼穑"，是指农作物的播种和收获。土具有生化、载物的特性，故有"土载四行""万物土中生""土为万物之母"之说。引申为凡具有生化、承载、受纳等性质或作用的事物，均归属于土。

4. 金曰从革 "从"，由也，说明金的来源；"革"，即变革。"从革"，即说明金是通过变革而产生的。金属多由矿石经过冶炼而成，冶炼即变革的过程，故曰"金曰从革"。金之质地沉重，且常用于杀戮，但又有随人意而更改的柔和之性。引申为凡具有沉降、肃杀、收敛等性质或作用的事物，都归属于金。

5. 水曰润下 "润"，即湿润、滋润；"下"，即向下、下行。"润下"，是指水有滋润、下行、闭藏的特点。引申为凡具有滋润、向下、寒凉、闭藏等性质或作用的事物，皆归属于水。

（二）事物的五行属性归类

事物五行属性的归类，是以五行属性为基础，运用取象比类法和推演络绎法，对人体脏腑、生理、病理现象以及与人类生活有关自然界事物或现象按照性质、作用、形态的不同分别归属于木、火、土、金、水五行之中并加以推演，借以阐述说明人体之间、人体与环境之间的联系。

1. 取象比类法 "取象"，即是从事物的形象(形态、作用、性质)中找出能反映本质的特有征象；"比类"，即是以五行各自的抽象属性为基准，与某种事物所特有的征象相比较，以确定其五行的归属。例如，以方位配五行：日出东方，与木之升发特性相似，故东方归属于木；南方炎热，与火之特性相类似，故南方归属于火；日落于西，与金之沉降相类似，故西方归属于金；北方寒冷，与水之特性相类似，故北方归属于水；中原地带，土地肥沃，万物茂盛，与土之特性相类似，故中央归属于土。以五脏配五行：肝气主升发、条达，具备木的升发特性，故归属于木；心阳主温煦，具备火的温热特性，故归属于火；脾主运化，为气血生化之源，具备土的生化特性，故归属于土；肺气主降，具备金的肃降特性，故归属于金；肾主藏精，滋润周身，具备水的润下特性，故归属于水。

2. 推演络绎法 即根据已知的某些事物的五行归属，推演归纳其他相关的事物，从而确定这些事物的五行归属。例如，长夏较潮湿，长夏属土，湿与长夏密切关联，所以湿也随之被纳于土；秋季气候偏干燥，秋季属金，燥与秋季密切关联，所以燥也随之被纳于金。以人体而言，已知肝属木，由于肝与

胆相表里，主筋、其华在爪、开窍于目，因此可推演络绎胆、筋、爪、目皆属于木。

通过对事物五行属性的归类，五行学说将人体生命活动和自然界的事物和现象联系起来，形成了联系内外环境的五行系统，进一步说明了人体本身以及人与环境之间的统一性(表3-2)。

表3-2 事物属性的五行归类表

自然界						五行	人体					
五味	五色	五化	五气	五方	五季		五脏	五腑	五官	五体	五志	五液
酸	青	生	风	东	春	木	肝	胆	目	筋	怒	泪
苦	赤	长	暑	南	夏	火	心	小肠	舌	脉	喜	汗
甘	黄	化	湿	中	长夏	土	脾	胃	口	肉	思	涎
辛	白	收	燥	西	秋	金	肺	大肠	鼻	皮	悲	涕
咸	黑	藏	寒	北	冬	水	肾	膀胱	耳	骨	恐	唾

三、五行的生克乘侮

五行学说，以五行之间的"相生""相克"和"制化"关系来阐释宇宙中各种事物或现象之间的相互联系及协调平衡，以五行的"相乘""相侮"和"母子相及"关系来探索和阐述事物间的协调平衡被破坏后的相互影响，借以说明事物的复杂变化。

(一) 五行的相生、相克和制化

正常状态下五行之间存在着有序的"相生""相克"以及"制化"关系，以此维持事物生化不息的动态平衡。

1. 五行相生　相生，即相互滋生、促进、助长。五行相生即指木、火、土、金、水之间的依序资生、促进、助长的关系，其次序是：木生火，火生土，土生金，金生水，水生木(图3-1)。在五行相生关系中，任何一行都具有"生我"和"我生"两方面的关系，"生我"者为母，"我生"者为子，这种相生关系又称为"母子关系"。如以木为例，生木者是水，故水为木之母；木生火，故火为木之子。以此类推。

2. 五行相克　相克，既相互克制、制约。五行相克，是指木、火、土、金、水之间存在着有序的间隔递相克制、制约的关系，其次序是：木克土，土克水，水克火，火克金，金克木(图3-1)。在相克关系中，任何一行都具有"克我"和"我克"两方面的关系。"克我"者为我"所不胜"，"我克"者为我"所胜"。如以水为例，由于水克火，故"我克"者为火，火为水之"所胜"；由于土克水，故"克我"者为土，土为水之"所不胜"。

3. 五行制化　制，即制约、克制；化，即化生、变化。五行制化是指五行之间既相互化生，又相互制约，以维持平衡协调的关系。五行中任何一行皆有"生我""我生""克我""我克"四个方面的关系，因此对每一行来说都是克中有生，生中有克，形成五行间既相互化生，又相互制约的制化关系。以相生言之，如水生木，木生火，而水又克火，生中有制；以相克言之，如金克木，木克土，而土又生金，制中有生。五行制化是五行生克关系的结合，是不可分割的两个部分。五行相生促进事物的产生和成长，五行相克维持事物发展的平衡协调。生克相辅相成，才能既保证事物得到发展，又不使事物发展亢而为害，从而不断地推动着事物的变化和发展。正如《类经图翼·运气上》言："造化之机，不可无生，亦不可无制，无生则发育无由，无制则亢而为害。"(图3-1)

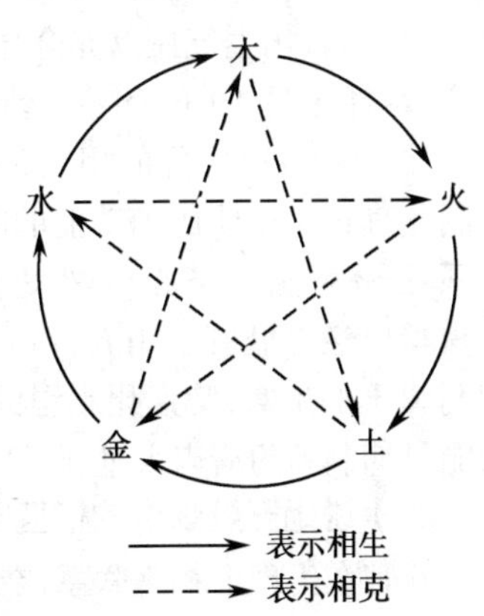

图3-1 五行制化示意图

(二) 五行的相乘、相侮和母子相及

五行的相乘和相侮，是五行之间的异常克制现象；母子相及则是五行之间相生关系异常的变化(图3-2)。

1. 五行相乘　乘，凌也，即以强凌弱之义。五行相乘，是指五行中某一行对其所胜一行的过度克制，其次序与相克相同，即木乘土，土

乘水,水乘火,火乘金,金乘木。引起五行相乘的原因主要有两个方面:一是五行中任何一行本身过于亢盛,对被其克制一行克制太过,使被克一行虚弱。如水过于亢盛,过度克制火,火本无不足,但亦难以承受水的过度克制,进而导致火的不足,即为"水旺乘火",即以强凌弱。二是五行中的任何一行过于虚弱,使克制它的一行乘虚侵袭,使其本身更加虚弱。如水虽然处于正常水平,但由于火的不足,因而导致水克火的力量相对增强,使火更显不足。这种"相乘"现象,称为"火虚水乘",即乘虚侵袭。"相乘"与"相克"在次序上相同,两者的区别在于:相克是正常情况下五行之间递相制约的关系,相乘则是五行之间的异常制约现象;在人体,前者为生理现象,后者为病理现象。

2. 五行相侮　侮为欺侮、欺凌之义。五行相侮,是指五行中某一行对其所不胜一行的反向克制,即反克,又称"反侮",其次序是:木侮金,金侮火,火侮水,水侮土,土侮木。导致五行相侮原因有"太过"和"不及"两种情况:太过所致的相侮,是指五行中某一行过于亢盛,对原来"克我"的一行进行反克。如水本应该克火,由于火特别旺盛,使火不仅不受水的克制,反而对水进行反克,称为"火亢侮水"。不及所致的相侮,是指五行中某一行过于虚弱,不仅不能制约其所胜的一行,反而受到其所胜一行的反向克制。如水本应该克火,但由于水特别虚弱,不仅不能克火,反而受到火的反克,称为"水虚火侮"。

五行的相乘和相侮均为五行之间的异常相克现象,其主要区别是:相乘是按五行之间相克的次序出现的,相侮则是按五行相克的反次序而出现的。两者之间的联系是:当五行中任何一行的"太过"或"不及",可同时出现相乘和相侮。如木过强时,不仅可以乘土,同时反过来侮金;若木不足时,既可受到土的反侮,又可受到金乘之。《素问·五运行大论》曰:"气有余,则制己所胜而侮所不胜;其不及,则己所不胜侮而乘之,己所胜轻而侮之。"

3. 五行母子相及　"及",即连累的意思。母子相及包括母病及子和子病及母,都属于相生关系的异常。母病及子,指五行中某一行异常,影响到其子一行,结果母子皆异常。常见母行虚弱,引起子亦不足,终致母子两行皆不足。如水生木,水为母,木为子。若水不足,无力生木,则木干枯,结果水竭木枯,母子俱衰。子病及母,指五行中子的一行异常,会影响到母的一行,结果母子皆异常。其一般规律是:①子行亢盛,引起母行亦亢盛,结果子母两行皆盛,如心火盛延及肝致心肝火旺。②子行虚弱,累及母行,导致母行亦不足,终致子母俱虚,如肝阴虚渐及肝肾不足。③子行亢盛,损伤母行,以致子盛母衰,常称为"子盗母气",如肝火亢盛劫耗真阴(肾阴)。

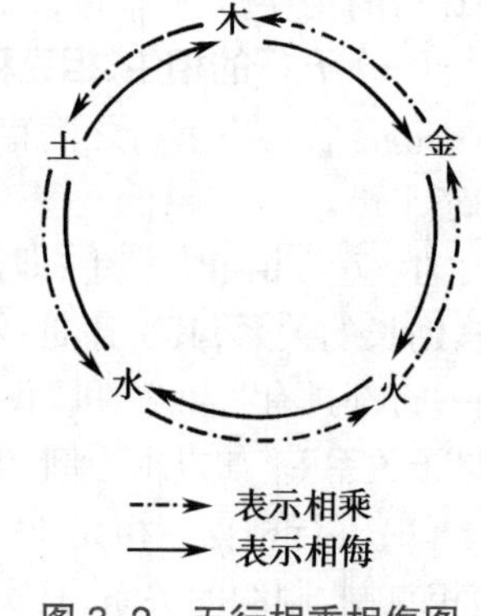

图 3-2　五行相乘相侮图

四、五行学说在中医学中的应用

(一) 说明五脏的生理功能特点及其相互关系

1. 说明五脏的生理功能特点　五行学说将人体的内脏分别归属于五行,以五行的特性来说明五脏的生理功能。如木性舒展、升发、条达、顺畅,肝性主升、主动、主散,喜条达而恶抑郁,有升发疏泄的功能,故肝属木;火性温热、蒸腾、向上,心阳具有温煦之功,故心属火;土性敦厚,有生化万物的特性,脾运化水谷,化生气血以养全身,故脾属土;金性清肃、收敛、沉降,肺具有清肃之性,以肃降为顺,故肺属金;水性滋润、向下、闭藏,肾藏精主水,故肾属水。

2. 说明五脏之间的相互关系　五脏功能活动不是孤立的,而是互相联系的。五行学说用五行生克制化理论来说明脏腑功能的内在联系。如用五行相生的理论,说明五脏之间相互资生、相互为用的关系:肝木藏血以济心,心火之热可以温养脾土,脾土运化水谷精微以养肺金,肺金肃降以助肾水,肾水藏精以滋养肝脏。用五行相克的理论,说明五脏之间相互制约、相互克制的关系:肝的疏泄功能可抑制脾土的壅塞,脾运化水湿的功能可制约肾水的泛滥,肾水上济于心以防心火的偏亢,心阳的温煦功能可抑制肺的清肃太过,肺气的肃降功能可抑制肝气的升发太过。

(二) 说明五脏病变的相互影响

五脏在生理上相互联系,在病理上相互影响,一脏有病,可以传至他脏,病理上的这种相互影响称为"传变,其传变规律可分为相生关系的传变和相克关系的传变。

1. 相生关系的传变　包括"母病及子"和"子病及母"两个方面:母病及子,是指疾病从母脏传到

子脏。临床特点是母脏先病,然后累及子脏,以致母子两脏同病。如肾精不足不能资助肝血而致的肝肾精血亏虚证,或肾阴不足不能涵养肝木而致的肝阳上亢证。子病及母,是指疾病从子脏传到母脏。临床特点是子脏先病,而后累及母脏,以致子母两脏同病。如因心血不足累及肝血亏虚而致的心肝血虚证,或因心火旺盛引动肝火而形成心肝火旺证。就其病情轻重而言,"母病及子"为顺,其病轻;"子病犯母"为逆,其病重。

2. 相克关系的传变　包括"相乘"和"相侮"两个方面。相乘是相克太过而为病。以肝木和脾土为例,由于肝气郁结或肝气上逆,影响脾胃的运化功能时,称为"木旺乘土"。反之,先有脾胃虚弱,不能耐受肝气的克伐时,称为"土虚木乘"。相侮,又称反侮,即反向克制而为病。如肺金本能克制肝木,由于暴怒而致肝火亢盛,肺金不仅不能制约肝木,反遭肝火之反向克制,称为"木火刑金"。而由于肺虚,清肃之令不行,继而引致肝气、肝火犯肺者,称为"金虚木侮"。就其病情轻重而言,"相乘"传变较重,"相侮"传变较轻。

(三)用于疾病的诊断和治疗

1. 诊断疾病　人体是一个有机整体,内脏有病可以反映到体表,故《灵枢·本脏》曰:"有诸内者,必形诸外",五行学说以事物属性的五行归类和生克乘侮规律确定五脏病变的部位,包括以本脏所主之色、味、脉等来诊断本脏之病,或以他脏所主之色、味、脉等来确定五脏相兼之病。如面见青色、喜食酸味、脉弦,可以诊断为肝病;面见赤色、口味苦、脉洪数者,可诊断为心火亢盛。脾虚患者,面见青色,为木来乘土;心脏病患者,面见黑色,为水来克火等。

2. 指导脏腑用药　不同的药物,有不同的颜色与气味。药物的五色、五味与五脏有一定的联系。根据五行归属理论,如青色、酸味入肝,用白芍、山茱萸等味酸入肝经以补肝;赤色、苦味入心,用朱砂色赤入心经以镇心安神,黄连味苦入心以泻心火;黄色、甘味入脾,用白术色黄味甘入脾以补益脾气;白色、辛味入肺,用石膏色白味辛入肺经以清肺热;黑色、咸味入肾,用玄参、生地色黑,味咸入肾经以滋养肾阴等。但这种方法机械片面,还应该结合中药的其他性能和具体病情灵活运用。

3. 控制疾病传变　疾病的传变,多见一脏受病,累及他脏致病。因此,在治疗所病本脏的同时,还应考虑到与其相关脏腑的治疗。根据五行的生克乘侮规律,来调整其太过和不及,其太过者,泻之;不及者,补之,以控制其进一步传变。例如:肝气亢盛,可致木旺乘土,传病于脾,故在泻肝的同时要补脾,以防止其传变。正如《难经》所论述:"见肝之病,则知肝当传之于脾,当先实脾。"

4. 确定治则治法　根据五行学说确定治则和治法,有相生和相克关系的不同。

运用母子相生规律来治疗疾病,其基本治疗原则是"补母"与"泻子",即"虚则补其母,实则泻其子"。实则泻其子主要适用于母子关系的实证,可通过泻子,以治疗母子两脏皆实或母脏实证。如肝旺泻心法、心火泻胃法。虚则补其母主要适用于母子关系的虚证,重点是补母。即通过补母以治疗母子两脏皆虚或子脏虚弱之证。常用治疗方法有:

滋水涵木法:又称滋肾养肝法,指通过滋肾阴以养肝阴的治法。适用于肾阴亏损而肝阴不足,甚者肝阳偏亢之证。

培土生金法:又称补脾养肺法,指通过健脾气以益肺气的治法。适用于脾胃虚弱,不能滋养肺脏而肺虚脾弱之候。

金水相生法:即滋养肺(金)肾(水)阴虚的治疗方法,适用于肺虚不能输布津液以滋肾,或肾阴不足,精气不能上滋于肺,而致肺肾阴虚者。

益火补土法:益火补土法是温肾阳而补脾阳的一种方法,又称温肾健脾法、温补脾肾法,适用于肾阳衰微而致脾阳不振之证。

临床上由于相克规律的异常而出现的病理变化,有相克太过、相克不及和反克之不同。总的来说,可归纳为"强""弱"两个方面,因而治疗上可采取"抑强"与"扶弱"的法则。主要的治疗方法有:

抑木扶土法:又称调理肝脾法或平肝和胃法,指通过抑肝、平肝,佐以和胃健脾等法来治疗肝气犯胃、肝旺脾虚等证。

培土制水法:指通过温运脾阳,以治疗肾有病变而水湿内停之证。

佐金平木法:指通过清肃肺气以抑制肝木,或抑制肝木以利肺气清肃,又称泻肝清肺法,适用于肝火偏盛、肺气清肃失常之证。

泻南补北法：五行中，心、南方属火，肾、北方属水。泻南补北即泻心火补肾水，又称泻火补水法，适用于肾阴不足、心火偏亢之证。

5. 指导情志治疗 情志治疗主要用于治疗情志疾病。五行配五脏，五脏应五志，可运用五脏五行的生克关系来指导情志疾病治疗。如怒为肝志，思为脾志，肝木克脾土，所以怒胜思；喜为心志，悲为肺志，心火克肺金，所以喜胜悲等。

综上所述，临床依据五行的生克规律指导和进行治疗，确有一定的实用价值。但是，并非所有的疾病都可生搬硬套五行生克规律来治疗。因此，既要正确地掌握五行生克规律，又要依据具体病情进行辨证论治。

《素问·阴阳应象大论》曰："东方生风，风生木，木生酸，酸生肝，肝生筋，筋生心，肝主目……南方生热，热生火，火生苦，苦生心，心生血，血生脾，心主舌……中央生湿，湿生土，土生甘，甘生脾，脾生肉，肉生肺脾主口……西方生燥，燥生金，金生辛，辛生肺，肺生皮毛，皮毛在肾，肺主鼻……北方生寒，寒生水，水生咸，咸生肾，肾生骨髓，髓生肝，肾主耳。"气与五行均为中国古代哲学对世界本原认识的哲学范畴。气范畴说明物质世界的统一性，而五行范畴则说明物质世界的物质形态的多样性。万物本原于一气，一气分五行，五行归于一气。即气有阴阳，一气分五行，故五行也含阴阳。五行的运动也必然受阴阳的制约。阴变阳合而生五行，五行中木火属阳，金水土属阴。

第四节 气、精、血、津液学说

气、精、血、津液是构成和维持人体生命活动的基本物质。

气、精、血、津液学说是研究人体基本生命物质的生成、输布及其生理功能的学说。它从整体观念的角度来研究人体和维持人体生命活动的基本物质，揭示了人体脏腑、经络等组织器官生理活动和病理变化的物质基础。

一、气

（一）气的基本概念

气，是指人体内活力很强、运行不息构成人体和维持人体生命活动的精微物质。气的运行不息，推动和调控人体的新陈代谢，维系着人体的生命进程，气的运动停止，生命也就终止。中医学所说的"气"，可概括为两个方面：一是指构成人体和维持人体生命活动的精微物质，如呼吸之气、水谷之气等；二是指脏腑组织的生理功能，如经络之气、脏腑之气等。两者是相互联系的，前者是后者的物质基础和动力，后者是前者的功能表现。

气机，指人体内气的正常运行机制，包括脏腑经络等的功能活动。人体气机活动的基本形式主要为升降出入，若气机的升降出入失常，则可出现气逆、气郁、气滞、气陷、气闭甚至气机泄脱等病变。

气化，指通过气的运动而产生的各种变化。具体是指气能促使气、精、血、津液各自的新陈代谢及其相互转化。如饮食物转化为水谷精微，然后再化生成气、血、津液；津液经代谢，转化为汗液和尿液而排出体外；经消化、吸收后的食物残渣转化为粪便排出等，都是气化作用的具体体现。如果气化功能失常，则能影响整个物质代谢的过程，从而导致各种代谢异常的病变。

（二）气的生成

气主要来源于三个方面：一是先天之气，来源于父母生殖之精；二是水谷之气，经脾的运化而生成；三是经肺吸入的自然界清气。此三者结合起来，便构成了人体之气。

由此可知，气的生成除与先天禀赋、后天饮食营养，以及自然环境等状况有关外，均与肾、脾、肺等脏腑的生理功能密切相关。

1. 肾为生气之根 肾藏精，其主要成分是先天之精，受后天之精的不断充养。先天之精化生先天之气，是人体气的根本。因此，精充则气足，精耗则气衰。

2. 脾为生气之源 脾主运化、升清，将饮食水谷化为气、血、津液，而血和津液皆可化为气，统称水谷之气，布于全身及脏腑，成为人体之气的主要来源。

3. 肺为生气之主 肺主气，司呼吸。通过吸清呼浊，进行气体交换，保证气的生成和代谢；同时，吸入之清气与脾化生的水谷之气相合，聚于胸中而生成宗气，宗气上走息道司呼吸，贯心脉行气血，下丹田资元气。肺不主气，则清气吸入减少，宗气生成不足，终致一身之气衰少。

肺、脾、肾等脏生理功能密切配合，协调作用，则人体之气的生成来源不断。

（三）气的功能

1. 推动作用 指气具有激发和推动作用。人体的生长发育与生殖，各脏腑、经络等组织器官的生理活动，血液的生成和运行，津液的生成、输布和排泄等均有赖于气的激发及推动作用。若气的推动作用减弱，可影响人体的生长、发育，也可使脏腑、经络等组织器官的生理活动减退，出现血液和津液的生成不足，运行迟缓，输布、排泄障碍等病理变化。

2. 温煦作用 指气对机体具有温暖的作用。气属阳，是人体热量的来源。人体正常体温的维持，各脏腑、经络等组织器官的生理活动，血和津液在周身的正常环流等，都有赖于气的温煦作用。若阳气不足，温煦作用减退，常表现为体温偏低、畏寒肢冷、四肢不温、脏腑功能衰退、血和津液运行迟缓等寒象。

3. 防御作用 指气既能护卫肌表，防御外邪入侵；也能与侵入人体的病邪作斗争，祛邪外出的功能。气的防御功能正常时，邪气不易侵入；或虽有外邪侵入，也不易发病；即使发病，也易于治愈。若气的防御功能减弱，则人体抗病能力下降，外邪易于侵入人体且致病或患病后难以痊愈。所以气的防御功能与疾病的发生、发展与预后都有着密切的关系。

4. 固摄作用 指气对体内精、血、津液等液态物质具有统摄和控制，防止其无故流失的作用。具体表现在：固摄血液，可使血行脉中而不溢于脉外；固摄汗液、尿液、唾液、胃液、肠液等，控制其分泌与排泄量，以防无故流失；固摄精液，使之不妄泄损耗；固护内脏以维持正常位置，不致下移。若气的固摄作用减弱，则有导致体内液态物质大量流失和脏器下垂的可能：如气不摄血的各种出血证；气不摄津的自汗、小便失禁；气不摄精的滑精、早泄；气虚下陷导致胃下垂、肾下垂、子宫下垂、脱肛等。

气的固摄作用与推动作用相反相成、相互协调，调节和控制着体内液态物质的正常运行、分泌和排泄。

5. 营养作用 气的营养作用，主要是指由脾运化饮食物而化生的水谷之气对脏腑、经络等组织器官的营养作用。人体的气，遍布于周身各组织器官之中，是各组织器官生理活动所必需的营养物质。如气中的营气，是水谷精微中的精专部分，营气流注全身，发挥其营养作用。若营气不足，则脏腑组织器官失养，从而出现功能活动减退之病症。

6. 中介作用 人体之气的中介作用，主要是指气能感应传导信息，以维系机体的整体联系。气充斥于人体各个脏腑组织器官内部或彼此之间，成为其相互之间联系的中介。气是感应传递信息的载体。人体内各种生命信息，都可以通过在体内升降出入运行的气来感应或传递，从而构建了体内各部分之间的密切联系。外在信息的感应可传递于内脏，内脏各种信息可反映到体表，以及内脏各种信息的相互传递，均以无形之气作为信息载体来感应和传导。

（四）气的运动

人体之气是不断运动着的、活力很强的极细微物质，流行全身，推动和激发人体的各种生理活动。气的运动称为"气机"，升、降、出、入是气运动的四种基本形式。升是指气自下而上的运动，降是指气自上而下的运动，出是指气由内向外的运动，入是指气由外向内的运动。气的升降出入运动，是人体生命活动的根本。

气的升、降、出、入运动，推动和激发着人体的各种生理活动，具体体现在脏腑、经络等组织的功能活动之中。如肺气之宣与降，呼吸之出与入，脾胃之气的升与降等。总体来看，人体气机升降出入是协调平衡的，这是保证生命活动正常进行的重要环节。气的运行畅通无阻，气的升降出入协调平衡，以保证气运动正常进行，称为"气机调畅"。

气的升和降，出和入，是对立统一的矛盾运动。气的升降出入是在总体上对人体气运动形式的总概括。就整个脏腑而言，气的升降出入是平衡协调的；但是，就某个特定的脏腑来说，并不是每一脏腑组织器官的生理活动，都必须具备升降出入，而是各有侧重。脏腑在气的激发、推动下所发挥的生理功能，是包括完整的升降出入的形式，还是包括部分形式，是以升降为主，还是以出入为主，则是由该脏腑的生理特性和位置等因素所决定。一般来说，五脏贮藏精气，宜升；六腑传导化物，宜降；肝、脾主升；心肺同居上焦，但肺借气道与外界相通，其生理活动就有升、降、出、入四种形式，而心不与外界相通，其生理活动仅有升、降两种形式，并以下降为主；脾胃同居中焦，脾主运化以升为主，胃主受纳以降为主；肝肾居下焦，与外界不直接相通，其生理活动主要表现为升降，且以升为主。另外，脾胃与胆、肠所主的消化过程，其间既有气的出入运动，又有气的升降运动；机体的水液代谢，是以脾胃的运化转输，肺的宣发肃降，肾的蒸腾气化和摄清排浊，来概括水液代谢的全过程，充分体现了气升、降、出、入运动的复杂过程。

气的运行受阻，升降出入运动障碍时称为“气机失调”。气的运行不畅，称为“气机不畅”；气在局部发生阻滞不通时，称为“气滞”；气的上升太过或下降不及时，称为“气逆”；气的上升不及或下降太过时，称为“气陷”；气不能内守而外逸时，称为“气脱”；气不能外达而郁闭于内时，称为“气闭”。气的升降出入一旦停止，也就意味着生命活动的终止。所以中医学的治疗当中，强调调理气机，其意义也在于此。

（五）气的分类

人体之气，由于其生成、分布、功能特点的不同，因而有不同的名称。主要的可划分为元气、宗气、营气、卫气。

1. 元气　又称“原气”“真气”，是人体最根本、最重要的气，是人体生命活动的原动力。

(1)生成：元气根于肾，由先天之精所化生，赖后天之精来充养。故元气的盛衰，与先天禀赋及后天的调养，尤其是肾、脾的功能密切相关。

(2)分布：元气发于肾，以三焦为通道循行于全身，内而五脏六腑，外而肌肤腠理，无处不到。

(3)主要功能：元气有推动人体生长发育和生殖，激发和调节各个脏腑、经络等组织器官生理功能的作用。所以说元气是人体生命活动力的源泉，是维持生命活动的最基本物质。机体元气充沛，则脏腑、经络等组织器官的功能旺盛，机体强健而少病。若先天禀赋不足，或后天失养，或久病耗损，均可导致元气虚衰，致使人体生长发育迟缓，各脏腑、经络等组织功能低下，从而产生种种病变。

2. 宗气　是积于胸中之气。

(1)生成：是以肺吸入的自然界清气与脾运化的水谷之精气为主要组成部分，相互结合而成。因此，宗气的盛衰与肺、脾胃的功能密切相关。

(2)分布：宗气积聚胸中，贯注心肺之脉，在胸中积聚之处称为“气海”，又称“膻中”。上出于肺，循行咽喉而走息道；下蓄丹田，经气街穴注足阳明胃经而下行至足。

(3)主要功能：宗气的主要功能表现在两个方面：一是走息道而司呼吸。宗气具有促进肺呼吸运动的作用，故呼吸强弱、语言、声音，均与宗气盛衰有关。二是贯心脉而行气血。宗气能协助心气推动血液循行，故气血的运行，心搏的强弱、节律，皆与宗气盈亏有关。

3. 营气　是行于脉中且富有营养作用之气，又称“荣气”。营与血同行脉中，可分而不可离，故常“营血”并称。营气与卫气相对而言，属于阴，故称“营阴”。

(1)生成：营气主要来自于脾运化的水谷之气中的精专部分所化生。

(2)分布：营气分布于血脉之中，成为血液的组成部分而循脉上下，营运于全身。

(3)主要功能：营气的主要功能有两个方面：一是营养全身，是脏腑、经络等生理活动所必需的营养物质。二是化生血液，是血液的组成部分。

4. 卫气　是行于脉外且具有保卫作用的气。卫气与营气相对而言，属于阳，故称“卫阳”。

(1)生成：卫气主要是由脾运化的水谷之气中的慓疾滑利部分所化生，《素问·痹论》曰：“卫者，水谷之悍气也。”

(2)分布：卫气为“慓疾滑利之气”，即活动力特别强，流动迅速。卫气不受脉管约束，运行于脉外，外而肌肤腠理，内而脏腑筋骨，遍及全身。

(3)主要功能:卫气的主要功能有三个方面:一是护卫肌表,防御外邪的入侵。二是温养脏腑、肌肉、皮毛等。三是控制调节腠理的开合,汗液的排泄及维持体温的相对恒定。

营气和卫气,都以水谷精气为其主要的生成来源。营行于脉中,卫行于脉外;营主内守而属于阴,卫主外卫而属于阳,两者之间必须协调,才能维持正常的腠理开阖、调节体温和防御外邪的能力(表 3–3)。

表 3–3 气的分类归纳表

种类	概念	生成	分布	与脏腑关系	特点	功能
元气	为人体原始之气,根本之气	以先天精气为根基,赖脾胃水谷之精气充养	藏于肾中,以三焦为通道,流行于全身	肾中精气	为人体最重要之气,是生命活动的原动力	①推动人体生长发育 ②温煦和激发脏腑、经络的生理功能
宗气	为聚于胸中之气	肺吸入的自然之清气与脾吸收的水谷精气在胸中结合而成	积于胸中 贯注心肺 上走息道 下注气街	心肺之气	积于上焦,与呼吸、心脏搏动、语言密切相关	①走息道而司呼吸 ②贯心脉以行气血
营气	为行于脉中,具有营养作用之气	由中焦脾胃的水谷之精气所化生	行于脉内,营运于全身	出于中焦(脾胃)	为水谷之精气,精专柔和	①化生血液 ②营养周身
卫气	为行于脉外,具有保卫功能之气	由脾胃吸收的水谷之悍气所化生	行于脉外,布散于皮肤、分肉、肓膜、胸腹	本源于下焦,资生于中焦,宣发于上焦	为水谷之悍气,慓悍滑利	①护卫肌表 ②温养脏腑 ③调控汗孔

二、精

(一) 精的基本概念

1. 精的哲学含义 精,又称精气,是气的精华。是指存在于宇宙中气的极精微物质。《管子·内业》曰:"精也者,气之精者也。"精存在于宇宙之中,极精极微,虽然是无形可见的,但仍是物质的实在。《管子·内业》曰:"凡物之精,此则为生,下生五谷,上为列星。"指出天上的列星、地上的五谷,都是精构成的。《吕氏春秋·下贤》也指出:"精充天地而不竭,神复宇宙而无望。莫知其始,莫知其终,莫知其门,莫知其端,莫知其源,其大无外,其小无内。"

2. 精的医学含义 中医学的精,是指有形的精微物质,是构成人体和维持人体生命活动的最基本精微物质。中医学借用哲学含义的气以概括组成人体的各种基本物质,如《灵枢·决气》云:"余闻人有精、气、津、液、血、脉,余意以为一气耳。"此"一气"即泛指组成人体的各种物质,是物质概念的同义词。若分而言之,则又可细分为精、气、津液、血、脉等,诚如张介宾《类经》所曰:"盖精、气、津、液、血、脉,无非一气之所化也。"即精属气的组成成分。概而言之,其义有五:

(1)泛指构成人体和维持生命活动的基本物质:《素问·金匮真言论》曰:"夫精者,身之本也"。精包括先天之精和后天之精。禀受于父母,充实于水谷之精,而归藏于肾者,谓之先天之精;由饮食物化生的精,称为水谷之精。水谷之精输布到五脏六腑等组织器官,便称为五脏六腑之精。泛指之精又称广义之精。

(2)指生殖之精,即先天之精:系禀受于父母,与生俱来,为生育繁殖、构成人体的原始物质。《灵枢·决气》曰:"两神相搏,合而成形,常先身生,是谓精"。生殖之精又称狭义之精。

(3)指脏腑之精,即后天之精:脏腑之精来源于摄入的饮食物,通过脾胃的运化及脏腑的生理活动,化为精微,并输布到五脏六腑,故称五脏六腑之精。

(4)是指精、血、津液的统称:《读医随笔·气血精神论》曰:"精有四:曰精也,曰血也,曰津也,曰

液也”。

(5)精指人体正气:《素问·通评虚实论》曰:“邪气盛则实,精气夺则虚”。

总之,在中医学的气、精、血、津液学说中,精是一种有形的,多是液态的精微物质。其基本含义有广义和狭义之分。广义的精,泛指构成人体和维持生命活动的精微物质,包括精、血、津液在内。狭义的精,指肾藏之精,即生殖之精,是促进人体生长、发育和生殖功能的基本物质。

(二) 精的生成

1. 先天之精 人之始生,秉精血以成,借阴阳而赋命。父主阳施,犹天雨露;母主阴受,若地资生。男女媾精,胎孕乃成。《颅囟经》曰:“一月为胞胎,精气凝也;二月为胎形,始成胚也”。

《灵枢·经脉》所谓“人始生,先成精”。《景岳全书·小儿补肾论》曰:“精合而形始成,此形即精,精即形也”。父母生殖之精结合,形成胚胎之时,便转化为胚胎自身之精,此既禀受于父母以构成脏腑组织的原始生命物质。胚胎形成之后,在女子胞中,直至胎儿发育成熟,全赖气血育养。胞中气血为母体摄取的水谷之精而化生。因此,先天之精,实际上包括原始生命物质,以及从母体所获得的各种营养物质,主要秘藏于肾。

2. 后天之精 脾运化水谷之精,输布到五脏六腑而成为五脏六腑之精,以维持脏的生理活动,其盈者藏于肾中。《素问·六节脏象论》指出:“肾者,主蛰,封藏之本,精之处也”。人体之精主要藏于肾中,虽有先天和后天之分,但《景岳全书·脾胃》曰:“命门得先天之气也,脾胃得后天之气也,是以水谷之精本赖先天为之主,而精血又必赖后天为之资”,两者相互依存,相互促进,借以保持人体之精充盈。

(三) 精的功能

精是构成人体和维持人体生命活动的精微物质,其生理功能如下。

1. 繁衍生殖 生殖之精与生俱来,为生命起源的原始物质,具有生殖以繁衍后代的作用。这种具有生殖能力的精称为天癸。精是繁衍后代的物质基础,肾精充足,则生殖能力强;肾精不足,就会影响生殖能力。故补肾填精是临床上治疗不育、不孕等生殖功能低下的重要方法。

2. 生长发育 人之生始于精,由精而成形,精是胚胎形成和发育的物质基础。人出生之后,犹赖于精的充养,才能维持正常的生长发育。随着精气由盛而衰的变化,人则从幼年而青年而壮年而步入老年,呈现出生、长、壮、老、已的生命运动规律。

3. 生髓化血 肾藏精,精生髓,脑为髓海。故肾精充盛,则脑髓充足而肢体行动灵活,耳目聪敏。精盈髓充则脑自健,脑健则能生智慧,强意志,利耳目,轻身延年。故防治老年性痴呆多从补肾益髓入手。《素问·阴阳应象大论》曰:“肾生骨髓”,髓居骨中,骨赖髓以养。肾精充足,则骨髓充满,骨骼因得髓之滋养而坚固有力,运动轻捷。齿为骨之余,牙齿亦赖肾精生髓而充养,肾精充足则牙齿坚固而有光泽。

精生髓,髓可化血,《景岳全书·血证》云:“人之初生,必从精始……血即精之属也,但精藏于肾,所蕴不多,而血富于冲,所至皆是”。精足则血充,故有精血同源之说。

4. 濡润脏腑 人以水谷为本,受水谷之气以生。饮食经脾胃消化吸收,转化为精,水谷精微不断地输入到五脏六腑等全身各组织器官之中,起着滋养作用,维持人体的正常生理活动。其剩余部分则归藏于肾,储以备用。肾中所藏之精,既贮藏又疏泄,如此生生不息。

三、血

(一) 血的概念

血,是指循行于脉中富有营养的红色液体。是构成人体和维持人体生命活动的基本物质之一。血必须在脉中正常运行,才能发挥其生理功能。如果血在脉中运行受阻,或溢出脉外成为“离经之血”,则不仅丧失其生理功能,而且可成为致病因素。血液运行全身,发挥营养滋润作用,任何部位失去血液的供养,都会影响其正常的生理功能,造成生理功能紊乱及组织损伤,重者危及生命。

(二) 血的生成

血主要由营气和津液组成。营气和津液都来源于脾所化生的水谷精微,所以说脾是气血生化之源。血的生成过程如《灵枢·决气》曰:“中焦受气取汁,变化而赤,是谓血。”这里所说的“中焦受气”,指脾胃受纳水谷之气;“取汁”,即饮食物化生水谷精微;“变化”指气化活动;“变化而赤”,即水谷精微

上输于肺，归之于心，经肺和心的共同作用，贯注于脉而成红色的血液。此外，肾中所藏之精也是生血的物质基础，肾精化髓，髓充于骨，骨髓为生血之器；肾精充盈，化生为血，滋养于肝，肝有所养，肝血充盛。所以《张氏医通》曰："精不泄，归精于肝而化清血。"

血液的化生与多个脏腑相关，其中，以脾胃的运化功能尤为重要。

1. 脾　脾为后天之本，气血生化之源。脾运化转输水谷精微而生成营气和津液，成为化生血液的主要物质基础。因此，脾功能是否健旺，直接影响着血液的化生。若中焦脾虚，不能运化水谷精微，化源不足，往往导致血虚。

2. 心肺　水谷精微所化生之营气和津液，由脾上输于心肺，与肺吸入的清气相结合，贯注心脉，在心气的作用下变化而成红色的血液。《素问·阴阳应象大论》曰："心生血"；《灵枢·营卫生会》曰："此所受气者，泌糟粕，蒸津液，化其精微，上注于肺脉，乃化而为血。"

3. 肾　肾藏精，精生髓，精髓是化生血液的基本物质之一。肾精充足，肾气充沛，血液生化有源；肾精化生元气，促进脾胃化生水谷精微，进而奉心化赤为血。

综上所述，血是以水谷精微中的营气和津液为主要物质基础，在以脾胃为主，配合心肺、肾等脏腑的共同作用下生成的。

（三）血的运行

血液的正常循行，与心、肺、肝、脾等脏腑的功能密切相关。心主血脉，心气推动血在脉中运行全身。心脏、脉管和血构成了一个相对独立的系统。心气的充足与推动功能的正常与否在血的循行中起着主导作用。肺朝百脉，主治节，辅助心脏主管全身血脉。肺气宣发与肃降，调节全身的气机，随着气的升降而推动血运行至全身。尤其是宗气贯心脉而行血的功能，更突出了肺气在血行中的推动和促进作用。肝主疏泄，调畅气机，是保证血行通畅的一个重要环节。肝有贮藏血液和调节血量的功能，可以根据人体各个部位的生理需要，在肝气疏泄功能的协调下，调节脉道中循环的血量，维持血液循环及流量的平衡，同时，肝藏血的功能也可以防止血溢脉外，避免出血的发生。脾主统血，脾气健旺则能控摄血液在脉中运行，防止血溢脉外。

由此可见，心气的推动、肺气的宣发肃降、肝气的疏泄是推动和促进血运行的重要因素。脾气的统摄及肝气的藏血是固摄控制血运行的重要因素。而心、肝、脾、肺等脏生理功能的相互协调与密切配合，共同保证了血的正常运行。其中任何一脏的生理功能失调。都可以引起血行失常的病变。例如，心气不足，血运无力，可以形成血瘀；肺气不足，宣降失司也可以导致血瘀；脾气虚弱，统摄无力，可以产生多种出血病证；肝失疏泄，肝气上逆可致出血，抑郁不畅可致瘀血等。故《温病条辨·治血论》曰："故善治血者，不求之有形之血，而求之无形之气。"确是临床中治疗血行失常的指导原则。

（四）血的功能

1. 营养和滋润　血含有人体所需的各种营养物质，通过气的推动，循着血脉运行于全身，人体各脏腑组织器官都依赖于血的营养和滋润，以维持正常的生理功能。故《素问·五脏生成》曰："肝受血而能视，足受血而能步，掌受血而能握，指受血而能摄。"血充盈则面色红润、肌肉丰满壮实、皮肤和毛发滋润华泽、感觉和运动灵活自如。若血的生成不足或持久过度耗损，营养滋润作用减弱，可引起全身或局部血虚的病理变化，出现头晕眼花、面色不华或萎黄、毛发干枯、肌肤干燥、肢体或肢端麻木等临床表现。

2. 神志活动的物质基础　血是人体精神活动的主要物质基础。《灵枢·营卫生会》曰："血者，神气也。"人的精力充沛、神志清晰、感觉灵敏、运动自如，都有赖于血气的充盈、血脉的调和与流利。所以，无论何种原因引起的血虚、血热或血液运行失常，都可出现神疲健忘、失眠多梦，甚或精神恍惚、谵语、昏迷等神志失常的表现。《灵枢·平人绝谷》曰："血脉和利，精神乃居。"血供给充足，神志活动正常。

四、津液

（一）津液的概念

津液，是人体内一切正常水液的总称。包括各脏腑组织器官内的液体及其正常的分泌物，如胃液、肠液及涕、泪等。津液也是构成和维持人体生命活动的基本物质之一。

津与液同属于水液，同源于饮食水谷，均有赖于脾胃而生成。但两者在性状、分布位置及其功能

等方面又有所不同：性质较清稀，流动性大，布散于体表皮肤、肌肉和孔窍，并渗入血脉，起滋润作用的称为津；质地较稠厚，流动性小，灌注于骨节、脏腑、脑髓等组织，起濡养作用的称为液。《灵枢·五癃津液别》曰："津液各走其道，故三焦出气，以温肌肉，充皮肤，为其津；其流而不行者，为液。"津与液之间，可以互相补充，相互转化，在病变过程中又可相互影响，一般不严格区分，故通常是津液并称（表 3-4）。

表 3-4　津与液的比较表

津	液
清轻稀薄，流动性大	浊重稠黏，流动性小
散布于皮肤、肌肉、孔窍并渗入血脉	灌注于关节、孔窍和脑髓等处
滋润肌肉，充养皮肤	滑利关节，濡养孔窍，补益脑髓
属阳	属阴

（二）津液的生成、输布与排泄

津液在体内的代谢，是一个包括生成、输布和排泄等一系列生理活动的复杂过程。这一个过程涉及多个脏腑的生理功能，是多个脏腑相互协调配合的结果。《素问·经脉别论》对此作了简要的概括："饮入于胃，游溢精气，上精于脾，脾气散精，上归于肺，通调水道，下输膀胱，水精四布，五经并行。"

1. 津液的生成　主要是通过胃对饮食水谷的"受纳腐熟"和小肠的"泌别清浊"，大肠吸收部分水液，其清者经脾运化，即为津液，散精于肺而布散全身。

2. 津液的输布　主要通过脾、肺、肾、肝和三焦等脏腑生理功能的协调作用而完成的。其过程是：

（1）肺主行水：肺通调水道，为水之上源。肺接受从脾转输来的津液后，通过宣发作用，将津液向上向外宣发至人体上部和形体肌表；通过肃降作用，把津液向下向内输布至人体下部、肾和膀胱等。

（2）脾主运化：脾主运化水谷精微，通过其转输作用，一方面将津液上输于肺，由肺宣发肃降，使津液输布于全身，灌溉脏腑、形体和诸窍；另一方面直接向四周布散至全身。

（3）肾主水：肾对津液输布起着主宰作用。首先肾中精气的蒸腾气化作用，是脾的散精、胃的"游溢精气"、肺的通调水道以及小肠的"分清泌浊"等作用的动力；此外由肺下输至肾的水液，经肾的气化作用后，清者蒸腾，经三焦上输于肺而布散于全身，浊者化为尿液注入膀胱。

（4）肝主疏泄：肝主疏泄，调畅气机，气行则水行，推动津液的输布环流。

（5）三焦决渎：三焦为"决渎之官"，是津液在体内输布的通道。

3. 津液的排泄　通过肺将宣发至皮毛的津液，经阳气蒸腾气化而成汗液排出体外；肺在呼气中时带走部分的水液；通过肾的蒸腾气化，将代谢后的津液化为尿液，下注于膀胱而排出体外；此外，粪便经大肠排出时，带走一些残余水分。

总之，津液的生成、输布与排泄，是一个复杂的生理过程，是许多脏器相互协调配合的结果，其中以肺、脾、肾三脏尤为重要。各有关脏腑，特别是肺、脾、肾的功能失调，均可影响津液的生成、输布及排泄，破坏津液代谢的平衡，从而形成伤津、脱液等津液不足，水湿、痰饮等津液环流障碍的病变。

（三）津液的功能

津液的主要功能有以下 3 方面。

1. 滋润濡养　津液广泛存在于形体所有脏腑、官窍等组织器官之内和组织器官之间，含有丰富的营养物质，能润泽皮毛，滋养脏腑，润滑孔窍，滑利关节，充养骨髓、脊髓和脑髓。

2. 化生血液　津液经孙络渗入血脉之中，成为血液的组成部分之一，并有调节血液浓度的作用。

3. 调节人体阴阳平衡　津液代谢随人体体内生理状况和外界环境的变化而变化，如气候炎热或体内发热时，津液化为汗液向外排泄以散热，天气寒冷或体温低下时，津液因腠理闭塞而不外泄，从而可以调节阴阳之间的动态平衡，维持人体体温的相对恒定。

五、气、精、血、津液之间的关系

（一）气与精的关系

"精"是构成人体和维持人体生命活动的基本物质，也是人体生长发育以及各种功能活动的物质基础。“气”既是不断运动着的、具有很强活力的精微物质，又是一切组织器官的功能活动。

1. 精气互化 精能化气，气能生精，精与气互相资生，互相依存。如肾精和肾气互生互化，合称为肾中精气。若肾精不足，则肾气虚损；反之，肾气不足，又可使肾精亏虚，最终导致肾中精气不足。

2. 气可摄精 气的固摄作用可以防止精的无故流失。如肾气不足，固摄失职，则可导致男子遗精、滑精、早泄等症。

(二) 气与血的关系

“气为血之帅”，“血为气之母”，气属阳，血属阴，两者相互依存，相互滋生，相互影响。

1. 气能生血 血的生成过程离不开气和气的运动变化。从摄入的饮食物转化为水谷精微；从水谷精微转化为营气和津液；从营气和津液转化为血，每一个转化过程都是气化的结果。此外，气为化生血的原料，主要指营气。由于气能生血，气旺则化生血的功能也强；气虚则化生血的功能也弱，所以在临床治疗血虚病证时，常常配以补气的药物以提高疗效。

2. 气能行血 血属阴主静，不能自行。血液的运行，有赖于气的推动，如宗气的贯心脉助血行，心气的行血，肺气的宣发敷布，肝气的疏泄条达等，此即所谓“气行则血行”。若气虚则血行无力；气滞则血行不畅；气机逆乱者，血行亦随气的升降出入异常而逆乱。因此临床治疗血行失常的病证时，常根据具体情况分别配以补气、行气、降气、升提等药物。

3. 气能摄血 是指气对血液有统摄和约束的作用，使其正常循行于脉管之中，而不致溢出脉外。气的这种功能是通过脾统血来完成的。如果脾气虚弱而失去了对血液的统摄作用，则血无所主，往往会导致各种出血证，故治疗时须用补气摄血之法，使血流归经，才能达到止血的目的。

4. 血为气母 其含义有二：其一是血能载气，即气存在于血液之中，依附于血而不致散失，赖血之运载而运行于全身。若气不附于血中，则将飘浮无根，易于流散；其二是指血能养气，即血在载气的同时，又不断地为气的生成和功能活动提供营养，使气不断地得到补充。人体任何脏腑、组织，一旦得不到血液的濡养，就无法进行功能活动，而气亦无由产生。所以，血虚的患者气亦虚；出血的患者气亦随之逸脱。由于“精血不能速生，元气所当急固”，故临床上见大出血时，治疗当先补气，以益气固脱，挽救垂危患者。

(三) 气与津液的关系

气属阳，津液属阴，气与津液的关系，和气与血的关系相似，其表现为以下方面。

1. 气能生津 气是津液生成的物质基础和动力，津液源于脾胃运化的水谷精微之气。脾胃之气健旺，则化生津液之力强，人体津液就充盛。所以说气能生津，气盛则津足，气衰则津少。

2. 气能行津 是指津液在体内升降循环、输布排泄，全靠气的升降出入运动。即通过脾气的散精和转输、肺气的宣发和肃降、肾中精气的蒸腾气化，才能促使津液运行于全身而环流不休，并将代谢后的津液转化为汗液和尿液排出体外，以维持津液在体内的平衡。气虚、气滞，可致津液停滞，称为“气不行水”；津液停聚，又可致气机不利，称为“水停气滞”，两者互为因果。故临床治疗时，常行气和利水之法并用。

3. 气能摄津 是指气对津液的固摄作用，即气能控制津液不致随意外泄。津液的正常代谢，有赖于气的推动作用，但维持津液在体内代谢的平衡，还有赖于气的固摄作用。如卫气固摄肌表，不使汗液过多外泄；肾气固摄下焦，能使膀胱正常贮尿、排尿等。若因气虚而固摄不力，则体内津液就会过多地排泄而流失，出现多汗、多尿、遗尿、流涎、带下等症，临床治疗时常补气摄津。

4. 津能载气 是指津液为气的载体之一，气须依附津液而存在。若因汗、吐、下太过引起津液大量流失时，必导致气亦随之而外脱，形成“气随液脱”之危症。

(四) 精与血的关系

1. 精能生血 《景岳全书·血证》曰：“血即精之属也，但精藏于肾，所蕴不多，而血富于冲，所至皆是”。肾藏精，精生髓，髓养骨，《素问·生气通天论》曰：“骨髓坚固，气血皆从”。由此可见，精是化生血液的重要物质基础。精足则血足，所以肾精亏损可导致血虚。以补肾为主治疗血虚，就是以精可化血为理论依据的。

2. 血能生精 《赤水玄珠·调经门》曰：“夫血者，水谷之精气也，和调于五脏，洒陈于六腑，男子化而为精，女子上为乳汁，下为经水”。《读医随笔·气血精神论》曰：“精者，血之精微所成”。血流于肾中，

与肾精化合而成为肾所藏之精。由于血能生精，血旺则精充，血亏则精衰。故临床上每见血虚之候往往有肾精亏损之征。

气为血帅，血为气母

气属阳，主动，主煦之；血属阴，主静，主濡之。这是气与血在属性和生理功能上的区别。但两者都源于脾胃化生的水谷精微和肾中精气，在生成、输布（运行）等方面关系密切，故《难经本义》曰："气中有血，血中有气，气与血不可须臾相离，乃阴阳互根，自然之理也"。《医学真传·气血》曰："人之一身，皆气血之所循行，气非血不和，血非气不运，故曰：气主煦之，血主濡之"。这种关系概括为"气为血之帅"，"血为气之母"。

（五）血与津液的关系

血与津液均是液态的物质，都来源于水谷之精，有滋润和濡养的作用。按其形态、性质均属于阴，故可相互渗透、相互转化。津液不断渗注于脉中，即成为血的组成部分；运行于脉中的血，渗出于脉外便化为有濡润作用的津液，所以有"津血同源"之说。

两者在病机上也相互影响。如失血过多时，脉外的津液大量渗注于脉中以补偿血容量的不足，从而导致脉外的津液不足，出现口渴、尿少、皮肤干燥等现象，称为"耗血伤津"；若津液大量耗损，不仅渗入脉中的津液不足，甚至脉中的一部分津液亦可渗出于脉外，形成血脉空虚，称为"津枯血燥"。汗液为津液所化生，汗出过多则可伤津，津耗则血少，故有"血汗同源"之说。所以，失血的患者不宜采用汗法；多汗夺津或津液大量丢失的患者，亦不可轻用破血、逐瘀之峻剂。故《灵枢·营卫生会》有"夺血者无汗，夺汗者无血"之说。

第五节　藏象学说

藏，是指藏于体内的内脏。象，指征象、现象，即人体内脏生理功能及病理变化反映于外的征象、现象。藏象，是指藏于体内的内脏及其表现于外的生理病理现象及与之相关的自然界应象。

藏象学说是研究人体脏腑的生理功能、病理变化及其相互关系的学说。

脏腑是人体内脏的总称，根据其功能特点，可分为五脏、六腑、奇恒之腑三类。五脏，即心、肺、脾、肝、肾，合称为"五脏"；六腑，即胆、胃、小肠、大肠、膀胱、三焦，合称为"六腑"；奇恒之腑，即脑、髓、骨、脉、胆、女子胞。

五脏多为实体性器官，其生理功能是化生和贮藏精气，生理特性为"藏而不泻""满而不实"。六腑多为空腔性器官，其生理功能是受盛和传化水谷，生理特性为"泻而不藏""实而不满"。奇恒之腑形体似腑多为空腔器官，生理功能似脏贮藏精气，似腑而非腑，似脏而非脏，生理特性也像脏"藏而不泻"。

藏象学说研究的内容还包括形体、官窍。形体，通常指皮、肉、筋、骨、脉等组织结构，称为五体。官，指具有特定功能的器官如耳、目、口、鼻、咽喉，又称五官；窍，指孔穴，是人体与外界相连通的窗口，有七窍和九窍的称谓。七窍指头面部七个孔穴，即眼、耳、鼻、口；九窍指七窍加前阴、后阴。

藏象学说的形成，源于古代的解剖知识，以及长期对人体生理、病理现象的观察和反复的医疗实践。在藏象学说形成过程中，"以表知里"的整体观察研究方法大大超越了个体解剖方法，因此藏象学说中的脏腑，名称虽然与现代医学的脏器相同，但在生理和病理的含义上却不尽相同。中医藏象学说中的一个脏腑的生理功能，包含现代解剖生理学中几个脏器的生理功能；而现代解剖生理学中一个脏器的生理功能，又可分散在藏象学说的几个脏腑的生理功能之中。如肾不但具有解剖学意义上的肾，更主要是肾具有藏精，主生长发育与生殖，主水，主纳气，主骨生髓充脑等生理功能。肾、膀胱、骨、齿、髓、脑、发、耳、二阴构成了一个肾系统。肾有病则可能出现生长发育迟缓、性功能减退、水肿、气喘、

骨软、齿摇、腰酸、健忘、发白、听力下降、二便失禁等病理变化。因此,藏象学说中的脏腑,含有解剖、生理、病理学的综合涵义。

藏象学说的基本特点,可概括为在阴阳五行思想指导下的以五脏为中心的整体观。主要体现在:一是以脏腑分阴阳,互为表里;二是五脏与形体各组织及器官联结成一个整体;三是五脏的生理活动与人的精神情志密切相关。以五脏为中心的整体观来研究人体生命现象及其规律,是藏象学说的基本特点。

一、五脏

五脏即肝、心、脾、肺、肾的合称。五脏是人体内最重要的脏器。五脏各有其不同的生理功能和生理特性,五脏之间相互配合、相互依存、相互制约、相互协调,共同完成人体的生命活动。五脏的生理活动与自然环境的变化及精神情志因素又是密切相关的。

(一) 心

心位于胸中,心包卫护于外。心的主要生理功能是:主血脉,主神志。心开窍于舌,其华在面,在志为喜,在液为汗。心与小肠相表里。心与自然界的夏气相通应。心的生理特性是心为五脏六腑之大主,心为阳脏和心火主降。

1. 生理功能

(1)主血脉:主血脉是指心具有推动血液在脉管中运行,以营养全身的功能。全身脏腑组织器官都有赖于血液的濡养,才能发挥其正常的生理功能。心主血脉包括主血和主脉两个方面。血即血液,脉即脉管。脉为血之府,是容纳和运行血液的通道。血液能正常运行,有赖血液的充盈和脉道的通利。心推动血液在脉管中运行,周流不息,如环无端,维持全身各脏腑的生理功能。心、血、脉三者构成人体血液循行系统,在这个系统中心起主导作用。血液的正常运行,依赖心气充沛,血液充盈,脉道通利。

心是血液运行的动力,心推动血液运行主要依赖心气的作用,心气旺盛,心血充盈,脉道通利,血液正常输布全身,则面色红润,脉搏均匀,和缓有力。心气不足,血脉不盈,脉道不利,血液运行障碍,则面色无华,脉搏细弱无力,甚则面唇青紫,心胸憋闷疼痛,脉涩结代。

(2)主神志:心主神志亦称心主神明、心藏神。神的含义有广义和狭义之分。广义的神是指整个人体生命活动的外在表现,可以从面色、眼神、语言、精神状态、肢体活动等反映出来。狭义的神是指心所主的神。心主神志就是指心主管人的精神、意识、思维活动。《素问·灵兰秘典论》曰:"心者,君主之官,神明出焉。"是指心为神明之脏,主宰人的精神、意识、思维及情志活动。《灵枢·本神》曰:"所以任物者谓之心"。即是说通过人体的感觉器官,心能接受客观外界的信息,产生心理活动并做出反应。

心主血脉与心藏神的功能密切相关,血是神的物质基础,神是血的功能体现。同时,心神又必须得到心血的濡养才能正常地工作,发挥主神志的功能。心血充盈,则精力充沛,思维敏捷;心血不足,则精神萎靡,反应迟钝,健忘多梦。病邪扰心,则神志昏迷,谵语狂妄。

2. 生理联系

(1)心合小肠:心与小肠以经络相互络属,构成表里关系,生理上互相联系,病理上互相影响。心有热可下移小肠,小肠有火,亦可上攻于心,可见心烦失眠、口舌生疮、小便短赤、疼痛不利等。

(2)在体合脉,其华在面:心合脉,百脉归心,心主血脉。华即光彩,面部血脉丰富,心的光彩体现在面部。心血充盈,面色红润光泽;心血不足,面色苍白无华;心脉瘀阻,面色青紫;心火亢盛,面色红赤。

(3)开窍于舌:心气通于舌,舌为心之苗。心的功能正常,舌体红润柔软,活动自如,语言流利,味觉灵敏。如心血不足,舌质淡白;心火上炎,口糜舌烂;心血瘀阻,舌质紫黯,或有瘀斑瘀点;心神失常,则见舌强、语謇、失语。

(4)在志为喜:志即情志。喜即喜悦、欢乐的情绪。喜是人们对客观外界所做出的一种良性情志反应。喜为心之志。心血充盈,喜形于色;心血不足,精神涣散;心火扰神,谵妄昏迷。

(5)在液为汗:汗为心之液。汗为津液所化,津液是血液的组成部分,心主血脉,故有"汗血同源"之说。汗出过多,津伤血耗,心液损伤,常出现心悸,气短,神疲乏力,甚则大汗亡阳,阴阳离决。

(6)与夏气相通应:五脏应四时,心与夏同属火:心与夏气相通应,是因为自然界在夏季以炎热为主,在人体则心为火脏而阳气最盛,故夏季与心相应。一般来说,心脏病证,特别是心阳虚衰患者,其

病情在夏季比较容易缓解。从养生和治疗角度来看,夏季是疗养心脏疾患的较好时间段。

3. 生理特性

(1)心为五脏六腑之大主:五脏是人体生命活动的中心,因为心具有主神志和主血脉的重要生理功能,各脏腑的功能活动依赖于心的统领和调节。心的生理功能正常,则神志安定,血脉流畅,脏腑协调。反之,心的生理功能紊乱,则心神不安,血脉不畅,脏腑失调。即所谓"心动,五脏六腑皆摇"。

(2)心为阳脏:心居膈上阳位,在五行属火,为阳中之阳,故为阳脏,又称"火脏"。火性光明,烛照万物,心的阳气能够兴奋精神,推动鼓舞人的精神情志活动,使人定神振奋,神采奕奕,思维敏捷。心的阳气能够推动血液运行,维持人体的生命活动,使之生机不息,故喻为人身之"日"。心脏阳热之气,既能维持本身的生理功能,又能对全身有温养作用。

(3)心火主降:以脏腑气机升降的特点而言,在上者宜降,在下者宜升。心居膈上,心火必须下降于肾,温肾阳以制肾水之寒。如果心阳虚衰,不能下降温肾水,就可以导致水寒不化;如果心火不降反升,可引起心火上炎,从而出现心火亢盛的病证。

心 包

心包又称心包络,是心脏外面的包膜,具有保护心脏、代心受邪的作用。古代医家认为,心为人身之君主,不得受邪,所以若外邪侵心,则心包当先受病,故心包有"代君受邪"之功。《灵枢·邪客》云:"心者,五脏六腑之大主,精神之所舍也。其脏坚固,邪弗能容也。容易之则心伤,心伤则神去,神去则死矣。故诸邪之在于心者,皆在于心之包络"。邪气犯心,首先是心包受病。如外感热病中出现神昏、谵语等症状,常说是"热入心包",把痰浊引起的精神错乱称为"痰浊蒙蔽心包"。所以心包的功能与病变与心脏相一致。

(二)肺

肺位于胸腔之内,左右各一,上通喉咙。肺的主要生理功能是主气,司呼吸,主宣发肃降,主通调水道,朝百脉,主治节。肺外合皮毛,开窍于鼻,在志为忧,在液为涕。肺与大肠相表里。肺与自然界的秋气相通应。肺的生理特性是肺为华盖和肺为娇脏。

1. 生理功能

(1)主气,司呼吸:气是人赖以维持生命活动的重要物质。肺主气是指人身之气皆由肺所主。司呼吸即掌管呼吸。肺主气包括两个方面,即主呼吸之气和一身之气。

主呼吸之气,是指肺具有主持人体呼吸的作用。肺是体内外气体交换的场所,通过肺的呼吸运动,呼出体内之浊气,吸入自然界之清气,吐故纳新,完成体内外气体的交换,以维持人体的生命活动。肺司呼吸的功能正常,则气道通畅,呼吸调匀。若病邪犯肺,影响呼吸,则会出现胸闷、咳嗽、喘促、呼吸不利等。

主一身之气,是指肺有主持、调节全身各脏腑之气的作用。包括两个内容:一是气的生成方面,特别是宗气的生成。宗气是由肺吸入的自然界清气与脾运化的水谷精气结合在胸中而成。宗气助肺以司呼吸,助心以行气血,贯穿全身。肺的呼吸功能正常与否,直接影响宗气的生成,同时也影响全身之气的生成。二是气机的调节,气机指气的升、降、出、入运动。肺有节律的一呼一吸,带动全身之气的升、降、出、入运动,从而对全身气机起着重要调节作用。所以说肺主一身之气。若肺主一身之气的功能失常,直接影响宗气的生成和全身气机的升降出入运动,出现少气懒言、声低气怯、肢体倦怠乏力等。

肺主呼吸之气和一身之气,实际上都隶属于肺的呼吸功能。如果呼吸功能失常,势必影响宗气的生成和气的运行。若肺失去了呼吸功能,清气不能吸入,浊气不能排出,宗气不能生成,新陈代谢停止,人的生命活动也就终结。

(2)主宣发肃降:宣发,即宣通、布散,是指肺向上升宣和向外布散的作用。肃降,即清肃、洁净、下降,是指肺气的向内向下清肃通降的作用。肺气宣发的生理作用主要体现在三个方面:一是呼出体内之浊气;二是向上向体表输布水谷精微和津液;三是宣发卫气,调节腠理开合,维持人体正常的体温。

肺气肃降的生理作用也体现在三个方面：一是吸入自然界之清气，二是向下向体内输布精微和津液，三是保持呼吸道的洁净。

肺的宣发与肃降，在生理上相反相成、相互依存和相互制约、对立而统一。在病理上相互影响。没有正常的宣发便没有正常的肃降，没有正常的肃降也就没有正常的宣发。宣发与肃降正常，则气道通畅，呼吸调匀，体内外气体正常交换，水谷精微输布全身。肺失宣降常见咳嗽、气喘等。

(3)通调水道：通，疏通；调，调节；水道，水液运行和排泄的道路。通调水道，是指肺具有疏通和调节水液运行的作用，从而推动水液输布、运行和排泄。由于肺居最高，参与了人体的水液代谢，故有“肺主行水”和“肺为水之上源”之说。

肺通调水道的功能是通过肺气的宣发和肃降来实现的。通过肺的宣发，一方面将津液输布于体表皮毛和周身，发挥其滋润的作用，同时将一部分机体代谢后的水液，通过呼吸、皮肤、汗孔蒸发而排出体外。二是通过肺的肃降，将水液向下输布，以充养滋润人体，代谢后的水液下降于肾，经肾的气化形成尿液排出体外。肺的宣发肃降功能失常，不能通调水通，则水道不利，表现为小便不利、尿少、水肿、痰饮等水液运行障碍的病变。

(4)朝百脉、主治节：肺朝百脉，是指全身的血液通过百脉会聚于肺，通过肺的呼吸，进行气体交换，然后将富有清气的血液输布至全身。肺具有辅助心脏运行血液的重要作用。心主血脉，全身的血和脉统属于心。心的搏动，是血液运行的动力。而血液的运行，又依赖气的推动。肺主一身之气，贯通百脉，调节全身的气机，气行则血行，肺能协助心主持血液循行。肺气充足，则助心行血。若肺气虚衰，则影响心主血脉的生理功能，导致血行障碍，出现胸闷、心悸、短气喘息、唇舌青紫等。

治节，即治理、调节的意思。肺主治节是指肺辅助君主心，对全身之气血津液的治理、调节作用。如《素问·灵兰秘典论》所云：“肺者，相傅之官，治节出焉”。肺主治节的作用，主要体现在四个方面：一是肺司呼吸，治理调节呼吸功能；二是肺主一身之气，调节全身气机；三是助心行血，促进血液的运行；四是主通调水道，治理调节人体水液的输布和排泄。因此，肺主治节是对肺的生理功能的高度概括。

2. 生理联系

(1)肺合大肠：肺与大肠以经络相互络属，构成表里关系，生理上互相联系，病理上互相影响。肺热可下移大肠，可见咳嗽痰黄、腹胀便秘等。大肠不通也能影响肺气的宣发和肃降。

(2)在体合皮，其华在毛：合称肺主皮毛。皮毛，包括皮肤、汗腺、毫毛等组织，是一身之表，为抵御外邪的屏障。肺宣发卫气，输布精微温养润泽皮毛。肺气虚，皮毛枯槁不泽，抵御能力下降，易感外邪而发病。

(3)开窍于鼻，上系于喉：鼻与喉相通连与肺，是呼吸的门户，肺气通于鼻，“鼻为肺之窍”，“喉为肺之门户”。肺气正常，则鼻窍通畅，嗅觉灵敏，声音洪亮。肺病则鼻塞流涕，喉痒声哑，嗅觉失灵。

(4)在志为忧(悲)：悲和忧均为肺之志。悲忧都属不良情志刺激，主要损伤肺气。悲忧则气消，悲忧过度，则耗伤肺气，导致精神萎靡，意志消沉，肺气不足，少气音低。反之，肺气虚又易产生悲忧。

(5)在液为涕：涕为肺之液。肺宣发津液至鼻腔泌出为涕，有润泽鼻窍的作用。正常情况下滋润鼻窍不外流。肺气和则鼻窍通畅而干润适中。若肺寒则鼻流清涕，肺热则鼻流浊涕，肺燥则鼻干燥。

(6)与秋气相通应：五脏应四时，肺与秋同属金。时令至秋，草木凋零，而肺主清肃下行，故与秋气相应。肺与秋气相通，故肺金之气应秋而旺，肺的制约和收敛功能强盛。秋季气候特征为清凉干燥，而肺为清虚之脏，喜润恶燥，秋季常见肺燥之证，出现干咳无痰、口鼻干燥、皮肤干裂等，治疗时应注意养阴润肺。秋季治肺不宜过分发散，而应顺其敛降之性。

3. 生理特性

(1)肺为华盖：肺位于胸腔，居上焦，覆盖五脏六腑，因其位居最高位置，宣发卫气于体表，具有保护诸脏抵御外邪的作用。肺为华盖，是古代医家对肺在五脏中的位置最高和具有保护五脏、抵御外邪侵犯功能的高度概括。

(2)肺为娇脏：娇脏即娇嫩之脏。肺叶娇嫩，不耐寒热，外合皮毛，开窍于鼻，与天气直接相通。六

淫之外邪入侵，皆易犯肺而致病。他脏之寒热病变，亦常累及于肺，因其不耐寒热，易于受邪，故称娇脏。

王某，男，18岁，学生。2d前因淋雨着凉，头痛、咳嗽就诊。刻诊：咳嗽声重，气急，咽痒，咳痰色白清稀。伴头痛，鼻塞，流清水鼻涕，全身骨节酸痛，无汗。舌苔薄白，脉浮紧。请根据临床表现分析其病证，患有何病？病在何脏？属于何证？如何治疗？

（三）脾

脾居膈下，位于中焦。脾的主要生理功能是主运化，主统血。脾开窍于口，其华在唇，主肌肉四肢，在志为思，在液为涎。脾与胃相表里。脾与自然界的长夏之气相通应。脾的生理特性是以升为健和喜燥恶湿。

1. 生理功能

（1）主运化：运即运输、运送；化即消化、吸收。脾主运化是指脾具有把饮食物转化为水谷精微和津液，并将其吸收、转输到全身各脏腑的生理功能。脾的运化功能包括运化水谷和运化水液两个方面。

运化水谷：水谷，泛指各种饮食物；运化水谷是指脾能将水谷转化为水谷精微，并将水谷精微转运输送至全身的功能。饮食物的消化吸收，实际上是在胃和小肠进行，但必须依赖脾的运化功能才能完成。脾主运化的过程分为三阶段：一是消化，即帮助胃“腐熟”，帮助小肠“化物”，将饮食物化为精微和糟粕；二是吸收，即帮助胃肠道吸收水谷精微；三是转运输布，即通过“散精”作用，将水谷精微上输，通过肺的宣发和肃降而输布全身，以营养五脏六腑、四肢百骸、皮毛筋肉等。由于人体正常生命活动所必需的水谷精微都依赖脾的运化，饮食水谷是人出生以后主要的营养来源，也是生成气血的物质基础，所以称为“脾为后天之本”，“脾为气血生化之源”。若脾的运化水谷功能失常，可出现食欲不振、腹胀便溏、面色无华、形体消瘦。

运化水液：是指脾有吸收、输布水液，防止水液在体内停滞的作用。脾在运化水谷的同时，还将人体所需要的水液运送到全身各脏腑组织器官，以发挥其滋润濡养的作用。同时又把各组织器官利用后的多余水液，及时地转输至肺和肾，通过肺的宣降与肾的气化，变成汗和尿排出体外，维持人体的水液代谢的平衡。若脾失健运，水液就会潴留于体内，产生痰饮、泄泻、尿少、水肿等。故有“脾为生痰之源”和“诸湿肿满，皆属于脾”之说。

（2）主统血：统即统摄、控制。脾主统血是指脾气有统摄血液在脉管中运行而不溢出脉外的功能。脾气统摄血液实际是气的固摄作用的体现。脾气健旺，则气血充盈，气旺则能摄血，血液在脉管中正常运行而不溢出脉外。若脾气虚弱，固摄功能减退，脾不统血，血离脉道，可见各种慢性出血的病证，如崩漏、便血、尿血、皮下出血等。

2. 生理联系

（1）脾合胃：脾与胃以经络相互络属，构成表里关系。脾主运化，胃主受纳；脾主升清，胃主降浊；脾恶湿喜燥，胃喜润恶燥。脾与胃纳运协调，升降相因，燥湿相济，共同完成饮食物的消化吸收，故称脾胃为后天之本，气血生化之源。病理上脾胃常常相互影响。

（2）在体合肉，主四肢：肉即肌肉。脾主身之肌肉，是指全身的肌肉都需要脾胃所运化的水谷精微来营养才能发能发达丰满。脾胃运化功能正常，营养充足，肌肉丰满壮实，四肢强劲有力；脾胃的运化功能障碍，则肌肉瘦削痿软，四肢倦怠无力，甚至痿废不用。故前人有“治痿独取阳明”之说。

（3）开窍于口，其华在唇：开窍于口是指人的食欲口味与脾运化功能密切相关。其华在唇是指口唇能反映脾气的盛衰。脾气通于口，脾气健运，食欲旺盛，食而知味，口唇红润光泽；脾失健运，食欲减退，口淡乏味、口甜、口腻，口唇淡白无华。

（4）在志为思：思即思虑、思考。脾气健运，气血旺盛，表现为多思善思，深思远虑。但思虑过度，所思不遂，则影响脾胃的功能，脾不能升清，胃不能降浊，脾胃气机结滞于中焦，则食欲减退，纳少腹胀，倦怠乏力。

(5) 在液为涎：涎为脾之液。口内津液较清稀的部分称为涎，乃脾所化生。涎为口津，有润泽口腔、帮助消化的作用。若脾胃不和，则涎的分泌增加或者减少，可以影响口腔的滋润清洁，甚则影响食欲和脾胃的消化功能。

(6) 与长夏之气相通应：五脏应四时，脾与长夏同属土。长夏之季，气候炎热，雨水偏多，湿为热蒸，蕴酿生化。而脾主运化，化生气血津液，故脾与长夏相通应。长夏之湿热主生化，而湿之太过，则可困脾，故夏秋之交，脾易为湿所伤，湿热交相为病，则可致身热不扬、肢体困重、纳呆、腹胀、泄泻等症。

3. 生理特性

(1) 脾气主升：脾气的运动特点是上升，包括升清和升举内脏两方面生理作用。

脾主升清，是指脾气的上升和转输作用，将胃肠道吸收的水谷精微和水液上输于心、肺等脏，通过心、肺的作用化生气血，以营养濡润全身。若脾气虚衰或被湿浊所困，上升和转输功能失常，则致水谷精微和水液的输布运行失常，气血的化生和输布障碍，人体各脏腑组织器官窍得不到精气血津液的滋润、濡养和激发、推动作用而失去正常功能，出现各种病变。

脾主升举内脏，是指脾气上升能维持内脏位置的相对恒定，防止内脏下垂。若脾气虚弱不能上升，反而下降，即脾气下陷，则可出现久泄，脱肛，白带量多、清稀，或胃下垂、肾下垂、子宫下垂等。中医治疗内脏下垂，常用健脾升陷法原理在此。

(2) 脾喜燥恶湿：脾为“太阴湿土之脏”，能运化水湿。脾虚不运则最易生湿，而湿邪过盛又最易困脾。故有“脾主湿而恶湿”之说。由于内湿、外湿皆易困遏脾气，导致脾阳不振、运化失常，故脾欲求干燥清爽，所以“脾喜燥而恶湿”。历代医家对脾脏治疗用药常慎用滋腻助湿之品，而多以芳香燥湿之药健脾化湿。

病例导学

刘某，女，45 岁。有反复眩晕史 6 年。体形偏胖，腹部肥满松软，眼胞微肿，身体沉重，容易困倦。刻诊：头目眩晕 1 周。头晕目眩，头重昏蒙，视物旋转，目不能开，胸闷恶心，呕吐痰涎，不思饮食，大便不实，多寐，口中甜腻不渴。舌苔白腻，脉濡滑。

请根据临床表现分析其病证，患有何病？病在何脏？属于何证？如何治疗？

(四) 肝

肝位于腹部，横膈之下，右胁之内。肝的主要生理功能是主疏泄，主藏血。肝开窍于目，主筋，其华在爪，在志为怒，在液为泪。肝与胆相表里。肝与自然界的春气相通应。肝的生理特性是体阴而用阳和喜条达而恶抑郁。

1. 生理功能

(1) 主疏泄：肝主疏泄是指肝具有疏通、宣泄、条达、升发的特性，调畅人体全身气机的功能。气的升降出入运动的协调平衡，称为“气机调畅”，是保证人体多种生理功能正常发挥的重要条件。肝主疏泄的功能主要表现在以下几个方面。

1) 调畅气机：是指肝气的疏泄作用能使脏腑经络之气的运行畅通无阻。气机，即气的升降出入运动。人体脏腑、经络、组织器官等功能活动，全赖气的升降出入运动。由于肝的生理特点是主升、主动，对于气机的疏通、畅达和升发是一个重要促进作用。肝的疏泄功能正常，则气机调畅，经络通利，脏腑、经络、组织器官功能和调。若肝的疏泄失常，则会表现为肝气郁结和肝气上逆的病证。

2) 疏泄正常：气机调畅则可促进血和津液的运行。气滞血瘀，出现胸胁乳房胀痛、癥积结块等；疏泄太过令肝气上逆、气血上冲，可见面红目赤，吐血、咯血、呕血甚则晕厥等。气机郁结，津液代谢障碍，形成水湿痰饮，出现水肿、痰核等病症。

3) 调节情志：肝所调节的精神情志主要是郁和怒。肝的疏泄正常，气机调畅，气血和调，精神愉快，心情舒畅，理智开朗，既不抑郁又不亢奋。肝疏泄功能失常，若疏泄不及则精神抑郁，孤独寡欢，多愁善感，叹息嗳气，甚则沉默痴呆，表情淡漠，悲伤啼哭等；肝疏泄太过，则烦躁易怒，头胀头痛，失眠多

梦,甚则妄言失态,喧闹不宁等。

4)促进消化:促进消化吸收主要体现在两个方面。其一是肝的疏泄是保证脾胃气机升降的重要条件。肝的疏泄正常可促进脾升胃降,保证饮食物的消化吸收。肝失疏泄,可使脾胃升降失常。脾气不升则腹胀,纳呆,泄泻;胃气不降则嗳气,呃逆,呕吐,脘腹胀痛。其二是肝的疏泄可以促进分泌、排泄胆汁以助消化。肝气郁结,影响胆汁的分泌和排泄,则胁痛、口苦、纳呆,甚可出现黄疸。

5)调理生殖:冲为血海,其血量依靠肝的疏泄调节;任脉为阴脉之海,与肝经脉相通。肝的疏泄直接影响冲任二脉的通利协调。肝的疏泄功能正常,任脉通利,冲脉充盈,月经应时,孕育正常。肝失疏泄,冲任失调,气血不和,则经行不畅,引发痛经、闭经、不孕等。故有"女子以肝为先天"之说。肝的疏泄对男子的排精也有影响,疏泄正常,精液排泄有度;疏泄失常,排精不畅或紊乱,直接影响生殖功能。

(2)主藏血:肝主藏血,是指肝具有贮藏血液和调节血量的功能。血液生化于脾,藏之于肝。肝内贮存一定量的血液,可以濡养自身,制约肝之阳气升腾勿使过亢,维持肝的疏泄功能,且能防止血随气逆而出血。人体的血液,会随不同生理情况改变血量。人动则血运于诸经,人静则血归于肝脏。当人体剧烈活动或情绪激动时,脏腑组织的血液需要量增加,于是肝脏内的血液向外周输布,以供人体活动的需要。当人体安静、休息、睡眠时,血液需要量减少,血液便归藏于肝脏。因为肝有贮藏血液和调节血量的作用,所以肝被称为"血海"。肝藏血功能失常可以表现为藏血不足,血液亏虚,视物模糊,肢体麻木,月经量少,甚至闭经;藏血失职,血液妄行,出现各种急性出血病证,如吐血、衄血、月经过多、崩漏等。

肝主疏泄,又主藏血,两者之间相辅相成,相互影响。肝主疏泄关系到人体气机的调畅,肝主藏血关系到血液的贮藏和调节,两者的关系就是气血调和的体现。肝的疏泄功能正常,气机调畅,血运通达,藏血功能才有保障。肝藏血功能正常,则能发挥血的濡养作用,不使肝气亢逆,保证全身气机疏通畅达。若肝的疏泄功能减退,肝气郁结,气滞则血瘀,则影响肝的藏血功能。只有在肝的藏血功能正常,肝血充足,肝木得养,疏泄功能才能正常发挥。所以肝的阴血不足也可致肝气升泄太过,甚或导致阳亢风动的病变。

2. 生理联系

(1)肝合胆:肝与胆以经络相互络属,构成表里关系。生理上互相联系,病理上互相影响。肝与胆关系十分密切,生理上肝胆同主疏泄。病理上肝病常影响胆,胆病又影响肝,临床常肝胆同病,治疗上则肝胆同治。

(2)在体合筋,其华在爪:筋即筋膜,包括肌腱和韧带,是联结关节、肌肉,主司关节运动的组织。筋膜有赖肝血的滋养。肝主筋,肝血充盈,筋得所养,关节活动灵活,筋腱强壮有力,能耐受疲劳,故称肝为"罢极之本",即肝是耐受疲劳的根本。肝血不足,筋失所养,可出现肢体麻木、屈伸不利,手足震颤等。

爪即指甲、趾甲。爪甲是筋的延续,故说"爪为筋之余"。爪甲有赖肝血的滋养,肝血的盛衰可影响爪甲的荣枯。肝血充盈,则爪甲坚韧明亮、红润光泽;肝血亏虚,则爪甲薄软、枯萎脆裂。

(3)开窍于目:肝的经脉上系于目,肝血上输濡养目窍,目才能视。肝气调和,肝血充足,肝藏血功能正常,目才能发挥视觉功能。肝血不足,两目干涩,视物模糊,夜盲目眩;肝经风热,目赤痒痛;肝火上炎,目赤生翳;肝风内动,目睛上吊,双目斜视。

(4)在志为怒:怒为肝所主,属于一种不良的精神情志活动,可使气血上逆、阳气升泄。适度有节之怒,有疏展肝气之效;肝气虚,则该怒不怒,畏怯懦弱,失去斗志;大怒则伤肝,导致肝气升发太过,表现为烦躁易怒,激动亢奋,血随气逆,可发生呕血、咯血,或中风、昏厥。治疗上,平肝乃治怒之大法。

(5)在液为泪:泪为肝之液。泪有濡养、滋润和保护目窍的功能。正常情况下,泪液的分泌是濡润眼窍而不外溢,但有异物侵入时,泪液即可大量分泌,能够清洁眼目,排出异物。病理情况下,泪液分泌异常。如肝血不足,则泪液分泌减少,可出现目涩目眩;风火赤眼,肝经湿热,则见目肿眵多、迎风流泪等。

(6)与春气相通应:五脏应四时,肝与春同属木。春季为一年之始,阳气始生,生机勃发,而人体之

肝主疏泄、喜条达，故肝与春气相通应。因此春季养生，在精神、饮食、起居诸方面，都必须顺应春气的升发和肝气的条达之性。春季气候转暖而风气偏胜，肝气亦应之而旺，肝主疏泄，与精神情志活动有关，若肝失疏泄，则可引起情志活动异常。精神疾病多好发于春天，所以素体肝气偏盛、肝阳偏亢的人易于春季出现眩晕、烦躁、昏厥等，故须因时制宜，未病先防。

3. 生理特性

(1)肝为刚脏，体阴而用阳：肝为藏血之脏，形质阴柔，故肝体属阴。肝主疏泄，主升主动，性喜条达，气常有余，易化火生风，故其用为阳、为刚脏。临床上肝病常见肝血、肝阴之不足，肝气易上逆，肝火易上炎，肝阳易上亢，肝风易内动，肝之用(阳)有赖于肝的阴血敛之、柔之、润之。故临床治疗肝病时，正如《类证治裁》所云："用药不宜刚而宜柔，不宜伐而宜和"。

(2)肝气生发，喜条达而恶抑郁：条达，是指树木枝条曲直伸展、柔和舒展畅达之象，故肝为风木之脏，肝气升发，喜条达而恶抑郁。肝气宜保持柔和舒畅、升发条达的特性，才能维持其正常的生理功能。在正常生理情况下，肝气升发、柔和、舒畅，既不抑郁也不亢奋，以冲和条达为顺。肝失条达，升发不及则表现为情志抑郁，情志抑郁又最易伤肝。肝病导致气机郁结、肝气横逆而欺凌他脏，则易变生他病。

(五)肾

肾位于腰部，脊柱两侧，左右各一，故有"腰为肾之府"之说。肾的主要生理功能是：主藏精，主生长发育与生殖，主水，主纳气。肾主骨、生髓、充脑，其华在发，开窍于耳和二阴，在志为恐，在液为唾。肾与膀胱相表里。肾与自然界的冬气相通应。肾的生理特性是肾主闭藏和肾为水火之脏。

1. 生理功能

(1)主藏精，主生长发育与生殖：肾藏精是指肾对精具有贮存、闭藏的功能。精即精华、精微，是构成人体、维持人体生命活动和生殖繁衍的基本物质。肾所藏的精，按其来源可分为"先天之精"和"后天之精"。先天之精，来源于先天，禀受于父母，与生俱来，是构成胚胎的原始物质，为生身之本，又称"生殖之精"，所以说"肾为先天之本"。后天之精，指人出生以后从饮食物中获取，由脾化生的水谷之精，并灌溉五脏六腑，故又称"水谷之精""五脏六腑之精"。先天之精和后天之精，虽然来源不同，但却同归于肾，两者相互依存，相互为用，先天之精为后天之精准备了物质基础，后天之精不断供养先天之精。先天之精只有得到后天之精的补充滋养，才能充分发挥其生理效应；后天之精也只有得到先天之精的活力资助，才能源源不断地化生。这种关系，可概括为"先天生后天，后天养先天"。

肾所藏的精即为肾精，精能化气，所化之气即为肾气。肾精和肾气对人体的生长发育和生殖繁衍都起着决定性的作用。肾精和肾气的不断充盛，产生一种促进性功能成熟的物质，称为"天癸"。由于"天癸"的产生，男子开始排泄精液，女子有了月经来潮，从而具备了生殖能力。进入中年，肾精和肾气渐弱，"天癸"变少，性功能和生殖能力减退直到消失，形体不再壮实。老年之后，"天癸"耗竭，性功能丧失，形体衰老。故《素问·上古天真论》云："女子七岁，肾气盛，齿更发长；二七而天癸至，任脉通，太冲脉盛，月事以时下，故有子；三七肾气平均，故真牙生而长极；四七筋骨坚，发长极，身体盛壮；五七阳明脉衰，面始焦，发始堕；六七三阳脉衰于上，面皆焦，发始白；七七任脉虚，太冲脉衰少，天癸竭，地道不通，故形坏而无子也。丈夫八岁，肾气实，发长齿更；二八肾气盛，天癸至，精气溢泻，阴阳和，故能有子；三八肾气平均，筋骨劲强，故真牙生而长极；四八筋骨隆盛，肌肉满壮；五八肾气衰，发堕齿槁；六八阳气衰竭于上，面焦，发鬓斑白；七八肝气衰，筋不能动，天癸竭，精少，肾脏衰，形体皆极；八八，则齿发去……"由此可见，人的整个生命活动的生、长、壮、老、已的全过程，都与肾中精气密切相关。小儿生长发育迟缓，出现五迟(立迟、语迟、行迟、发迟、齿迟)、五软(头软、项软、手足软、肌肉软、口软)等，成年人出现生殖功能低下以及未老先衰都与肾中精气虚衰有关。

肾精化气，称为肾气，肾气可以化生肾阴肾阳。肾阴，又称元阴、真阴、真水，对全身脏腑组织起着滋润濡养作用，肾阴是人体一身阴精的根本；肾阳，又称元阳、真阳、真火，对全身脏腑组织起着推动温煦作用，肾阳是人体一身阳气的根本。肾阴和肾阳相互依存，相互制约，平衡协调，共同维持人体正常生理活动。肾中的阴阳犹如水火一样内寄于肾，故肾有"水火之宅""水火之脏"之称，又有"五脏之阴气，非此不能滋；五脏之阳气，非此不能发"的理论。当肾阴肾阳的平衡协调关系遭到破坏，就会出现肾阴虚、肾阳虚或肾阴阳两虚的病理变化。

(2)主水:肾主水是指肾脏具有主持和调节全身水液输布和排泄的功能。故肾又称“水脏”。肾主水的功能主要是通过肾的气化作用实现。肾的蒸腾气化,以三焦为通道,将人体代谢的多余水液通过尿液排出体外。肾的气化功能正常,则膀胱开合有度,才能正常贮尿排尿。肾的气化功能失常,则开合失度。若开多合少,可出现小便清长、遗尿、尿失禁;若合多开少,则表现为尿少、小便不利、水肿。故《素问·水热穴论》曰:“肾者,胃之关也,关门不利,故聚水而从其类也,上下溢于皮肤,故为胕肿。胕肿者,聚水而生病也”。

(3)主纳气:纳,即固摄、受纳。肾主纳气,是指肾具有摄纳肺吸入自然界之清气,保持肺吸气的深度,防止呼吸浅表的作用。人体的呼吸虽然由肺所主,但必须依赖肾的纳气作用。肺吸入之气,必须由肾气为之摄纳,才能保持呼吸运动的平稳和深沉,以防止呼吸表浅。正常的呼吸运动是肺肾两脏相互协调作用的结果,故《类证治裁·喘证》有“肺为气之主,肾为气之根”之说。肾气充足,摄纳正常,才能使肺的气道通畅,则呼吸调匀。肾气不足,摄纳无权,可出现呼吸表浅、呼多吸少、动则气喘等,称为“肾不纳气”。

2. 生理联系

(1)肾合膀胱:肾与膀胱以经络相互络属,构成表里关系。生理上互相联系,病理上互相影响。生理上膀胱的气化须依赖肾的气化,肾的气化功能正常,膀胱才能正常贮尿和排尿。若肾的气化失常,势必影响膀胱的功能,出现排尿异常的病变。

(2)在体合骨,生髓充脑:肾藏精,精生髓,髓有骨髓、脊髓、脑髓之分。髓居骨中,滋养骨骼,齿与骨同出一源,“齿为骨之余”,所以骨骼的生长发育、牙齿的坚固与否均与肾精密切相关。脊髓通于脑,脑为髓之海,肾精充足,髓海得养,则精力充沛,思维敏捷,记忆力强,耳聪目明;若肾精不足,髓海空虚,则神疲倦怠,反应迟钝,记忆力差,耳鸣目眩,腰膝酸软。

(3)开窍于耳及二阴:肾精肾气通于耳,肾精肾气充盈,髓海得养,耳能闻五音,才能听觉灵敏。肾精肾气不足,则听力下降、耳鸣耳聋。二阴指前阴(尿道和外生殖器)、后阴(肛门)。前阴主排尿、生殖,后阴主排泄粪便。肾精肾气不足,则会导致小便、大便的排泄异常;还会影响生殖功能,男子出现阳痿、早泄、少精、滑精、遗精及不育,女子则见梦交、月经不调及不孕等。

(4)其华在发:“发为血之余”。肾藏精,精化血,血养发,发为肾之外候,发的生长与脱落、润泽与枯槁,均与肾中精气的盛衰有关。精血充足,则头发致密、乌而润泽;肾精不足,发失所养,则须发早白、稀疏易脱而枯槁。

(5)在志为恐:恐即害怕、畏惧的情志。恐则气下,导致肾气不固,出现二便失禁,或遗精、早泄等。

(6)在液为唾:唾是口液中较稠厚的部分,有润泽口腔、滋润食物及滋养肾精的功能。唾为肾精所化,若咽而不吐,可滋养肾精;肾亏则唾少;多唾或久唾,则耗伤肾精。所以气功家常吞咽津唾以养肾精。

(7)与冬气相通应:五脏应四时,肾与冬同属水。冬季气候最为寒冷,自然界的物类,则静谧闭藏以度冬时。人体中的肾为水脏,以封藏为特性,故肾与冬气相通应。冬季养生、作息、饮食要顺应冬季以利阳气潜藏、阴精积蓄。冬季气候寒冷,若素体阳虚,或久病阳虚,多在阴盛之冬季发病,故应注意避寒,注意温养调护。

3. 生理特性

(1)肾主封藏:《素问·六节藏象论》云:“肾者,主蛰,封藏之本,精之处也”。蛰即指自然界昆虫、兽类的冬眠现象。肾主蛰,喻指肾有潜藏、封藏、闭藏之生理特性。肾为封藏之本,肾主藏精,宜藏不宜泻,肾藏命火,宜潜不宜露。精藏于肾,气纳于肾,妇女月经来潮,胎儿孕育,二便排泄,均为肾主封藏特性的体现。肾精肾气越满盈则人体的生机越旺盛,因此肾脏只宜封藏不宜耗泄,故有宋医学家钱乙首倡“肾无实证,无可泻”。若肾的封藏失职,就会出现遗精、遗尿、大便滑脱不禁,女子带下不止、崩漏、滑胎等。

(2)肾为水火之宅:肾寓真阴真阳,为一身阴阳之根本,是五脏六腑阴阳的发源地。肾中阴阳亏损可累及五脏,五脏所伤亦“穷必及肾”。所以临床治疗阴阳虚弱时,常用“壮水之主,以制阳光;益火之源,以消阴翳”的方法,以补真阴和真阳。

命 门

命门一词,始见于《灵枢·根结》谓“命门者,目也”。自《难经》始,命门被赋予“生命之门”的含义,它是先天之气蕴藏之所在,人体生化的来源,生命的根本。于是命门就成了脏象学说的内容之一,遂为历代医家所重视。就命门部位而言,历代医家争论颇多,如有右肾命门说、两肾总号命门说、两肾之间为命门说、命门为肾间动气说等。就命门的生理功能,主要有以下几种说法:命门为原气之所系,是生命的原动力;命门藏精舍神,与生殖密切相关;命门为人体阳气的根本;命门为水火之宅等。概括起来,命门是强调肾阴肾阳重要性的一种称谓,一般认为命门之火即指肾阳,命门之水即指肾阴,肾阳是一身阳气的根本,肾阴是一身阴精的根本。古代医家之所以反复论述命门,无非在是强调肾阳、肾阴的重要性而已。

二、六腑

六腑是胆、胃、小肠、大肠、膀胱、三焦的总称。主要功能特点是“传化物”“泻而不藏”,具有通降下行的特性。饮食物入口,通过食管入胃,经胃腐熟,下传于小肠,小肠泌别清浊,清者上输,布散全身,浊者下降,糟粕下移大肠,形成粪便,排出体外,多余的水液,经三焦注入肾与膀胱,生成尿液,排出体外。六腑传化的特点是虚实更替,宜通不宜滞。每一腑都必须适时排空内容物,才能保持六腑通畅、功能协调。故有“六腑以通为用,以降为顺”之说。本节主要介绍六腑的生理功能入生理特性。

(一) 胆

胆既是六腑,又为奇恒之腑。胆附于肝,位于右胁下。胆是中空的囊状体似腑,内藏胆汁似脏。胆汁是精汁,是一种清净、味苦、黄绿色的液体,有助消化的作用,所以胆有“中精之腑”“清净之腑”和“中清之腑”之称。胆的主要生理功能是贮藏排泄胆汁和主决断。胆的生理特性是胆气主升。

1. 生理功能

(1)贮存和排泄胆汁:胆汁来源于肝,由肝之余气所化生,贮存在胆;在肝气疏泄作用下排泄入肠中,以促进饮食物的消化。若肝胆的功能失常,胆汁分泌排泄受阻,就会影响脾胃纳运功能,可出现胸胁胀满、食欲不振、腹泻便溏。若湿热蕴结肝胆,肝失疏泄,胆汁外溢,浸渍肌肤,则可发为黄疸。胆气以降为顺,若上逆,则可出现口苦、呕吐苦水等。

(2)主决断:胆主决断,是指胆在精神、意识、思维活动中,具有判断事物、做出决定的能力,对于防御和消除大惊大恐一类的精神刺激的不良影响,维持和控制气血的正常运行,保证脏腑间的协调关系有着重要作用。《素问·灵兰秘典论》曰:“胆者,中正之官,决断出焉。”若胆气豪壮,能勇敢应变,当机立断,判断准确;若胆气虚弱,则易惊善恐,失眠多梦,胆小怕事,遇事多疑等。

2. 生理特性 胆气主升。胆合肝,同属于木,通于春季。春气主升,万物生长,这是自然界的规律。人与天地相参,胆气升发,肝气条达,脏腑之气机则调畅。《素问·六节脏象论》有“十一脏取决于胆”之说,是指胆可助肝的疏泄,以调畅脏腑气机。

(二) 胃

胃位于中焦,上口为贲门接食管,下口为幽门通小肠。胃分为上、中、下三部,分别称为上脘、中脘、下脘,统称胃脘。胃的主要生理功能是主受纳和腐熟水谷。胃的生理特性是主通降和喜润恶燥。

1. 生理功能

(1)受纳水谷:受纳,是指接受和容纳。水谷入口,经过食管,容纳于胃,是说胃能够接受容纳所有的饮食物,故称胃为“太仓”“水谷之海”。精、气、血、津液的化生,依赖于水谷中的营养成分,故胃又有“水谷气血之海”之说。胃主受纳,是主腐熟功能的基础,胃主受纳的强弱,取决于胃气的盛衰,通过食欲和食量反映出来。若胃有病变,胃的受纳功能减退,出现纳呆、厌食、胃脘胀闷等。

(2)腐熟水谷:腐熟,是指饮食物经过胃的初步消化形成食糜的过程。胃把所受纳的水谷进行腐熟,变成食糜,下传小肠,通过进一步消化吸收,其精微物质经脾的运化营养全身。若胃的腐熟水谷功能

失常，出现食滞胃脘之胃脘胀痛、嗳腐吞酸等。

2. 生理特性

(1)主通降：是指胃气宜保持通畅下降的运动趋势。饮食物入胃，经胃气的受纳腐熟作用，形成食糜，下传小肠分清别浊，其浊者下移大肠，然后变为粪便排出体外。这是由胃气的通降作用完成。所以胃气贵于通降，以下行为顺。胃的通降是受纳的前提。胃保持了通降，才能不断接受和容纳饮食物。若胃失通降，饮食物和残渣就不能下行，停留于胃，不仅影响胃的通降，出现纳呆、厌食、腹胀、腹痛、便秘等，也可导致胃气上逆，则可出现恶心、呕吐、呃逆、嗳气等。

(2)喜润恶燥：是指胃喜于滋润而恶于燥烈的特性。胃为燥土，赖水以济燥，故喜润恶燥，一方面胃气通降必赖胃阴的濡养，另一方面与脾之喜燥恶湿、阴阳互济，保证脾升胃降的动态平衡。治疗胃病时，须密切注意滋养胃阴，不可妄施化燥伤阴之品。需要使用苦寒清泻之剂，应当中病即止，勿使过量。

(三) 小肠

小肠位于腹中，上接幽门与胃相通，下接阑门与大肠相连。小肠的主要生理功能是主受盛化物和泌别清浊。小肠的生理特性是升清降浊。

1. 生理功能

(1)受盛化物：受盛，即接受盛放；化物，即消化食物。是指小肠具有接受盛放胃初步消化的饮食物，并在小肠内停留一定的时间，以利小肠对饮食物进行再消化，将饮食物化为水谷精微以营养全身。若小肠受盛化物功能失常，则可见腹胀、腹泻等。

(2)泌别清浊：清，即水谷精微；浊，即食物之残渣糟粕和多余水液。泌别清浊，是指小肠在受盛化物的同时进行分清别浊的功能。分清，是将食物中的精微和津液吸收；别浊，一是将食物的残渣下输大肠，二是将多余的水液通过肾的气化渗入膀胱。小肠和泌别清浊功能与二便生成有关。如小肠泌别清浊功能正常，则水液和糟粕各行其道，二便正常。若小肠清浊不分，则可出现小便短少，便溏泄泻。临床治疗泄泻时常用清代医学家吴瑭《温病条辨》所谓“利小便即所以实大便”的方法，正是缘于此。因小肠与人体水液代谢有关，故有“小肠主液”之说。

2. 生理特性　升清降浊是小肠的生理特性。小肠化物而泌别清浊，将水谷化为精微和糟粕，精微赖脾的升清输布全身，糟粕靠小肠通降下传大肠。升降相因，清浊分别，小肠则能受盛化物。反之，升降紊乱，清浊不分，则表现为腹胀、呕吐、泄泻等。

(四) 大肠

大肠位于腹中，上于阑门与小肠相接，下接肛门。大肠的主要生理功能是传化糟粕和主津。大肠的生理特性是通降为用。

1. 生理功能

(1)传化糟粕：传化，即传导变化。大肠接受小肠下输的食物残渣糟粕，向下传导，同时吸收其中的水液，将糟粕变化为粪便，经肛门排出体外。大肠的传导功能失调，可表现为便秘或腹泻。若湿热蕴结大肠，大肠气滞，可出现腹痛、里急后重、下痢脓血等。

(2)主津：大肠在传导由小肠下注的饮食残渣过程中，将其中多余的水分吸收，故有“大肠主津”之说。如大肠虚寒，无力吸收水分，可出现肠鸣、腹痛、泄泻；大肠有热，消烁水分，肠道失润，则大便秘结不通。

2. 生理特性　通降为用是大肠的生理特性。大肠将小肠的饮食残渣下移并形成粪便而排出体外，始终处于“实而不满”“泻而不藏”的状态，故大肠以降为顺、以通为用。若大肠不通不降，则出现腹痛、腹胀、便秘等。治疗大肠病变以“通降”为其首要大法。

病例导学

林某，男，46岁，工人。出差途中，在街头排档吃饭，饭后不久即腹胀腹痛，频频如厕，泻下秽浊，痢下脓血，里急后重，肛门灼热，伴身热、小便短赤，舌质红苔黄腻，脉滑数。

请根据临床表现分析其病证，患有何病？病在何脏？属于何证？如何治疗？

(五) 膀胱

膀胱位于小腹,上有输尿管与肾相通,下有尿道与前阴相连。膀胱的主要生理功能是贮存和排泄尿液。膀胱的生理特性是司开合。

1. 生理功能

(1)贮存尿液:尿液为津液所化。人体代谢后的多余的津液,下归于肾,经肾的气化作用,升清降浊,清者回升体内,供人体再利用;浊者变成尿液,下输于膀胱贮存。

(2)排泄尿液:尿贮存于膀胱,达到一定的量,经肾和膀胱的气化作用,及时地排出体外。膀胱功能失调,主要表现为排尿异常。如膀胱湿热,则尿频、尿急、尿痛;肾气不固,膀胱失约,则尿失禁、遗尿。

2. 生理特性　膀胱的生理特性是司开合。开,即排尿;合,即贮尿。膀胱的开合功能直接关系到尿液的贮藏与排泄,是维持膀胱贮尿与排尿正常功能的基本保证。肾合膀胱,开窍于二阴。膀胱司开合的贮尿和排尿作用有赖于肾的气化和固摄功能。若肾的功能失常,则膀胱气化失司,开合功能失常。开多合少,则小便清长、遗尿、尿失禁等;合多开少,则小便不利、癃闭等。

(六) 三焦

三焦的概念有二:一是指六腑之一,是分布于胸腹腔的一个大腑,在人体五脏六腑中,唯三焦最大,可包容其他脏腑,无脏与之相匹配,故亦称"孤府"。明代医学家张景岳《类经·藏象类》说:"然于十二脏之中,惟三焦独大,诸脏无与匹者,故名曰是孤腑也……盖即脏腑之外,躯体之内,包罗诸脏,一腔之大腑也。"二是指人体部位划分的概念,膈以上为上焦,膈以下脐以上为中焦,脐以下为下焦。上焦包括心肺,中焦包括脾胃和肝胆,下焦包括肾、大小肠、膀胱、女子胞等。由于肝肾同源,生理和病理上关系密切,常将肝肾一并划归下焦。三焦的主要生理功能有通行诸气、运行水液。三焦的生理特性是上焦如雾、中焦如沤、下焦如渎。

1. 生理功能　作为六腑之一的三焦,主要生理功能是通行诸气和运行水液。

(1)通行诸气:三焦是诸气上下运行的通路,肾藏的先天之精所化生的元气,自下而上至胸中,布散于全身;胸中的宗气,自上而下达于脐下,以资先天元气,合为一身之气,皆以三焦为通道。故称三焦主持诸气,总司人体的气化。

(2)运行水液:三焦具有疏通水道、运行水液的功能。全身水液代谢主要由肺、脾、肾三脏协同完成,但必须以三焦为通道,水液才能正常升降出入,三焦是水液升降出入的道路,三焦的水道通利,水液才能正常代谢。如果三焦水道不利,则可发生水液代谢障碍、水湿内停的病变。

2. 生理特性　作为部位概念的三焦,各有其功能特性。

(1)上焦如雾:上焦主要指心、肺两脏。心主血,推动血液运行于全身。肺主气,主宣发肃降。心肺将脾运化水谷精微变化而赤为血布散于全身。如《灵枢·决气》曰:"上焦开发,宣五谷味,熏肤、充身、泽毛,若雾露之溉……。"《灵枢·营卫生会》又概括为"上焦如雾"。所谓"如雾",是形容上焦心肺敷布气血,犹如雾露弥漫之状,灌溉并温养全身脏腑的作用。

(2)中焦如沤:是指脾胃运化水谷、化生气血的作用。沤,就是形容水谷腐熟成为食糜的状态。主要是指中焦脾胃的消化、吸收、运化水谷精微,化生气血的功能。

(3)下焦如渎:是指肾、膀胱、大小肠等脏腑主分别清浊、排泄废物的作用。渎,是水道、沟渠,形容水浊不断向下、向外排泄的状态。主要是指肾与膀胱的泌尿和肠道的排便作用。排泄尿液和糟粕,有如水浊不断向下疏通和向外排泄。

藏象十二官

《素问·灵兰秘典论》曰:"心者君主之官,神明出焉。肺者,相傅之官,治节出焉。肝者,将军之官,谋虑出焉。胆者,中正之官,决断出焉。膻中者,臣使之官,喜乐出焉。脾胃者,仓廪之官,五味出焉。大肠者,传道之官,变化出焉。小肠者,受盛之官,化物出焉。肾者,作强之官,伎巧出焉。三焦者,决渎之官,水道出焉。膀胱者,州都之官,津液藏焉,气化则能出矣。"

三、奇恒之腑

奇恒之腑包括脑、髓、骨、脉、胆及女子胞，其中髓、骨、脉、胆前已论述，故此处仅介绍脑与女子胞。

(一) 脑

脑位于颅腔之内，与脊髓相通，由髓汇集而成，“脑为髓之海。”脑的主要生理功能是主精神、意识、思维和感觉。

1. 脑主精神、意识、思维活动 人的精神、意识、思维及情志活动等，均与脑密切相关。明医学家李时珍《本草纲目》曰：“脑为元神之府”。人出生之前随形具而生之神，即为元神。元神藏于脑中，为生命的主宰。脑的功能正常，则精神饱满，意识清楚，思维敏捷，记忆力强，语言清晰，情志正常。若脑有病变，则脑精神、意识、思维活动异常，可出现精神萎靡，记忆力差，意识不清，思维迟钝，精神情志异常。

2. 脑主感觉功能 脑主感觉的功能正常，则视物精明，听力聪颖，嗅觉灵敏，感觉正常；若大脑感觉功能失常，则听觉失聪，视物不明，嗅觉不灵，感觉迟钝。如髓海不充，可见头晕、目眩、耳鸣，甚至痴呆。

(二) 女子胞

女子胞位于小腹，又称胞宫、子宫、子脏。女子胞的主要生理功能是主持月经和孕育胎儿。

1. 主持月经 女子胞是女性生殖功能发育成熟后产生月经的主要器官。女子到了 14 岁左右，肾中精气旺盛，天癸至，任脉通，太冲脉盛，女子胞发育成熟，月经来潮。到 49 岁左右，肾中精气渐衰，天癸渐绝，冲任二脉的气血也逐渐衰少，月经紊乱，终至绝经。所以女子胞主持月经的功能与肾、天癸、冲任二脉关系密切并受其制约和调节。

2. 孕育胎儿 月经正常来潮后，女子胞就具备了生殖和养育胎儿的能力；受孕以后，胎儿在母体子宫中发育，女子胞就聚集气血以养胎，成为保护胎元和孕育胎儿的主要器官。

精 室

女子胞为子宫，而男子之胞为精室，又称“精宫”。精室是男性生殖器官，包括睾丸、附睾、精囊腺和前列腺等，具有化生和贮藏精液、主司生育繁衍的功能。精室亦由肾所主，其功能与肾中精气的盛衰密切相关，并与冲、任、督脉有关。若肾精充足，肾气旺盛；督脉通盛，则精室功能调和，生殖功能正常。若肾精亏虚，肾气不足，督脉虚损，则精室功能失常，表现为遗精、早泄、不育等。睾丸又称外肾，因其功能与肾藏精的关系密切，为肾之外候而得名。

四、脏腑之间的关系

人体以五脏为中心，以气、精、血、津液为物质基础，通过经络的联络和沟通，将脏与脏、脏与腑、腑与腑、脏与奇恒之腑之间紧密联系成为一个有机的整体。脏腑之间的密切联系，除了形态结构上的关系外，主要表现在生理功能上的相互制约、相互依存、相互协调和相互为用的关系。

(一) 脏与脏之间的关系

心、肝、脾、肺、肾五脏虽有各自的生理功能，但五脏之间又存在着密不可分的联系。其联系除了组织结构上的联系、五行相生相克的联系外，更重要的是五脏生理功能之间、五脏阴阳气血的相互联系。本节主要介绍五脏之间在生理功能上的联系。

1. 心与肺 心与肺之间的生理关系，主要表现为气与血的关系。心主血脉，上朝于肺；肺主宗气，贯通心脉。血的运行虽为心所主，但必须依靠肺气的推动，宗气要贯通心脉，又必须有血液的运载，才能运行输布至全身。肺朝百脉，助心行血，是血液正常运行的必要条件，而只有正常的血液循行，才能保证肺司呼吸功能的正常进行。由于宗气具有贯通心脉、行呼吸的作用，从而加强了血液循行和呼吸之间的密切联系。心与肺相互配合，血与气相互依存、相互为用，保证了气血正常运行，维持了人体各脏腑组织器官的功能活动。即所谓“气为血之帅，血为气之母”。在病理上，心肺之间也常相互影响，

若肺气虚或肺失宣肃时，可导致心血运行失常、心血瘀阻，出现胸闷疼痛、唇舌青紫等；若心气虚或心阳不振，血脉瘀阻时，也会影响肺的宣肃，出现咳嗽、气喘、胸闷等。

2. 心与脾　心与脾之间的生理关系，主要表现在血液的生成和运行方面。心主血，脾统血生血。心血赖脾气健运以化生，而脾气的运化功能又赖心血的滋养和心阳的温煦。脾气健运则化生血液之源旺盛，而心血自能充盈。心阳温运脾土，心主神志，调节脾的运化，有利于气血生成，心与脾在血液生成方面相辅相成。血液之所以能正常运行于经脉之中，既赖心气的推动，又需脾气的统摄，使血行脉中而不溢出脉外。心脾配合，维持正常血运。在病理上，若思虑过度，不仅暗耗心血，而且影响脾的运化功能；若脾气虚弱，化源不足，或脾不统血，血液妄行，可致心血不足；若心血亏虚，无以滋养于脾，又可致脾气不足。最终均可导致心脾两虚，出现腹胀便溏、食少肢倦、心悸失眠、面色无华等。

3. 心与肝　心与肝之间的生理关系，主要表现在血液和精神情志方面。心主血，推动全身血液运行；肝藏血，贮藏血液及调节血量。心肝相互配合，维持血液的正常运行。全身血液充盈，则肝有所藏，心有所主。心主血，肝主疏泄，肝的疏泄正常，血液运行通畅，有助于心血运行；而心血充足，肝血亦旺，肝得阴血濡养，疏泄方能正常。心主神志，精神之所舍；肝主疏泄，调畅精神情志。人的精神活动虽由心所主，但与肝的疏泄密切相关，只有在肝的疏泄功能正常，气机调畅的情况下，气血平和，心情舒畅，精神情志活动才能正常。血液是神志活动的物质基础，心肝又都赖血液的滋养。故心与肝共同调节精神情志活动。在病理上，若心血虚可引起肝血虚，肝血虚可引起心血虚，最终形成心肝血虚，可见心悸、失眠、眩晕、两目干涩、肢体麻木等。心火可引动肝火，肝火亦可引发心火，最终形成心肝火旺，可见心烦失眠、哭笑无常、面红目赤、急躁易怒等。

4. 心与肾　心与肾之间的生理关系，主要表现在水火既济、精血互化、精神互用三个方面。心居于上，主火属阳；肾居于下，主水属阴。心火必须下降于肾，与肾阳共同温煦肾阴，使肾水不寒；肾水必须上济于心，与心阴共同涵养心阳，使心火不亢。心肾阴阳升降的动态平衡，维持着心肾功能的协调，这种关系称为“水火既济”“心肾相交”。心主血，肾藏精，精血之间相互资生、相互转化。心藏神，肾藏精，精能化气生神，神能驭精役气。在病理上，若心肾阴阳升降平衡失调，就会发生病理变化。若肾阴不足，不能上济于心，导致心火偏亢，称为“心肾不交”，可见心悸失眠、多梦健忘、耳鸣腰酸等。若心阳不振，不能下温于肾，而出现水寒不化、上凌于心，称为“水气凌心”，可见心悸、小便不利、水肿等。

5. 肺与脾　肺与脾之间的生理关系，主要表现为气的生成和水液代谢两个方面。肺司呼吸，吸入自然清气；脾主运化，化生水谷精气，两者结合生成宗气。宗气走息道司呼吸，贯心脉行气血。肺气有赖脾运化水谷精气以充养，脾运化的水谷精微则需肺气的宣降布散全身。肺主通调水道，脾主运化水液，两者分工合作，共同维持水液代谢。肺的宣发与肃降通调水道，有助于脾的运化水液；脾转输水液于肺，是肺通调水道的前提，也是肺中津液的来源。在病理上，若脾气不足，则肺失滋养；肺气不足，也会影响及脾，最终导致脾肺气虚，可见纳呆腹胀、大便溏泻、咳嗽气喘、容易感冒。另外，脾失健运，水湿停滞，聚湿成痰，阻滞于肺，则成痰饮，影响肺的宣发肃降，出现咳喘痰多等。故有“脾为生痰之源，肺为贮痰之器”的说法。

6. 肺与肝　肺与肝之间的生理关系，主要表现在气机升降和气血运行方面。肺居膈上，其气肃降，肝居膈下，其气升发，肝升肺降，升降相宜，维持人体气机的升降运动。肝藏血，调节全身血液；肺主气，调节一身之气。气血运行，虽以心为动力，而肝和肺也参与人体的血液循行。在病理上，常见肝火犯肺，肝气升发太过，或肺气肃降不及，气火上逆，出现胸胁疼痛、咳喘上气，甚则咯血。五行学说称为“木火刑金”。

7. 肺与肾　肺与肾之间的生理关系，主要表现在呼吸运动、水液代谢和阴液相互滋生方面。肺司呼吸，肾主纳气。肺的呼吸功能需要肾的纳气功能协助。肾气充盛，吸入之气才能经肺之肃降下纳于肾。故有“肺为气之主，肾为气之根”之说。肾主水，肺为水之上源。肺的宣发肃降和通调水道，有赖于肾的蒸腾气化；肾主水的功能，有赖于肺的宣发肃降和通调水道。肾阳气化，升清降浊；肺宣发肃降，通调水道。两者相互配合，共同维持水液代谢的协调平衡。所以有“其本在肾，其标在肺”。肺肾两脏的阴液相互滋生，肺属金，肾属水，金能生水，肺阴充足，输精于肾，使肾阴充盛；水能润金，肾阴为一身阴液之根本，肾阴充足，循经上润于肺，保证肺气清宁，宣降正常。在病理上，常见肺肾同病。若肾气虚衰，摄纳无权，或肺气久虚，久病及肾，肾不纳气，皆可见呼多吸少，动则气喘；若肺失宣降，通调失

职，必累及于肾，肾的气化失司，关门不利，均可出现尿少、水肿；肾失气化，必然影响肺气肃降，可见喘促、咳逆不得平卧。肾阴虚亏不能滋养肺阴，可见干咳少痰，痰中带血，潮热盗汗，腰膝酸软。

8. 肝与脾　肝与脾之间的生理关系，主要表现在疏泄与运化的相互为用，藏血与统血的相互协调方面。肝主疏泄，调畅气机，协调脾胃升降，促进脾胃纳运。脾气健运，气血化生有源，肝体得以滋养，有利肝主疏泄。血液循行，心所主持，但是需要肝、脾的配合。肝贮藏血液，调节血量，脾主运化，统摄血液，相互配合，使得生血有源，统血有权，肝有所藏，藏泻有度，维持血液的正常运行。在病理上，若肝失疏泄，横犯脾胃，引起肝脾不调或肝胃不和，可出现胁胀太息、食少纳呆、腹胀便溏等。若脾失健运，生血不足，或脾不统血，失血过多，都可导致肝血不足而形成肝脾两虚。

9. 脾与肾　脾与肾之间的生理关系，主要表现在先天和后天相互促进及水液代谢方面。肾为先天之本，脾为后天之本。脾主运化，化生精微，有赖肾阳的温煦；肾藏精，肾精有赖脾所运化的水谷精微的培育和充养。脾与肾之间存在着"先天温养后天，后天滋养先天"关系。肾主水液，肾阳气化，升清降浊；脾主运化水液，为水液代谢枢纽。脾主运化水液，须有肾阳温煦蒸腾气化；肾主水，又赖脾气的制约，两者协调配合，维持水液代谢的正常进行。在病理上，若肾阳不足，不能温煦脾阳，或脾阳久虚，进而损及肾阳，常见脾肾阳虚。肾阳虚不能温煦脾阳，运化不利，可见腰膝冷痛、形寒肢冷、纳呆便溏，甚或五更泄泻。脾虚不运或肾虚不化，均可导致水液代谢障碍，可见小便不利、水肿。

10. 肝与肾　肝与肾之间的生理关系，主要表现在精血阴液相互滋生转化及藏泄互用方面。肝肾同居下焦，肝藏血，肾藏精，精血相互资生转化。肝血有赖肾精化生，肾精也依赖肝血的滋养。精能生血，血能化精，精与血都化源于脾运化的水谷精微，故有"精血同源""肝肾同源"的说法。五行中肝属木，肾属水，"水能涵木"指的是肾阴能滋养肝阴，制约肝阳，使肝阳不亢。肝主疏泄，肾主封藏，相互为用，相反相成，其协调作用表现在女子经孕和男子排精方面。在病理上，肝肾常相互影响，同盛同衰。若肾精亏损，可致肝阴血不足；若肝阴血不足，亦可致肾精亏损。肝肾阴虚，可见眩晕、健忘、耳鸣、腰膝酸软。若阴不制阳，则可出现头痛、失眠、急躁易怒等。

（二）脏与腑之间的关系

脏与腑的关系，是脏腑阴阳表里配合关系。脏属阴，腑属阳，阴主里，阳主表，一脏一腑，一阴一阳，一里一表，相互配合，组成了心与小肠、肺与大肠、脾与胃、肝与胆、肾与膀胱的脏腑阴阳表里关系。

1. 心与小肠　心与小肠通过经络互为络属构成表里关系。生理上，心火下行温煦小肠，有助小肠的化物功能。小肠泌别清浊，经脾转输，精微归心。病理上心火炽盛，移热小肠，则可见小便短赤涩痛。若小肠有热，亦会循经上犯于心，可出现心烦舌红、口舌生疮等。

2. 肺与大肠　肺与大肠通过经络互为络属构成表里关系。生理上肺气下降，气机调畅，津液得以布散，促进大肠传导。而大肠传导正常，亦有利肺气肃降。病理上肺失肃降，气不下行，津不下达，可致肠燥便秘。若大肠实热，传导失常，腑气不通，亦可影响肺气宣降，出现咳喘、胸闷等。

3. 脾与胃　脾与胃通过经络互为络属构成表里关系。生理上胃主受纳，脾主运化。脾气主升，水谷精微得以上输；胃气主降，水谷糟粕得以下行。脾喜燥恶湿而胃喜润恶燥，以各自的特点完成各自的功能。脾胃纳运协调，升降相因，燥湿相济，共同完成饮食物的消化、吸收、传输、散精的生理过程，化生气血津液以营养全身。病理上脾失健运，可致胃失和降，出现恶心、呕吐；若胃失和降，也可致脾不升清，出现腹胀、泄泻。

4. 肝与胆　肝与胆通过经络互为属络构成表里关系。生理上肝气化生胆汁贮存于胆，胆汁排泄依赖肝气疏泄的调节。病理上若是肝失疏泄，则胆汁分泌和排泄异常，可出现胁肋胀痛、纳呆呕吐，或见黄疸。若是结石等因素使胆汁排泄不畅，也会影响肝的疏泄功能。此外，肝主谋虑，胆主决断，在主情志方面密切相关。

5. 肾与膀胱　肾与膀胱通过经络互为络属构成表里关系。生理上肾主水液代谢，膀胱主贮尿排尿。膀胱的气化功能有赖肾阳气化功能的推动和调节。肾气固摄有权，膀胱开合有度，则贮尿正常，排泄顺畅。病理上，肾阳虚衰，膀胱气化不利，可见尿少尿闭等；肾气不固，膀胱失约，则可见尿频、遗尿、尿失禁。

（三）腑与腑之间的关系

六腑之间的关系，主要体现在饮食物的消化、吸收和排泄过程中的相互联系和密切配合。饮食入胃，经胃的受纳和腐熟，下传小肠。胆排泄胆汁进入小肠以助消化。小肠泌别清浊，清者为水谷精微和津液，经脾的运化和转输，以营养全身；浊者为多余的水液和食物的残渣，水液经肾的气化，一部分渗入膀胱，形成尿液，再经肾和膀胱的气化，排出体外。食物的残渣下传大肠，经大肠吸收水液并向下传导，形成粪便，排出体外。饮食物的消化吸收和排泄过程中，还依赖三焦的气化推动。六腑传化水谷，需要不断受纳、消化、传导和排泄，虚实更替，宜通宜降而不宜滞。故有"六腑以通为用"，"六腑以通为补"之说。

六腑之间在病理上亦是相互影响，胃有实热，消灼津液，则可致腑气不通、大便秘结。反之，大肠传导失司，大便不通，会导致胃失和降、胃气上逆，出现恶心、呕吐。肝失疏泄，胆火炽盛，常可犯胃，胃失和降，呕吐苦水；胆汁外溢，浸渍肌肤，发为黄疸。

知识拓展

"藏象"二字，首见于《素问·六节藏象论》。中医藏象学说是在阴阳五行思想指导下以五脏为中心的五大系统，自始至终强调以五脏为中心，配合六腑，联系肢体官窍等组织器官，并且与人的精神情志密切相关的整体观。中医藏象学说中的一个脏腑的生理功能，包含现代解剖生理学中几个脏器的生理功能；而现代解剖生理学中一个脏器的生理功能，又可分散在藏象学说的几个脏腑的生理功能之中。藏象学说中的脏腑，不单纯是一个解剖学概念，更重要的是包含解剖、生理、病理学的综合性概念，此为中医学重要的思维模式。

第六节　情志学说

情志学说早在《黄帝内经》中对此有精辟的论述，经历代医家不断发展完善，形成了独具特色的理论体系。它形成了一套病因、病机、诊断、治疗与养生的系统体系，并一直有效地指导着临床实践。

一、情志的基本概念

情志是指人的精神意识对外界事物的反应，包括喜、怒、忧、思、悲、恐、惊等七种情志活动，简称七情。七情与人体脏腑功能活动有密切的关系。七情分属于五脏，以怒、喜、思、悲、恐为代表，又称五志。

情志是人对客观事物的不同反映，在正常的活动范围内，一般不会使人致病。只有突然强烈或长期持久的情志刺激，超过人体本身的正常生理活动范围，使人体气机紊乱，脏腑阴阳气血失调，才会导致疾病的发生。

运用情志学说治疗疾病的方法古时称为"祝由"。《素问·移精变气论》"往古人居禽兽之间，动作以避寒，阴居以避暑，内无眷慕之累，外无伸宦之形，此恬澹之世，邪不能深入也。故毒药不能治其内，针石不能治其外，故可移精祝由而已"。"祝由"就是通过分析病因以调理情志治疗疾病的方法。

二、情志与脏腑的关系

情志活动与脏腑有密切关系。心主喜（惊），过喜（惊）则伤心；肝主怒，过怒则伤肝；脾主思，过思则伤脾；肺主悲（忧），过悲（忧）则伤肺；肾主恐，过恐则伤肾。脏腑病变可出现相应的情绪反应，而情绪反应过度又可损相关之脏腑。

三、情志学说在中医学中的应用

（一）情志疗法的原则

1. 因人制宜　指在治疗病人过程中要注意因其个体差异而制订相应的治疗措施。

《素问·徵四失论》曰："不适贫富贵贱之居，坐之薄厚，形之寒温，不适饮食之宜，不别人之勇怯，不知比类，足以自乱，不足以自明，此治之三失也"。《灵枢·寿夭刚柔》曰："人之生也，有刚有柔，有弱有

强，有短有长，有阴有阳。”不同的个体在禀赋寿夭、生理发育、生活方式、情志心理、发病及预后等方面各有不同。《灵枢·五变》曰：“肉不坚，腠理疏，则善病风”，“五脏皆柔弱者，善病消瘅”“小骨弱肉者，善病寒热”“粗理而肉不坚者，善病痹”“皮肤薄而不泽，肉不坚而淖泽，如此则肠胃恶，恶则邪气留止，积聚乃伤脾胃之间，寒温不次，邪气稍至。蓄积留止，大聚乃起。”因此，在治疗病人过程中，综合考虑其性别、年龄、职业、体质等因素，详辨禀赋之强弱、气血之盛衰、体质之肥瘦寒温，能更加全面精确地掌握疾病和人体的特征，施以个性化的治疗。

2. 形神兼顾　指在治疗病人过程中要注意其情志与形体的关系。形与神是生命活动整体不可分割的两个方面。《素问·上古天真论》曰：“故能形与神俱，而尽终其天年，度百岁乃去”，“独立守神，肌肉若一，故能寿蔽天地，无有终时”。《素问·口问》曰：“悲哀愁忧则心动，心动则五脏六腑皆摇。”养形安神，形健则神旺。明医学家张景岳《类经》曰：“形者神之体，神者形之用；无神则形不可活，无形则神无以生”，“故欲养神者，不可不谨养其形。”形与神，两者相辅相成，不可分离，形健神旺是正气充沛、身体健康的标志。

（二）情志治疗的方法

1. 言语开导法　是指在治疗病人过程中用语言对其进行说服、解释、鼓励、劝告，使其摆脱或减轻心理负担，因而使病情得到改善的方法。《灵枢·师传》曰：“人之情，莫不恶死而乐生，告之以其败，语之以其善，导之以其所便，开之以其所苦，虽有无道之人，恶有不听者乎？”惧怕死亡，而希望生存是人之常情。“告之以其败”，指出疾病的危害，引起病人对疾病的注意，使病人对疾病有一个正确的认识；“语之以其善”，告诉病人要与医护人员好好配合，只要治疗及时，措施方法得当，是可以缓解、治愈、康复的，要增强自我战胜疾病的信心；“导之以其便”，劝导、启发病人安心调养，并指出具体治疗的方式或方法；“开之以其苦”，解除病人畏难情绪以及恐惧和消极的心理。

2. 清心静神法　是指在治疗病人过程中通过消除其不良情志和心神活动以达到治疗的目的。《素问·上古天真论》曰：“虚邪贼风，避之有时；恬淡虚无，真气从之，精神内守，病安从来？”《素问·生气通天论》曰：“清静则肉腠闭拒，虽有大风苛毒，弗之能害。”即从内外两个方面揭示了清心静神的重要原则。对外，顺应自然变化和避免邪气的侵袭；对内，谨守虚无，心神宁静，这样外御内守，真气从之，邪不能害。可见，“恬淡虚无”之要旨是保持静养，思想清静，畅达情志，使精气神内守而不散失，人体形神合一，有利于防病去疾，促进健康。《素问·病机气宜保命集》曰：“神太用则劳，其藏在心，静以养之”。所谓“静以养之”，主要是指静神不思、养而不用，既便用神，也要防止用神太过而言。《素问·痹论》曰：“静则神藏，躁则消亡”，静则百虑不思，神不过用。反之，神气的过用、躁动往往容易耗伤气血，会使身体健康受到影响。所以，《素问·上古天真论》曰：“精神内守，病安从来”，强调了清静养神的护理意义。《素问·上古天真论》曰：“是以志闲而少欲，心安而不惧，形劳而不倦，气从以顺，各从其欲，皆得所愿……所以能年皆度百岁而动作不衰。”私心太重，嗜欲不止，欲望太高太多，达不到目的，就会产生忧郁、幻想、失望、悲伤、苦闷等不良情绪，从而扰乱清静之神，使心神处于无休止的混乱之中，导致气机紊乱而发病。如果能减少私心、欲望，从实际情况出发，节制对私欲和对名利的奢望，则可减轻不必要的思想负担，使人变得心地坦然，心情舒畅，从而促进身心健康。

3. 移情易性法　是指在治疗病人过程中使其情绪转移和改易心志以达到治疗的目的。移情，指排遣情思，使思想焦点转移他处，在治疗过程中中，主要是指将病人注意力，从疾病转移到其他方面；易性，指改易心志，包括改变病人的某些不良情绪、习惯或错误认识，使其能恢复正常心态或习惯，以利于疾病的治疗。《素问·移精变气论》曰：“黄帝问曰：余闻古之治病，惟其移精变气，可祝由而已……毒药不能治其内，针石不能治其外，故可移精祝由而已。”移情的方法很多，应根据不同病人的心理特点、局部环境和条件等采取不同的措施，唐医学家孙思邈《备急千金要方》曰：“弹琴瑟，调心神，和性情，节嗜欲”。琴棋书画具有影响人的情感、转移情志、陶冶性情的作用，故应在烦闷不安、情绪不佳时，听一听音乐，欣赏一下戏剧，使苦闷顿消，精神振奋。患者可根据各自不同的兴趣和爱好，分别从事自己喜欢的活动，如书法、绘画等，用这些方法排解愁绪，寄托情怀，舒畅气机，颐养心神，有益于身体健康。

移情易性的具体办法很多，可根据不同的疾患、不同的心理状态和不同的环境条件，采取不同的措施，灵活加以运用。具体可以分为三类：一是鼓励患者投身到健康的消遣活动中去，来转移当事者的思虑目标；二是帮助患者放弃或调整原先的生活目标和行为方式，以改变其不良习性；三是建议改

变工作或生活环境，使患者脱离原来的不良刺激。

4. 情志相胜法 是指在治疗病人过程中用一种情志抑制另一种情志的方法以达到治疗的目的。又称以情胜情法、五志相胜法、情态相胜法等。《素问·阴阳应象大论》曰："人有五脏化五气，以生喜怒悲忧恐"。怒归肝属木、喜归心属火、思归脾属土、悲归肺属金、恐归肾属水。情志生于五脏，五脏分属五行，故五志之间相生相克的关系就和五行一样，五志失衡则病，五志平衡则和。五脏之病，可运用五志之间的相生相克进行治疗。《素问·举痛论》曰："百病生于气也，怒则气上，喜则气缓……思则气结……悲则气消……恐则气下"。由于五志和五脏相对应，五志的变化将引发五脏的变化，进而导致疾病的产生。《素问·阴阳应象大论》曰："怒伤肝，悲胜怒"，"喜伤心，恐胜喜"，"思伤脾，怒胜思"，"忧伤肺，喜胜忧"，"恐伤肾，思胜恐"。五志相胜疗法能够通过五种情志之间的相生相克规律，达到五志平和，协调气机和脏腑而治愈疾病的目的。

(1)悲胜怒法：悲归肺属金，怒归肝属木。怒伤于肝者，以悲胜之。怒伤肝，因怒而伤及肝之疏泄功能，导致体内气逆上窜，多表现为狂躁冲动等肝阳上亢症状。"悲则气消"正好对应"怒则气上"，金医学家张子和《儒门事亲》曰："悲可治怒，以恻怆苦楚之言感之。"则以诱导病人产生悲伤情绪，用压抑的情绪抵消激怒的情绪，有效地控制或缓解因愤怒而导致的病证。

(2)恐胜喜法：恐归肾属水，喜归心属火。喜伤于心者，以恐胜之。喜伤心，肺金受邪。心藏神，若因喜太过伤及心，则神不守舍，心身涣散，多表现为神情恍惚、嬉笑不休、健忘等症状。恐则气下则有泻心火之作用。恐为肾志，喜为心志，水能制火，这就是所谓的水火既济之道。以金代医学家张子和《儒门事亲》曰："恐可以治喜，迫遽死亡之言怖之"方法，令病人产生恐惧心理，有效地控制或缓解因过喜而导致的病证。

(3)怒胜思法：怒归肝属木，思归脾属土。思伤于脾者，以怒胜之。思伤脾，肾水受邪。过思则气结，伤及脾的运化功能，导致脾失健运，多表现为不思饮食、胸膈满闷、神情倦怠等症状。怒则气上，肝志为怒，主疏泄，可有助于宣散气结。金医学家张子和《儒门事亲》曰："怒可以治思，污辱欺罔之言触之"激起病人盛怒情绪，疏通郁思气结，有效地控制或缓解因过怒而导致的病证。

(4)喜胜悲法：喜归心属火，悲归肺属金。悲伤于肺者，以喜胜之。悲伤肺，肝木受邪。过悲则气消，导致肺气耗散，多表现为少气懒言、意志消沉、食少气短等症状。金医学家张子和《儒门事亲》曰："喜可以治悲，以谑浪亵狎之言娱之"的方式，使病人喜笑颜开，气和志达，精神重新振作，有效地控制或缓解因过悲而导致的病证。

(5)思胜恐法：恐归肾属水，思归脾属土。恐伤于肾者，以思胜之。恐伤肾，恐则气并与肾，心火受邪。过恐则气下，若长时间受到惊吓、恐惧的情志刺激，则可能造成脏腑受损，多表现为坐立不安、二便失禁、遗精滑泄、心神不宁等。金医学家张子和《儒门事亲》曰："思可以治恐，以虑彼志此之言夺之"的方法，引导病人对有关事物进行思考，以制约其恐惧心理，有效地控制或缓解因过恐而导致的病证。

知识拓展

情志即七情，喜、怒、忧、思、悲、恐、惊，是人的精神、意识对外界事物的反应。作为病因是指这些活动过于强烈、持久或失调，引起脏腑气血功能失调而致病。《素问·举痛论》曰："怒则气上，喜则气缓，悲则气消，恐则气下……惊则气乱……思则气结"。又包括某些内脏病变而继发的病态情态活动。《素问·宣明五气》曰："精气并于心则喜，并于肺则悲，并于肝则忧，并于脾则畏，并于肾则恐，是为五并，虚而相并者也。"《素问·调经论》曰："血有余则怒，不足则恐"。《灵枢·本神》曰："肝气虚则恐，实则怒"。《素问·阴阳应象大论》曰："怒伤肝、喜伤心、思伤脾、忧伤肺、恐伤肾"的记载。

第七节 体质学说

中医学在几千年的发展过程中，积累了丰富的医学体质学的知识。早在《黄帝内经》中，对体质

的形成、分类以及体质与病机、诊断、治疗、预防的关系就有极为详细的论述。其后，历代医家又进一步丰富和发展了体质学的理论，形成了中医学的体质学说，并对养生防病和辨证论治起着重要的指导作用。

一、体质的基本概念

体质，又称禀赋、禀质、气禀、形质、气质等，即人体的质量。是指人体在先天遗传和后天获得的基础上所形成的形体和功能相对稳定的固有特性。包括在生长、发育过程中所形成的与自然、社会环境相适应的人体形态结构、生理功能和心理因素综合相对稳定的固有特征。

二、体质与发病

中医学十分注重内因在发病学上的主导地位，认为外邪侵袭着人体，但是否发病，在很大程度上取决于体质。《灵枢·论勇》曰："有人于此，并行并立，其年之少长等也，衣之厚薄均也，卒然遇烈风暴雨，或病或不病，或皆病，或皆不病。其故何也？"又如《灵枢·五变》曰："人之有常病也，亦因骨节皮肤腠理之不坚固者；邪之所舍也，故常为病也。"《灵枢·百病始生》说："风雨寒热，不得虚邪不能独伤人，卒然逢疾风暴雨，而不病者，盖无虚，故邪不能独伤人，此必因虚邪之风，与其身形，两虚相得，乃客其形。"进一步指出了单纯的风雨寒暑六淫之邪乘人身正气之虚，方能侵入机体引起疾病，即"邪之所凑，其气必虚"之谓。

三、体质的特点

（一）儿童体质特点

儿童是指出生至18岁年龄段的人群。

《灵枢·逆顺肥瘦》指出："婴儿者，其肉脆血少气弱"，《温病条辨》曰："小儿稚阳未充，稚阴未长者也"。概括了小儿脏腑娇嫩、形气未充的体质特点，同时也说明了其发育阶段中的体质特点。稚阴稚阳就是说小孩体内精、血、津液及脏腑、筋骨、脑髓、血脉、肌肤等有形之质尚未发育成熟（稚阴），脏腑的各项生理功能尚未完善（稚阳），仍处于生长发育的动态过程中。所以《诸病源候论》曰："小儿脏腑之气软弱。"《小儿药证直诀》曰："小儿五脏六腑成而未全……全而未壮。"《育婴家秘》言："小儿气血未充，肠胃脆弱……神气怯弱。"儿童的体质特点即为脏腑娇嫩、形气未充。

1. 脏腑娇嫩，形气未充　形指形体结构，如四肢百骸、筋肉骨骼、精血津液等；气指生理功能活动，如肺气、脾气、肾气等。从脏腑娇嫩的具体内容来看，五脏六腑的形与气皆属不足，其中尤以肺、脾、肾三脏尤为突出，而心、肝二脏相对有余。《育婴家秘·五脏证治总论》中提出："五脏之中肝有余，脾常不足，肾常虚。""人皆曰肝常有余，脾常不足，予亦曰心常有余，肺常不足，所谓有余不足，非经云虚实之谓。"

2. 发病容易，传变迅速　小儿脏腑娇嫩，形气未充，对邪气的抵抗力较差，加之寒暖不能自调，乳食不知自节，一旦调护失宜，则外易为六淫所侵，内易为饮食所伤，故临床上以外感时邪和肺、脾二脏的病证最为多见。小儿"肺常不足"，卫外不固，对外界的适应能力较差，寒暖不能自调，六淫之邪不论从口鼻而入，或由皮毛侵袭，均能影响肺之宣肃功能，而出现肺系疾病，如感冒、咳嗽、喘等。《育婴家秘·五脏证治总论》指出："天地之寒热伤人也，感则肺先受之。"

小儿"脾常不足"，消化能力薄弱，稍有乳食不节、喂养不当、饥饱不适，便易损伤脾胃而患病，如呕吐、泄泻、厌食、积滞、疳证等，严重者可影响小儿生长发育。《育婴家秘·五脏证治总论》言："水谷之寒热伤人也，感则脾先受之。"

传变迅速表现在小儿疾病的寒热虚实容易相互转化或同时并见。《小儿药证直诀》明确指出："脏腑柔弱，易虚易实，易寒易热。""易虚易实"指小儿一旦患病，则正气易虚而邪气易实，所谓"邪气盛则实，精气夺则虚。"实证可以迅速转化为虚证，或者转为虚实夹杂；虚证亦可兼见实象，出现错综复杂的证候。"易寒易热"是指小儿在疾病过程中，由于"稚阳未充"，阳气易损而出现阴寒之证，所谓"阴胜则寒"；又由于"稚阴未长"，阴液易劫而表现为热的证候，所谓"阳胜则热"。

3. 脾常不足，顾护脾胃　小儿患病后容易殃及脾胃，损伤脾阳，出现脾失健运而见纳差、便溏等证

候；另一方面，饮食不当，如生冷、肥腻、不洁之品易伤脾阳而致病。如小儿患外感常并见脾胃病，治疗既要疏解外邪，又要运脾消食，外邪一去，治应在脾。脾阳之健运赖肾阳之温煦，久病脾虚患儿，往往肾阳亦虚，治宜壮肾健脾。肾病日久，亦可损及脾阳，治疗也应温补脾肾。

4. 肝常有余，提防肝风　小儿肝常有余，外感热病，容易扰动肝风，引起抽搐。临床上对发热患儿，要密切观察病情，一旦出现抽搐，立即处理；在治疗中适当选加平肝、疏风、镇痉药物，防患于未然。

5. 用药宜轻，谨防过度　在治疗小儿疾病中，用药过于苦寒，容易损伤阳气；过于辛烈，易于伤阴。若为热性病，邪去七八，药宜减量，并予甘淡清络之品清解余热，以防过用苦寒，损伤阳气。热性病尤易伤阴伤气，在治疗中，要配合养阴益气，提防热去而气阴大伤。若脾虚而寒湿滞中，使用辛燥之品务必中病即止。

（二）成年体质特点

成年是指18~60岁年龄段的人群。《素问·上古天真论》女子“五七，阳明脉衰，面始焦，发始堕。六七，三阳脉衰于上，面皆焦，发始白”，男子“五八，肾气衰，发堕齿槁。六八，阳气衰竭于上，面焦，发鬓斑白”，指出了女子从35岁开始，男子从40岁开始，机体表现出多方面开始衰退的现象，提示了中年时期进行调理养生的必要性。

1. 阴气自半，起居衰退　中年是人体由盛而衰的转折时期，因而历来很注重中年养生。《素问·阴阳应象大论》曰：“年四十而阴气自半也，起居衰矣。”说明了成年人的体质特点即是阴气自半，起居衰退。《灵枢·天年》云：“人生……三十岁，五脏大定，肌肉坚固，血脉盛满，故好步；四十岁，五脏六腑十二经脉，皆大盛以平定，腠理始疏，荣华颓落，发鬓斑白，平盛不摇，故好坐。五十岁，肝气始衰，肝叶始薄，胆汁始减，目始不明”。这段论述概括了中年人的生理、心理特点。中年是生命历程的转折点，生命活动开始由盛转衰。唐医学家孙思邈《备急千金要方》所谓“四十以上，即顿觉气力一时衰退；衰退既至，众病蜂起，久而不治，遂至不救”。

2. 中年左右，再振根基　明医学家张景岳《景岳全书》强调：“故人于中年左右，当大为修理一番，则再振根基，尚余强半”，说明中年的养生保健至关重要。并说“先天强厚者多寿，先天薄弱者多夭；后天培养者寿者更寿，后天斫削者夭者更夭。”即人的寿命长短，与先天禀赋的强弱和后天的培养关系密切。因为先天是个人所不能掌握的，因此，后天的养生之道便成为长寿的关键。如果在此期间加强摄养，“再振根基”，就可以为老年时期的健康奠定良好的基础。否则，则会加速衰老的到来。

（三）老年体质特点

老年是指60岁以上的人群。《素问·病机气宜保命集》曰：老年人“精耗血衰，血气凝泣”，“形体伤惫……百骸疏漏，风邪易乘”。《灵枢·天年》有“六十岁，心气始衰，苦忧悲，血气懈惰，故好卧；七十岁，脾气虚，皮肤枯；八十岁，肺气衰，魄离，故言善误……”的说法。即人到老年，其体质特点表现为脏腑衰惫，气血精神虚弱。

1. 慎养治形　慎养即是谨慎养护。明医学家张景岳《景岳全书》曰：“若以人之作用言，则先天之强者不可恃，恃则并失其强矣；后天之弱者当知慎，慎则人能胜天矣。所谓慎者，慎情志可以保心神，慎寒暑可以保肺气，慎酒色可以保肝肾，慎劳倦饮食可以保脾胃。”就是要时时处处养护元气，不要被七情六淫斫伤，要饮食有节，起居有常，不要妄于作劳，切忌恃强妄为。张景岳首倡“治形”论，谓：“吾之所赖者，惟形耳，无形则无吾矣。”他认为，人形有二，内形即神气，外形即躯体。因此，强调人生之首务当养其形，应不以情志伤其“内形”，毋使过劳伤其“外形”，指出“其形即败，其命可知。然则善养生者，可不先养此形以为神明之宅，善治病者，可不先治其形，以为兴复之基乎？”对于养形者，他引《庄子》中语句“毋劳尔形，毋摇尔精，乃可以长生”，以明养形以求长生。

2. 护养脾胃　明医学家张景岳曰：“脾胃为水谷之海，得时天之气也……人之自生至老，凡先天之有不足者，但得后天培养之力，则补天之功亦可居其强半，此脾胃之气所关人生者不小……是以养生家必当以脾胃为先”。饮食不节伤脾胃，劳倦也伤中，用药不慎也易损伤中焦脾胃，是要注意的。

（四）妇女体质特点

《灵枢·五音五味》在概括妇女体质特点时明确指出：“今妇人之生，有余于气，不足于血，以其数脱血也”，即认为妇女因为有经、孕、产、乳的生理特点，数脱于血，因而妇女的体质特点是气盛血虚。

妇女在解剖上有胞宫，在生理上有月经、胎孕、产育、哺乳等特点，其脏腑经络气血活动的某些方

面与男子有所不同。妇女又具有感情丰富、情不自制的心理特点,精血神气颇多耗损,极易患病早衰。唐代医学家孙思邈在《备急千金要方》中曰:"妇人之别有方者,以其始妊生产崩伤之异故也",又曰:"女人嗜欲多于丈夫,感病倍于男子,加以慈恋爱憎嫉妒忧恚……所以为病根深,疗之难瘥。"

1. 补肾滋肾 肾为先天之本,主藏精气,是人体生长、发育和生殖的根本。妇女发育到一定时期,肾气旺盛,天癸成熟,冲任通盛,才有月经和孕育的可能;若肾气不足,冲任亏损,就会发生经、带、胎、产、乳诸方面的疾病。治疗应注意补肾滋肾。

2. 疏肝养肝 肝藏血,主疏泄,性喜条达。又肝司血海,冲为血海。妇女若肝气平和,则经脉流畅,血海宁静,经、孕、产、乳正常。但由于妇女数伤于血,气分偏盛,情绪易于激动,每致肝失条达,疏泄无度,冲任不调,发生经、带、胎、产、乳诸病,治疗应以疏肝养肝为主。

3. 健脾和胃 脾胃为后天之本、气血生化之源。妇女脾胃健运,气血充盛,则血海满盈,经候如期,胎孕正常。若脾胃失调,生化之源不足,影响冲任,就容易发生经、带、胎、产、乳各种疾病。其治疗原则应是健脾和胃、资其化源。

4. 调理气血 气血源于脏腑,运行于经络,是妇女经、孕、产、乳的物质基础。气为血之帅,血为气之母,两者是相互协调,相互为用的。妇女若气血调畅,则五脏安和,冲任通盛,经孕正常。然妇女以血为本,血随气行,由于经、孕、产、乳的关系,容易耗血伤气,导致气血失调,影响冲任,发生妇科疾病。气血失调,不但是妇产科疾病的成因,有时也是妇产科疾病的结果。

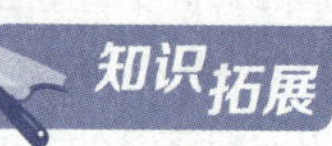

《灵枢·通天》中根据人体阴阳盛衰的多少,将体质分为5类,即"多阴而无阳"的"太阴之人","多阴少阳"的"少阴之人","多阳而少阴"的"太阳之人","多阳少阴"的"少阳之人"以及"阴阳之气和"的"阴阳和平之人"。《灵枢·阴阳二十五人》运用阴阳五行学说,根据人的皮肤颜色、形态特征、生理功能、行为习惯、心理特征、对环境的适应调节能力、对某些疾病的易罹性和倾向性等各方面的特征,划分出"木""火""土""金""水"5种基本体质类型。此外,还在五行属性分类的基础上,又与五音(角、徵、宫、商、羽)相结合,根据五音、阴阳属性以及手足三阳经的左右上下、气血多少的差异,将上述木、火、土、金、水五型中的每一类型再分为5个亚型,即成为"五五二十五"种体质类型,即"阴阳二十五人"。

第八节 运气学说

运气,即五运六气的简称。它是我国古时用来研究天时气候及天时气候对各种生物影响的。中医学在古代以阴阳五行学说为基础,研究四时气候变化、探讨气象运动规律,把自然气候与生物现象结合起来,把自然气候变化与人体发病规律及治疗结合起来,用来推测气候变化对人体生理病理可能产生的影响,并以此作为临床诊断和防治疾病时的一种参考。这一学术理论,反映了宇宙节律、自然界气象变化规律对人体健康、疾病的相关性,充分体现了中医理论体系中"天人相应"的整体观念。

一、运气的基本概念

运气,是五运六气的简称。

五运六气,是由"五运"和"六气"两部分组成的。五运,即木、火、土、金、水五行的运动。六气,即风、寒、暑、湿、燥、火六种气候的变化。因为暑和火性质相同,所以运气学说中的六气是指风、君火、相火、湿、燥、寒。五运,五行学说术语,即土运、金运、水运、木运、火运的合称。木、火、土、金、水在地为五行;五行之气运化在天,称为五运。五行学说中的研究气象运行的规律,就是"五运"。用木、火、土、金、水五行来说明一年五个季节的基本性质,这就是名为五运的基本意义所在。

运气学说认为，每一年都有自己的气象特点，与其他各年不同。这种年度之间的气候差异，是由五运和六气的交互作用所产生，从而构成了一个六十年的循环周期。正常情况下，人体能按照运气规律加以调节，与气象类型同步相适应。如果不适应气候的异常变化，人体就会发生与气候变化特点相关的流行病。

二、运气学说的基本内容

（一）干支甲子

1. 干支　干支是天干地支的简称。天干又称十天干，即甲、乙、丙、丁、戊、己、庚、辛、壬、癸。地支又称十二地支，即子、丑、寅、卯、辰、巳、午、未、申、酉、戌、亥。最早天干是用来纪日的，地支是用来纪月的。干支若从阴阳属性来划分，天干属于阳，地支属于阴。据阴阳之中还可以分阴阳，则天干中还可分阴阳，地支中还可分阴阳。天干地支排列中奇数的为阳，偶数的为阴，即天干中甲、丙、戊、庚、壬为阳；乙、丁、己、辛、癸为阴；地支中子、寅、辰、午、申、戌为阳；丑、卯、巳、未、酉、亥为阴（表 3-5）。

表 3-5　天干、地支阴阳属性

天干	阳	甲	丙	戊	庚	壬	
	阴	乙	丁	己	辛	癸	
地支	阳	子	寅	辰	午	申	戌
	阴	丑	卯	巳	未	酉	亥

干支若从五行来划分，则可按两种方法，一是可以根据五时、五方关系来确定其五行属性（表 3-6），二是可以根据常年气候运动规律来确定其五行属性（表 3-7）。

表 3-6　干支五方五行分属表

五方	五时	五行	月份	天干	地支
东	春	木	一月、二月	甲、乙	寅、卯
南	夏	火	四月、五月	丙、丁	巳、午
中	长夏	土	三月、六月、九月、十二月	戊、己	辰、未 戌、丑
西	秋	金	七月、八月	庚、辛	申、酉
北	冬	水	十月、十一月	壬、癸	亥、子

表 3-7　天干纪运、地支纪气表

五行	天干	地支
土	甲、己	丑、未
金	乙、庚	卯、酉
水	丙、辛	辰、戌
木	丁、壬	巳、亥
火	戊、癸	子、寅、午、申

2. 甲子　甲子就是十天干与十二地支的配合运用。天干在上，地支在下，按照干支原有的顺序依次组合相配，五阳干与六阳支相配，五阴干与六阴支相配，即天干中甲、丙、戊、庚、壬与地支中子、寅、辰、午、申、戌相配；天干中乙、丁、己、辛、癸与地支中丑、卯、巳、未、酉、亥相配，最终就形成六十个干支组合，也就是一个甲子（表 3-8）。甲子古时用来纪年、纪月、纪日、纪时，也用于推算四时节气。

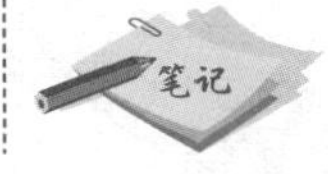

表 3-8 甲子周期表

天干	甲	乙	丙	丁	戊	己	庚	辛	壬	癸
地支	子	丑	寅	卯	辰	巳	午	未	申	酉
天干	甲	乙	丙	丁	戊	己	庚	辛	壬	癸
地支	戌	亥	子	丑	寅	卯	辰	巳	午	未
天干	甲	乙	丙	丁	戊	己	庚	辛	壬	癸
地支	申	酉	戌	亥	子	丑	寅	卯	辰	巳
天干	甲	乙	丙	丁	戊	己	庚	辛	壬	癸
地支	午	未	申	酉	戌	亥	子	丑	寅	卯
天干	甲	乙	丙	丁	戊	己	庚	辛	壬	癸
地支	辰	巳	午	未	申	酉	戌	亥	子	丑
天干	甲	乙	丙	丁	戊	己	庚	辛	壬	癸
地支	寅	卯	辰	巳	午	未	申	酉	戌	亥

(二) 五运

五运是指木、火、土、金、水五行之气在天地阴阳中的运行和变化，也是木运、火运、土运、金运、水运的简称。它代表了不同年份、不同节令的气候特征，五运分为岁运、主运、客运。

1. 岁运　岁运是反映全年的气候特征、物化特征及发病规律，它是统管一年的五运之气，也称中运、大运。天气在上，地气在下，天与地之间的气流不断地上升下降，而岁运居于其中，随着气流的运动而先行升降，所以岁运也称中运。《素问·六元正纪大论》曰："天气不足，地气随之；地气不足，天气随之，运居其中而常先也。"古人在对天体运动变化的观察中形成了五气经天理论，再将五行配以天干，最终形成"十干化运"，而岁运在此基础上就可根据当年的年干来确定，从而也就可推测出当年的气候、物化及发病的特征规律。例如，"甲己之岁，土运统之"就是指甲年全年都是阳土之运统管。

2. 主运　主运是指五运之气分主于一年各个季节的岁气。主运全年分五步运行，按照五行相生的顺序依次是木运、火运、土运、金运、水运。每一运主七十三日零五刻，每年开始于木运，从大寒日计，岁岁如此。但主运五步也会有太过、不及的变化，可以用"五音建运""太少相生""五步推运"的方法来推算。终可得出一规律，即主运的太过、不及五年一循环，十年一周期，各年的主运相应步位之运的太过、不及与该年岁运的太过、不及是一致的。例如，丙年为阳水，岁运为太羽，那么它的主运就是太羽。

3. 客运　客运是主时之运，是与主运相对的。岁运统管一年，客运以每年的中运为初运，沿着五行相生的顺序，分为五步运行，每步仍是七十三日零五刻，但与主运不同的是主运年年始于春角，终于冬羽，万年不变，而客运随着岁运变化，必须以本年的中运为初运，循五行次序，太少相生，十年之内，年年不同，周而复始。例如，甲己年属土运，逢甲年便以太宫阳土为初运，二运为少商，三运为太羽，四运为少角，终运为太徵。而逢己年便以少宫阴土为初运，二运为太商，三运为少羽，四运为太角，终运为少徵。

(三) 六气

六气是指风、寒、暑、湿、燥、火六种不同的气化，是由阴阳五行四时节气的变化而产生的。六气是气候变化的本源，三阴三阳是六气产生的标象，故而标本结合就形成风化厥阴、热化少阴、湿化太阴、火化少阳、燥化阳明、寒化太阳。六气分为主气、客气、客主加临三个类型。

1. 十二支化气　干支运用于运气学说之中主要是天干配五运，地支配六气，正所谓："天干纪运，地支纪气"，地支配六气再配三阴三阳(表 3-9)。

2. 主气　主气也称地气，是指六气分别主于二十四节气，显示一年季节的变化。一年分为六步，每步主于四个节气，按照五行相生顺序运行，从厥阴风水开始，终了于太阳寒水，经年如此。例如，初气之时阳气升发，是春季的开始，包括大寒、立春、雨水、惊蛰；二气之时阳气渐旺，是夏季的开始，包括春分、清明、谷雨、立夏；三气之时暑气流行，包括小满、芒种、夏至、小暑；四气之时湿气最胜，包括大暑、立秋、处暑、白露；五气之时燥气最旺，包括秋分、寒露、霜降、立冬；六气之时寒气最隆，包括小雪、

大雪、冬至、小寒(表 3-10)。

表 3-9 地支配六气表

地支	三阴三阳	六气
子午	少阴	君火
丑未	太阴	湿土
寅申	少阳	相火
卯酉	阳明	燥金
辰戌	太阳	寒水
巳亥	厥阴	风木

表 3-10 六气主时节表

初之气	二之气	三之气	四之气	五之气	终之气
厥阴风木	少阴君火	少阳相火	太阴湿土	阳明燥金	太阳寒水
大寒、立春、雨水、惊蛰	春分、清明、谷雨、立夏	小满、芒种、夏至、小暑	大暑、立秋、处暑、白露	秋分、寒露、霜降、立冬	小雪、大雪、冬至、小寒

3. 客气 客气属于天气,运行于天,运动不息,犹如客来客往,故称“客气”。客气也分六步,即司天之气、在泉之气、上下左右四步间气。客气运行先三阴后三阳,顺序是一厥阴、二少阴、三太阴、四少阳、五阳明、六太阳。司天之气主上半年(即大寒至小暑)的气候变化,是当令气候;在泉之气是主下半年(即大暑至小寒)的气候变化,司天的左方是左间气,右方是右间气,在泉的左方是左间气,右方是右间气。司天之气在上对南方,在泉之气在下对北方,因此,司天之气称为天气,在泉之气称为地气。六气按照纪年的岁支顺序运转,六年一周期。司天之气从上向右转,下降于地;在泉之气下向左转,上升于天;左右旋转一周,回归原位。若客气司天出现胜复变化或是客气不迁正、不退位,这就表明气候变化出现异常情况。

在天的客气与在地的主气它们之间关系密切,相互影响,若每年轮值的客气加在固定的主气上就形成了客主加临,这样的结果就会形成两个结果,一是客气主气彼此相生则相得而安,若彼此相克则不相得而病。也就是说,客气主气彼此相生那么气候正常,人体不易生病;反之,彼此相克那么气候异常,人体易生病。二是“主胜逆,客胜从”,也就是主气是经常的,客气是短暂的,如果经常的主气胜制于短暂的客气,那么也是相得而安,不太容易引起人体疾病。

(四) 运气同化

主运客运,主气客气,在六十年的变化中相生相克、相互消长,还有二十多年的同化关系,也就是五运与六气在遇到彼此性质相同的情况下会产生同一性质的变化。例如,木同风化,火同暑热化,土同湿化,金同燥化,水同寒化。不过在运气里又有太过、不及、同天化、同地化的不同,故分为天符、岁符、同天符、同岁符、太乙天符五种类型。这五种类型都是用来说明五运与六气相会的年份,彼此虽然无胜复,但气象变化比较单一,容易造成一气偏胜,容易给人体及生物造成危害。

三、运气学说在中医学中的运用

运气学说可以说明气候变化对人体的影响,因而结合中医学,能对人体疾病规律有一定推断。

(一) 主运主气与发病规律

主运可以推测每年气候变化,主气可以推测每个季节气候变化,主运主气所主的时令季节气候变化规律与人体五脏六腑关系及疾病发生等规律大体相同。例如,每年大寒节至春分节,风气主令,气候由寒转温,是风病、肝病较多的季节;每年清明节至芒种节,火气主令,气候由温转热,是火病、心病较多的季节;每年夏至节至处暑节,湿气主令,雨多湿重,是湿病、脾病较多的季节;每年白露节至立冬节,燥气主令,气候凉爽干燥,是燥病、肺病较多的季节;每年立冬节至大寒节,寒气主令,气候最为寒

冷，是寒病、肾病较多的季节。

(二) 岁运太过不及与发病规律

岁运太过皆是阳干之年，这时气候变化规律是本运之气偏胜，易引发与之相通应的脏发病或是易引发与之相应的所胜之脏受制而病。例如，水运太过，肾病易发，邪害心火。

岁运不及皆是阴干之年，这时的气候变化规律是五运之气衰少，易导致岁运相应之脏发病，也易导致其所不胜之脏发病，还会引发因复气偏胜而产生相应的病症。例如，岁金不及，易致肺气不及则咳喘，又可引发心之病症，还可引发水气复气偏胜的腰酸水肿之肾病。

(三) 客运客气与发病规律

客运可以反映各个年度不同的五季的气候变化规律，从而得知气候对人体的影响。例如，客运主时是湿，则本季气候偏于雨多而湿，那必将影响于脾。

客气可以从司天之气和在泉之气推测各年气候变化，从而得知气候对人体的影响及疾病流行情况。例如，未丑之岁，太阴湿土司天，太阳水寒在泉，上半年湿气为胜气，则脾胃病变、湿病居多；下半年寒气为胜气，则肾病、膀胱病、寒病居多，水旺克火，故也可见心病。

(四) 运气学说与辨证论治

五运六气变化之极不外乎太过、不及，生化克制的规律无论是五运六气还是五脏六腑都是一样的，故而，在辨证论治中运用五运六气也未为不可，只是要通过阴阳五行来联系。例如，大暑之前的三气，客气厥阴风木，主气是少阳相火，木能生火，火能生土，对于火土两虚的病即心病、脾病就好，但对于肝实证不利，又因木火刑金，所以对肺病最为有害。

运 气 学 说

运气学说是《黄帝内经》理论体系的重要组成部分，《素问》七篇大论构建了运气学说完整的理论体系，它以带有浓厚数理哲学内涵的阴阳、五行、干支甲子等为工具，通过独特的运算方法总结一定周期内气候变化规律，再从气候与疾病相关的角度阐明疾病发生及发展变化，对中医临床辨证治疗常见病、流行病及传染病等有重要的指导意义。

运气学说主要由“五运”和“六气”组成，是运用阴阳、五运、六气等理论，并以天干、地支作为演绎工具符号，来推测气候变化、生物生化及其与疾病流行之间的关系。其基本内容包括干支甲子、五运、六气和运气同化等方面。主要见于《素问》的《六节藏象论》和《天元纪大论》《五运行大论》《六微旨大论》《气交变大论》《五常政大论》《六元正纪大论》《至真要大论》八篇大论之中。

(郑琼)

本章小结

中医学的主要学说在探索人体生命运动规律时，把古代的哲学理论和医学理论融为一体。它以气一元论、阴阳学说和五行学说作为哲学基础，阐释医学理论和医疗实际。

认为气、精、血、津液均是构成人体和维持人体生命活动的基本物质。藏于体内的内脏及其表现于外的生理病理现象及与之相关的自然界应象称为藏象。情志活动由脏腑精气应答外在环境因素的作用所产生，脏腑精气是情志活动产生的内在生理学基础。经络是指运行人体气血，联络脏腑形体官窍、沟通上下内外的通道。

体质学说以中医理论为指导，研究各种体质类型的生理、病理特点，并以此分析疾病的反应状态、病变的性质和发展趋向，指导预防和治疗。

运气学说在中医整体观念的指导下，以阴阳五行学说为基础，运用天干地支等符号作为演绎工具，来推论气候变化规律及其对人体健康和疾病的影响。

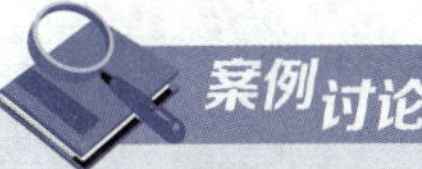

李某，女，40岁。该患者3d前与人争执后，胸胁胀闷，善太息，未经治疗，病情逐渐加重。就诊时症见胸胁、乳房、少腹胀闷窜痛，情志抑郁，咽部有异物感，吐之不出，咽之不下，经行腹痛，苔薄白，脉弦。

案例讨论

（王世勋）

扫一扫，测一测

思考题

1. 请分别简述气、阴阳、五行、藏象、七情、经络、体质、运气的概念。
2. 阴阳五行学说如何阐释人体的生理功能和病理变化？
3. 气、精、血、津液的概念及相互关系各是什么？
4. 藏象的基本概念及脏腑的主要功能、相互关系各是什么？
5. 不同人群的体质特点和调养原则各是什么？

笔记

第四章 病因、发病与病机

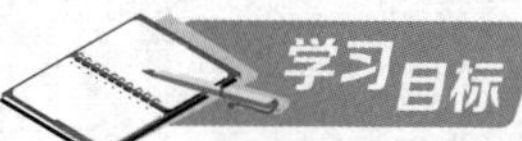

1. 掌握:病因病机的概念及发病的原理;六淫、七情的致病特点。
2. 熟悉:疠气、饮食失宜、劳逸失度、痰饮、瘀血的致病特点。
3. 了解:邪正盛衰、阴阳失调和气血津液失常的病机类型。
4. 能根据疾病的临床表现分析并寻求病因。
5. 具备对临床病证进行基本病机分析的基本技能。

病因,泛指一切能引起疾病的原因,又称致病因素、病邪。病因学说,是研究病因的性质、致病特点及其临床表现的学说。

疾病的发生,亦即发病,是由致病因素所引起的一种复杂而有一定表现形式的病理过程。发病学是研究疾病发生发展及转归的普遍规律和机制的科学。

病机,即疾病发生、发展与变化的机制。病机学说,即是研究和探讨疾病发生、发展、变化和结局的基本规律的学说。

第一节 病　因

病因,即破坏人体阴阳相对平衡状态而引起疾病的原因。导致疾病发生的原因多种多样,根据现代对病因的分类方法,结合致病因素与发病途径,可将病因分为外感病因、内伤病因、病理产物性病因和其他病因四类。外感病因是指来源于自然界,多从肌表、口鼻侵入人体的病邪,包括六淫、疠气。内伤病因是指因人的情志或行为不循常度,直接伤及脏腑而发病的原因,包括七情、饮食失宜、劳逸过度等。在疾病过程中形成的病理产物如痰饮和瘀血也可以成为引起其他疾病的致病因素。其他病因包括外伤、诸虫、药邪、医过等。

中医认识病因,除了解可能作为致病因素的客观条件外,主要是以病证的临床表现为依据,进行综合分析,推求病因,然后将病因、病位、病理结合起来,为治疗用药提供依据,这种方法称为“辨证求因”“审因论治”。所以掌握各种病因的性质和致病特点,探讨各种致病因素所致疾病的临床表现,对于临床的诊断和治疗势必举足轻重。

一、外感病因

(一) 六淫

六淫，即风、寒、暑、湿、燥、火六种外感病邪的统称。风、寒、暑、湿、燥、火，在正常情况下，称为“六气”，是自然界六种不同的气候变化。“六气”是万物赖以生长的条件，对于人体是无害的。当自然界气候变化异常，如六气发生太过或不及，非其时而有其气（如春天应温而反寒，秋天应凉而反热等），以及气候变化过于急骤（暴冷、暴热等），或人体的正气不足，抵抗力下降时，六气才能成为致病因素，侵犯人体而产生疾病。这伤人致病的六气，称为“六淫”，又称“六邪”。六淫致病的共同特点常见如下。

外感性：六淫邪气多从肌表、口鼻侵犯人体而发病，故有“外感六淫”之称。六淫所致疾病，又称外感病。

季节性：六淫致病常有明显的季节性，如春季多风病，夏季多暑病，长夏多湿病，秋季多燥病，冬季多寒病等。故六淫致病又称“时令病”。

地区性：六淫致病常与居住地区和环境密切相关。如西北高原地区多寒病、燥病，东南沿海地区多湿病、温病；久居潮湿环境多湿病，高温环境作业者易患火热燥病。

相兼性：六淫邪气既可单独侵袭人体致病，亦可两种以上兼夹同时侵犯人体而致病，如风寒感冒、风热感冒、风寒湿痹等。

转化性：六淫致病在一定条件下，其证候可发生转化。如寒邪入里可以化热，热邪不解可以伤阴化燥等。

六淫各自的性质和致病特点如下。

1. 风邪的性质及致病特点

(1) 风为阳邪，其性开泄，易袭阳位：风邪具有轻扬、向上、升发、向外的特性，故属于阳邪。其性开泄是指风邪侵犯人体易使腠理疏泄而开张。风邪侵袭，常伤及人体的头面、肌表等属于阳的部位，而出现发热、恶风、汗出、头痛、流涕、脉浮等症状。

(2) 风性善行而数变：“善行”，是指风邪致病具有病位游移，行无定处的特性。如风寒湿三气杂至引起的痹证，若见游走性关节疼痛，痛无定处，便属于风气偏盛的表现。“数变”，是指风邪致病具有变化无常和发病迅速的特性。如风疹有皮肤瘙痒，发无定处，此起彼伏的特点。

(3) 风性主动：“动”是指动摇不定。风邪致病具有使人体产生动摇不定症状的特点。临床常见眩晕、震颤、抽搐、肢体麻木、颈项强直、口眼㖞斜、半身不遂等症状，皆属于“风胜则动”的表现。

(4) 风为百病之长：“长”，始、首之意。风邪是外邪致病的先导，六淫中其他病邪多依附于风邪而侵犯人体，如风寒、风热、风湿等。因风邪为外感疾病的主要致病因素，又多与其他邪气相合而致病，故称风为百病之长、六淫之首。

2. 寒邪的性质和致病特点　寒邪致病根据其侵犯的部位深浅不同而有伤寒、中寒之别：寒邪伤于肌表，阻遏卫阳，称为“伤寒”；寒邪直中于里，伤及脏腑阳气，则为“中寒”。

(1) 寒为阴邪，易伤阳气：寒为阴气盛的表现，其性属阴，故寒为阴邪。阴寒偏盛，则阳气不足以祛除阴寒之邪，反为阴寒所遏伤。如：寒邪袭表，卫阳被遏，就会见到恶寒；寒邪直中太阴，损伤脾阳，则见脘腹冷痛、呕吐、腹泻等症。

(2) 寒性凝滞，主痛：“凝滞”即凝结、阻滞不通之义。寒邪侵犯人体，阳气受损，往往会使经脉气血凝结，阻滞不通，不通则痛，从而出现各种疼痛的症状。如：寒邪袭表之太阳伤寒证，可见头项强痛、骨节疼痛；寒邪直中胃脘，可见脘腹冷痛等。

(3) 寒性收引：“收引”，即收缩牵引之义。寒邪侵袭人体，可使气机收敛，皮肤、肌腠、筋脉收缩挛急。如寒邪侵袭肌表，毛窍腠理闭塞，卫阳被郁不得宣泄，可见恶寒发热、无汗；寒邪客于经络关节，经脉拘急收引，则可使肢体屈伸不利、拘挛作痛；寒入厥阴肝脉，可见少腹拘急不仁。

3. 暑邪的性质和致病特点　暑邪致病具有明显的季节性，主要发生于夏至以后，立秋之前。故《素问·热论》云：“先夏至日者为病温，后夏至日者为病暑”。暑邪纯属外感，无“内暑”之说。

(1) 暑为阳邪，其性炎热：暑为夏季火热之气所化，故暑属阳邪。暑邪伤人多出现一派明显的阳

热症状，如高热、面赤、心烦、脉洪大等。暑热上炎，又易扰动心神，常见心烦闷乱不宁，甚至神志昏迷等症。

(2)暑性升散，易伤津耗气："升"是指向上，"散"是指向外。暑为阳邪，主升主散，故暑邪侵犯人体，多直入气分，可致腠理开泄而多汗。汗出过多，则易伤津液，津液亏损，即可出现口渴喜饮、尿赤短少等症。在汗出的同时，往往气随津泄而致气虚，故伤于暑者还可见气短乏力之象。

(3)暑多夹湿：暑季气候炎热，且常多雨而潮湿，热蒸湿动，故暑邪常兼夹湿邪侵犯人体。其临床特点，除发热、烦渴等暑热症状外，常兼见四肢困倦、胸闷呕恶、大便溏泻不爽等湿阻症状。

4. 湿邪的性质及致病特点

(1)湿为阴邪，易阻遏气机，损伤阳气：湿性重浊而类水，故为阴邪。湿邪侵犯人体，留滞于脏腑经络，最易阻遏气机，常出现胸闷脘痞、大便不爽、小便短涩等症。湿邪易损伤人体阳气，最易伤脾阳，致脾阳不振，运化失权，水湿内停，发为腹泻、水肿、腹水等。

(2)湿性重浊："重"，即沉重或重着之意。如湿邪袭表，可见周身困重、四肢倦怠、头重如裹。湿邪留滞经络关节，可见关节疼痛重着。"浊"，即秽浊，多指分泌物及排泄物秽浊不清而言。湿邪致病可见面垢眵多、小便浑浊、大便溏泻、下痢黏液脓血、湿疹浸淫流水、妇女白带过多等。

(3)湿性黏滞："黏"是指黏腻，"滞"是指停滞。湿性黏腻停滞，主要表现在两个方面：一是症状的黏滞性。如大便黏滞不爽、小便涩滞不畅，以及舌苔黏腻等。二是病程的缠绵性，如湿疹、湿痹、湿温等病，均反复发作，病程较长，缠绵难愈。

(4)湿性趋下，易袭阴位：湿性类水，水性下行，故湿邪有下趋的特性。湿邪致病常见：水肿多以下肢明显，及淋浊、带下、泄泻等腰以下的病证。

5. 燥邪的性质及致病特点　燥邪为病，可分为温燥和凉燥。初秋尚有夏热之余气，多为温燥；深秋有近冬之寒气，多为凉燥。

(1)燥性干涩，易伤津液：燥邪其性干燥，最易耗伤人体的津液，可见口鼻干燥、咽干口渴、皮肤干涩、毛发不荣、大便干结等症。

(2)燥易伤肺：肺为娇脏，喜润而恶燥，肺开窍于鼻，外合皮毛，故燥邪最易伤肺。燥邪犯肺，宣降失司，常出现干咳少痰、痰黏难咳、喘息胸痛，甚则痰中带血等症。

6. 火(热)邪的性质和致病特点　火邪与热邪的本质都是阳盛，故往往火热并称。热为火之渐，火为热之极，两者只是程度上的不同。

(1)火(热)为阳邪，其性炎上："炎"是指炎热，火热伤人，常见阳气偏亢之实热症状，如高热、恶热等。"上"是指向上，一指火热之症容易侵犯头面官窍，发生头痛、目赤、鼻衄、耳鸣、牙痛、咽肿、唇口糜烂等；二指火热之邪容易上扰心神，出现心烦、失眠等。

(2)火(热)易伤津耗气：火热之邪，最易迫津外泄，消灼阴液，使人体阴津耗伤，故火邪致病，除有热象外，往往伴有口渴喜饮、咽干舌燥、小便短赤、大便秘结等津伤液耗之症。同时，热邪迫津外泄，往往气随津泄，气津两伤，临床上还可见体倦、乏力、少气等气虚的症状。

(3)火(热)易生风动血："生风"是指肝风内动。火热亢盛耗伤肝经津血，筋失所养而致肝风内动，又称"热极生风"，出现四肢抽搐、颈项强直、角弓反张等。"动血"是指出血。火热亢盛，灼伤血络，迫血妄行，导致咯血、吐血、尿血、便血、妇女月经过多、崩漏等各种出血证。

(4)火(热)易扰心神：心在五行中属火，火热性躁动，与心相应，易影响心神，轻者心神不宁而心烦失眠；重者可出现狂躁不安、神昏谵语等。

(5)火(热)易致肿疡：火热之邪入于血分，可聚于局部，腐蚀血肉发为痈肿疮疡。如咽喉肿痛、口舌生疮及疖、疔、丹毒等。疮疡以红肿热痛，甚至化脓溃烂为特征。

(二) 疠气

1. 疠气的概念　疠气，是一类具有强烈传染性的致病因素，又称"疫气""异气""戾气""毒气""乖戾之气""疫毒"等。因疠气引起的疾病则称为"疫病""瘟病"或"瘟疫病"。疠气是外来的致病因素，不同于六淫之气，是六淫邪气以外的一种异气。疠气的传播途径，前人认识到主要是通过空气传染，多从口鼻侵入人体致病。此外，疠气也可随饮食、接触、蚊虫叮咬及其他途径侵入人体而致病。

疠气致病的种类很多，如大头瘟、虾蟆瘟、疫痢、白喉、烂喉丹痧、天花、霍乱，以及近几年流行的传染性非典型性肺炎、禽流感等，均属于中医学疠气所致温疫的范畴。疠气多在气候反常、环境卫生恶劣、社会动荡、预防隔离失当的情况下形成和流行。

2. 疠气的致病特点

(1)传染性强，易于流行：疠气可通过空气、食物、接触等途径在人群中传播，故具有强烈的传染性和流行性。

(2)发病急骤，病情危重：六淫致病比内伤杂病发病急，而疠气发病则比六淫发病更急，且来势凶猛，病情危笃。故《诸病源候论》曰："人感乖戾之气而生病，则病气转相染易，乃至灭门"。

(3)一气一病，症状相似：疠气种类不同，所致之病各异。一种疠气导致相应的一种疫病。同一种疫病其临床症状基本相似。

3. 影响疠气发生与流行的因素

(1)气候因素：自然气候严重或持久的反常变化，如久旱酷热、水涝、湿雾瘴气等，均可助长疠气滋生传播。

(2)环境和饮食：如食物、水源、空气污染易滋生疠气。

(3)预防因素：预防隔离工作不力，会导致疫疠的发生与流行。

(4)社会因素：若战乱、社会动荡不安、国家贫穷落后、人们工作环境恶劣，易致疫病发生和流行。若国家安定、防疫和治疗措施得当，则能有效预防和控制疫病。

二、内伤病因

(一) 七情

1. 七情的概念　七情是指人的喜、怒、忧、思、悲、恐、惊七种情志活动，是人体对于内外环境变化所表现出的正常情感反应。七情与人体脏腑功能活动有密切关系。七情分属于五脏，以喜、怒、思、悲、恐为代表，分属于心、肝、脾、肺、肾，称为五志。正常情况下，七情一般不会使人致病。只有在突然强烈或长期持久的情志刺激，超出人体所能调节的正常生理范围，才会使人体气机紊乱、脏腑阴阳气血失调，才会导致疾病的发生。七情伤人多直接伤及内脏，是导致内伤疾病的主要致病因素，故称"内伤七情"。

2. 七情致病的特点

(1)直接伤及内脏：七情与五脏相对应，情志活动异常直接损伤相应的内脏，如《素问·阴阳应象大论》曰："喜伤心""怒伤肝""悲伤肺""思伤脾""恐伤肾"。而且，七情致病既可一种情志损伤数脏，如悲伤肺、心等，惊伤心、肾等；又可数种情志同伤一脏，如喜、怒、忧、思、悲、恐、惊均可伤心，思、悲、忧均可伤脾等。

心主血、藏神，肝藏血、主疏泄，脾为气血生化之源，是人体气机升降出入的枢纽。所以，七情致病以心、肝、脾三脏气血失调为主。七情伤心以惊喜为主，喜不自胜导致心不藏神，可见心悸、失眠、健忘、思维混乱，甚至癫、狂、痫等精神疾病。郁怒伤肝，肝郁气滞可见抑郁不乐、胸胁胀痛、梅核气，甚至癥瘕、积聚等病变。思虑伤脾，脾失健运，可见食欲不振、嗳气吞酸、腹胀便溏等症状。

(2)影响脏腑气机：七情致病常常影响脏腑气机，导致气血运行紊乱。

喜则气缓：指过喜伤心，导致心气涣散、神不守舍，出现乏力、心神不宁、失神、狂乱等。

怒则气上：指过怒伤肝，导致肝气上逆、血随气逆而上，出现面红目赤、头晕头痛、呕血、昏厥等。

忧则气郁：指过度悲忧伤肺，导致肺失宣降、气机郁滞，出现胸满咳嗽、声低息微、精神不振等。

思则气结：指过度思虑伤脾，导致脾失健运，出现纳呆、腹胀、便溏，甚至形体消瘦等。同时，思发于脾而成于心，故有"思虑伤心脾"之说，思虑过度，还可以影响心神，出现失眠多梦。

悲则气消：指过度悲伤伤肺，导致肺气虚弱，肺失宣降，出现胸闷、气短、抑郁、消沉等。

恐则气下：指过度惊恐伤心肾，导致心气紊乱，肾气不固，气泄于下，出现大小便失禁、遗精等。

惊则气乱：指突然受惊，导致心气紊乱，心无所倚，神无所归，出现惊悸不安、心烦失眠等精神状况。

(3)影响病情变化：七情不仅是致病因素，而且还会影响疾病的发展、预后和转归。在许多疾病中，

情绪的异常波动，会导致病情加重或急剧恶化。如素体阳亢的病人遇事恼怒，可致肝阳暴张，气血上冲，突发眩晕，甚则昏仆倒地、半身不遂等。相反，若病人情绪乐观豁达，积极与疾病抗争，可使五脏安和，气机调畅，病情减轻或消除。所以，在疾病的治疗和护理过程中，自始至终重视病人的精神因素，积极帮助病人排解或消除不良精神因素，对疾病的防治和康复具有十分重要的意义。

（二）饮食失宜

1. 饮食不节　节，节律，节制之意。饮食不节是指进餐的数量、时间、速度和方式没有节制或不规律。过饥、过饱或饥饱无常，进餐时间没有规律，进餐速度过快或行走、奔跑等状态下进餐，这些不良习惯都会损伤脾胃，影响健康，发生疾病。

（1）过饥：饮食水谷摄入量不足，气血生化乏源，气血得不到足够的补充，日久则气血衰少而为病，临床上常可出现面色无华、心悸气短、头晕目眩、疲惫乏力等症状。

（2）过饱：暴饮暴食，饮食摄入过量，超过脾胃受纳运化与六腑传化的能力，可导致饮食停滞，脾胃损伤，升降失司，出现脘腹胀满、嗳腐吞酸、恶心呕吐、大便溏泻等。小儿食积日久还可郁而化热，或聚湿生痰，久可酿成疳积，出现面黄肌瘦、脘腹胀满、手足心热、烦躁不安等，还可继发其他病变。在疾病初愈阶段，由于脾胃尚虚，饮食过量或进食不易消化的食物，常可引起疾病复发，称为“食复”。

2. 饮食不洁　指食用了不清洁、不卫生，或陈腐变质的食物，出现腹痛、吐泻、痢疾；或嗜食异物、腹胀虫积、面黄肌瘦等。若进食腐败变质有毒食物，可导致食物中毒，出现剧烈腹痛、吐泻，重者可出现昏迷或死亡。

3. 饮食偏嗜　指偏食、专食某种性味的食物。若饮食过寒过热，或五味偏嗜，均可导致阴阳失调，或营养缺乏而发病。

（1）五味偏嗜：五味是指食物的酸、苦、甘、辛、咸五种性味。如果长期嗜好某种食物就会造成与之相应的内脏功能偏盛，久之则损伤其他脏腑，导致疾病的发生。如多食肥甘厚味，易生痰、化热，发生眩晕、胸痹、昏厥等。

（2）寒热偏嗜：饮食偏寒偏热，可引起脏腑阴阳盛衰变化而导致疾病的发生。若过食生冷寒凉之品，损伤脾胃阳气，内生寒湿，可发生腹痛、腹泻等；若偏嗜辛温燥热之品，可导致胃肠积热，出现口渴、口臭、便秘或痔疮等。

（三）劳逸过度

1. 过劳　包括劳力过度、劳神过度和房劳过度三个方面。

（1）劳力过度：指长期强力劳作，易积劳成疾。一者为“劳则气耗”，临床可见少气懒言、体倦神疲等症；两者会导致形体损伤、劳伤筋骨。

（2）劳神过度：指思虑太过，劳伤心脾。思虑太过则可暗耗心血，损伤脾气，临床上可见心悸、健忘失眠、多梦及纳呆、腹胀、便溏等。

（3）房劳过度：是指性生活不节，房事过度。肾藏精，主封藏，如房事过频则耗伤肾精，临床上可见腰膝酸软、眩晕耳鸣、精神萎靡、性功能减退，或遗精、早泄、阳痿等。

2. 过逸　指过度安逸，包括体力过逸和脑力过逸两个方面。长期体力少动，可导致脾失健运，气血生化不足，肌肉筋骨失其濡养，出现纳呆食少、动则气喘、汗出乏力、肌肉松软或萎缩、筋骨柔脆等，甚者引发眩晕、中风、胸痹等病。长期少思或不用脑，可导致心神失养，出现反应迟钝、健忘，甚者引发癫病、痴呆等病。

五劳所伤

《素问·宣明五气》云：“五劳所伤，久视伤血，久卧伤气，久坐伤肉，久立伤骨，久行伤筋。是谓五劳所伤”。因为心主血脉，肺主气，脾主肌肉，肾主骨，肝主筋，所以五劳所伤就是伤及五脏。在日常生活和工作中，应当劳逸结合，不可过劳过逸，这样才有益于健康。

三、病理产物性病因

在疾病过程中由于脏腑功能失调而形成的病理产物，也能成为引起其他疾病的病理因素，这类引发新病证的病因，称为病理产物性病因，也称“继发性病因”。常见的病理产物类病因有痰饮、瘀血、结石三大类。

（一）痰饮

痰饮是人体水液代谢障碍所形成的病理产物，属阴邪。一般认为，湿聚为水，水停成饮，饮凝成痰。就其形质而言，稠浊者为痰，清稀者为饮。痰又有“有形之痰”和“无形之痰”之别。视之可见、闻之有声、触之可及的为有形之痰，如咳吐出来的痰液，触之可及的瘰疬、痰核等；视之不见、闻之无声、触之难及，只见其征象，不见其形的为无形之痰，临床上可通过其表现的证候来确定。如饮邪致病，根据其停留的部位及症状不同而有“痰饮”“悬饮”“溢饮”“支饮”等不同名称。一般情况下，痰与饮并不能截然分开，常统称为痰饮。

1. 痰饮的形成　痰饮多由外感六淫、饮食或七情内伤等，使脏腑气化功能失常，水液代谢障碍，以致水津停滞，湿聚成饮，饮凝成痰。人体津液代谢与肺、脾、肾及三焦的功能关系密切，肺主通调水道，脾主运化水液，肾主水，三焦为水液运行之通道。故凡肺、脾、肾、三焦功能失调，皆可致津液停滞而形成痰饮。

2. 痰饮的致病特点　痰饮形成后，饮多留积于肠胃、胸胁及肌肤，而痰则随气升降流行，内而脏腑，外至筋骨皮肉，形成多种病证。其致病特点如下。

(1)阻滞气机，影响气血运行：水湿痰饮为有形的病理产物，一旦形成既可阻滞气机，影响脏腑气机的升降；又可以流注经络，阻碍气血的运行。如痰饮停留于肺，使肺失宣肃，可出现胸闷气喘、咳嗽、咳痰等；痰湿阻滞于胸，胸中阳气痹阻，可见胸闷心痛；痰饮流注经络，导致经络阻滞、气血运行不畅，出现肢体麻木、屈伸不利，甚至半身不遂；痰饮结聚于局部，则形成痰核瘰疬，或阴疽流注等。

(2)致病广泛，变化多端：痰饮可随气机升降，内而五脏六腑，外而四肢百骸、肌肤腠理，无所不至而致病。痰饮在临床上形成的病证繁多，症状表现十分复杂，故有“百病多由痰作祟”之说。如痰饮停滞于体内，日久可伤阳化寒，或郁而化火，或与其他邪气相合，形成风痰、热痰、寒痰、痰瘀互结等多种病证。其临床表现可归纳为八大症：咳、喘、悸、眩、呕、满、肿、痛。

(3)易于蒙蔽神明：心主神明，痰浊上扰，蒙蔽清窍，出现头晕目眩、胸闷心悸、精神不振、痴呆等症；扰乱心神，可出现神志失常的病证，如痰迷心窍可见胸闷心悸，或癫或痫；痰火扰心则见失眠、易怒、喜笑不休，甚则发狂等。

(4)重浊黏滞缠绵：痰饮由水湿停聚而成，具有湿邪重浊黏滞的特性。所致病证，多为病势黏滞缠绵，反复发作，病程较长，如哮病、癫病、痫病、瘰疬等，均可出现舌苔腻，脉象滑或弦。

《金匮要略》论“四饮”

痰饮一词，首见于《金匮要略·痰饮咳嗽病脉证并治》。张仲景根据痰饮停留部位和临床表现的特点，分为“痰饮”“悬饮”“溢饮”“支饮”。即“师曰：其人素盛今瘦，水走肠间，沥沥有声，谓之痰饮；饮后水流胁下，咳唾引痛，谓之悬饮；饮水流行，归于四肢，当汗出而不汗出，身体疼重，谓之溢饮；咳逆倚息，短气不得卧，其形如肿，谓之支饮”。

（二）瘀血

瘀血，是指体内有血液停滞，包括离经之血未能消散积存体内，或血运不畅，阻滞于经脉及脏腑内的血液，均称为瘀血。瘀血是疾病过程中形成的病理产物，又是致病因素。

1. 瘀血形成的原因

(1)气虚：气虚运血无力，血行瘀滞；或气虚不能统血，血溢脉外而为瘀血。

(2)气滞：气为血之帅，气行则血行，气滞则血瘀。

(3)血寒:寒邪客于血脉,则血液凝滞,运行不畅而成瘀。

(4)血热:热入营血,血热搏结,使血液黏滞而运行不畅;或热灼脉络,迫血妄行,离经之血,均可导致瘀血。

(5)出血:因各种外伤致脉管破损而出血,成为离经之血;或其他原因,如脾不统血、肝不藏血而致出血,若所出之血不能及时消散或排出体外,留积于体内则成瘀血。

2. 瘀血的病证特点　瘀血一经形成,不仅失去正常的濡养作用,还阻滞气机,致脉道瘀塞、气血不通,引发多种新的疾病。此外还会产生"瘀血不去,新血不生"的不良后果。瘀血所致的病证具有如下特征。

(1)疼痛:瘀血阻滞经脉,不通则痛,多为刺痛,痛处固定不移、拒按、夜间痛甚。

(2)肿块:瘀血阻内,凝聚不散,形成肿块。积于体表则可见青紫肿胀;积于体内则成癥块,触之痞硬,且有压痛,固定难移。

(3)出血:血色多呈紫黯色,或夹有血块。

(4)发绀:面色黧黑或紫黯,肌肤甲错,口唇、爪甲青紫。

(5)舌象:舌质紫黯,或有瘀点、瘀斑,舌下脉络青紫、曲张、迂曲。

(6)脉象:脉细涩、沉弦或结、代。

(三)结石

凡体内湿热浊邪,蕴结不散,久经煎熬,形成砂石样的病理产物,称为结石。常见的结石有肾结石、膀胱结石、胆结石和胃结石等。一般而言,结石大者,常难于排出,留滞体内而致病,成为继发性病因。

1. 结石的形成　结石主要是由于脏腑本虚,湿热浊邪乘虚而入,蕴郁积聚不散,日渐煎熬而成。

2. 结石的致病特点

(1)病位不同,病证不一:结石的病位不同,阻滞不同的脏腑气机,导致病证各不相同。如肾结石、膀胱结石,可见腰痛、尿血等;胆结石,则多见胁痛、黄疸等病症。

(2)病程较长,时起时伏:结石形成后,如得不到及时、恰当的治疗,可长期滞留于脏腑之内。若因外感、饮食、劳累或情志等因素影响,结石阻滞气机,引发湿热,则病症加剧,表现出病情时发时止、休作无定时的特点。

(3)易阻滞气机,易致疼痛:结石为有形之邪,多易阻滞气机,影响气血流通,不通则痛,多为胀痛、压痛或绞痛等。

痰饮、瘀血、结石三种病理产物性病因,既相互区别,又相互影响。痰饮停聚,阻滞气血,可形成瘀血、结石;瘀血、结石内阻,亦可影响水液代谢,形成痰饮。临床常有痰瘀并见、痰饮与结石相兼等病变。

四、其他病因

在中医病因学中,除了外感病因、内伤病因和病理产物类病因以外的致病因素,统称为其他病因,如外伤、寄生虫、胎传、药邪、医过等,这些病因同样会影响人体脏腑气血功能,导致阴阳失调而发病。

第二节　发　病

发病是指疾病的发生。人体内部各脏腑之间以及与外界环境之间,必须保持阴阳相对平衡,阴平阳秘的关系是维持正常生理活动的基础。但在致病因素的作用下,人体内外阴阳平衡协调关系遭到破坏,出现阴阳失调,便发生了疾病。

疾病的发生关系到致病因素(邪气)和机体本身抗病能力(正气)两个方面。疾病的过程就是邪正斗争的过程。中医学既强调人体正气在发病中的主导作用,又不排除邪气的重要作用,并且认为,邪气在一定条件下可以起决定性的作用。

一、邪正斗争与发病

疾病的发生、发展、变化,即是在一定条件下邪正斗争的反映。

（一）正气不足是发病的内在因素

中医学认为人体的正气，可以决定疾病的发生、发展与转归。正气，即人体的生理功能，主要指其对外界环境的适应能力、抗邪能力以及康复能力，简称为“正”。从疾病的发生看，人体脏腑功能正常，正气旺盛，气血充盈，卫外固密，病邪就难于侵入，即使邪气侵入，亦能祛邪外出，疾病也就无从发生。从发病程度看，正气未衰，即使受邪也较轻浅，病情较轻；正气虚弱，即使轻微受邪，亦可发生疾病或病情较重。从发病时间看，正气旺盛，不一定立即发病，而只有正气不足时，才能立即发病。总之，只有在人体正气相对虚弱，卫外不固，抗邪无力的情况下，邪气方能乘虚侵入，使人体阴阳失调，脏腑功能紊乱，而发生疾病。故《素问·评热病论》曰：“邪之所凑，其气必虚”。

（二）邪气入侵是发病的重要条件

中医重视正气，强调正气在发病中的主导地位，并不否认邪气对疾病发生的重要作用。邪气，泛指各种致病因素，简称为“邪”。它包括存在于外界环境之中和人体内部产生的各种具有致病或损伤正气作用的因素，如六淫、疫疠、痰饮、瘀血等。邪气入侵是发病的必要条件，在一定的条件下，甚至起决定作用。如高温、高压电流、枪弹杀伤、毒蛇咬伤等，即使正气强盛，机体也难免被伤害而发病。又如，疫疠在特殊的情况下，常常成为疾病发生的决定性因素，因而导致了疫病的大流行。所以《素问遗篇·刺法论》提出：“避其毒气”的主动预防措施，以防止疫病的发生和传播。

（三）正邪胜负决定着疾病发生与否

在疾病发生过程中，机体始终存在着邪气的损害和正气的抗损害的矛盾斗争，即正邪相争。正邪斗争的胜负，决定疾病的发生与否。

1. 正胜邪退不发病　正气旺盛，抗邪有力，则邪气不易侵入，即使侵入，正气亦能奋力祛邪外出，及时消除其病理影响，难以发生病理反应，故说正胜邪衰则不发病。

2. 邪胜正负则发病　邪气亢盛，致病力强，超越了人体正气的抗邪能力，病邪得以侵入人体，导致机体脏腑阴阳气血失调而发病。因此，邪胜正衰则发病。若病邪毒烈，致病作用强，正气虽盛，但不足以驱出病邪，消除其损害，亦可导致疾病的发生。

二、内外环境与发病

疾病的发生，与内外环境有着密切的关系。外环境包括自然与社会环境，如气候因素、地域因素、居住与工作环境、社会因素等。内环境主要指人体内部的差异性，包括体质特点、精神状态等。内环境决定人体正气的强弱，外环境则关系到不同病邪的形成。无论是外环境还是内环境都会对疾病的发生产生影响。

第三节　病　　机

病机，即疾病发生、发展与变化的机制。它揭示了疾病发生、发展、变化、转归的本质特点和基本规律，是认识疾病本质的关键，也是进行正确诊断和治疗的前提。基本病机主要包括邪正盛衰、阴阳失调、气血津液失常等。

一、邪正盛衰

邪正盛衰，是指在疾病的发生发展过程中，致病邪气与机体抗病能力之间相互斗争所发生的盛衰变化。《素问·通评虚实论》云：“邪气盛则实，精气夺则虚”。

（一）邪气偏盛

邪气偏盛，是指以邪气盛为矛盾主要方面的一种病理反映，即为实证。主要表现为致病邪气比较亢盛，而机体的正气未衰，尚能积极与病邪抗争，故正邪相搏，反应剧烈。临床表现为亢盛、有余的证候，谓之实证。实证常见于外感六淫致病的初期或中期，或由痰、食、水、血等滞留于体内而引起的内伤病证，如痰涎壅盛、食积不化、水湿泛滥、瘀血内阻等。

（二）正气偏衰

正气偏衰，是指以正气不足为矛盾主要方面的一种病理反映，即为虚证。主要表现为机体的精、气、血、津液亏少，脏腑经络的生理功能减退，抗病能力低下，因而机体的正气对于致病邪气的斗争，难以出现较剧烈的病理反应。临床表现为衰弱、不足的证候，谓之虚证。虚证多见于外感疾病的后期，或各种慢性消耗性疾病过程中，或大汗、大吐、大泻、大失血之后，以及素体虚弱或年老虚损之人。

（三）虚实错杂

虚实错杂，是指在疾病过程中，由于病邪与正气相互斗争，其邪盛和正衰并存的病理状态。

1. 虚中夹实　是指以正虚为主，兼夹实邪结滞的病理变化。如气虚之人，外感风寒而致气虚感冒，临床既见身体倦怠、脉浮无力等气虚之症，又见恶寒发热、鼻塞流涕等邪实之象。又如脾虚之人，运化失职，以致水湿积聚，或为痰饮，或为水肿，脾虚不运为正虚，水湿积聚属邪实。两者病理变化，均以虚为主，实居其次，属虚中夹实之证。

2. 实中夹虚　是指以邪实为主，兼有正气虚损不足的病理变化。如外感热病出现的热盛伤津之证，临床表现既有高热、汗出、脉洪大等热盛之象，又见口渴、尿少等症。又如湿热病毒伤肝所致黄疸胁痛，日久不愈，耗伤肝阴，可出现五心烦热、舌红少苔、脉象弦细等症。两者的病理变化，均以实为主，虚居其次，为实中夹虚之证。

（四）虚实转化

虚实转化，是指疾病的过程中，邪正双方斗争力量的对比经常发生变化，因而疾病之虚实也常常发生实证转虚、因虚致实的病理变化。

1. 由实转虚　疾病发展过程中，邪气亢盛，正气不衰，由于误治、失治，病情迁延日久，虽然邪气渐去，但是人体的正气、脏腑生理功能也受到损伤，因而疾病的病理由实转虚。

2. 因虚致实　由于正气本虚，脏腑的生理功能低下，导致气、血、水等不能正常代谢，产生气滞、瘀血、痰饮、水湿等实邪停留体内为患。此时，虽然邪实明显，但因正气不足，脏腑虚衰，故谓之因虚致实。

（五）虚实真假

虚实真假，是指在疾病的某些特殊情况下，即疾病的现象与本质不完全一致的时候，则临床可出现某些与疾病本质不符的假象的病理状态。

1. 真虚假实　“虚”为疾病的本质，而“实”则是疾病表现的假象。多由于正气虚弱，脏腑功能减退，气化无力所致。前人有“至虚有盛候”，就是指真虚假实。临床上，某些脾虚之证，既可见到纳呆食少、倦怠乏力、脉虚无力等脾虚的表现，同时又可见到腹满、腹痛等一些类似“实”的症状。但其腹满，时有减轻；腹痛，却不拒按，与实证的腹满不减、腹痛拒按不同，此为真虚假实的表现。

2. 真实假虚　“实”为疾病的本质，而“虚”则是疾病表现的假象。多由于热结肠胃，或痰食壅滞，或湿热内蕴，以及大积大聚等实邪结聚于内，阻滞经络，致使气血不能畅达于外所致。前人有“大实有羸状”，就是指真实假虚。如热结肠胃的里实证，既可见到大便秘结、腹胀满硬痛、拒按、潮热、谵语等实热症状，同时又可见到四肢逆冷、精神萎靡、脉迟等状似虚寒的假象。此即属于真实假虚。

总之，在疾病的发生和发展过程中，病机的虚与实，不是绝对的，而是相对的。在一定条件下，由实转虚、因虚致实和虚实夹杂，常是疾病发展过程中的必然趋势，我们应以运动的、相对的观点来分析虚和实的病机。特别是遇到虚实真假时，必须能够透过现象看本质，做出正确的判断。

二、阴阳失调

（一）阴阳偏盛

阴阳偏盛，是指人体阴邪或阳邪偏盛，属于“邪气盛则实”的病理变化。“阳盛则热，阴盛则寒”是阳偏盛、阴偏盛的临床病机特点。阳偏盛导致实热证，阴偏盛导致实寒证。

1. 阳偏盛　亦即阳胜，是指在疾病过程中所出现的阳气偏胜，功能亢进，热量过剩的病理变化。多由于感受温热之邪，或感受阴邪从阳化热，或情志内伤、五志过极化火，或因气滞、痰湿、血瘀、食积等郁而化热所致，其病机特点多表现为阳盛而阴未衰的实热证。由于阳以热、动、燥为其特点，阳偏胜常见壮热烦躁、面红目赤、舌红苔黄、脉数等，即所谓“阳胜则热”。阳热亢盛日久，势必耗伤人体阴液，故在出现热象的同时，还会见到口渴喜饮、小便短少、大便干结等阳盛伤阴、津液不足的症状，即所谓

"阳胜则阴病"。

2. 阴偏盛 亦即阴胜，是机体在疾病过程中出现的阴气偏胜、功能障碍或减退、产热不足以及病理性代谢产物积聚的病理变化。多由于感受寒湿之邪，或过食生冷，寒邪中阻，机体阳气难以与之抗争，导致阴气亢盛，其病机特点多表现为阴盛而阳未衰的实寒证。由于阴以寒、静、湿为特点，阴偏胜常见形寒肢冷、脘腹冷痛、舌淡、脉迟等，即所谓"阴胜则寒"。阴寒内盛，久则必损伤阳气，故阴盛实寒病证，常可伴有机体生理功能减退，阳热不足等阳虚征象，如面色㿠白、溲清便溏等症，即所谓"阴胜则阳病"。

（二）阴阳偏衰

阴阳偏衰，是指人体阴精或阳气偏衰，属于"精气夺则虚"的病理变化。"阴虚则热""阳虚则寒"是阴偏衰和阳偏衰的病机特点。阴偏衰导致虚热证，阳偏衰导致虚寒证。

1. 阴偏衰 亦即阴虚，是机体精、血、津液等物质亏耗，以及阴不制阳，导致阳相对亢盛，机能虚性亢奋的病理变化。多由于阳邪伤阴，或因五志过极，化火伤阴，或因久病耗伤阴液所致。其病机特点多表现为阴液不足，滋养、宁静功能减退，阳气相对亢盛的虚热证。阴偏衰常见午后潮热、五心烦热、两颧发红、脉象细数等；阴液不足，失其滋润濡养之功，而见形体消瘦、咽干口燥、小便短少、大便干结等症。

2. 阳偏衰 亦即阳虚，是指机体阳气虚损，功能减退，热量不足的病理变化。多由于先天禀赋不足，或后天失养，或劳倦内伤，或久病损伤阳气所致。其病机特点多表现为机体阳气不足、阳不制阴、阴相对偏盛的虚寒证。阳偏衰常见畏寒喜暖、身冷蜷卧、面色㿠白、四肢逆冷等；阳虚失于推动激发，兴奋作用减退，则可见精神萎靡、喜静少动、脉象无力等；阳虚气化失司，蒸腾无力，以致水谷不化，水湿停聚，而见尿清、便溏、水肿等症。

（三）阴阳互损

阴阳互损，是指在阴或阳任何一方虚损的前提下，病变发展影响到相对的一方，形成阴阳两虚的病机。

1. 阴损及阳 是指阴液亏损较重，累及阳气生化不足，继而形成以阴虚为主的阴阳两虚的病理变化。例如肝阳上亢证，其病机主要为肾阴不足，水不涵木而致阴虚阳亢，但病情发展亦可进一步损耗肾脏精气，损及肾阳，继而出现畏寒肢冷、面色㿠白、脉象沉弱等阳虚症状，转化为阴损及阳的阴阳两虚证。

2. 阳损及阴 是指阳气虚损较重，累及阴液生化不足，从而形成以阳虚为主的阴阳两虚的病理变化。例如水肿，可因肾阳不足，气化失司，津液停聚，泛滥肌肤所致。若肾阳进一步亏损，阴无阳生，必耗伤肾中精气，使肾阴亦伤而出现形体消瘦、潮热、颧红、脉细数等阴虚症状，转化为阳损及阴的阴阳两虚证。

（四）阴阳格拒

阴阳格拒，是指阴盛至极或阳盛至极而壅遏于内，使阴气与阳气或阳气与阴气相互阻隔不通的病理变化。

1. 阴盛格阳 又称格阳，是指阴寒之邪壅盛于内，逼迫阳气浮越于外，使阴阳之气不相维系、相互格拒的一种病理变化。究其本质是阴寒极盛，由于阴盛于内而格阳于外，出现内有真寒外有假热之象，故称为真寒假热证。例如极度虚寒的病人，本来表现为面色苍白、四肢逆冷、精神萎靡、畏寒蜷卧、脉微细欲绝等，在病情越来越重的情况下，突然出现面色泛红、言语较多、烦热口渴、脉大而无根等"热象"，这是阴盛于内，格阳于外的真寒假热证。

2. 阳盛格阴 又称格阴，是指邪热极盛，阳气被郁，深伏于里，不得外达四肢，而格阴于外的一种病理变化。究其本质是阳热极盛，由于格阴于外（实际上是阳气不能外达），却出现内有真热外有假寒之象，故称为真热假寒证。例如外感热病，邪热炽盛，本来表现为壮热、面赤、烦躁、气粗、舌红苔黄、脉洪大有力，在病势越来越重的情况下，突然出现四肢不温、脉象沉伏等"寒象"，这就是阳盛于内，格阴于外的真热假寒证。

（五）阴阳转化

阴阳转化，是指阴阳失调病变，在一定的条件下，其疾病性质可发生向相反方向转化的病理过程。

1. 由阳转阴　是指原来的病理性质属阳，在一定的条件下，病变性质由阳向阴转化的病理过程。例如邪热壅肺患者，表现为高热面赤、咳嗽气喘、烦渴欲饮、脉数有力等阳证。由于热毒极重，大量耗伤元气，可致正不敌邪，突然出现面色苍白、四肢厥冷、精神萎靡、脉微欲绝等，转化为具有一派虚寒性表现的阴证。

2. 由阴转阳　是指原来的病理性质属阴，在一定的条件下，病变性质由阴向阳转化的病理过程。例如病变始于寒饮中阻，其病机本质为阴盛，但由于失治或误治，寒饮停留日久，郁滞不行，可以由寒化热，转为阳证。

（六）阴阳亡失

阴阳亡失，是指机体的阴液和阳气突然大量的亡失，功能活动严重衰竭，导致生命垂危的一种病理变化。

1. 亡阳　是指在疾病过程中，机体的阳气发生突然性亡脱，而致全身功能突然出现严重衰竭的一种病理变化。亡阳多由外邪过盛，正不敌邪，阳气突然脱失所致；也可因汗出太过，吐泻无度，津液过耗，气随津泄，阳气外脱；或由于素体阳虚，劳伤过度，阳气消耗过多所致；亦可因久病耗散阳气，终致阳气亏损殆尽，最终出现亡阳。亡阳病变多表现为大汗淋漓，四肢逆冷，精神萎靡，面色苍白，脉微欲绝等危重征象。

2. 亡阴　是指在疾病过程中，机体的阴液突然性丢失或大量消耗，而致全身功能活动突然出现严重衰竭的一种病理变化。亡阴多由于热毒炽盛，或邪热久留，严重伤阴耗液，或迫津外泄为汗，以致体内阴液大量消耗而突然脱失；也可由于长期大量耗损阴液和阴气，日久导致亡阴。亡阴病变多表现为汗出不止，汗出而黏，手足温，喘渴烦躁，舌光绛无苔，脉数疾躁等危重征象。

亡阴和亡阳，在病机和临床表现等方面，虽然有所不同，但由于机体的阴和阳存在着互根互用的关系，阴亡，则阳无所依附而散越；阳亡，则阴无以化生而衰竭。故亡阴可以迅速导致亡阳，亡阳也继而出现亡阴，最终导致“阴阳离决，精气乃绝”，生命终结。

三、气血津液失常

气血津液失常，是指在疾病过程中，气血津液的生成、代谢和功能异常，以及他们之间互根互用关系失调的病理变化。临床上可分为气的失常、血的失常、气血失常和津液失常。

（一）气的失常

1. 气虚　是指元气不足，导致脏腑功能活动减退、抗病能力下降的病理变化。引起气虚的原因主要由于先天禀赋不足，或后天失养，或脾肺肾的功能失调而致气之生成不足。亦可因久病劳损、耗气过多引起。气虚主要以少气懒言、倦怠乏力、脉虚无力为特点。

2. 气机失调　是指气的升降出入失常而引起的气滞、气逆、气陷、气闭、气脱等病理变化。

(1)气滞：即气机郁滞不畅。主要由于情志抑郁，或痰、湿、食积、瘀血等阻滞，影响到气的运行，形成局部或全身的气机不畅或阻滞不通，从而导致某些脏腑、经络的功能障碍。气滞的部位可出现胀满疼痛，甚则引起瘀血、痰饮等病理产物。气滞多见闷、胀、痛为特点。

(2)气逆：指气上升太过，或下降不及，以致气逆于上的病理变化。多由于情志内伤，或因饮食不当，或因外邪侵犯，或因痰浊壅阻所致。亦有因虚而致气机上逆者。气逆病变多见咳喘，呕吐，呃逆，嗳气，头痛而胀，面红目赤，急躁易怒，甚至血随气逆而见咯血、吐血、昏厥等症。

(3)气陷：是在气虚的基础上，出现以气的无力升举为主要特征的病理变化。气陷病变临床以内脏下垂与气虚证共见为特征。如胃下垂、肾下垂、子宫脱垂、脱肛等，常伴见少气懒言，倦怠乏力等。

(4)气闭：即气的出入障碍，主要指气机郁闭、气不外达，出现突然闭厥的病理变化。多由情志过极，或外邪、痰浊等阻滞气机出入所致。临床上可见突然昏厥，不省人事，四肢逆冷，甚则四肢拘挛，牙关紧闭，二便不通等。

(5)气脱：指严重气虚不足导致气不内守，大量向外脱逸，出现功能突然衰竭的病理状态。气脱实际上是各种虚脱病变的主要病机。临床可出现面色苍白，汗出不止，目闭口开，全身软瘫，手撒，二便失禁，脉微欲绝等危重征象。

（二）血的失常

1. 血虚 是指血液不足，血的营养和滋润功能减退，以致脏腑经脉失养的病理变化。多由于失血过多，新血未能及时补充；或因脾胃虚弱，饮食营养不足，生化血液功能减退，致血液化生不足；或慢性疾病，久病不愈，致营血暗耗；或肾精亏损，精不化血等；或瘀血阻滞，新血不生，而致血虚。血虚常表现为头晕健忘、形体消瘦、失眠多梦、心悸、唇甲淡白无华等为主要特征。

2. 血瘀 是指血液运行迟缓和瘀滞不畅的病理变化。多因气滞而血行受阻；或气虚推动无力，血行迟缓；或痰浊阻于脉道，阻碍血行；或寒邪侵入血分，血得寒则凝；或邪热入血，煎灼津血，血稠而瘀；或离经之血，瘀阻血脉。血瘀患者常可见刺痛、肿块、出血、面色黧黑、肌肤甲错、唇舌紫黯、脉涩等血液瘀滞的征象。

3. 血寒 是指寒邪入血，寒凝气滞，血行不畅的病理变化。多因外感寒邪，寒凝血脉，或阳虚生寒所致。临床常表现为手足冷痛、肤色紫黯、少腹冷痛、月经延期、经色紫黯或夹有瘀块、喜暖恶寒、得温痛减等。

4. 血热 是指血分有热，血行加速甚则瘀阻的病理变化。血热多由外感热邪入血或外感寒邪入里化热所致，也可由于情志郁结，五志过极化火而导致血热。火热之邪，可迫血妄行，灼伤脉络，耗伤津液，煎熬血液致血瘀。故血热临床表现多见吐血、衄血、咳血、尿血、午后发热、脉弦而数等。

5. 出血 是指血液不循常道，溢出脉外的病理变化。其形成多由热入血分，灼伤脉络，迫血妄行；或气虚不能摄血；或瘀血阻滞脉道；或因外伤损伤脉络，致使血溢脉外而致出血，表现为咳血、吐血、衄血、便血、尿血、瘀斑等。

（三）气血失常

1. 气滞血瘀 是指因气机郁滞，导致血液运行障碍，表现为气滞与血瘀并存的病理变化。多由情志抑郁、肝气不舒、气机阻滞而致血瘀，或因跌仆闪挫外伤等因素伤及气血，而致气滞血瘀。临床多见胀闷、癥瘕、瘀斑等。

2. 气虚血瘀 是指气虚运血无力，导致血行瘀滞、气虚与血瘀并存的病理变化。气虚则推动血液无力而致血瘀。临床常见肌肤干燥、瘙痒，甚则肌肤甲错等气血不荣经脉的表现，肢体失于气血之养，可见瘫软、萎废不用。

3. 气不摄血 是指气虚不足，统摄血液的功能减退，而致血不循常道，溢出脉外，从而导致各种失血的病理变化。气不摄血常与脾虚中气不足有关。临床除便血、尿血、衄血、发斑、崩漏等出血症状外，多伴气虚之象，如面色不华、倦怠乏力、少气懒言、脉虚无力等。

4. 气随血脱 是指在大量出血的同时，气随血脱，从而形成气血两虚或气血并脱的病理变化。临床常见冷汗淋漓、四肢厥冷、晕厥、脉芤或沉细而微等。

5. 气血两虚 是指气虚和血虚同时存在的病理变化。多因久病消耗，或因失血过多，或因气虚，无以化血，从而形成气血两虚。临床可见面色淡白或萎黄、少气懒言、倦怠无力、自汗出、形体消瘦、心悸失眠、肌肤干燥、肢体麻木等。

（四）津液失常

津液代谢失常，主要表现在津液不足和津液的输布、排泄障碍。

1. 津液不足 是指体内津液亏少，不能濡润滋养脏腑组织器官，而产生一系列干燥失润的病理变化。多由于燥热之邪，或脏腑之火，或五志过极化火灼伤津液；或大病、久病、精血不足而致津液枯涸；或过用燥热之剂，耗伤阴液；或多汗、吐泻、多尿、失血等津液丢失过多致津液不足。

津液不足有伤津和脱液之分。如炎夏多汗，或高热而口渴引饮，或气候干燥而致口、鼻、皮肤干燥等，是以伤津为主。如热病后期或久病伤阴，症见形瘦肉脱、毛发枯槁、手足震颤、舌光红无苔等，是以脱液为主。轻者为伤津，重者为脱液。伤津并不一定兼有脱液，但脱液则必兼有伤津，所以说伤津乃脱液之渐，脱液乃津伤之甚。

2. 津液的输布、排泄障碍 津液的输布和排泄，是津液代谢中的两个重要环节。津液的输布和排泄功能障碍是导致津液在体内不正常停留，成为内生水湿、痰饮等病理产物的根本原因。津液的输布障碍，是指津液不能正常的转输和布散，导致津液环流迟缓，或滞留局部，津液不化形成痰饮、水湿等

病理变化。津液的排泄障碍，主要是指肺、肾功能障碍引起汗、尿的排泄失常，停于体内，溢于肌肤则为水肿。

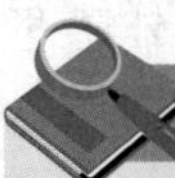

本章小结

病因是引起人体发病的原因，常分为四类：外感病因、内伤病因、病理产物性病因、其他病因。六淫属于外感病因，致病具在外感性、季节性、地区性、相兼性和转化性等五个共同致病特点及六淫各自的性质和致病特点。七情是指人的喜、怒、忧、思、悲、恐、惊七种情志变化，七情致病直接伤及内脏，影响脏腑气机，易致病情变化。发病关系到人体正气和致病邪气之间的斗争。邪正盛衰影响着疾病的发生、发展和转归，是疾病虚实变化的根本。疾病发生的基本病机主要包括邪正盛衰、阴阳失调、气血失常、津液失常等。

案例讨论

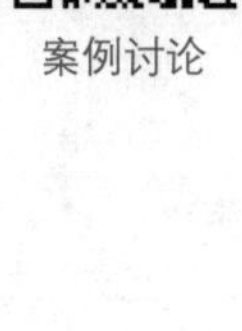

案例讨论

刘某，男，20岁，大学生。午后课外活动与同学一起打篮球，运动之后未及时穿衣，汗出当风，次日开始恶寒无汗，头身骨节酸痛，发热不明显，鼻塞声重，喷嚏，流清涕，伴咳嗽痰白质稀，舌苔薄白，脉浮。

讨论：

1. 请根据患者的临床表现寻求病因。
2. 简述判断其病因的依据。

（周少林）

扫一扫，测一测

思考题

1. 六淫致病的共同特点和各自致病特点有哪些？
2. 何谓七情？七情的致病特点有哪些？
3. 简述阴阳盛衰的病理变化。

第五章 养生、预防、治则与康复

学习目标

1. 掌握：治则、治法的概念；治病求本、扶正祛邪、调整阴阳等治则的概念和基本内容；掌握标本缓急、正治反治等治则的应用规律。
2. 熟悉：养生的基本原则和方法。
3. 了解："未病先防""既病防变"的预防措施；了解康复基本原则。
4. 具有正确运用治则确定治法的能力，能结合前面所学知识进行辨证论治。
5. 能与患者及家属进行沟通，开展健康教育；帮助和指导患者进行养生、预防及康复。

养生就是根据生命发展的规律，采取能够保养身体，减少疾病，增进健康，延年益寿的手段所进行的保健活动。预防是指采取各种防护措施，避免疾病的发生与发展。治则，即治疗疾病的法则。康复是指在伤残、病残、慢性病、老年病、急性病缓解期等促进疾病恢复过程中的理论、原则及方法。中医学在长期的医疗实践中，形成了一套比较完整的养生、预防、治疗及康复理论，其基本原则在健康保健及疾病的防治中具有重要的指导意义。

第一节 养 生

养生，又称摄生、道生等，即保养生命之义。生命是具有生长、发育活力，并按自然规律发展变化的过程。《素问·宝命全形论》曰："人以天地之气生，四时之法成"，是说人类生命的起源，源于天地日月，还要适应四时阴阳变化的规律才能发育成长。"生、长、壮、老、已"，是人类生命的自然规律。养生就是采取各种方法保养身体，增强体质，预防疾病，增进健康，延缓衰老，是一种综合性的强身益寿活动。

一、养生的意义

中医养生是在中医理论的指导下，探索和研究中国传统的颐养身心、增强体质、预防疾病、延年益寿的理论和方法。

（一）增强体质

增强体质是养生的重要目的。体质的形成关系到先天和后天两方面的因素，先天因素即禀赋，取决于父母；后天因素包括饮食营养、生活起居、劳动锻炼等。体质反映机体内阴阳运动形式的特殊性，这种特殊性由脏腑盛衰所决定，并以气血为基础。如《灵枢·寿夭刚柔》所言："人之生也，有刚有柔，有弱有强，有短有长，有阴有阳。"体质是相对稳定的，一旦形成不易很快改变，但也绝不是一成不变的，

是可以通过养生调摄的方法进行改善的。尤其是先天禀赋薄弱之人,若后天摄养得当及加强身体锻炼,可促使体质由弱变强,弥补先天之不足而获得长寿。如《景岳全书》所载:“人之自生至老,凡先天之有不足者,但得后天培养之力,则补天之功,亦可居其强半。”

（二）预防疾病

疾病可以削弱人体的脏腑功能,耗散体内的精气,缩短人的寿命,所以防止疾病的产生是延年益寿的重要途径。疾病的发生是因人体正气相对不足,邪气乘虚而入,破坏了体内相对平衡状态所致。通过养生调摄方法,一方面可以保养正气,提高机体抵御病邪的能力,另一方面,“动作以避寒,阴居以避暑。”以防止邪气的侵袭,从而预防疾病的发生。正如《素问·上古天真论》说:“虚邪贼风,避之有时,恬惔虚无,真气从之,精神内守,病安从来。”

（三）延缓衰老

人类具有相对固定的寿命期限,有着生、长、壮、老、已的生命过程,衰老是不可抗拒的自然规律。“天年”,是我国古代对人之寿命提出的一个具有重要意义的命题。人的自然寿命谓之天年,亦即天赋之年寿,早在《黄帝内经》中就认为人的“天年”可达百岁以上,如《素问·上古天真论》所言:“上古之人,春秋皆度百岁。”但在实际生活中人的平均寿命仅有六七十岁,离自然寿限相差甚远。这种早衰现象,除了先天禀赋差异外,与社会因素、自然环境、精神刺激对人体不良影响及劳逸失度密切相关。纵观古今百岁老人长寿的奥秘,关键就在于掌握了养生之道,调摄得当。因此,只要在日常生活中能够持之以恒地注意自我养生保健,就可延缓衰老的进程,尽享其天年。

二、养生的基本原则

中医养生有着丰富的实践基础,养生方法颇多,但其基本原则,可归纳为以下几个方面。

（一）顺应自然

人以天地之气生,四时之法成。人生于天地之间,依赖于自然而生存,同时受自然规律的支配和制约,即人与天地相参,与日月相应。这种天人相应或称天人合一学说,是中医效法自然、顺时养生的理论依据。人与自然界息息相通,一方面要依靠自然提供的物质条件,另一方面要适应四时阴阳的变化。顺应自然,就是要求人的生命活动,要遵循自然界的客观规律,顺乎自然界的运动变化而主动地采取各种养生措施,以适应其改变,达到避邪防病、保健延年的目的。如《素问·四气调神大论》提出的“春夏养阳,秋冬养阴”的顺时摄养方法,就是顺应四时阴阳消长节律进行养生,从而使人体生理活动与自然界变化的周期同步,保持机体内外环境的协调统一。这种根据四时气候变化而保健调摄的方法,就是天人相应,顺乎自然养生原则的体现。

（二）形神共养

形,即人的形体;神,主要指人的精神活动。形神合一,又称形与神俱,形神相因,是中医学的生命观。形者神之质,神者形之用;形为神之基,神为形之主。形与神俱,方能尽终天年。中医养生学非常重视形体和精神的整体调摄,提倡形神共养。所谓形神共养,即不仅要注意形体的保养,而且还要注意精神的调摄,使得形体健壮,精神健旺。只有做到形神共养,才能保持生命的健康和长寿。其中,养神又为首务,神明则形安。中医养生学主张静以养神,动以养形。调神摄生,首贵静养。《黄帝内经》曰“静则神藏,躁则神亡。”静以养神,就是通过清静养神、修性怡神、气功练神等方法,以保持神气的宁静及乐观平和的精神状态。动以养形是指通过形体锻炼、劳动、散步、导引、按摩等,以运动形体,疏通经络,促进气血流畅。形体运动与锻炼的要点有三:一是适可有度,做到“形劳而不倦”;二是因人而异,根据自身的年龄、性别、体质、爱好等选择运动项目;三是持之以恒,长期坚持不懈方有成效。如此动静结合,适度而持久,就能起到形神共养,延年益寿的作用。

（三）调养脾胃

脾胃为后天之本、气血生化之源,故脾胃强弱是决定人之健康与否和寿夭的重要因素。明代医家张景岳认为:“土气为万物之源,胃气为养生之主。胃强则强,胃弱则弱,有胃则生,无胃则死,是以养生家当以脾胃为先。”脾胃功能健旺,水谷精微化源充足,则精气充足,脏腑功能强盛,体健神旺。因

此，中医养生学十分重视调养脾胃，采用饮食调节、药物调节、精神调节、针灸推拿等手段进行调摄，其中调养脾胃的关键是饮食调节，做到寒热适中，饥饱有度，营养全面，清洁卫生，以达健运脾胃，调养后天，延年益寿的目的。

（四）保精护肾

精是构成和促进人体生长发育的基本物质。精、气、神乃人身“三宝”，精化气，气生神，神御形，精是气、形、神的基础，为健康长寿的根本，也是养生保健的关键。《类经》明确指出：“善养生者，必宝其精，精盈则气盛，气盛则神全，神全则身健，身健则病少，神气坚强，老而益壮，皆本乎精也。”先天之精与后天之精贮藏于肾，形成肾中精气，是为人体生长发育和生殖功能的本源物质。因此，保精重在保养肾精。保护肾精的关键在于节欲，做到房事有节，不妄作劳，从而使肾精充盈，气足神旺，以利于身心健康。保精护肾的主要方法有药物补益肾之精气、节欲养精以益肾、食疗补肾、导引补肾、按摩益肾等，通过这些方法达到养精护肾的目的。

先天之本在肾，后天之本在脾，先天促后天，后天养先天，两者相互依存，相互促进，相得益彰。调补脾肾是培补正气之要旨，也是养生延年的重要途径。

三、养生的方法

养生的方法包括体质养生、精神养生、环境养生、起居养生、睡眠养生、饮食养生、房事养生、运动养生、娱乐养生、经络养生、药物养生等。本节只介绍体质养生。体质是指人体禀赋于先天，受后天多种因素影响，在其生长发育和衰老过程中，所形成的在形态结构、生理功能和心理活动方面相对稳定的特性。《中医体质分类与判断标准》中明确描述和建议了不同个体的特点和注意点，具体如下。每一个个体可以作为平时养生的参考。

（一）平和质

特征：正常的体质。

调节：饮食有节制，不要常吃过冷、过热或不干净的食物，粗细粮食要合理搭配。

（二）气虚质

特征：肌肉松软，声音低，易出汗，易累，易感冒。

调节：多食用具有益气健脾作用的食物，如黄豆、白扁豆、鸡肉等。少食空心菜、生萝卜等。

（三）阳虚质

特征：肌肉不健壮，常常感到手脚发凉，衣服比别人穿得多，夏天不喜欢吹空调，喜欢安静，性格多沉静、内向。

调节：平时可多食牛肉、羊肉等温阳之品，少食梨、西瓜、荸荠等生冷寒凉食物，少饮绿茶。

（四）阴虚质

特征：体形多瘦长，不耐暑热，常感到眼睛干涩，口干咽燥，总想喝水，皮肤干燥，经常大便干结，容易失眠。

调节：多食瘦猪肉、鸭肉、绿豆、冬瓜等甘凉滋润之品，少食羊肉、韭菜、辣椒、葵花子等性温燥烈之品。适合太极拳、太极剑、气功等项目。

（五）血瘀质

特征：皮肤较粗糙，眼睛里的红丝很多，牙龈易出血。

调节：多食山楂、醋、玫瑰花等，少食肥肉等滋腻之品。可参加各种舞蹈、步行健身法、徒手健身操等。

（六）痰湿质

特征：体形肥胖，腹部肥满而松软。易出汗，且多黏腻。经常感觉脸上有一层油。

调节：饮食应以清淡为主，可多食冬瓜等。因体形肥胖，易于困倦，故应根据自己的具体情况循序渐进，长期坚持运动锻炼。

生命不能承受之重

（七）湿热质

特征：面部和鼻尖总是油光发亮，脸上易生粉刺，皮肤易瘙痒。常感到口苦、口臭，脾气较急躁。

调节：饮食以清淡为主，可多食赤小豆、绿豆、芹菜、黄瓜、藕等甘寒的食物。适合中长跑、游泳、爬山、各种球类、武术等。

（八）气郁质

特征：体形偏瘦，常感到闷闷不乐、情绪低沉，常有胸闷，经常无缘无故地叹气，易失眠。

调节：多食黄花菜、海带、山楂、玫瑰花等具有行气、解郁、消食、醒神作用的食物。气郁体质的人不要总待在家里，要多参加群众性的体育运动项目。

（九）特禀质

特征：这是一类体质特殊的人群。其中过敏体质的人易对药物、食物、气味、花粉、季节过敏。

调节：多食益气固表的食物，少食荞麦（含致敏物质荞麦荧光素）、蚕豆等。居室宜通风良好。保持室内清洁，被褥、床单要经常洗晒，可防止对尘螨过敏。

四、决定寿夭的因素

影响人类生命的基本因素，有先天禀赋，也有后天形成，既有内在机制，也有外在体征。一般地说，禀赋强者多长寿，禀赋差者多早夭。但后天调养是否得当，对人的寿命也有着重要影响。即"先天生后天"，"后天养先天"。这为疾病防治、优生优育提供了重要的理论依据。

《素问·上古天真论》节选

乃问于天师曰：余闻上古之人，春秋皆度百岁，而动作不衰；今时之人，年半百而动作皆衰者。时世异耶？人将失之耶？岐伯对曰：上古之人，其知道者，法于阴阳，和于术数，食饮有节，起居有常，不妄作劳，故能形与神俱，而尽终其天年，度百岁乃去。今时之人不然也，以酒为浆，以妄为常，醉以入房，以欲竭其精，以耗散其真，不知持满，不时御神，务快其心，逆于生乐，起居无节，故半百而衰也。

第二节　预　　防

预防，是指采取一定的措施，防止疾病的发生与发展。"预防为主"是我国卫生工作方针政策之一。中医学对疾病的预防非常重视，早在两千多年前，《素问·四气调神大论》即曰："圣人不治已病治未病，不治已乱治未乱……夫病已成而后药之，乱已成而后治之，譬犹渴而穿井，斗而铸锥，不亦晚乎。"这些论述，较为明确地反映了"治未病"的预防思想及其重要性。所谓治未病，包括未病先防和既病防变两方面的内容。

一、未病先防

未病先防，就是在疾病未发生之前，采取各种措施来防止疾病的发生。

疾病的发生，关系到邪正两个方面。邪气是发病的重要条件，正气不足是发病的内在根据。因此，治未病必须从这两个方面着手。

（一）培育正气，提高抗病能力

《素问遗篇·刺法论》曰："正气存内，邪不可干。"只有在正气不足、抗邪无力的情况下，邪气方能乘虚入侵而发病。因此，培育正气，提高机体抗病能力，是预防疾病发生的关键所在。正气的强弱，由体质所决定。体质壮实者，正气充盛；体质虚弱者，正气不足。所以，增强体质，提高机体的抗病能力，就是培育正气，从而预防疾病的发生。增强体质，常从以下方面做起。

1. 调摄精神　中医学认为人的精神活动与机体的生理功能、病理变化密切相关。不良的情志刺激，可使人体气机逆乱，气血失调，脏腑功能失常，从而产生疾病。在疾病过程中，情志波动又能使病情加重，或急剧恶化。而注意精神的调养，避免社会心理因素的干扰，保持心情舒畅，可使机体气机调畅，五脏安和，正气充沛、抗邪有力，防止疾病的发生。

2. 加强锻炼　经常锻炼身体可以增强体质，减少或防止疾病的发生。远在春秋战国时代，已应用“导引术”和“吐纳术”来防治疾病；汉代华佗又以“流水不腐，户枢不蠹”的恒动观，模仿虎、鹿、熊、猿、鸟五种动物运动状态创立“五禽戏”，作为防病强身的健身运动。而后世不断演变的“太极拳”“八段锦”“易筋经”等多种健身方法，不仅能调畅气机，疏通经脉，强劲筋骨，增强体质，还对多种慢性疾病有一定的调治作用。

3. 顺应自然　人与自然息息相关，自然界的四时气候变化，地理环境的变迁，必然会影响人体，使之发生相应的生理和病理反应。因此，顺应自然规律，主动地采取各种养生防护措施，从而使机体的内外环境协调统一，以培护正气，避免外邪侵袭，防止疾病的发生。

4. 注意饮食起居　人的饮食要有规律和节制，生活起居必须遵循自然规律，适应自然的变化。《素问·上古天真论》就明确指出：“其知道者，饮食有节，起居有常，不妄作劳，故能形与神俱，而尽终其天年，度百岁乃去。”假若饮食起居没有规律，就会扰乱脏腑气机，损伤人体的正气，甚至诱发疾病。如《素问·上古天真论》所言“以酒为浆，以妄为常，醉以入房，以欲竭其精，以耗散其真，不知持满，不时御神，务快其心，逆于生乐，起居无节，故半百而衰也。”

5. 药物预防及人工免疫　药物、人工免疫是增强人体正气、提高免疫能力，预防传染病的重要手段。我国很早就开始用药物来预防疾病，如《素问遗篇·刺法论》有“小金丹……服十粒，无疫干也”的记载。早在16世纪中叶我国就发明了人痘接种法预防天花，成为世界医学“人工免疫法”的先驱。近年来运用中药预防疾病的方法很多，如用贯众消毒饮用水；板蓝根、大青叶等预防流感；大蒜、马齿苋预防肠道疾病；茵陈、山栀预防肝炎等，都是简便易行，且行之有效的预防方法。

（二）防止病邪的侵害

病邪是导致疾病发生的重要原因，防止病邪侵害是指平时要讲究卫生，保护环境，防止空气、水源和食物受到污染；顺时避害，做到“虚邪贼风，避之有时”，当疫病发生之时，要“避其毒气”；加强劳动保护，制订防范意外伤害措施等有效方法。

二、既病防变

未病先防，是最理想的积极措施。但若疾病已经发生，则应争取早期诊断、早期治疗，以防止疾病的发展与传变。

（一）早期诊治

疾病初期，病情较轻，早期诊治，可防止病邪深入而加重病情。《素问·阴阳应象大论》指出：“故善治者治皮毛，其次治肌肤，其次治筋脉，其次治六腑，其次治五脏。治五脏者，半死半生也。”即强调了早诊早治的重要性。

（二）控制疾病的传变

传变，是指脏腑组织病变的转移变化，又称传化。对于不同的疾病有不同的传变途径与发展规律。如外感热病多以六经传变、卫气营血传变或三焦传变；而内伤杂病则多以五行生克制化规律传变，以及经络传变等。根据疾病传变规律，先安未受邪之地，是治病防变的重要措施。如《金匮要略》提出“见肝之病，知肝传脾，当先实脾”，即临床上治疗肝病时，常兼用健脾和胃之法，可以防止肝病传脾，控制肝病的传变。

第三节　治　　则

治则，即治疗疾病的法则。它是在中医学的整体观念和辨证论治理论指导下制定的，是用以指导治疗方法的总则，对临床治疗、处方、用药等具有普遍指导意义。

治则与治法不同，治则是用以指导治疗方法的总则，而治疗方法是治则的具体化，治法是从属于

治则的。例如，疾病的发生、发展，都是由正邪双方力量的消长而决定的，正胜邪却则疾病向愈，邪胜正衰则病势加重。因此，扶正祛邪就是治疗疾病必须遵循的一个重要法则。在这一原则的指导下，根据具体病情，所采取的滋阴、补阳、益气、养血等治法，就是扶正的具体方法；而发汗、清热、攻下等治法，则是祛邪的具体措施。

临床遵循的治疗法则有治病求本、扶正祛邪、调整阴阳等。

一、治病求本

治病求本，就是临床治疗疾病时，必须抓住疾病的本质，并针对疾病的本质进行治疗。因而《素问·阴阳应象大论》曰："治病必求于本。"

疾病在发生与发展过程中，有各种错综复杂的原因，它通过若干症状和体征表现出来。但是这些显露于外的现象，并不是疾病的本质。必须从诸多复杂的表象中进行综合分析，透过疾病的表面现象，找出疾病发生的根本原因，然后针对其本质进行治疗。如头痛，它可由外感、血虚、痰湿、肝阳上亢、瘀血等多种原因引起，治疗就不能简单地采取对症治疗，而应在辨证基础上，找出病因所在，分别采用解表、养血、燥湿化痰、平肝潜阳、活血化瘀等法进行治疗。这就是"治病求本"的原则。

临床运用治病求本这一法则时，必须注意"治标与治本""正治与反治"及"病治异同"三种情况。

（一）治标与治本

"标"，指表象；"本"，指本质。标本是一个相对的概念，常用来概括说明事物的本质与现象、因果关系及病变过程中矛盾的主次等。因此，分清标本，才能抓住疾病的本质，予以正确的治疗。分辨标本的方法，如以正邪而言，正为本，邪为标；就病因和症状而言，病因为本，症状为标；从病变部位来分，内脏为本，体表为标；按病程来说，旧病为本，新病为标。一般来说，"本"代表疾病过程中占重要地位和起主要作用的方面；"标"代表疾病过程中居次要地位和起次要作用的方面。但这种标本主次关系并不是不变的，在特殊的情况下"标"也可能转化为主要的方面。因此，在治疗上就应该分清先后缓急，或先治其标，或先治其本，或标本兼治，灵活处理疾病过程中的不同矛盾。

1. 急则治其标　指在标病危急，如若不先治其标病，就会危及患者生命或影响对本病的治疗时，所采取的一种暂时急救措施。如各种原因引起大出血，将危及患者生命时，当首先止血以治其标，而后针对病因以治其本。再如慢性腹泻患者因感冒而发热时，也应先治外感发热之标病，后治慢性腹泻之本病。急则治标的最终目的，就是为了创造治本的条件，更好地治本。

2. 缓则治其本　指病势较缓时，针对疾病本质进行治疗的原则。临床上在治本的同时，标病也随之消失。例如：阴虚发热伴咳嗽患者，发热、咳嗽为标，阴虚为本，采用滋阴治本法，待阴虚平复后，发热、咳嗽自然缓解。又如脾虚泄泻患者，脾虚为本，泄泻为标，治疗时应用健脾益气之法治其本病，脾气健运则泄泻自止。此法对慢性病或急性病恢复期的治疗具有较好指导意义。

3. 标本同治　指标病本病俱急的情况下，采用标本兼治，以提高疗效，缩短病程的一种方法。如临床表现为身热、腹硬满痛、大便燥结、口干渴、舌燥苔焦黄，此属实热内结为本，阴液受伤为标，用增液承气汤标本兼顾治之，泻其实热可以存阴，滋阴润燥有利于通下，达到标本同治的目的。

（二）正治与反治

正治与反治，是指所用药物性质的寒热、补泻效用与疾病的本质、现象之间的从逆关系而言，即《素问·至真要大论》提出"逆者正治，从者反治"两种方法，都是中医"治病求本"这一法则的具体应用。

1. 正治　正治，是逆其证候表现而治的一种常用治疗方法，又称"逆治"。逆，是指采用方药的性质与疾病证候性质相反。它适用于病证的现象与本质相一致的情况。如寒证见寒象，热证见热象，虚证见虚象，实证见实象，在治疗时分别采用"寒者热之""热者寒之""虚者补之""实者泻之"的不同

治法。

(1)寒者热之:指寒证出现寒象,用温热性质的方药来治疗。如表寒证用辛温解表的方药治疗,里寒证用辛热温里的方药等。

(2)热者寒之:指热证出现热象,用寒凉性质的方药来治疗。如表热证用辛凉解表方药治疗,里热证用苦寒清热的方药等。

(3)虚者补之:指虚证出现虚象,用补益性质的方药来治疗。如阴血不足用滋阴养血的方药治疗,阳气虚弱用扶阳益气的方药等。

(4)实者泻之:指实证出现实象,用攻邪泻实的方药来治疗。如瘀血病证用活血逐瘀的方药治疗,食滞病证用消食导滞的方药等。

2. 反治 反治,是指在病证的临床表现与本质相反的情况下,顺从疾病的假象而治的一种治疗方法,又称"从治"。从,是指所采用方药的性质与病证表面假象相一致。究其实质,仍是针对病证本质进行的治疗。如寒证表面见热象,热证表面见寒象,虚证表面见实象,实证表面见虚象,在治疗时分别采用"热因热用""寒因寒用""塞因塞用""通因通用"的方法。

(1)寒因寒用:是以寒治寒,用寒性药物治疗假寒症状的病证。适用于"真热假寒"证的治疗。如热厥证,里热极盛,格阴于外,出现四肢厥冷(胸腹部扪之灼热,不欲近衣被)、脉沉的假象时,依其在外的假象而用寒性药治疗。这种以寒治寒的方法,亦是针对其热甚的本质而治。

(2)热因热用:是以热治热,用热性药物治疗假热症状的病证。适用于"真寒假热"证的治疗。如《伤寒论》"少阴病下利清谷,里寒外热,手足厥逆,脉微欲绝,身反不恶热,其人面赤……通脉四逆散主之"即是热因热用的范例。这种以热治热的方法,亦是针对其寒甚的本质而治。

(3)塞因塞用:是以补开塞,用补益的药物治疗闭塞不通的病证。适用于因虚而闭阻的真虚假实证的治疗。如气血亏虚所致的经闭,用补气养血的方法治疗,气充血足,经血自来。这种以补开塞的方法,亦是针对其虚甚的本质而治。

(4)通因通用:是以通治通,用通利的药物治疗有通泄症状之实证。如食积腹泻、瘀血崩漏、湿热痢疾等病证,分别治以消导泻下、活血祛瘀、清利湿热之法。这种以通治通的方法,亦是针对其邪实的本质而治。

总之,正治与反治虽然概念有别,在方法上有逆从之分,但两者都是针对疾病的本质而治的,均属于"治病求本"的范畴。

(三)病治异同

病治异同,包括"同病异治"与"异病同治"两个方面。(见第一章"二、中医学的方法论")

二、扶正祛邪

疾病过程,是正气与邪气矛盾双方相互斗争的过程。邪正斗争的胜负,决定着疾病的进退。邪胜于正则病进,正胜于邪则病退。因而治疗疾病的一个基本原则,就是要扶助正气,祛除邪气,改变邪正双方的力量对比,使疾病向痊愈方向转化。扶正祛邪是指导临床治疗的一个重要法则。

扶正,就是扶助正气,增强体质,提高抗病能力的一种治疗原则,主要适用于以正虚为主要矛盾,而邪气也不盛的虚性病证,即"虚者补之"。临床上可根据患者的具体情况,分别运用益气、养血、滋阴、壮阳、填精、增液等治法。扶正多用补益的药物及针灸、气功、体育锻炼等,而精神的调摄和饮食营养的补充,对扶正也具有重要的作用。

祛邪,即祛除邪气,削弱或祛除病邪的侵袭和损害的一种治疗原则,主要适用于邪实为主要矛盾,而正气未衰的实性病证,即"实则泻之"。临床上可根据患者的具体情况,分别运用发汗、攻下、清热、散寒、利湿、消导等治法。祛邪多使用攻泻、祛邪的药物或运用针灸、手术等其他疗法以祛除病邪。

在运用扶正祛邪原则时,要全面分析正邪双方消长盛衰的情况,根据正邪在疾病发生、发展及其变化和转归中所处的地位,区别主次、先后,灵活应用。或单以扶正为主,或单以祛邪为主;或先扶正后祛邪,或先祛邪后扶正;或攻补兼施,两者并重。但总的原则是"扶正而不留邪,祛邪而不

伤正”。

三、调整阴阳

疾病的发生，从根本上说即是阴阳的相对平衡遭到破坏，出现偏盛偏衰的结果。对此，《素问·至真要大论》指出：“谨察阴阳所在而调之，以平为期。”因此，调整阴阳，损其偏盛，补其偏衰，促使其阴平阳秘，恢复相对的协调平衡，是临床治疗的根本法则之一。

（一）损其有余

对于阴阳的偏盛，即阴或阳的一方过盛、有余的病证，临证时采用“损其有余”的方法治疗。阴或阳的一方偏盛，多因邪实所引起，故损其有余属于泻法。如阳热亢盛的实热证，用“热者寒之”的方法治疗，以清泄其阳热；阴寒内盛的实寒证，用“寒者热之”的方法治疗，以温散其阴寒。由于阳热亢盛易于耗伤阴液，阴寒偏盛易于损伤阳气，故在调整阴或阳的偏盛时，应注意有没有相应的阳或阴偏衰情况的存在，若已引起相对一方偏衰时，则当兼顾其不足，配合以扶阳或益阴之法。

（二）补其不足

对于阴阳的偏衰，即阴或阳的一方或双方偏衰不足的病证，临证时可采用“补其不足”的方法治疗。如阴虚不能制阳，常表现为阴虚阳亢的虚热证，此非火热之有余，乃水之不足，则应滋阴以制阳，即“壮水之主，以制阳光”；因阳虚不能制阴，而致阳虚阴盛的虚寒证，此非阴邪之有余，乃火之不足，应补阳以制阴，即“益火之源，以消阴翳”；若属阴阳双虚，则应阴阳双补。由于阴阳是相互依存、互根互用的，因此，在治疗阴阳偏衰病证时，还应注意“阳中求阴”或“阴中求阳”的方法，即在补阴时适当配合补阳药，补阳时适当配合补阴药，故《景岳全书·新方八略》曰：“善补阳者必于阴中求阳，则阳得阴助而生化无穷；善补阴者必于阳中求阴，则阴得阳升而泉源不竭”。

阴阳是辨证的总纲，疾病的各种病理变化均可以用阴阳的变化来说明，凡病理上的表里出入、上下升降、寒热进退、邪正虚实、气血不和等，均为阴阳失调的具体表现。因此，从广义来讲，解表攻里、升清降浊、寒热温清、补虚泻实、调理气血和调和营卫等治法，均属于调整阴阳的范畴。

第四节　康　　复

康复，即恢复健康之意。中医康复学，是以中医理论为指导，研究各种有利于疾病康复的方法和手段，使伤残者、慢性病者、老年病者及急性病缓解期患者的身体功能和精神状态最大限度地恢复健康的综合性学科。中医康复学历史悠久，有着完整而独立的、丰富多彩且行之有效的康复方法，对帮助伤残者消除或减轻功能缺陷，帮助慢性病、老年病等患者祛除病痛，恢复身心健康，重返社会发挥重要作用。中医康复的基本原则如下。

一、形体保养和精神调摄相结合

形体保养和精神调摄相结合，即形神合一。养形，一是重视补益精血，即所谓“欲治形者，必以精血为先”；二是注重适当运动，促进气血运行，增强抗病能力。调神，主要是通过语言疏导、以情治情、娱乐等方法，使患者摒除一切有害情绪，创造良好的心境，保持乐观开朗、心气平和的精神状态，避免病情恶化。形体健康能够减轻精神负担，精神和谐可促进形体恢复。形体健康，精神健旺，两者相互协调，即能达到形神兼具、身心康复的目的。

二、药物治疗和饮食调养相结合

药物治疗和饮食调养相结合，即药食结合。药物治疗是康复医疗的主要措施。但恢复期患者大多病情复杂，病程较长，服药时间过久，既难以坚持，又可能损伤脾胃，还可能出现副作用或不良反应。饮食虽不能直接祛邪，但能通过调节脏腑功能以补偏救弊，达到调整阴阳、促进疾病康复的目的。因

此在辨证论治的基础上，有选择地服用某些食物，做到药物治疗与饮食调养相结合，不仅能够增强疗效，也可能减少药量，防止药物的副作用，缩短康复所需时间。即所谓“毒药攻邪，五谷为养，五果为助，五畜为益，五菜为充，气味合而服之，以补益精气”。

三、内治方法与外治方法相结合

内治方法与外治方法相结合，即内外结合。内治法，主要指药物、饮食等内服的方法，通过内治方法可调整脏腑阴阳气血，恢复和改善脏腑组织的功能活动；外治法，主要包括针灸、推拿、药物外用、传统体育等多种方法，外治方法能通过经络的调节作用，疏通体内阴阳气血的运行。故内外结合并用，综合调治，促进患者的整体康复。一般来说，病在脏腑者，以内治为主，外治为辅；病在经络者，以外治为主，内治为辅；若脏腑经络同病，则内治外治并重。

四、自然康复与治疗康复相结合

自然康复是借助自然因素对人体的影响，来促进人体身心健康的逐步恢复。大自然中存在着许多有利于机体康复的因素，包括自然之物与自然环境，如日光、空气、花草、森林等。在运用药物、针灸等治疗康复方法的同时，可以有选择性和针对性地结合自然康复方法，如空气疗法可使人头脑清新，心胸开阔；日光疗法能温养阳气，改善血运等，利用这些自然因素对人体不同的作用，提高康复效果。

五、早期介入与持之以恒相结合

早期介入强调的是在病情稳定情况下即可进行康复训练，尤其针对中枢神经系统疾病时，早期介入能够最大限度地促进神经再生，从而达到功能恢复的目的。持之以恒是要求患者康复治疗需要一定的时间才能获得显著效应，停止治疗后康复效果将逐步消退，因此，许多康复治疗需要长期持续，甚至维持终生。早期介入与持之以恒相结合，可全面、持久、最大限度地达到康复治疗效果。

本章小结

养生就是采取各种方法保养身体，主要包括体质养生、精神养生、环境养生、起居养生、睡眠养生、饮食养生、房事养生、运动养生、娱乐养生、经络养生、药物养生等。

预防，是指采取一定的措施，防止疾病的发生与发展。包括未病先防和既病防变两方面的内容。治则，即治疗疾病的法则。临床遵循的治疗法则有治病求本、扶正祛邪、调整阴阳。治病求本就是必须抓住疾病的本质，并针对疾病的本质进行治疗。康复，即恢复健康之意。中医康复的原则主要有形体保养和精神调摄相结合、药物治疗和饮食调养相结合、内治方法与外治方法相结合、自然康复与治疗康复相结合、早期介入与持之以恒相结合等五个方面。

案例讨论

黄某，女，66岁。半年前行蛛网膜下腔出血开颅手术，住院21d，恢复良好。出院至今，大便粪质并不干硬，也有便意，但临厕排便困难，需努挣方出，汗出短气，便后乏力，体质虚弱。常自感心慌气短，少气懒言，语声低微，神疲肢倦，舌淡苔白，脉弱。

案例讨论

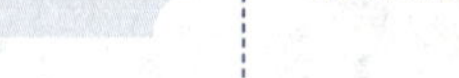

（张立峰）

0503

扫一扫，测一测

思考题

1. 中医养生的基本原则是什么?
2. 何谓“正治”与“反治”？如何正确使用?

第六章 诊法与辨证

学习目标

1. 掌握:望神色形态、听声音、嗅气味的一般规律、问诊的基本内容、常见病脉的脉象特征和临床意义;八纲辨证及脏腑辨证的要点;并能运用这些中医特色诊法和临证思维初步完成疾病的中医诊断。

2. 熟悉:四诊其他内容及脏腑兼病辨证的关系。

3. 了解:六经辨证和卫气营血辨证、三焦辨证。

4. 具有中医诊病的基本技术;能进行基本诊疗的操作。

5. 能与患者及家属进行良好沟通,开展中医健康教育;能与中医相关医务人员进行专业交流;帮助和指导患者进行健康管理。

中医学认为,人体是一个有机的整体,以脏腑为中心,以经络衔接内外,人体外部的征象与内在的脏腑功能密切相关,局部的病变可影响全身,内脏的病变也可从五官四肢等体表组织反映出来。通过目望、耳闻、鼻嗅、口问和触摸按压等诊察方法来审查人体外部征象,“司外揣内”“见微知著”“以常达变”,分析和明确病因、病性、病位等疾病的本质,从而为辨证论治提供可靠的依据。

第一节 诊 法

诊法是中医运用望、闻、问、切的方法来诊察和收集病情资料的方法,为辨证论治提供依据。

《难经·六十一难》曰:“望而知之谓之神,闻而知之谓之圣,问而知之谓之工,切而知之谓之巧”。所谓神、圣、工、巧,就是要求医生通晓诊法理论,掌握诊法技巧。四诊各有长短之处,必须综合应用,也就是要“四诊合参”,才能得出正确的结论,否则就会导致诊断的片面性,甚至造成误诊。

一、望诊

望诊,是医生运用视觉对患者神、色、形、态等全身情况及局部表现、舌象、分泌物和排泄物等进行有目的地观察,收集病情资料的诊察方法。其主要内容包括:望神、望色、望形态、望舌、望局部、望皮肤、望分泌物和排泄物等。

望诊时,一是要应在充足、自然、柔和的光线下进行,必要时需复查,特别注意避开有色光源;二是诊室温度适宜,患者的皮肤、肌肉自然放松,气血运行畅通,疾病的征象才可能真实地显露出来;三是充分暴露受检部位,以便完整、细致地进行观察;四是望诊要根据病情结合其他三诊,有重点有步骤地仔细观察。

(一) 望神

望神是通过观察人体生命活动的整体表现来判断病情的方法。精、气、神是人身三宝,三者同盛同衰,所以望神可了解患者的脏腑盛衰、正气存亡、病情轻重、预后善恶。患者的神主要通过目光、神情、色泽和体态四个方面表现出来,其中尤以目光为重点。

神的表现形式可概括为五种(表 6-1)。

1. 得神　又称有神,为健康的表现,即使有病,也病轻,预后好。

2. 少神　又称神气不足,多见于轻病或疾病恢复期,体质虚弱者及正常人过劳之后亦可见。

3. 失神　又称无神,因精亏神衰而失神者,多见于慢性久病虚证;因邪盛神乱而失神者,多见于急性邪实,属病重。

4. 假神　是垂危患者出现的精神暂时好转的假象,表明病情恶化,脏腑精气将绝,阴不敛阳,虚阳外越,预后不良。古人喻为"残灯复明""回光返照"。

5. 神志失常　又称"神乱",包括烦躁不安、神昏谵妄以及焦虑恐惧、狂躁不宁、淡漠痴呆和卒然昏倒等。

表 6-1　得神、少神、失神、假神鉴别表

观察项目	得神	少神	失神	假神
目光	目光明亮,顾盼灵活	目光乏神,少动	目光晦暗呆滞	目光忽亮,但浮光外露
神情	神志清楚,表情丰富	精神不振,迟钝	精神萎靡或昏迷	突然神清,但躁动不安
面色	面色荣润	面色少华	面色无华	两颧泛红如妆
体态	肌肉不削,动作自如	动作迟缓	动作艰难	久病卧床,忽思活动
饮食	食欲旺盛	食欲稍减	食欲不佳	突然食欲增强

(二) 望色

望色,又称"色诊"。是通过观察患者全身皮肤(主要是面部皮肤)色泽变化来诊察病情的方法。色即皮肤的颜色,包括青、赤、黄、白、黑五种色调变化,可以反映疾病的不同性质和不同脏腑的病证;泽即皮肤的光泽、荣枯的变化可以反映脏腑精气的盛衰。

面色分"常色"和"病色"。常色指人在生理状态时的面部色泽,我国人常色表现为"红黄隐隐,明润含蓄"。病色指人在疾病状态时面部的异常色泽,主要表现为青、赤、黄、白、黑五色,分别提示不同脏腑和不同性质的疾病。

1. 青色　主寒证、痛证、瘀血、惊风。青色五行属木,主病以肝经和厥阴经的病证为主,常见于面部、口唇、爪甲、皮肤等部位。青色为气血运行不畅,经脉阻滞之色。面色苍白淡青,多属寒邪外袭,或阴寒内盛;鼻头色青多腹中痛;面色青灰,口唇青紫,伴心胸闷痛或刺痛,为心阳不振,心脉痹阻;小儿眉间、鼻柱、口唇四周青色多为高热惊风。面色青黄(又称苍黄)见于肝郁脾虚的患者

2. 赤色　主热证,有实热与虚热之分,亦见于戴阳证。实热多因热邪亢盛,虚热多因阴虚火旺。赤色五行属火,火热内盛,鼓动气血,充盈脉络所致,常见于颜面、唇、舌、皮肤等部位。满面通红,为外感发热或脏腑阳盛之实热证;两颧潮红娇嫩,为阴虚火旺之虚热证。久病重病患者,面色苍白,时而泛红如妆,游移不定,为虚阳浮越之"戴阳证",因阳气虚衰,阴寒内盛,阴盛格阳,虚阳上越所致,属病危。

3. 黄色　主虚证、湿证、黄疸。黄色五行属土,多为脾失健运,水湿不化,或气血乏源,肌肤失养所致,常见于面部、皮肤及白睛等部位。面色淡黄无泽,肌肤失荣,称为萎黄,是脾胃气虚;面黄而虚浮,称为黄胖,多因脾虚湿阻所致;面目一身皆黄属黄疸,鲜明如橘皮色为阳黄,证属湿热;晦暗如烟熏色为阴黄,证属寒湿。

4. 白色　主虚证、寒证、失血证。白色五行属金,为阳气虚衰、血行无力、脉络空虚、气血不荣所致,常见于颜面、口唇、舌及皮肤、爪甲、眼眦等部位。血虚者淡白无华;阳气虚者面色㿠白而虚浮;阴虚者常面白而颧赤;产后面色白,多为失血伤气;面色白中带青,称为苍白,如伴见形寒腹痛,多为外感寒邪,经脉拘急;面色突然苍白,伴冷汗淋漓、四肢厥冷,多为阳气暴脱。

5. 黑色 主肾虚证、水饮证、寒证、血瘀证。黑色五行属水，为阴寒水盛之色，气血凝滞，经脉肌肤失养所致，常见于面部、口唇及眼眶。面黑黯淡者，多属肾阳虚，水寒不化，血失温煦；面黑干焦，为肾阴亏虚，虚火上炎；面色黧黑（黑而晦暗）伴肌肤甲错，为瘀血；眼眶黑，多为肾虚水泛；妇人多为寒湿带下。

（三）望形态

望形态，是指观察患者形体的强弱胖瘦、体质和异常动态表现等来诊察病情的方法。患者的姿态动者、强者、仰者、伸者，属表、热、实、阳；静者、弱者、俯者、屈者，属里、虚、寒、阴。

（四）望舌

望舌是通过观察患者的舌质和舌苔变化，了解其生理功能和病理变化的诊察方法。舌质也称舌体，是舌的肌肉脉络组织；舌苔是附于舌面的一层苔垢，由胃气上蒸而成。正常的舌象是"淡红舌，薄白苔"。

前人在长期临床实践中发现舌的一定部位与脏腑相关，舌尖多反映上焦心肺病变，舌中部多反映中焦脾胃病变，舌根部多反映下焦肾的病变，舌两侧多反映肝胆的病变（图 6-1）。

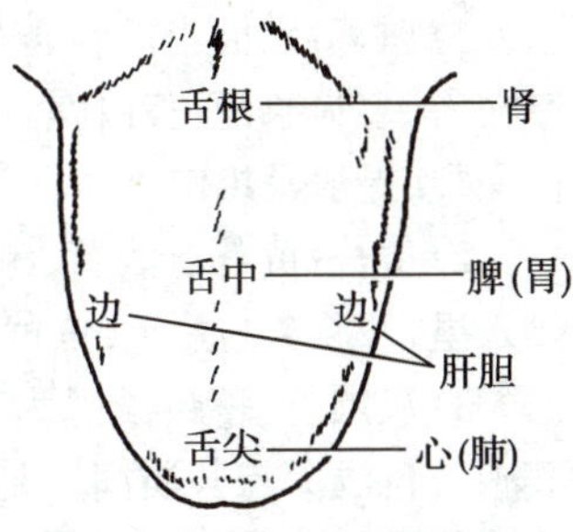

图 6-1 舌诊脏腑部位分属图

望舌时应注意光线充足，以自然光线为佳。患者伸舌时尽量张口使舌体充分暴露，自然将舌伸出口外，舌体放松，舌面平展，舌尖略向下。望舌的顺序是先望舌质，后望舌苔，并注意辨别染苔；具体先望舌尖，再望舌中、舌侧，最后望舌根部。

1. 望舌质 主要观察舌质的颜色和形态的变化。

(1) 舌色：常见舌色有淡红舌、淡白舌、红舌、绛舌、青紫舌五种。

1) 淡红舌：舌体颜色淡红润泽、白中透红。为气血调和的征象，常见于正常人，疾病时见之多属病轻。

2) 淡白舌：较正常舌色浅淡，主虚证、寒证。如舌淡白舌体瘦薄，属气血两虚；若淡白湿润，舌体胖嫩，多属阳虚水停证。

3) 红舌：舌色较正常舌色红，呈鲜红者，称为红舌。主实热、阴虚内热。若舌色鲜红起芒刺或兼黄厚苔，多属实热证；舌色鲜红少苔或有裂纹或舌红无苔，则属虚热证。

4) 绛舌：较红舌更深或略带黯红色者，谓之绛舌。主邪热入营，病有外感与内伤之分。外感病若舌绛或有红点、芒刺，为温病热入营分、血分；内伤杂病若舌绛少苔或无苔，有裂纹，则是阴虚火旺。

5) 青紫舌：全舌呈均匀青色或紫色，或局部现青紫色斑点，均称青紫舌。主气血运行不畅，需辨别寒热之不同。舌绛紫干枯少津，为热盛伤津，气血壅滞；舌淡紫或青紫湿润者，多是寒凝血瘀。

(2) 舌形：舌体的形质包括荣枯、老嫩、胖瘦、点刺、裂纹等方面特征。

1) 老嫩：辨虚实的关键。舌质粗糙、坚敛苍老，多见于实证；舌质细腻、浮胖娇嫩，或边有齿痕，多见于虚证、寒证。

2) 胖大：较正常舌为大，伸舌满口者，称为胖大舌。舌淡白胖嫩，舌苔白滑，属脾肾阳虚，水津不布之象；舌体肿胀满口而色深红，多属心脾热盛。

3) 瘦薄：舌体瘦小而薄，为瘦薄舌。若瘦薄色淡，属气血两虚；瘦薄色红绛而干燥者，多属阴虚火旺，津液耗伤。

4) 裂纹：舌面上有各种形态的裂纹、裂沟，深浅不一，多少不等，称为裂纹舌，多见于精血亏虚，或阴虚火旺、脾虚湿浸。若舌质红绛而有裂纹，多属热盛伤津；舌质淡白而有裂纹，多属气血不足。

5) 齿痕：舌边见齿痕者，为齿痕舌，常与胖大舌并见，多属脾虚和湿盛。舌淡红而有齿痕，多是脾虚；舌淡白湿润而有齿痕，则属寒湿壅盛。

6) 芒刺：舌乳头增大，高起如刺，为芒刺舌，多属邪热内盛。

(3) 舌态：观察舌体活动时的状态。

1) 强硬：舌体强硬运动不灵、屈伸不便，语言謇涩，为强硬舌。舌强而干，舌色红绛多为热入心包，灼伤津液；舌强不语，口眼㖞斜，多为中风征兆。

2) 痿软：舌体软弱、不能随意伸缩回旋，称为痿软舌。新病舌干红而痿，是热灼津液；若久病舌淡

而痿，多因气血虚极；久病舌绛而渐痿，为肝肾阴亏已极。

3）颤动：舌体震颤不定、不能自主为颤动舌。舌红绛而震颤者，多为热极生风，或见于酒精中毒；舌淡白而震颤者，多为血虚动风。

4）歪斜：伸舌时，舌尖向左或向右偏斜，多为风中经络，或风痰阻络。

5）吐弄：舌伸出口外、不能立即回缩者，为吐舌；舌微露出口又立即收回，或不时舐口唇上下者，称为弄舌。若全舌青紫而吐舌者，多见于疫毒攻心或正气已绝；弄舌常见于小儿智能发育不全或中风先兆。两者均可见于心脾有热动风。

6）短缩：舌体紧缩不能伸长，为短缩舌。若舌淡青而湿润，为寒凝筋脉；舌短缩胖苔腻，为痰浊内阻；舌红干短缩，是热盛津伤。

2. 望舌苔　主要观察苔色、苔质的变化。

（1）苔色：主要有白、黄、灰黑三种舌苔颜色的变化。

1）白苔：舌面上的舌苔呈现白色，是最常见的苔色。苔薄白而润，可为正常舌象，或表证初起；苔厚白者，多为寒证；苔白腻者，多为湿浊内停或食积；苔白如积粉，为暑湿秽浊之邪内蕴或瘟疫初起；苔白燥裂，提示燥热伤津。

2）黄苔：黄苔有淡黄、深黄和焦黄苔之别。苔色愈黄，邪热愈甚。薄黄苔常为风热在表或风寒化热入里，苔深黄为热重，焦黄苔为热极，苔黄腻为湿热、痰饮化热或食积化热。

3）灰黑苔：苔色浅黑为灰苔，苔色深黑为黑苔，并称灰黑苔。灰黑苔多由白苔或黄苔转化而成。其中苔色浅深与苔质润燥是鉴别灰黑苔寒热属性的重要指征。灰黑色浅而润多主寒，色深而燥多属热。苔黑而燥裂，甚则生芒刺，多为热极津枯。

（2）苔质：主要观察舌苔的厚薄、润燥、腐腻、剥脱等变化。

1）厚薄：苔质的厚薄以“见底”和“不见底”为标准。苔薄者多为邪气在表，病邪轻浅；苔厚者多邪入脏腑，病邪深重。

2）润燥：反映津液盈亏和输布情况。舌苔干湿适中、不滑不燥，称为润苔；舌面水分过多、伸舌欲滴、扪之湿而滑，称为滑苔；舌苔干燥、扪之无津，甚则舌苔干裂，称为燥苔；苔质粗糙、扪之碍手，称为糙苔。

3）腐腻：苔质颗粒细腻致密，黏滑不易刮去为腻苔，多为湿浊内盛，阳气被遏，湿浊上泛舌面所致；颗粒粗大，疏松而厚，形如豆腐渣堆积舌面，刮之易去为腐苔，多因邪热有余，蒸腾胃中腐浊之气上泛，聚集于舌所致。

4）剥脱：舌苔全部或部分剥落，剥落处舌面光滑无苔者，称为剥苔。观苔之剥落，可测胃气、胃阴之存亡，判断疾病的预后。舌苔全部退去，不再复生以致舌面光洁如镜，称为镜面舌，多为胃阴枯竭，胃气将绝。其中舌苔多处剥落，舌面仅斑驳片存少量舌苔者，称为花剥苔；舌苔大片剥落，边缘突起，界限清楚，剥落部位时时转移，称为地图舌。

3. 舌象的综合分析　舌诊对判断正气盛衰、辨病位深浅、区别病邪性质、推断病势进退、测知病情预后等都有十分重要的意义。

在疾病的发生发展过程中，舌质与舌苔的变化是正邪斗争的反应。一般情况下舌质与舌苔的变化是一致的，主病是两者的综合。如实热证多见舌红苔黄；虚寒证多见舌淡苔白；热邪内盛津液耗伤者，则舌干苔燥；寒湿内停者，则舌润苔滑。临床上若见舌质与舌苔变化不相一致时，应结合全身症状，进行综合分析，做出正确判断。

（五）望局部

1. 望头颈　望头部时，主要是望头的外形、动态和头发的变化。

（1）望头颈：对于婴幼儿来说，头颅外形的异常变化，常是某些疾病的表现。小儿头形过大或过小，伴有智力发育不全者，多属先天不足。小儿囟门下陷，多属津液损伤、髓海不足之虚证；囟门高突，多为痰热内蕴或温病火邪上攻，亦可见于脑髓之病；囟门迟闭，多为肾精不足、发育不良。头颈无力抬起，多为虚证或病重；头颈强直，多由温病火邪上攻引起；头摇不能自主，多是风动之象。

（2）望头发：正常人发黑浓密润泽，是肾气盛精血足的表现。头发稀疏不长，是肾气亏虚；发黄干枯，久病脱发，多是精血不足；突见片状脱发，多属血虚受风，又称“斑秃”；青壮年头发稀疏易落，多为肾虚

或血热；青少年发白，或老年发黑，是禀赋不同，不作疾病论；小儿发结如穗，常见于疳积病。

2. 腮肿　痄腮是腮部以耳垂为中心肿起，边缘不清，皮色不红，疼痛或触之有痛感，多为双侧，不会化脓，是温毒入侵所致。

3. 望五官　主要是望五官的神、形、色、态变化。

(1)望目：肝开窍于目，目为心使，五脏六腑之精气皆上注于目。中医五轮学说，明确了目与脏腑的关系(图 6-2)：内外眦的血络属“心”，称为“血轮”；黑珠属肝，称为“风轮”；白睛属肺，称为“气轮”；瞳人属肾，称为“水轮”；眼胞属脾，称为“肉轮”。

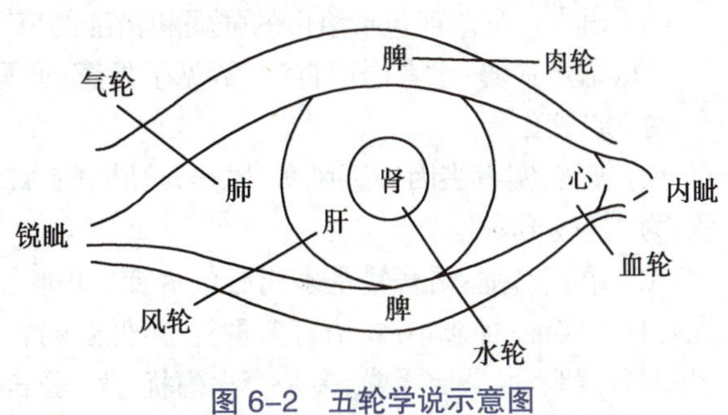

图 6-2　五轮学说示意图

目赤红肿，多属风热或肝火；白睛发黄，为黄疸；眼睑淡白，属气血不足；眼胞浮肿，多为水肿；眼窝下陷，多为伤津脱液；小儿睡眠露睛，多为脾虚；瞳孔散大，多属精气衰竭。两目上视、斜视、直视，均属肝风内动。

(2)望鼻：鼻流浊涕，多属风热；鼻流清涕，多属风寒；鼻久流浊涕而有腥臭味的，多为“鼻渊”；鼻翼煽动，初病多为肺热，久病为肺肾精气衰竭；鼻柱溃陷，常见于麻风病或梅毒。

(3)望耳：耳轮肉厚，色红明润为肾精充足或病浅易愈；肉薄干枯则为肾精不足；色淡白属寒；青黑属痛；焦黑为肾精亏耗之凶兆。耳旁红肿疼痛可因风热外袭或肝胆火热；耳中疼痛，耳聋流脓者为肝胆湿热或胆经有热；久病血瘀可见耳轮甲错。若小儿耳背见有红络，伴耳根发凉，多为麻疹先兆。

(4)望口唇、齿龈：唇色红明润为正常。唇色红紫为实热；鲜红为阴虚；樱桃红色为煤气中毒；淡白属血虚或气虚；唇色青紫，多为寒凝、瘀滞；唇黧黑露齿者，为脾气将绝；睡时口角流涎，多为脾虚或脾胃有热。龈色淡白者，多为血虚不荣；牙龈红肿者多属胃火上炎；牙龈出血而红肿者，为胃火伤络；不红微肿者，多为虚火伤络；牙齿松动稀疏，齿龈外露者，多为肾虚或虚火上炎。

(5)望咽喉：咽喉红肿痛多属肺胃实热；咽部嫩红，痛不剧，为阴虚火旺；咽喉有灰白色假膜，迅速扩大，剥落出血，可见于白喉。

(六) 望皮肤

肺合皮毛，卫气循行皮肤间，皮肤能抵御外邪。望皮肤应注意观察色泽外形的变化，以及斑疹等病变。

1. 色泽　正常人皮肤色微黄透红。皮肤色泽变化的一般规律同五色诊法。

2. 形态　正常人皮肤荣润而光泽，是精气充沛的征象。皮肤虚浮肿胀，按有压痕，多属水湿泛滥；皮肤干瘪枯槁者是津液耗伤；皮肤粗糙如鱼鳞，抚之涩手者，称为肌肤甲错，是血虚夹瘀所致。

3. 斑与疹　斑疹是指出现于皮肤表面的红或紫色片状、点状的皮疹。斑疹多由外感热邪失于透泄，邪郁于肺胃，深入营血所致，斑从肌肉而出，疹由皮肤血络而出。斑与疹不同：斑点大成片，平摊于皮下，压之不褪色，摸之不碍手者；疹点小如粟，高于皮面，压之褪色，扪之碍手。斑疹的色泽，以红润为顺，淡滞为逆。斑疹以分布均匀，稀疏者为邪浅病轻；稠密，或根部紧束，为热毒深重之象；疏密不均，或先后不齐，或见而即隐，多为邪气内陷之象。

(七) 望排泄物与分泌物

排泄物与分泌物包括呕吐物、痰、涎、涕、唾、泪及二便、经、带、汗液、脓液等，观察其色、质、量及其有关变化情况，是进行辨证分析的必要参考资料。

一般而言，排出物与分泌物色泽清白，质地清稀者，多为寒证、虚证；若色泽黄赤，质地稠黏者，多属热证、实证。

二、闻诊

闻诊是医生通过听声音和嗅气味来诊断疾病的方法。听声音是指听患者的语言、呼吸、咳嗽、嗳气、呃逆等各种声响；嗅气味是指嗅患者的口气、体气及排泄物等异常气味。

(一) 听声音

一般而言，语声高亢有力，发音连续不断，多属实证、热证、阳证。语声低微细弱，少气懒言，声音断续，多属虚证、寒证、阴证。

1. 语声　听语声包括语声的强弱和错乱的情况。

(1) 语声强弱：患者语声重浊，常见于外感，亦见于湿浊阻滞，为肺气失宣所致。声音嘶哑，不能发音，称为“失音”，

分虚实，实者多因外感风寒、风热，致肺气不宣，为“金实不鸣”；虚者多肺肾精气虚衰、失于濡养所致，为“金破不鸣”。

(2) 语言错乱：语言错乱多属心的病变，如神志不清、语无伦次、声高有力者，称为“谵语”，多属热扰心神之实证；神志不清、语言多重复、声低音弱者，称为“郑声”，属心气大伤，神无所倚之虚证。言语粗暴、狂躁妄动、哭笑无常，多是痰火内扰，为“狂言”；自言自语、喃喃不休、见人语止、首尾不续，为“独语”，多因心气不足，精神散乱而引起，或由气郁痰结，阻蔽心窍所致。

2. 呼吸　呼吸困难，短促急迫，甚则鼻翼扇动，或张口抬肩不能平卧的，称为喘；呼吸急促，喉间及肺部均可听到如鸣笛样声音，称为哮。哮必兼喘，但喘不一定有哮鸣音。

3. 咳嗽　有声无痰为咳，有痰无声为嗽，有痰有声为咳嗽。咳声重浊有力，多属实证；咳声低微无力，多属虚证；干咳无痰或咳少量稠痰，多属燥邪伤肺或阴虚肺燥；咳嗽阵发，连声不绝，终止时作鹭鸶叫声，为百日咳；小儿咳声嘶哑，如犬吠，见于白喉。

4. 呃逆、嗳气

(1) 呃逆：俗称“打呃”，是胃气上逆，冲膈动喉而发出的冲击声，其声短而频。

(2) 嗳气：古名“噫”，是胃中气体上冲，出于咽喉而发出的声音，其声长而缓，也是胃气上逆的一种表现。饱食之后，偶有嗳气，并非病态。

(二) 嗅气味

排泄物与分泌物：一般而言，浊气浓重秽臭，多见于实热证；气微腥臭者，多属虚寒证。

三、问诊

问诊是医生通过对患者或陪诊者进行有目的的询问，了解疾病的发生、发展、诊治经过、现在症状及其他一切与疾病有关的情况，以诊察疾病的一种方法。

问诊包括问一般情况、现在症、主诉、既往史、个人生活史、家族史等。

(一) 问寒热

问寒热是指询问患者有无怕冷或发热的感觉。恶寒是指患者感到寒冷，但加衣被或近火取暖仍不能缓解。畏寒是指患者感到寒冷，加衣被或近火取暖则能缓解。发热，热即发热，患者的体温正常或升高，但患者自觉全身或某一局部发热。

1. 恶寒发热　指恶寒与发热同时出现，多见于外感病初期，是表证的特征。若恶寒重发热轻，为外感风寒所致；发热重恶寒轻，为外感风热所致；发热轻而恶风自汗，则多为外感风邪所致。

2. 但寒不热　患者只觉寒冷而不发热者，称为但寒不热，多属寒证。多因久病阳气虚不能温煦肌表所致，常伴面色苍白、肢冷蜷卧等虚寒证候。新病寒邪直中脏腑，损伤阳气，也可见恶寒或病变部位冷痛。

3. 但热不寒　但热不寒是指病人只感发热，不觉怕冷，甚或反恶热者。多属阳盛或阴虚所致里热证。临床常见以下几种情况。

(1)壮热：患者身发高热(体温39℃以上)，持续不退，甚至不恶寒，反恶热者，称为壮热，常兼有面赤、大汗出、烦渴饮冷、脉洪大等症，是由里热亢盛，蒸腾于外所致。

(2) 潮热：患者发热如潮汐之定时，或定时热甚，称为潮热。

1) 阴虚潮热：午后或入夜低热，五心烦热，甚至有热自深层向外透发的感觉，兼见颧红、盗汗、舌红少苔等，属阴虚内热。

2) 阳明潮热：热势较高，每于日晡(下午 3~5 时)甚，兼见腹满、便秘，属阳明腑实证。因胃肠燥热所致，日晡为阳明经气当旺之时，故日晡热甚。

3）湿温潮热：以午后热甚，身热不扬（肌肤初扪不觉热，扪之稍久，即感灼手者）为特征。其病多在脾胃，因湿遏热伏，热难透达，所以身热不扬，多伴有胸闷、呕恶、头身困重、便溏、苔腻等症。

⑶低热：即微热，指患者的热势不高（多在37~38℃），或仅自觉发热，体温不高者，称为微热或低热。临床多见于阴虚潮热、气虚发热。

4. 寒热往来　恶寒与发热交替而作，称为寒热往来，是半表半里证的特征，为邪正分争、互为进退的表现。可见于少阳病和疟疾。

（二）问汗

汗是由阳气蒸化津液从玄府（汗孔）达于体表而成。问汗主要诊察有无汗出，汗出部位、时间、性质、多少及兼证，可辨邪正盛衰、腠理疏密和气血盈亏。

1. 有汗、无汗　出汗与恶寒发热并见，苔薄白，脉浮缓是表虚证；伴有咽痛，舌边尖红苔薄黄，脉浮数是风热表证。因风、热属阳邪，能导致腠理疏松而汗出。发热恶寒而无汗属表寒证，因寒性凝敛使汗孔闭塞无汗。大汗、壮热烦渴者属里实热证，因阳热内盛，迫津外泄，故大汗出。

2. 汗自出　日间汗出不止，活动之后更甚者为自汗，多因阳气虚损，卫阳不固。睡时汗出，醒则汗止者为盗汗，多属阴虚内热或气阴两虚证。若气阴两虚，常自汗与盗汗并见。绝汗指病情危重的情况下，出现大汗不止，又称脱汗。若汗热而味咸、脉细数无力，多为亡阴之证；汗凉而味淡、脉微欲绝者，多为亡阳之证。

（三）问疼痛

疼痛是临床上最为常见的自觉症状之一，可见于患病机体的不同部位。导致疼痛的病因病机可概括为虚实两类：因实而疼痛者，多因感受外邪，或气滞血瘀，或痰食虫积等，阻滞了脏腑经络气机，使气血运行不畅，"不通则痛"。其痛势较剧，持续时间长，痛而拒按。因虚而疼痛者，多因气血不足，或阴精亏损，使脏腑、组织、经络失养，"不荣则痛"。其痛势较缓，时痛时止，痛而喜按。问疼痛，主要询问疼痛的部位、性质和持续时间的长短等。重点讲述疼痛性质。

1. 疼痛的性质　疼痛伴有胀感者为胀痛，多为气滞；痛如针刺者为刺痛，为瘀血所致；痛处游走不定，或走窜攻痛者为走窜痛，或为气滞，或为风胜；痛处固定不移为固定痛，发于胸胁脘腹多为血瘀，发于关节为痹证；冷痛者，常因寒邪阻络或阳虚所致；灼痛者，多因邪热亢盛；绞痛者，多因有形实邪阻闭气机，或寒邪凝滞气机所致；隐痛者，多为精血亏虚，或阳虚有寒；空痛者，是虚证疼痛的特点，常见于头部、腹部，多因肾精不足，或气血亏虚，组织器官失养所致；重痛者，多因湿邪困阻气机所致；酸痛见于肢体多为湿阻，见于腰膝多属肾虚；掣痛者，多因筋脉失养而拘急，或经脉阻滞不通所致。

2. 疼痛的部位　分头、胸、胁、脘、腹、腰、四肢、全身等。

⑴头痛：由于经脉在头部的循行部位不同，故根据头痛的不同部位，可判断其病变属于何经。一般说来，痛连项背，病在太阳经；痛在前额或连及眉棱骨，病在阳明经；痛在两颞或太阳穴附近，为少阳经病；头痛而重，腹满自汗，为太阴经病；头痛连及脑齿，指甲微青，为少阴病；痛在巅顶，为厥阴经病。

⑵胸痛：胸为心肺所居，故心肺的病变，均可导致胸部疼痛。

⑶胁痛：多与肝胆病关系密切，可见于肝郁气滞、肝胆湿热、肝胆火旺、瘀血阻络及水饮内停等病证。

⑷胃脘痛：胃脘常会出现有冷、热、隐、刺、胀闷疼痛等。

⑸腹痛：腹部分为大腹、小腹、少腹三部分。脐以上为大腹，属脾胃；脐以下为小腹，属肾、膀胱、大小肠及胞宫；小腹两侧为少腹，属足厥阴肝经及大肠。大腹隐痛，喜温喜按，为脾胃虚寒或寒客腹中；小腹胀痛，小便不利者，是膀胱气化不利，属癃闭；少腹冷痛，牵引阴部，为寒滞肝脉；绕脐痛，有块状物或条状物，按之可移者，为虫积。

⑹腰痛：腰为肾之府，腰痛多见于肾的病变。

⑺四肢痛：四肢痛常见于风、寒、湿三邪合而侵袭人体所致的痹病。风邪偏盛，疼痛游走窜痛者为行痹；寒邪偏盛，剧痛喜热者为痛痹；湿邪偏盛，重着而痛者为湿痹；热邪偏盛，红肿疼痛者为热痹。足跟或胫膝酸痛者，多为肾虚。

⑻周身痛：新病周身疼痛，多为实证，以感受风寒湿邪居多；久病卧床不起而周身作痛，则属虚证，为气血亏虚、失其荣养所致。

(四) 问饮食口味

问饮食口味可以了解体内津液与水谷精气的盈亏及输布是否正常，识别脾胃及相关脏腑功能的盛衰，对临床诊断具有重要意义。包括问食欲、食量、口渴与口味等方面。

1. 食欲与食量　食欲是指进食的要求和对进食的欣快感，食量是指进食量的多少。若新病食欲减退，一般是正气抗邪的保护性反应；久病食欲减退，或为脾胃气虚，或为内伤食滞，或为湿邪困脾；厌食脘胀、嗳腐吞酸，多是食停胃脘；厌食油腻、胁胀呕恶，可见于肝胆湿热、横逆犯胃。消谷善饥者，多为胃火炽盛，伴有多饮多尿者，可见于消渴病。饥不欲食者，常因胃阴不足所致。小儿嗜食异物，如泥土、生米等，多是虫积、疳积之征。若病人自觉吞咽艰涩、进食梗噎不顺、胸膈阻塞、饮食难下，甚至食入即吐者，称为噎膈，多因脏腑功能失调，痰、气、血互结渐致食管狭窄不通所致。

疾病过程中，食量渐增，示胃气渐复；食量渐减，常为脾胃功能衰竭的表现。但久病重病，厌食日久者，突然思食、索食、多食，多为脾胃之气将绝之“除中”证，属“回光返照”之象。

2. 口渴与饮水　口渴是指口中干渴的感觉，饮水是指实际饮水的多少及喜恶。口渴可见于津液已伤，或水湿内停，津气不运；渴喜冷饮为热盛伤津；渴喜热饮为寒湿内停，气化受阻；渴不多饮，或水入即吐者，可见于痰饮水湿内停，或湿热困阻，水津不能上承；口干，但欲漱水不欲咽者，多为内有瘀血；多饮多尿者，见于消渴。

3. 口味　即患者口中的异常味觉。口苦多见于肝胆火旺、胆气上逆；口淡多见于脾胃气虚；口甜或黏腻多见于脾胃湿热；口中泛酸多见于肝胃不和；口中酸馊多为肠胃食积；口咸多见于肾虚及寒水上泛；口臭多见于胃火炽盛；口腥多见于肺胃血络损伤、咯血呕血者。

(五) 问睡眠

睡眠失常主要分为失眠和嗜睡两类。不易入睡，或睡而易醒不能再睡，或睡而不酣，易于惊醒，甚至彻夜不眠者为失眠，为阳不入阴，神不守舍所致。其原因有虚实之分，虚者或为心血不足，心神失养，或阴虚火旺，内扰心神；实证可由邪气内扰，或气机失调，或痰热食滞等所致。时时欲睡，眠而不醒，精神不振，头沉困倦者为嗜睡，实证多见于痰湿内盛，湿阻清阳；虚证多见于阳虚阴盛或气血不足。而热性病出现高热昏睡，为热入心包之象。

(六) 问二便

大小便的排出是机体新陈代谢的正常生理现象，询问大小便状况，不仅可以了解机体消化功能强弱、水液代谢的情况，而且亦是判断疾病寒热虚实的重要依据。询问患者的二便情况，应注意了解大小便的性状、颜色、气味、时间、量的多少及排便的次数、感觉与兼症等。

1. 大便　询问大便应注意便次、便质及排便感的异常。

(1)便秘：大便难以排出，或排便时间延长，或便次减少者，称为便秘。便秘有寒热虚实之分。实证便秘者，多因邪滞胃肠，腑气不通所致。如热结肠道，或寒凝肠腑。虚证便秘者，多因气血阴阳不足，肠失濡润，推动乏力所致。

(2)泄泻：便次增多，便质稀薄，甚至粪如水样者，称为泄泻。故一般新病暴泻者，多属实证；久病缓泻者，多属虚证。如大便清稀如水多为寒湿；大便黄褐、热臭、肛门灼热多为湿热；大便酸臭为食积；完谷不化、便稀溏薄，迁延日久，多为脾虚泄泻；黎明前腹泻为肾阳虚；大便脓血，伴里急后重，多为痢疾；腹痛作泻、泻后痛减，伴有情绪抑郁，脉弦者为肝郁乘脾。

2. 小便　询问尿量、尿次、排尿感觉异常等情况。

小便色黄赤短少者，多属热证；尿色白而清长者，多属虚寒证；多尿、多饮、消瘦者，多属消渴；尿频、尿急、尿痛而色赤，多为膀胱湿热；尿频量多色白、遗尿或尿失禁，多为肾气不固，膀胱失约。小便不畅，点滴而出为癃；小便不通，点滴不出为闭，合称癃闭。多因脾肾虚弱，或血瘀湿热结石阻滞所致。

视频：诊脉

四、切诊

切诊包括脉诊和按诊，是医生用手指对患者体表某些病变部位进行触、摸、按、压，从而获得病情资料的诊察方法。

(一) 脉诊

脉诊即切脉，是医生用手指切按患者的脉搏，感知脉动应指的形象，以了解病情、判断病证的诊察方法。

1. 脉象形成的原理 脉象是脉动应指的形象。脉象的形成与心脏的搏动、脉道的通利和气血的盈亏直接相关。

2. 诊脉的部位与方法 诊脉部位历来有多种，现在常用的是“寸口诊法”。诊脉方法主要包括布指、运指。

(1)诊脉的部位:“寸口诊法”其位置在腕后高骨(桡骨茎突)内侧桡动脉所在搏动处。每侧寸口又分寸、关、尺三部，即以桡骨茎突为标记，其内侧部位即为关，关前(腕端)为寸，关后(肘端)为尺，两手合而为六部脉(图6-3)。它们分候的脏腑是:左寸、关、尺分别候心、肝、肾;右寸、关、尺分别候肺、脾、肾(命门)。

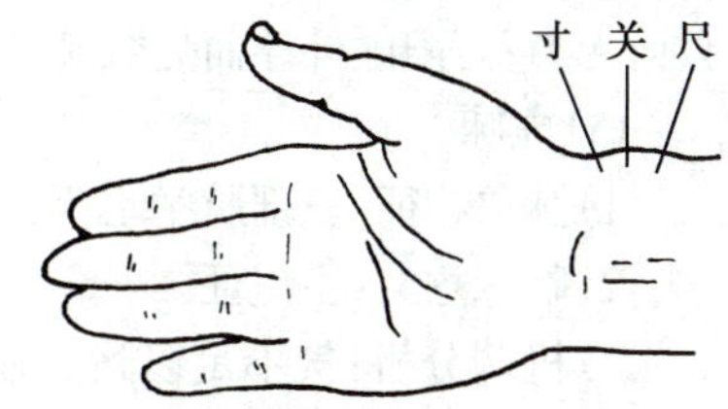

图6-3 诊脉寸关尺示意图

(2)诊脉的方法及注意事项:《黄帝内经》认为清晨是诊脉的最佳时间，因为清晨尚未饮食及活动等，体内外环境都比较安静，气血经脉受到的干扰因素最少，故可诊得患者的真实脉象。诊脉时诊室保持安静，患者取坐位或正卧位，手臂放平与心脏近于同一水平，直腕仰掌，腕背关节垫上脉枕，以便于切脉。医患均应呼吸自然均匀，医生用自己一呼一吸的时间(一息)去计算患者脉搏的次数，此即平息。切脉的操作时间，每手不少于1min，以3min左右为宜。医生布指时，中指定关，食指切寸，无名指切尺，三指屈曲，指头平齐，用指尖与指腹交界处的指目(因指目感觉较灵敏)触按脉体。根据患者的高矮适当调整三指布指疏密。

诊脉时以较轻指力按在皮肤上称为举，又称浮取或轻取;重指力按在筋骨间称为按，又称沉取或重取;指力从轻到重，从重到轻，左右前后推寻，以寻找脉动最明显的特征，称为寻。寸、关、尺三部，每部有浮、中、沉三候，合称三部九候。诊脉时应细心体会举、按、寻之间的脉象变化。三指同时切脉的，称为总按;单指切脉的，称为单按。临床上总按、单按常配合使用。

3. 正常脉象 又称平脉，平脉形态是三部有脉，一息四~五至(相当于72~80次/min)，不浮不沉，不大不小，从容和缓，柔和有力，节律一致，尺脉沉取有一定力量，并随生理活动和气候环境的不同而有相应正常变化。

此外，少数人脉不见于寸口，而从尺部斜向手背，为斜飞脉;若脉出现在寸口的背侧，为反关脉。两者均为桡动脉解剖位置的变异，不属于病脉。

4. 常见病脉与主证 疾病反映于脉象的变化，即为病脉。病脉分类很多，历代各有不同。如《脉经》提出24脉;《濒湖脉学》分为27脉;《诊家正眼》又加疾脉，成28脉。现将临床常见脉象特征及其主病分述如下。

(1)浮脉

1)脉象特征:轻取即得，重按反减。《难经》五难曰:“如三菽之重，与皮毛相得者”。菽，通豆，轻取如同用三颗豆子的力量去取脉。

2)临床意义:主表证，亦主虚证。

3)机制分析:为外邪侵袭肌表，卫外之阳气奋起抵抗外邪，鼓动脉气于外故脉浮;但久病体虚，也有见浮脉的，多浮大无力，不可误作外感论治。生理性浮脉可见于形体消瘦，脉位表浅者。

(2)沉脉

1)脉象特征:轻取不应，重按始得。《难经》五难曰:“按之至骨。”为重按。

2)临床意义:主里证。沉而有力为里实，沉而无力为里虚。

3)机制分析:邪郁于里，气血内困则脉沉有力，为实证;若脏腑虚弱，正气不足，脉气鼓动乏力，则脉沉无力。生理性沉脉可见于肥胖之体，脉管深沉者。

(3)迟脉

1)脉象特征:脉来缓慢，一息脉动不足四至(每分钟少于60次)。

2)临床意义:主寒证，有力为寒积，无力为虚寒。

3)机制分析:寒凝气滞，阳失健运，故脉象见迟。若里实寒者，多因阴寒积冷，凝滞阻闭，脉迟有力;里虚寒者，多阳气衰微，脉迟而无力。此外，若邪热结聚，经隧阻滞，亦见迟脉，但迟而有力且伴有热结

之象。久经体力锻炼者，脉象迟来和缓而有力为健康之象。

(4)数脉

1)脉象特征:脉来急促，一息五～六至。数脉脉率增快，相当于每分钟脉搏在90次以上。

2)临床意义:数脉主热证，有力为实热，无力为虚热。

3)机制分析:邪热亢盛，气血运行加速，故见数脉，必数而有力；久病阴虚，虚热内生，脉也见数，但数而无力；若阳虚外浮而见数脉，则数大而无力，按之豁然而空。

(5)虚脉

1)脉象特征:三部脉举之无力，按之空虚。

2)临床意义:主虚证。

3)机制分析:气不足以运其血，故脉来无力；血不足以充于脉，则脉道空虚，故虚脉包括气血两虚及脏腑诸虚。

(6)实脉

1)脉象特征:三部脉举按均有力。

2)临床意义:主实证。

3)机制分析:邪气亢盛而正气不虚，正邪相搏，气血壅盛，脉道坚满，故应指有力。

(7)洪脉

1)脉象特征:脉形宽大，应指浮大而有力，来盛去衰，如波涛汹涌。

2)临床意义:主气分热盛，亦主邪盛正衰。

3)机制分析:内热炽盛，气盛血涌，脉道扩张，故见洪脉；若久病气虚，或虚劳、失血、久泄等病证见洪脉，则多属邪盛正衰的危候。

(8)细脉(小脉)

1)脉象特征:脉细如线，但应指明显。

2)临床意义:主气血两虚，诸虚劳损。又主湿病。

3)机制分析:营血亏虚不能充盈脉道，气虚则无力鼓动血液运行，故脉体细小而软弱无力；湿邪阻遏脉道，气血运行不利，也见细脉；若温热病昏谵见细数脉，是热邪深入营血或邪陷心包的证候。

(9)滑脉

1)脉象特征:往来流利，如珠走盘，应指圆滑。

2)临床意义:主痰饮、食滞、实热。

3)机制分析:实邪壅盛于内，气实血涌，故脉来往甚为流利，应指圆滑。生理性滑脉可见于妇女妊娠，是气血充盛而调和的表现。正常人脉滑而冲和，是营卫充实之象，亦为平脉。

(10)涩脉

1)脉象特征:脉细而缓，往来艰涩不畅，如轻刀刮竹。

2)临床意义:主伤精，血少，气滞血瘀，夹痰，夹食。

3)机制分析:精亏血少，不能濡养经脉，血行不畅，脉气往来艰涩，故脉涩而无力；气滞血瘀或食痰胶固，气机不畅，血行受阻，则脉涩而有力。

(11)弦脉

1)脉象特征:端直以长，如按琴弦。

2)临床意义:主肝胆病，诸痛，痰饮，疟疾。亦主虚劳。

3)机制分析:邪气滞肝，疏泄失常，气机不利，诸痛，痰饮，阻滞气机，脉气因而紧张，则出现弦脉。生理性弦脉可见于春季。应自然界生发之气，故脉象弦而柔和。老年人阴血不足，血脉失于濡养而失柔和之性，亦可见弦脉。

(12)紧脉

1)脉象特征:脉来紧张，状如牵绳转索。

2)临床意义:主寒、痛、宿食。

3)机制分析:寒邪侵袭人体，阻碍阳气，寒邪与正气相搏，以致脉道紧张而拘急，故见紧脉。寒邪在表，脉见浮紧；寒邪在里，脉见沉紧。剧痛、宿食之紧脉，也是寒邪积滞与正气相搏的缘故。

(13)缓脉

1)脉象特征:一息四至、来去缓怠。其脉率稍慢于正常脉而快于迟脉,约每分60次。

2)临床意义:主湿病,脾胃虚弱。

3)机制分析:湿性黏滞,气机为湿所困,或脾胃虚弱,气血不足以充盈鼓动,故脉见缓怠无力,弛纵不鼓。有病之人脉转和缓,是正气恢复之征。生理性缓脉见脉来从容不迫,应指均匀,和缓有神,是神气充沛的正常脉象。

(14)弱脉

1)脉象特征:极软而沉细。

2)临床意义:主气血不足。

3)机制分析:血虚脉道不充,则脉细;气虚则脉搏乏力,则脉位深沉、软弱无力。弱脉主气血不足,阳虚气弱之病。病后正虚,见脉弱为顺;新病邪实,见脉弱为逆。

(15)濡脉

1)脉象特征:浮而细软,搏动力弱,不任重按,按之则无。

2)临床意义:主诸虚,又主湿。

3)机制分析:因阴虚不能敛阳则脉浮软,精血不充则细弱。湿气阻遏脉道,也见濡脉。

(16)促脉

1)脉象特征:脉来数而时一止,止无定数。

2)临床意义:主阳盛实热,气血痰饮宿食停滞,亦主脏气虚弱,阴血衰少。

3)机制分析:阳盛实热,阴不和阳,故脉来急数有力,气血痰饮宿食停滞,脉气接续不及而时见歇止。促脉亦主真元衰惫,若促而细小无力,则为脏气虚弱,阴血衰少。

(17)结脉

1)脉象特征:脉来缓而时一止,止无定数。

2)临床意义:主阴盛气结,寒痰血瘀。亦主气血虚衰。

3)机制分析:阴盛而阳不和,故脉缓慢而时一止,寒痰瘀血,气郁不疏,脉气阻滞,故见结脉。久病虚损,气血虚弱,脉气不继,多见结而无力。

(18)代脉

1)脉象特征:脉来中止,止有定数,良久方来。

2)临床意义:主脏气衰微。亦主风证痛证。

3)机制分析:七情惊恐,跌打损伤,脏气衰微,气血亏损,元气不足,以致脉气不能衔接而止有定数。至于风证、痛证、七情惊恐、跌打损伤诸病而见代脉,是因病而致脉气不能衔接,脉亦见歇止。

现在一般多采用浮、沉、迟、数、虚、实六个纲脉的归类法将28脉加以区别,并和八纲辨证相呼应(表6-2)。

表6-2 六纲脉比较表

脉纲	脉名	脉象	主病
浮脉类	浮	举之有余,按之不足	表证,亦主虚证
	洪	脉来浮大有力,来盛去衰	气分热盛,亦主邪盛正衰
	濡	浮而细软,不任重按,按之则无	主虚,又主湿
	散	浮大无力	元气离散,脏腑之气将绝
	芤	浮散无根,稍按则无浮大中空,如按葱管	失血,伤阴
	革	浮而弦硬,中空外坚,如按鼓皮	精血亏虚
沉脉类	沉	举之不足,按之有余	里证
	伏	脉位深沉,推筋按骨始得,甚则伏而不见	邪闭,厥证,痛极,里证
	牢	脉形沉实大弦长,沉取始得,坚着不移	阴寒内实,疝气癥瘕
	弱	极软而沉细	气血不足

续表

脉纲	脉名	脉象	主病
迟脉类	迟	脉来迟慢，一息不足四至	寒证
	缓	一息四至，脉来缓怠	湿证，脾胃虚弱，亦主热
	涩	脉细而缓，往来艰涩不畅，如轻刀刮竹	气滞血瘀，精伤血少，夹食，夹痰
	结	脉来缓而时一止，止无定数	阴盛气结，寒痰血瘀。亦主气血虚衰
数脉类	数	脉来急促，一息五六至	热证，亦主虚证
	促	脉来数而时一止，止无定数	阳盛实热，瘀滞，痰湿停积
	疾	脉来急疾，一息七八至	主阳极阴竭、元气将脱
	动	脉形如豆，厥厥动摇，滑数有力	痛，惊
虚脉类	虚	三部脉举之无力，按之空虚	虚证，气血两虚及脏腑诸虚
	微	极细极软，按之欲绝，若有若无	气血大虚，阳气衰微
	细	脉细如线，但应指明显	气血两虚，诸虚劳损，主湿
	代	脉来中止，止有定数，良久方来	脏气衰微，风证痛证，七情惊恐，跌打损伤
	短	首尾俱短，不及三部	有力为气郁，无力为气损
实脉类	实	三部脉举按均有力	实证
	滑	往来流利，如珠走盘，应指圆滑	痰饮，食滞，实热
	紧	脉来紧张，状如牵绳转索	寒，痛，宿食
	长	脉形长，首尾端直，超过本位	肝阳有余，阳盛内热
	弦	端直而长，如按琴弦	肝胆病，诸痛，痰饮，疟疾。亦主虚劳

5. 相兼脉与主病　凡脉象由两种或两种以上的单因素脉同时出现，复合构成的脉象即称为“相兼脉”或“复合脉”。相兼脉的主病，往往就是各单一脉象主病的综合。

（二）按诊

按诊是医生用手对患者的肌肤、手足、脘腹等部位进行触摸按压，以测知局部冷热、润燥、软硬、压痛、痞块等异常变化，从而推断病位、性质和病情轻重等情况的一种诊病方法。

1. 按虚里　虚里位于左乳下心尖搏动处，反映宗气的盛衰。正常情况下，虚里搏动不显。若动而应衣，为宗气外泄；若洪大不止或绝而不应，多属危重之象。

2. 按肌肤、手足　主要了解寒热、润燥、肿胀等内容。

3. 按脘腹　按脘腹，主要是检查脘腹有无压痛及包块。患者感觉脘腹疼痛，按压反觉舒服，局部柔软的，多属虚证；若按之局部坚硬疼痛加剧，甚至拒按的，则多属实证。

4. 按腧穴　通过按压某些特定腧穴，发现结节、条索状物、压痛或敏感反应点，可以作为判断脏腑病变的辅助诊断。如肺病：中府、肺俞、太渊；心病：巨阙、膻中；肝病：期门、肝俞、太冲；脾病：章门、脾俞；肾病：肾俞、气海；胃病：胃俞、足三里；胆病：日月、胆俞；大肠病：天枢、大肠俞；小肠病：关元、小肠俞；膀胱病：中极。

四诊合参案例

太平崔默庵，医多神验。有一少年新娶，未几出痘，遍身皆肿，头面如斗。诸医束手，延默庵诊之。默庵诊症，苟不得其情，必相对数日沉思，反复诊视，必得其因而后已。诊此少年时，六脉平和，惟稍虚耳，骤不得其故。时因肩舆道远腹饿，即在病者榻前进食。见病者以手擘目，观其饮啖，盖目眶尽肿，不可开合也。问：“思食否？”曰：“甚思之，奈为医者戒余勿食何？”崔曰：“此症何碍于食？”遂命之食。饮啖甚健，愈不解。久之，视其室中，床榻、桌椅漆气熏人，忽大悟，曰：“余得之矣！”亟命别迁一室，以螃蟹数斤生捣，遍敷其身。不一二日，肿消痘现，则极顺之症也。盖其人为漆所咬，他医皆不识云。

清·陆以湉《冷庐医话·卷二·今书》

第二节　辨　　证

辨证是用中医理论指导，对诊法所收集的病情资料进行分析、综合，从而判断出疾病当前的病位、病性等本质并概括为完整证名的诊断思维过程。

中医辨证学源远流长，自《黄帝内经》开辨证论治的渊薮，仲景撰《伤寒杂病论》创立疾病辨证的主导思想，历经医家不断补充完善，直至明清温病学派创立外感温病辨证等，从而形成了多种辨证方法的诊疗体系。概言之，它以八纲辨证为纲，脏腑、经络、气血津液、卫气营血、六经及三焦等辨证为目，互相交叉，概括疾病的病因、病位、病性及病势，推断其内在病理变化。临床上，要根据病情的具体实际而灵活选择恰当的辨证方法进行辨证。

一、八纲辨证

八纲，即指阴、阳、表、里、寒、热、虚、实八个辨证纲领。运用八纲对四诊所取得的材料，进行综合分析，然后根据病位的浅深、病性的寒热、邪正斗争的盛衰和病证类别的阴阳进行辨证的方法，称为八纲辨证。

八纲辨证可以作为一切辨证的纲领，而阴阳两纲又为八纲的总纲，即表、热、实证属阳；里、寒、虚证属阴。

（一）表里辨证

表里是辨别病位内外深浅及病势趋向的纲领。

1. 表证　表证是六淫、疫疠等邪气经皮毛、口鼻侵入机体，正气（卫气）抗邪所表现的轻浅证候。表证多见于外感病的初期阶段，具有起病急，病情轻，病程短，有感受外邪的因素可查的特点。

（1）临床表现：以恶寒、发热、头身痛、舌苔薄白、脉浮为主。常伴有鼻塞流涕、咽痒咳嗽等症状。

（2）证候分析：六淫外邪，侵犯肌表，正邪相争则发热；卫气受遏，肌表得不到卫气的正常温煦，故恶寒；邪气闭阻，足太阳膀胱经经气不利，不通则痛，故头身痛；肺主皮毛，开窍于鼻，咽喉为肺气的通道，皮毛受邪，肺气失宣，故出现鼻塞流涕、咽痒咳嗽等症状；正邪相争于表，故脉浮；病属轻浅，邪未深入，故舌象无明显变化而呈薄白苔。

2. 里证　泛指疾病深入于脏腑、气血、骨髓所表现的证候。多见于外感病的中、后期阶段或内伤疾病。里证多数起病缓慢、病情较长。

里证病因病位不同，可出现不同的证候，具体内容将在脏腑辨证中加以介绍。

（二）寒热辨证

寒热是辨别疾病性质的纲领，可反映感受邪气性质或机体的阴阳盛衰。

1. 寒证　是由于感受寒邪，或机体阳虚阴盛，功能活动衰退所产生的证候。

（1）临床表现：恶寒喜暖，面色苍白，口淡不渴，肢冷蜷卧，痰、涎、涕清稀，小便清长，大便稀溏。舌淡苔白而润滑，脉迟或紧。

（2）证候分析：外感寒邪，或内伤久病，阳气虚弱，功能衰减，导致阴寒内盛，而见恶寒喜暖，面色苍白，口淡不渴，肢冷蜷卧，舌淡苔白而润滑，脉迟紧；寒邪伤阳，或阳虚不能温化水液，以致痰、涎、涕、尿等分泌物、排泄物皆为澄澈清冷，小便清长，大便清稀。

2. 热证　是感受热邪，或机体阳盛阴虚，功能活动亢进所产生的证候。

（1）临床表现：身热喜凉，渴喜冷饮，面红目赤，烦躁不宁，口渴喜冷饮，痰、涕黄稠，吐血衄血，小便短赤，大便秘结。舌红苔黄而干燥，脉数。

（2）证候分析：阳热偏盛，则身热喜凉；阳热内盛，血流加速，故面红目赤，脉数；热盛伤津，故渴喜冷饮，小便短赤，大便干燥或秘结，舌红苔黄干少津。热扰心神，则烦躁不宁。

寒证与热证的关系：可以出现寒热错杂，寒热转化；在疾病发展过程中，特别是危重阶段，还可出现假寒或假热的现象。

（三）虚实辨证

虚实是辨别邪正盛衰的纲领。

1. 虚证 虚证指人体正气不足所表现的证候。由内伤久病，或年老体弱，或病中失治、误治等因素所产生的各种虚弱证候，称为虚证。临床表现以不足、松弛、衰退为基本特点，常见有气虚、血虚、阴虚、阳虚、亡阴、亡阳等证候。

2. 实证 实证是指邪气亢盛、正气未衰，邪正斗争激烈所表现的证候。多由感受外邪，或脏腑功能失调，以致痰饮、水湿、瘀血等停滞所致。由于实邪的性质及所在部位不同，故实证的临床表现复杂多样。临床表现以有余、亢盛、停聚为基本特点。

虚证与实证的关系：同一患者在同一时期出现虚实夹杂或虚实转化；虚证或实证发展到严重的阶段，出现某些与病理本质相反的“假象”，即虚实真假。

（四）阴阳辨证

阴阳是概括疾病证候类别的纲领，即表、实、热证属阳证；里、虚、寒证属阴证，所以说阴阳是八纲辨证的总纲。此外，根据阴阳对立的概念，表现为兴奋、躁动、亢进、明亮等征象者，归属于阳证；表现为抑郁、沉静、衰退、晦暗等征象者，归属于阴证。

二、脏腑辨证

脏腑辨证，是在认识脏腑生理功能、病变特点的基础上，将四诊所收集的症状、体征及有关病情资料，进行综合分析，从而对疾病所在的脏腑部位、病因、病性等本质做出判断。是中医辨证体系中重要的组成部分。

（一）肝与胆病辨证

肝之经脉起于足，绕阴器，循少腹，络胆，布两胁，上系目交巅顶。胆之经脉循于人体头身之侧，络肝。肝病的常见症状：胸胁少腹胀痛窜痛，情志抑郁或易怒，头晕胀痛，肢体震颤，手足抽搐，以及目疾，月经不调，阴部疾患等。胆病常见口苦、发黄、惊悸、失眠等症。

1. 肝气郁结证 是指肝的疏泄功能失常，而致肝经气机郁滞所表现的证候。

(1)临床表现：精神抑郁，胸闷不舒，常喜太息，或急躁易怒，胁肋胀痛，或纳呆嗳气，脘腹胀痛，月经不调，痛经或经前乳房胀痛。舌苔薄白，脉弦，或见腹部癥瘕，舌质紫黯、边有瘀点或瘀斑，脉弦涩。

(2)证候分析：肝失疏泄，故抑郁、急躁易怒；气机不畅，经脉不利，故胁肋胀痛、胸闷不舒、喜太息；肝郁气滞，脾胃升降失常，则纳呆嗳气、脘腹胀痛；若肝经气血不畅，影响冲任失调，则可致月经不调、痛经或经前乳房胀痛；苔薄白、脉弦，是肝郁之象；若肝郁日久，气滞血瘀，则可见腹部癥瘕、舌质紫黯、边有瘀点或瘀斑、脉弦涩等症。

(3)辨证要点：以情志抑郁、肝经部位胀痛或妇女月经失调为辨证要点。

2. 肝火上炎证 是指肝火内炽，气火上逆，表现以肝经上行部位火热炽盛为特征的证候。

(1)临床表现：头晕胀痛，面红目赤，急躁易怒，或胁肋灼痛。或耳鸣耳聋，或耳内肿痛流脓。或失眠多梦。或吐血、衄血。口苦口干，大便秘结，小便短黄，舌质红，苔黄，脉弦数。

(2)证候分析：肝火上炎，循经上攻头目，故头晕胀痛，面红目赤。肝火内炽，肝性失柔，则急躁易怒，或胁肋灼痛。若肝热移于胆，胆热循经入耳，则可见耳鸣耳聋，或耳内肿痛流脓。火热内扰，神魂不安，故失眠多梦。若热伤血络，迫血妄行，则可见吐血、衄血。火热内盛，灼伤津液，故口苦口干，大便秘结，小便短黄。舌红苔黄，脉弦数，为肝火炽盛之征。

(3)辨证要点：以火热炽盛于肝经循行部位的头、目、耳、胁的表现为辨证要点。

3. 肝血虚证 是指全身营血亏虚，使肝藏血不足，其所系的目、爪甲、筋或冲任等失养失充所表现的虚弱证候。

(1)临床表现：眩晕目眩，面色无华，两目干涩，视物模糊，或夜盲，肢体麻木，手足震颤，或筋脉拘急，爪甲不荣，月经量少或经闭。舌淡，脉细。

(2)证候分析：肝血不足，不能上荣于头目，故眩晕、面色无华、两目干涩、视物模糊，或夜盲；不能濡养筋脉，故肢体麻木、手足震颤、筋脉拘急、爪甲不荣；肝血不足，血海空虚，故月经量少或经闭；舌淡，脉细，为血虚之象。

(3) 辨证要点：以两目、爪甲、筋脉或冲任失养和血虚的证候为辨证要点。

4. 肝阴虚证　是指肝之阴液亏损，目、筋和胁络失去濡养，虚热内扰所表现的证候。

(1) 临床表现：两目干涩，视力减退，或胁肋隐隐灼痛，或见手足蠕动，头晕目眩，午后颧红，面部烘热，潮热盗汗，五心烦热，口燥咽干，舌红少苔少津，脉弦细而数。

(2) 证候分析：肝阴亏虚，头目失滋，故两目干涩，视力减退，头晕目眩；胁部肝络失养，且虚热内蒸，则胁肋隐隐灼痛；肝主筋，肝阴亏损，筋脉失去阴液的滋养，阴虚动风而见手足蠕动；午后颧红，面部烘热，潮热盗汗，五心烦热，口咽干燥，舌红少苔少津，脉弦细数，为肝阴亏虚，虚热内扰之征象。

(3) 辨证要点：以两目、筋脉或胁络失养，全身阴虚内热的证候为辨证要点。

5. 肝风内动证　是指肝阴虚阳亢，亢极化风所导致的眩晕欲仆、抽搐、震颤等具有“动摇”特点为主的一类证候，属内风。临床常见有肝阳化风、热极生风、阴虚动风和血虚生风。肝风内动四证鉴别要点列表如下(表 6-3)。

表 6-3　肝风四证鉴别表

证候	性质	主症	兼症	舌象	脉象
肝阳化风证	上实下虚证	眩晕欲仆，头摇肢颤，言语謇涩或舌强不语	手足麻木，步履不正	舌红，苔白或腻，	弦有力
热极生风证	热证	手足抽搐，颈项强直，两目上视，牙关紧闭，角弓反张	高热神昏，躁热如狂	舌质红绛	弦数
阴虚动风证	虚证	手足蠕动	午后潮热，五心烦热，口咽干燥，形体消瘦	舌红少津	弦细数
血虚生风证	虚证	手足震颤，肌肉瞤动，关节拘急不利，肢体麻木	眩晕耳鸣，面白无华	舌淡，苔白	细

6. 肝胆湿热证　是指湿热蕴结肝胆，疏泄功能失职或湿热下注肝经所表现的证候。

(1) 临床表现：胁肋胀痛，面目周身发黄，食欲不振，呕恶腹胀，小便短黄，或发热口苦，或阴囊湿疹，或睾丸肿大热痛，或妇女带下，色黄腥臭，外阴瘙痒。苔黄腻，脉弦数。

(2) 证候分析：湿热内蕴肝胆，疏泄失常，胆汁不循常道，外溢肌肤，故面目周身发黄；湿热交蒸，气机阻滞，故胁肋胀痛、发热口苦；湿热内困，脾胃升降失常，故食欲不振、呕恶腹胀；肝脉绕阴器，肝经湿热下注，故见阴囊湿疹，或睾丸肿大热痛，或妇女带下黄臭、外阴瘙痒等症；苔黄腻、脉弦数，为肝经湿热之象。

(3) 辨证要点：以胁肋胀痛，纳呆呕恶，或身目发黄与湿热内蕴之症共见为辨证要点。

病例导学

王某，女，67 岁，有高血压病 15 年，常头痛眩晕。3d 前早饭时突然双手麻木，无力握持，舌体运动不灵，语言謇涩不清，但神志清醒，舌质红，苔白厚，脉弦细数有力。

问题：1. 该患者的中医诊断是什么？

2. 如何分析该患者出现的症状？

(二) 心与小肠病辨证

心的病变主要反映在心脏本身及其主血脉功能的失常，心神的意识、思维等精神活动的异常。所以，临床心病的常见症状为心悸、怔忡、心痛、心烦、失眠多梦、健忘、神昏谵语、脉结代或促等。此外，某些舌体病变，如舌痛、舌疮等症，亦常归属于心。

1. 心气虚证　是指由于心气不足，鼓动无力所表现的证候。

(1) 临床表现：心悸，气短，精神疲惫，活动后加重，面色淡白，舌质淡，脉虚。

(2) 证候分析：心气虚，鼓动无力，故见心悸。心气不足，胸中宗气运转无力，故气短；心气虚，功能活动衰减，故见神疲。劳累耗气，活动后心气益虚，故诸症加剧。心气虚运血无力，不能上荣于面，气血不充，故面色淡白、舌淡。气虚血行失其鼓动则脉行无力，故脉虚。

(3) 辨证要点：以心悸及气虚证共见为辨证要点。

2. 心阳虚证　是指由于心阳虚衰，鼓动无力，虚寒内生所表现的证候。

(1) 临床表现：心悸怔忡，心胸憋闷或痛，形寒畏冷，面色㿠白，或面唇青紫，舌质淡胖或紫黯，苔白滑，脉迟弱或结代。

(2) 证候分析：心阳虚衰，鼓动无力，心动失常，故轻则心悸，重则怔忡。胸阳不展，阳虚寒凝经脉，气机郁滞，心脉痹阻不通，所以心胸憋闷疼痛。阳气虚不能卫外则自汗；不能温煦肢体，故形寒畏冷。阳气虚无力推动血行致络脉瘀阻，而见面色㿠白或面唇青紫、舌质紫黯。苔白滑是阳虚寒盛之象。阳虚阴盛，无力推动血行，脉道失充或脉气不能衔接，则脉迟弱或结代。

(3) 辨证要点：以心悸怔忡，胸闷或痛，脉迟及阳虚证为辨证要点。

3. 心阴虚证　是指由于心阴亏损，虚热内扰所表现的证候。

(1) 临床表现：心悸心烦，失眠、多梦，五心烦热，午后潮热，舌红少津，脉象细数。

(2) 证候分析：心阴亏少，心失所养，故见心悸；心失濡养，虚热扰心，心神不守，则心烦、失眠多梦。阴虚则阳亢，虚热内生，故五心烦热、午后潮热。阴不制阳，虚热内生则舌红少津。脉细主阴虚，数为阴不制阳，虚热内生之象。

(3) 辨证要点：以悸烦不宁、失眠多梦及阴虚证为辨证要点。

4. 心血虚证　是指由于心血亏虚，不能养心所表现的证候。

(1) 临床表现：心悸，失眠多梦，面色淡白或萎黄，头晕健忘，唇、舌色淡，脉细弱。

(2) 证候分析：心血不足，心失所养，心动失常，故见心悸；血不养心，心神不安，则见失眠、多梦。血虚不能上荣于头、面，则头晕健忘、面色淡白或萎黄，唇、舌色淡。血少脉道失充，故脉象细弱。

(3) 辨证要点：以心悸、失眠及血虚证为辨证要点。

5. 心脉痹阻证　是指由于瘀血、痰浊、阴寒、气滞等因素阻痹心脉所表现的证候。

临床表现：心悸怔忡，心胸憋闷作痛，痛引肩背内臂，时作时止。由于瘀血、痰浊、阴寒、气滞等因素阻痹心脉其临床表现不尽相同，鉴别如下(表 6-4)。

表 6-4　心脉痹阻证瘀血、痰浊、寒凝、气滞鉴别比较表

证候	病因	相同症状	不同症状	舌象	脉象
心脉痹阻证	瘀血内阻	心悸怔忡，心胸憋闷疼痛，痛引肩背内臂，时发时止	痛如针刺	舌紫黯见紫斑、紫点	脉细涩
	痰浊停聚		闷痛特甚，体胖痰多，身重困倦	苔白腻	脉沉滑
	阴寒凝滞		突发剧痛，得温痛减，畏寒肢冷	舌淡苔白	脉沉迟
	气机郁滞		胀痛，发作常与精神因素有关	舌淡红苔薄白	脉弦

6. 小肠实热证　是指小肠里热炽盛所表现的证候。

(1) 临床表现：心烦口渴，面目红赤，口舌生疮，夜寐不安，尿赤灼痛，或排尿灼热，甚则尿血。舌红苔黄，脉数。

(2) 证候分析：小肠与心互为表里。小肠实热，循经脉上熏于心，导致心火亢盛，而出现口舌生疮和面赤等症；心火内扰心神，则心中烦热，夜寐不安；灼伤津液则口渴；小肠实热影响膀胱气化功能，则见尿赤灼痛，或排尿灼热，甚则热伤血络，迫血妄行，而见尿血；舌红、苔黄、脉数，皆属里热之象。

(3) 辨证要点：以心火热炽及小便赤涩疼痛为辨证要点。

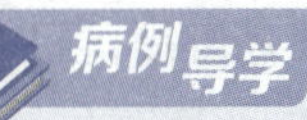

李某，男，52岁。患者半年来常感左胸憋闷疼痛，来诊时左胸部呈阵发性针刺感，痛时引及左肩背内臂，口唇舌质紫黯，脉细涩。

问题：1. 该患者的中医诊断是什么？

2. 如何分析该患者出现的症状？

（三）肺与大肠病辨证

肺的病变范围主要为呼吸功能和水液代谢失常。肺病的常见症状为咳嗽、气喘、咳痰、胸闷痛等。其中尤以咳喘更为多见。大肠的病变主要反映为传导功能的失常，如便秘、泄泻、下痢及便血等。

1. 肺气虚证　是指肺的功能减弱所表现的证候。

(1)临床表现：咳喘无力，咳痰清稀，少气懒言，语声低怯，神疲体倦，动则益甚，自汗、畏风，易于感冒，面色淡白，舌淡苔白，脉弱。

(2)证候分析：肺气亏虚，宗气不足，肺失宣肃，气逆于上，故咳喘无力；肺气不足，津液不布，聚而为痰，则吐痰清稀。肺气虚，宗气衰少，走息道以行呼吸功能衰退，故少气短息，语声低怯。动则耗气，则诸症加剧甚。面色淡白，神疲体倦，舌淡苔白，脉弱，均为气虚之象。若肺气虚，不能宣发卫气于肌表，腠理不密，表卫不固，故见自汗、畏风，且易受外邪侵袭而反复感冒。

(3)辨证要点：以咳喘无力、吐痰清稀及气虚证候为辨证要点。

2. 肺阴虚证　是指由于肺阴不足，失于清肃，虚热内生所表现的证候。

(1)临床表现：干咳少痰，或痰少而黏，不易咳出，口燥咽干，形体消瘦，五心烦热，午后潮热，盗汗，颧红，或痰中带血，口燥咽干，声音嘶哑，舌红少津，脉细数。

(2)证候分析：肺为娇脏，性喜柔润，职司清肃，肺阴不足，虚火内生，灼肺伤津，以致肺热叶焦，失于清肃，则气逆于上，表现为干咳无痰，或痰少而黏；虚火灼伤肺络，则痰中带血；阴虚阳亢，虚热内炽，故午后潮热，五心烦热，形体消瘦；热扰营阴则盗汗；虚火上炎，故两颧发红；阴液不足，失于滋养，则咽喉失润，以致口燥咽干，声音嘶哑。舌红少津，脉细数，为阴虚内热之象。

(3)辨证要点：以干咳或痰少而黏和阴虚内热见症为辨证要点。

3. 痰邪阻肺证　是指痰浊壅阻于肺，肺失宣降所表现的证候。

(1)临床表现：咳喘痰多，痰白清稀或黏稠，易咳，胸闷，或见喘哮痰鸣，舌淡苔白腻或白滑，脉濡缓或滑。

(2)证候分析：痰邪阻肺，肺失宣降，肺气上逆，故咳嗽，气喘，痰多色白；痰气搏结，肺气不利，故胸脘满闷；上涌气道，故喉中痰鸣而发哮。舌淡，苔白腻或白滑，脉濡缓或滑，均为痰湿内盛之象。

(3)辨证要点：以咳喘痰白、胸闷为辨证要点。

4. 大肠湿热证　是指湿热下注大肠所表现的证候。

(1)临床表现：泄泻，肛门灼热，或下利赤白黏冻，或暴注下泄，色黄而臭，腹痛，里急后重，小便短赤，口渴，舌红苔黄腻，脉濡数或滑数。

(2)证候分析：湿热下迫大肠，见便次增多，下黄色稀水便；水液从大便外泄，故小便短少黄赤；口渴亦为热盛伤津之征。湿热阻滞气机，熏灼肠道，肛门灼热，不通则痛，故腹中疼痛；损伤脉络，血腐为脓而见黏冻脓血便；热蒸肠道，功能亢进，时欲排便，故腹中急迫感；湿阻气机，大便不畅，故肛门坠重。舌红苔黄腻，为湿热之象。湿热为病，有湿重、热重之分，湿重于热，脉象多见濡数，热重于湿，脉象多见滑数。

(3)辨证要点：以便次增多，或下利黏冻，或下黄色稀水与湿热内蕴共见为辨证要点。

（四）脾与胃病辨证

脾与胃同居中焦，共同完成对饮食物的消化、吸收和输布，为气血生化之源，为后天之本。脾的病变主要反映在运化、升清功能失常和不能统摄血液。胃的病变主要反映在升降失常等方面。

1. 脾气虚证　是指脾气不足，运化功能减退所表现的虚弱证候。

(1)临床表现:食欲减退,食后饱胀或腹胀,大便稀溏或先干后溏,神疲或体倦乏力,消瘦或虚肿,少气懒言,面色萎黄,排便无力,腹痛绵绵、喜按,肠鸣,口淡乏味,舌质淡或胖嫩有齿痕,苔白润,脉缓弱。

(2)证候分析:脾气不足,失于健运,胃气亦弱,纳腐减退,故食欲减退,腹胀,口淡乏味。食后脾气愈困,故腹胀尤甚。脾失健运,水湿不化,清浊不分,并走肠中,故大便溏薄或先干后溏。脾主肌肉四肢,脾气不足,宗气亦虚,则少气懒言,排便无力;气血生化乏源,肌肉四肢及全身失于气血的充养,可见倦怠乏力,形体消瘦,面色萎黄。脾虚失运,水湿、痰饮浸渍肌肤,可致形体肥胖,浮肿,舌胖嫩有齿痕。舌淡苔白润、脉缓弱为脾气虚弱之象。

(3)辨证要点:以食欲减退、腹胀、便溏和气虚见证为辨证要点。

2. 脾虚气陷证 是指脾气亏虚,清气上升无力反而下陷及脏器下垂的证候。

(1)临床表现:在脾气虚表现基础上见脘腹坠胀,食后益甚,或便意频数,肛门坠胀,或久泄久痢不止,甚或脱肛,或子宫下垂,或眼睑下垂,或小便混浊如米泔。舌质淡,苔薄白,脉缓弱。

(2)证候分析:脾气亏虚,运化失健,肌肉、筋脉失于精微物质的充养,可见眼睑下垂,无力举托内脏,见内脏下垂。胃腑下垂,故脘腹坠胀,食入气陷更甚,脘腹更觉不舒。中气下陷,则便意频数,故久泄久痢不止、肛门坠胀,甚至脱肛。脾虚气陷,精微物质不循常道而反下注膀胱,故见小便混浊如米泔。舌质淡,苔薄白,脉缓弱皆为脾气虚弱之象。

(3)辨证要点:以脘腹坠胀、久泄久痢、内脏下垂和脾气虚证并见为辨证要点。

3. 脾不统血证 是指脾气虚弱,不能统摄血液,血溢脉外,以慢性出血为主要表现的证候。

(1)临床表现:便血、尿血、肌衄、齿衄、鼻衄,或妇女月经过多、崩漏等各种慢性出血表现,舌淡苔白,脉细弱。

(2)证候分析:脾气亏虚,统摄无权,血不循经而溢脉外,故见各种出血症状:溢于胃肠,则见便血;溢于膀胱,则见尿血;溢于肌肤,则见皮下出血;血溢肌肤,则为肌衄;溢于齿、鼻,则见齿衄、鼻衄。脾虚失于统摄,冲任不固,所以见妇女月经过多,甚则崩漏。舌淡苔白,脉细弱,为气血亏虚之象。

(3)辨证要点:以出血表现和脾气虚证共见为辨证要点。

4. 脾胃阳虚证 是指脾胃阳气虚弱,失于温运,阴寒内生所表现的虚寒证候。

(1)临床表现:面色萎黄,脘腹隐痛,喜按喜温,腹胀纳呆,形寒肢冷,大便稀溏,或尿少,浮肿。舌淡苔白润,脉沉迟无力。

(2)证候分析:脾胃阳气不足,致阴寒凝滞,气机不畅,故脘腹隐痛;得温则阳气畅达,故喜按喜温;运化失常,则食欲不振而腹胀、大便稀溏,或尿少、浮肿;阳气不能温煦肌肤,故形寒肢冷;气血生化不足,则面色萎黄;舌淡苔白润,脉沉迟无力,均属虚寒之象。

(3)辨证要点:以脘腹隐痛、喜按喜温、便溏和阳虚证并见为辨证要点。

5. 胃阴虚证 是指由于胃阴不足,胃失濡润,影响胃的受纳腐熟功能所表现的证候。

(1)临床表现:胃脘灼痛,嘈杂似饥,饥不欲食,口咽干燥,或干呕呃逆,胃痛嘈杂,大便干结,小便短少。舌红少津,脉细数。

(2)证候分析:胃阴不足,津不上承,故口咽干燥。胃失濡养,受纳失职,故饥不欲食;若胃失和降,则干呕呃逆。虚热内扰于胃,则胃痛嘈杂;津液亏损,故大便干结,小便短少;舌光红少津,脉细数,为阴虚内热之象。

(3)辨证要点:以胃脘灼痛、嘈杂等胃失和降及口渴、便干等阴亏表现为辨证要点。

6. 食滞胃脘证 是指饮食停滞胃脘,胃不能腐熟、消化水谷的证候。

(1)临床表现:脘腹胀痛,厌食呕吐,或嗳腐吞酸,或兼肠鸣矢气,泻下不爽,泻下物酸腐臭秽。舌苔垢腻,脉滑。

(2)证候分析:饮食停滞胃脘,胃气不畅,受纳失职,故脘腹胀痛,厌食呕吐;胃失和降,食积化腐而上逆,故嗳腐吞酸;食浊下移,积于肠道,则肠鸣矢气,泻下不爽,泻下物酸腐臭秽;食浊内阻,故舌苔垢腻,脉滑。

(3)辨证要点:以脘腹胀满疼痛、呕吐酸腐食臭、厌食为辨证要点。

（五）肾与膀胱病辨证

肾病的常见症状为腰膝酸软而痛，耳鸣耳聋，发白早脱，牙齿动摇，阳痿遗精，精少不育，女子经少经闭，以及水肿，二便异常等。膀胱病常见尿频、尿急、尿痛、尿闭以及遗尿、小便失禁等症。

1. 肾阳虚证　是指肾脏阳气虚衰，温煦失职，气化无权所表现的一类证候。

(1) 临床表现：腰膝酸软，面色黧黑或㿠白，头晕耳鸣，形寒肢冷，精神萎靡，腰膝酸软，小便清长，或夜尿多，或尿少、水肿，或阳痿、妇女宫寒不孕。舌淡苔白，脉沉迟无力，尺部尤甚。

(2) 证候分析：腰为肾府，肾主骨，肾阳虚衰，故腰膝酸软；浊阴弥漫肌肤，故面色黧黑无泽；气血运行无力，不能上荣于面，则面色㿠白；不能温煦形体则寒冷；不能温阳精神则精神不振；肾气不充则头晕耳鸣；肾主水，与膀胱互为表里，肾阳虚，则膀胱气化失常，故小便清长，夜尿多，或尿少，水肿；肾主生殖，阳虚火衰，生殖功能减退，故男子阳痿，妇女宫寒不孕；舌淡苔白，脉沉迟无力，均为阳气不足之象。

(3) 辨证要点：以腰膝酸软，全身功能低下伴见阳虚证为辨证要点。

2. 肾阴虚证　是肾脏阴液不足，失于滋养，虚热内生所表现的证候。

(1) 临床表现：腰膝酸痛，眩晕耳鸣，失眠多梦，男子阳强易举，遗精，妇女经少经闭，或见崩漏，形体消瘦，五心烦热，潮热盗汗，咽干颧红，溲黄便干，舌红少苔，脉细数。

(2) 证候分析：肾阴为人身阴液之根本，肾阴不足，髓减骨弱，骨骼失养，则腰膝酸痛；脑海失充，则头晕耳鸣。心肾为水火既济之脏，肾水亏虚，则心火偏亢，致心神不宁，而见失眠多梦；相火妄动，则阳强易举；君火不宁，扰动精室，而致精泄梦遗。妇女以血为用，阴亏则经血来源不足，所以经量减少，甚至闭经；阴虚则阳亢，虚热迫血可致崩漏。肾阴亏虚，虚热内生，故见形体消瘦、潮热盗汗、五心烦热、咽干颧红、溲黄便干、舌红少苔、脉细数等症。

(3) 辨证要点：以腰膝酸痛、眩晕耳鸣、男子遗精、女子月经不调和阴虚证并见为辨证要点。

3. 肾精不足证　是指肾中所藏之精亏损所表现的证候。

(1) 临床表现：小儿发育迟缓，囟门迟闭，身材矮小，智力和动作迟钝，骨骼痿软；男子精少不育，女子经闭不孕，性功能减退；成人早衰，发脱齿摇，耳鸣耳聋，健忘恍惚，动作迟缓，足痿无力，精神呆钝等，舌淡，脉细弱。

(2) 证候分析：肾藏精，主生殖，为生长发育之本。肾精不足，不能化气生血、充肌长骨、充髓实脑，故小儿发育迟缓、身材矮小、智力迟钝、动作缓慢、生长迟缓、囟门迟闭、骨骼痿软；成年则多见早衰。肾主生殖，肾精亏损，男子精少不育，女子经闭不孕，性功能减退。肾之华在发，肾精不足，则发不长，易脱发，牙齿动摇，甚则早脱，耳鸣耳聋，健忘恍惚、精神呆钝；精损则筋骨疲惫，转摇不能，动作迟缓，足痿无力；舌淡，脉细弱，为肾精不足之象。

(3) 辨证要点：以生长发育迟缓，生殖功能减退，以及成人早衰，并无明显热象及寒象为辨证要点。

4. 肾气不固证　是指肾气亏虚，封藏固摄无权所表现的证候。

(1) 临床表现：腰膝酸软，面白神疲，听力减退，小便频数而清，或尿后余沥不尽，或遗尿，或小便失禁，或夜尿频多。男子滑精早泄，女子带下清稀，或胎动易滑，舌淡苔白，脉沉弱。

(2) 证候分析：肾为封藏之本，肾气亏虚，气血不能上充于耳，听力逐渐减退；不能温养骨骼，则腰膝酸软；不能固摄膀胱失约，则小便频数清长，或尿后余沥不尽，或夜尿频多，或遗尿，甚或小便失禁；精关不固则精易外泄，故男子可见滑精、早泄；女子带脉失固，则见带下清稀量多；冲任之本在肾，肾气不足，冲任失约，胎元不固，则胎动不安，以致滑胎；舌淡，脉沉弱，为肾气亏虚之象。

(3) 辨证要点：以小便频数清长，或滑精早泄，带下清稀量多，或胎元不固为辨证要点。

5. 膀胱湿热证　是指湿热蕴结膀胱，气化不利所表现的证候。

(1) 临床表现：尿频，尿急，尿痛，排尿艰涩，或有灼热感，或尿血，或尿有砂石，或发热腰痛，小腹胀满，舌红苔黄腻，脉滑数。

(2) 证候分析：湿热阻于膀胱，气化失常，故尿频、尿急、尿痛，排尿艰涩，或有灼热感；热伤膀胱血络，则见尿血；热灼津液，渣质结为砂石，故尿有砂石；湿热下注，故发热腰痛，小腹胀满；舌红苔黄腻、脉滑数，是湿热内蕴之象。

(3) 辨证要点：以尿频、尿急、尿痛、尿赤为辨证要点。

(六) 脏腑兼病辨证

人体各脏腑之间,即脏与脏、脏与腑、腑与腑之间,是一个有机联系的整体。它们在生理上既分工又合作,共同完成各种复杂的生理功能,以维持生命活动的正常进行,因而在发生病变时,它们之间又相互影响。或由脏及脏,或由脏及腑,或由腑及腑等。凡两个或两个以上脏腑同时发病者,称为脏腑兼证。

脏腑兼证在临床上甚为多见,其证候也较为复杂。脏腑兼证,并不等同于两个以上脏器证候的简单相加,而是在病理上有着一定内在联系且又相互影响的规律,如具有表里关系的脏腑之间,兼病则较为常见;脏与脏之间的病变,可有生克乘侮的兼病关系等。因此,辨证时应当注意辨析脏腑之间有无先后、主次、因果、生克等关系,这样才能明确其病理机制,做出恰当的辨证施治。

病例导学

李某,男,27岁。水肿反复发作2年,半月前因劳累过度,病势大发。现下肢浮肿明显,按之凹陷,面色苍白,四肢不温,畏寒神疲,腰膝酸冷,食少腹胀,小便不利,大便溏薄,舌淡胖苔白滑,脉沉迟无力。

问题:1. 该患者的中医诊断是什么?

2. 如何分析该患者出现的症状?

三、其他辨证方法

(一) 六经辨证

东汉张仲景在《素问·热论》六经分证的基础上,在《伤寒论》中将外感热病演变过程所表现的各种证候归纳为三阴三阳六大类型,即太阳病、阳明病、少阳病(合称三阳病);太阴病、少阴病、厥阴病(合称三阴病),是外感热病的重要辨证方法之一,作为论治伤寒的辨证依据,后世称为六经辨证。

(二) 卫气营血辨证

卫气营血辨证是用于外感温热病的辨证方法。温热病是感受温热病邪所引起的急性发热性疾病的总称。外感温热病辨证中的卫气营血,则是概括外感温热病在发生、发展过程中,由浅入深,由轻转重的四个阶段。《叶香岩外感温热篇》指出:"温邪上受,首先犯肺,逆传心包,肺主气属卫,心主血属营"。所以,温热病邪由卫分入气,由气入营,由营入血,随着病邪的步步深入而病情逐渐加重。就其病变部位而言,卫分证主表,邪在肺与皮毛;气分证主里,病在胸膈、肺、胃、肠、胆等脏腑;营分证邪热入于心营,病在心与包络;血分证则邪热已深入心、肝、肾,重在耗血、动血。

(三) 三焦辨证概念

三焦辨证方法,是清代吴鞠通依据《黄帝内经》对三焦部位的论说,并结合他自己的实践体会所创立的,将外感温热病发生、发展过程中的一般证治规律概括为三焦所属脏腑的病理变化和临床表现,也标志着温热病发展过程中的不同病理阶段。上焦病证主要包括手太阴肺和手厥阴心包的病变;中焦病证主要包括手阳明大肠、足阳明胃和足太阴脾的病变;下焦病证主要包括足少阴肾和足厥阴肝的病变,多为肝肾阴虚之候,属温病的末期阶段。

本章小结

望、闻、问、切是中医独特的诊病方法,运用中做到四诊合参,从整体上把握患者的神色形态,在知常达变的基础上重点望面色、望舌,结合病情局部望诊,听声音、嗅气味;围绕主诉进行有目的地询问,注意脉象的变化;把收集的病情资料以表、里、寒、热、虚、实、阴、阳八纲为纲,结合气血津液、脏腑的生理病理进行辨证,经过分析判断得出正确的中医诊断。此外,辨证体系中外感病还有六经辨证、温病中还有卫气营血、三焦辨证。

案例讨论

赵某，女性，23岁。2016年年8月20日就诊：发现并确诊"血小板减少性紫癜"1年余。患者1年前首先发现鼻、牙龈每天多次出血，继之下肢出现小紫点，月经量多，每次7d，经常头晕，心跳气短，善太息，经用激素及中药治疗1年，因无效而停止。查患者面色虚白，舌苔薄白，脉虚弱无力。血小板(60~70)×10^9/L。

案例讨论

（郭文娟）

扫一扫，测一测

思考题

1. 简述面色青、赤、黄、白、黑分别主什么病？并用五行理论进行分析。
2. 如何识别常见舌色、舌苔的改变并阐述其临床意义？
3. 简要回答浮、沉、迟、数、虚、实的脉象特征并分析及其临床意义。
4. 心脉痹阻证有几种分型？其病机及临床表现有何不同？

第七章 中药与方剂

1. 掌握:中药药性理论;掌握常用中药的功效与应用。
2. 熟悉:一般药物功效与应用;熟悉常用方剂的功效与临床应用。
3. 了解:其他中药表中药物的名称与功效。
4. 具有运用中药药性理论理解中药功效与应用的能力,具有判断毒性药物剂量多少、使用方法的能力。
5. 能根据患者症状与体征正确使用常用方剂。

第一节 中药学基本知识

中药是我国传统药物的总称。在中医理论指导下用来指导治疗临床疾病的药物,称为中药。它以天然药物及其加工品为主要来源,包括植物药、动物药、矿物药及部分化学、生物制品类药物,由于其中植物药较多,应用最广泛,因而也有“本草”的称谓。我国古代中药典籍和文献资料十分丰富,仅所载药物已逾 5 000 种,其丰富的资源是我国医药学发展的物质基础,其独特的理论体系和应用形式,反映了我国历史、文化、自然资源等方面的特点。

一、中药的产地、采收和炮制

(一) 中药的产地和采收

天然药材的分布和生产,主要依赖于产地的自然条件,因而其质量具有一定的地域性,因此,药材的产地不同则质量有异,并逐渐形成了“道地药材”的概念,即历史悠久、产地适宜、品种优良、产量丰富、炮制考究、疗效突出、带有地域特点的药材,如四川的黄连、川芎、附子,江苏的薄荷、苍术,广东的砂仁、陈皮,东北的人参、细辛、五味子,河南的地黄,山东的阿胶,宁夏的枸杞,甘肃的当归,广西的肉桂,贵州的天麻、杜仲,云南的茯苓、田三七,福建的神曲,浙江的贝母、菊花等,都是著名的道地药材。

从采收来看,采收时节与药效及毒副作用关系密切,是否适宜采收,通常以药用部位的成熟程度为依据。如药用植物,由于其叶、全草、花、花粉、果实、种子、根、根茎、树皮、根皮等部分均可入药,所以采收时节各有所宜,叶和全草类多在枝叶茂盛、花朵初开时采收,花和花粉类常于花蕾未放或花将开放时采集,果实和种子类通常在成熟时采摘,根及根茎类多在秋末或春初采收,树皮和根皮多在春、夏时节剥取。总之,应在有效成分含量最多时采集。

(二) 炮制

是指药物在应用或制成各种剂型前必要的加工处理过程，包括对原药材进行一般的修治、整理和部分药物的特殊处理，古代也称“炮炙”。炮制的作用是多方面的，主要有除去杂质，纯净药材；干燥药材，利于贮藏；矫味、矫臭，便于服用；降低毒副作用，保证用药安全；提高临床疗效；改变药物性能，扩大应用范围等作用。

炮制方法一般可分为五类，一是修治，包括主要是纯净、粉碎、切制三种方法。二是水制，即用水或其他液体辅料处理药的方法。三是火制，是用火加热处理药物的方法。四是水火共制，一般即用水又要用火蒸、煮的方法。五是其他制法，如制霜、发酵、发芽等。

二、中药药性理论

中药的药性，也称性能，它是中药作用的基本性质和特征的高度概括。它是中药理论的核心内容，主要包括四气、五味、归经、升降浮沉、毒性等。

(一) 四气五味

四气五味是中药药性基本理论之一。《神农本草经》中“药有酸咸甘苦辛五味，又有寒热温凉四气”的记载，是有关中药四气五味的最早概括。

1. 四气　是指寒、热、温、凉四种不同的药性，也称四性。其中寒凉属阴，而凉次于寒，温热属阳，而温次于热。药性的寒热温凉是由药物作用于人体所产生的不同反应和所获得的不同疗效而总结出来的，它是与所治疾病的性质相对而言的。一般来讲，寒凉药分别具有清热泻火、凉血解毒、滋阴除蒸、泄热通便、清热利尿、清化热痰、清心开窍、凉肝息风等作用；而温热药则分别具有温里散寒、暖肝散结、补火助阳、温阳利水、温经通络、引火归原、回阳救逆等作用。

此外，四气之外还有一类平性药，它是指寒热不很明显，药性平和，作用较缓的一类药物，如党参、山药、甘草等。

2. 五味　所谓五味即酸、苦、甘、辛、咸五种味。五味的产生，虽源于口尝，但更重要的则是通过长期的临床实践观察，从不同味道药物作用于人体所产生的不同反应和获得不同的治疗效果总结归纳出来的。即：五味不仅是药物味道的反映，更重要的是对药物作用的高度概括，而后者构成了五味理论的主要内容。

五味所代表的药物作用及主治病证如下。

(1) 辛：“能散、能行”，即具有发散、行气、活血、开窍、化湿等作用，常用于表证、气滞、血瘀、窍闭、神昏、湿阻等证。

(2) 甘：“能补、能和、能缓”，即具有补益、和中、调和药性、缓急止痛的作用，常用于正气虚弱、肢体诸痛、调和药性、中毒解救等几个方面。

(3) 酸：“能收、能涩”，即具有收敛固涩的功效。常用于体虚多汗、肺虚久咳、久泻肠滑、遗精滑精、遗尿尿频、崩带不止等证。

(4) 苦：“能泄、能燥、能坚”，即具有清泻火热、泻降气逆、通泻大便、燥湿祛湿、泻火存阴等作用。常用于治疗热证、实证喘咳、呕恶、便秘、湿证、阴虚火旺等证。

(5) 咸：“能下、能软”，即具有泻下通便、软坚散结的作用。常用于大便燥结、瘰疬痰核、瘿瘤、痞块等证，一般泻下或润下通便及软化坚硬、消散结块的药物多具有咸味。

(6) 淡：“能渗、能利”，即具有渗湿利小便的作用，常用于水肿、脚气及小便不利等证，利水渗湿药物多有淡味。由于《本经》未提及淡味，后世医家多主张“淡附于甘”。

(7) 涩与酸味药作用相似：常用于治虚汗、泄泻、尿频、遗精、滑精、出血等证，本书常以酸味代表涩味功效，或与酸味并列，标明药性。

四气和五味是辨识药物功效的重要依据，同一药物又同时具有气与味，因此两者必须结合起来以说明药物的作用。一般而言，气味相同的药物，大多作用相近，如辛温药物多具有发散风寒的作用，甘温的药物多具有补气助阳的作用，但可因气味之偏而作用有主次之别；气味不同的药物，作用不同，如黄连苦寒，可清热燥湿，党参甘温，可补中益气；而气同味异或味同气异的药物，作用则同中有异，异中有同；对于一药兼有数味，则常有多种治疗作用。

（二）升降浮沉

是指药物在人体内作用的不同趋向，它是与疾病的病机或证候所表现出的趋势或趋向相对而言的。

升与降、浮与沉都是相对立的作用趋向，升指上升、升提，降是下降、降逆，浮是升浮、上行而发散，沉是重沉、下行、泄利。一般来讲，升浮药都能上行向外，具有升阳举陷、发散表邪、宣毒透疹、涌吐开窍等作用；而沉降药则都能下行向内，具有清热泻下、潜阳息风、降逆止呕、利水渗湿、重镇安神、降气平喘、消积导滞等作用。

利用药物升降浮沉理论指导临床用药，必须参照病位与病势灵活运用。具体而言，一是顺应病位而治，即病位在上在表者宜升浮不宜沉降，病位在下在里者宜沉降不宜升浮；二是逆其病势而治，即病势上逆者，宜降不宜升，病势下陷者，宜升不宜降。

（三）归经

是指药物对于机体某部分的选择性作用，即主要对某经（脏腑或经络）或某几经发生明显的作用，而对其他经则作用较小，甚至无作用。归经指明了药物治病的适用范围，说明了药效所在，药物的归经不同，治疗作用也就不同。

归经是以脏腑、经络理论为基础，以所治具体病证为依据，总结出来的用药理论。由于经络能沟通人体内外表里、四肢百骸，使体表与脏腑的疾病可以相互影响，因而人体各部分发生病变时所出现的症状，可以通过经络而获得系统认识。如喘咳、胸痛可见于肺经病变，胁痛、抽搐可见于肝经病变，应用相应药物，治愈相应某经的病变，即认为某药归这一经，因而归经理论具体指出的药效所在，是从长期疗效观察中总结出来的。

掌握中药的归经理论，既有利于临床辨证选药，也有助于区别功效相似的药物。但运用时必须依据脏腑经络相关学说，注意脏腑病变的相互影响，以及与四气五味、升降浮沉学说的结合，才能做到全面准确。

（四）毒性

毒性是指药物对机体的损害性，是反映药物安全程度的一种药性。毒性反应会引起功能障碍，造成脏腑组织器官的损伤，导致机体发生病理变化，甚至死亡。

历来对毒性的认识存在着两种观点。一种观点认为，药物用于治疗疾病的偏性，即是毒性。另一种观点认为，毒性是药物对机体的伤害性。现今大多数人持后一种观点。

中药学中，将药物对人体产生的副作用或毒性，统称不良反应。副作用是药物在常用治疗剂量范围内出现的与治疗剂量无关的不适反应，对人体危害不大，停药后容易消除。毒性反应指药物对机体组织或器官造成的损害，或对正常生理功能的破坏。

中药的毒性值得注意，不可错误地认为中药大都直接来源于天然药材，因而毒性小，安全系数大。自新中国成立以来，出现了大量中药中毒的报告，仅单味药引起中毒就达上百种之多，其中植物药 90 多种，动物药及矿物药 10 多种，特别指出的是，文献中认为大毒、剧毒的固然有中毒致死者，小毒、微毒甚至无毒的药物，同样也有中毒病例的发生，故临床应用必须加以重视。总之应坚持“有毒观念，无毒用药”的原则，以确保临床用药的安全性。

三、中药的应用

主要包括配伍、禁忌、剂量、煎服法等内容。

（一）配伍

按照病情的不同需要和药物的不同特点，有选择地将两种以上的药物合在一起应用，称为做配伍。人体的疾病复杂多变，单味药往往不能全面作用，而多种药物经过得当的配伍，则能更好地发挥诸药的综合作用，或产生新的作用，从而适应复杂多变病情的需要，达到照顾全面、安全高效之目的。因此，掌握中药配伍规律对指导临床用药意义重大。前人在长期的用药实践中把药物配伍关系总结为七种，亦称“七情”。

1. 单行　是指两味药物配合后，各自独行其是，互不影响疗效的配伍关系。如神曲与连翘配伍治疗饮食积滞的发热，神曲消食，连翘清热，作用各异。

2. 相须　凡属两种以上功效相似的药物合用，以增强疗效称为相须。如石膏配知母能增强清热泻火的作用。

3. 相使　凡以一药为主，一药为辅，以提高主药的功效称为相使。如黄芪与茯苓同用，茯苓能提高黄芪的补气利水的作用。

4. 相畏　是指一药物的毒性或副作用被另一药物减轻或消除。如生姜配生半夏以减弱或消除生半夏的毒性。

5. 相杀　是指一药物能减轻或消除另一药物的毒性或副作用。如防风可解除砒霜之毒，绿豆能杀巴豆毒等。上述相畏与相杀，实质上是都是消减药物的毒性。

6. 相恶　一药可使另一药的功效降低甚至丧失，称为相恶。如莱菔子与人参同用，人参的补气作用则被莱菔子削弱。

7. 相反　两种药物合用后相互作用，产生毒性反应或剧烈作用称为相反。如“十八反”与“十九畏”中所列药物等。

因此，相须、相使能产生协同作用而增强疗效，临床用药时应当充分发挥；相畏、相杀，互相拮抗，能减轻或消除毒副作用，在应用毒性药物时，酌情考虑应用；相恶、相反，互相削弱，抵消原有功效，甚至产生毒副作用，原则上不能同用，仍属配伍禁忌。

(二) 禁忌

为了保证安全和提高疗效，必须讲究用药禁忌，主要内容如下。

1. 配伍禁忌　在配伍中提到的相恶、相反，原则上应当禁忌。金元时期已将配伍禁忌概括为“十八反”“十九畏”，并编成歌诀，以宜习诵，摘录如下。

(1) 十八反歌：本草明言十八反，半蒌贝蔹及攻乌，藻戟遂芫俱战草，诸参辛芍叛藜芦。

(2) 十九畏歌：硫黄原是火中精，朴硝一见便相争；水银莫与砒霜见，狼毒最怕密陀僧；巴豆性毒最为上，偏与牵牛不顺情；丁香莫与郁金见，牙硝难合京三棱；川乌草乌不顺犀，人参最怕五灵脂；官桂善能调冷气，石脂相遇便相欺。

2. 妊娠禁忌　凡是损害胎元以致引起流产的药物，都应作为妊娠用药的禁忌。根据药物对胎元损害的大小不同，一般分为禁用和慎用两类。禁用的药物大多数是毒性较强、药性猛烈的药物，如巴豆、牵牛、斑蝥、水蛭、虻虫、麝香、三棱、莪术、大戟、芫花、甘遂、商陆、水银、轻粉、雄黄等。慎用的包括活血祛瘀、行气破滞及辛热滑利等药物，如桃仁、红花、乳香、没药、王不留行、大黄、枳实、附子、干姜、肉桂、天南星等。

凡属于妊娠禁用的药物，绝对不能用；慎用的药物，也要根据孕妇的病情，慎重选用，以便防止发生事故。

3. 服药禁忌　俗称“忌口”，因为在服药期间，某些食物可减弱或消除药物的功能，或产生不良反应及毒性作用。如文献记载有地黄、何首乌忌葱、蒜、萝卜；甘草忌鲢鱼；茯苓忌醋；使君子忌茶；蟹甲忌苋菜；薄荷忌鳖鱼；蜂蜜反生葱等。此外，热证患者忌辛辣、油腻、煎炸之品；麻疹表证不宜食油腻酸涩之物；疮疖肿毒、皮肤瘙痒当忌鱼虾牛羊肉等腥膻食物；虚寒证者不宜食生冷瓜果等。临床可结合辨证的结果来选择适宜的食物，有利于提高疗效。

(三) 剂量

是指一剂药中每味药物干燥后成人内服一日用量。剂量大小与药物的疗效密切相关，剂量过小，难以取效，延误病情；用量过大，损伤正气。尽管中药多是原生之品，其性平和，剂量变化的幅度大小，不如化学制剂那样严格，但对某些性质猛烈和有毒的药物，如乌头、马钱子等，剂量仍须严格掌握。

剂量大小必须根据药物的性能、质地、配伍及患者的病情、年龄、体质等来掌握。如毒性大、性质猛的用量宜小；无毒而性平和的用量宜大。质地轻的用量小，质地重的用量大；单方剂量宜大，复方剂量宜小；主药用量要比辅药用量大；丸、散剂用量要比汤剂小。病情危急或顽疾患者用量宜重；病情轻者，用量宜轻。体质壮实者用量宜重；老幼孕产或久病体弱者，用量宜轻。5 岁以下的儿童，用成人量的 1/4；6~10 岁可用成人量的 1/2 等。

此外，还应依据季节、气候、区域或环境考虑，因时因地制宜。如用解表药在严冬或北方地区，用量宜重；反之，若在酷暑或南方地域，其量宜轻。

(四) 具体使用

包括煎法与服法。

1. 煎药法 煎药器皿以砂罐、搪瓷锅为宜，忌用铁器等。先将器皿洗净，然后把药物倒入，加冷水浸泡 30~60min，水量适当，以高出药面 2~3cm 为度。一般而言，每剂煎煮 2 次，第 2 煎加水量和煎煮时间均应适当减少。解表药宜用武火，且煎的时间不宜长，沸后 10~15min 即可；补益药宜文火久煎，沸后煎 40~60min。若含挥发性成分的芳香药物宜后下；质地坚硬的矿石、贝壳类药物宜打碎先下久煎；某些贵重药品则另煎，以免它药干扰或吸收其有效成分。

2. 服药法 一般汤剂宜温服，解表散寒药宜热服；呕吐的患者宜小量频服。寒药治热证宜冷服；温药治寒证宜热服。滋补药宜饭前服，健脾药宜饭前服，驱虫或泻下药宜空腹服；对胃肠道有刺激的药宜饭后服；宁神安眠药宜睡前服。一般情况，每天 1 剂，可分 2~3 次服，病缓者早晚各 1 次，病情危急者，每隔 4h 一次，使药力持续，以利顿挫病势，祛邪扶正。

配伍禁忌

《神农本草经·序例》指出“勿用相恶、相反者”，“有毒宜制，可用相畏、相杀者尔，勿合用也若”。自宋代以后，将“相畏”关系也列为配伍禁忌，与“相恶”混淆不清。因此，“十九畏”的概念，与“配伍”一节中所谈的“七情”之一的“相畏”，涵义并不相同。“十九畏”和“十八反”诸药，有一部分同实际应用有些出入，历代医家也有所论及，引古方为据，证明某些药物仍然可以合用。现代这方面的研究工作做得不多，有些实验研究初步表明，如甘草、甘遂两种药合用时，毒性的大小主要取决于甘草的用量比例，甘草的剂量若相等或大于甘遂，毒性较大；又如贝母和半夏分别与乌头配伍，未见明显的增强毒性。而细辛配伍藜芦，则可导致实验动物中毒死亡。由于对“十九畏”和“十八反”的研究，还有待进一步做较深入的实验和观察，并研究其机制，因此，目前应采取慎重态度。一般说来，对于其中一些药物，若无充分根据和应用经验，仍须避免盲目配合应用。

第二节 常用中药

一、常用解表药

凡具有发散表邪的功效，用以解除表证的药物，称为解表药。按药物的性能，并针对表证的寒热，解表药分辛温解表和辛凉解表两类。

解表药虽能通过发汗解除表证，但汗出过多则能耗散阳气，损伤津液或产生不良反应，因此，不宜过量或久用，中病即止；凡阳虚自汗、阴虚盗汗、泻利呕吐、吐血下血、疮疡已溃、麻疹已透、热病伤津等证，应慎用或随证配伍，以利祛邪。解表药为辛散之品，多含挥发油，故不宜久煎，且宜温服。

(一) 辛温解表药

此类药物味辛性温，辛能发散，温能祛寒，具发汗力强的特征，适用于风寒表证。

麻 黄

【基源】麻黄科植物草麻黄、木贼麻黄或中麻黄的干燥草质茎。秋末采收，阴干切段，生用或蜜炙使用。

【性味归经】辛、微苦，温。归肺、膀胱经。

【功效应用】发汗散寒：治外感风寒表实证。

宣肺平喘：治风寒外袭，肺气壅遏的咳喘。

利水消肿：治水肿兼表证者。

【用量用法】3~10g。解表发汗宜生用；平喘止咳多炙用。

【使用注意】体虚多汗、肺虚喘咳者忌用，失眠、高血压者慎用。

桂　枝

【基源】樟科植物肉桂的嫩枝。春夏两季割取嫩枝，切片或切成小段。

【性味归经】辛、甘，温。归心、肺、膀胱经。

【功效应用】解肌发汗：治风寒表证，表虚有汗者。

温经通阳：治胸痹心痛，痰饮，膀胱气化失常，小便不利的蓄水证。

祛风除湿：治风寒湿痹，肢节酸痛，常与附子、羌活等配用。

【用量用法】3~10g。入汤剂及丸散。

【使用注意】阴虚火旺、热盛出血等证忌用，孕妇慎用。

（二）辛凉解表药

此类药物味辛性凉，能宣散风热。发汗作用比较和缓，适用于外感风热表证。部分药物还有透疹解毒作用，可治风疹、麻疹或疮疡肿毒初起兼表热证者。

薄　荷

【基源】唇形科植物薄荷的茎叶。一般夏秋季分次采收，切段生用。

【性味归经】辛，凉。归肺、肝经。

【功效应用】疏散风热：治风热感冒或温病初起。

清头目、利咽喉：治头痛目赤，咽喉肿痛。

透疹止痒：治麻疹不透，风疹瘙痒。

疏肝解郁：可用于肝郁气滞，胸胁胀痛。

【用量用法】3~10g。入煎剂宜后下。其叶长于发汗，梗偏于理气。

【使用注意】本品芳香辛散，发汗耗气，故气虚、阳亢、体虚多汗者，均不宜用。

柴　胡

【基源】伞形科植物柴胡（北柴胡）和狭叶柴胡（南柴胡）的根。春秋采挖，切片生用，酒炒或醋炒。

【性味归经】苦、微辛，微寒。归肝、胆、脾、胃、三焦经。

【功效应用】和解退热：治表证发热，少阳证或疟疾之往来寒热。

疏肝解郁：治肝气郁结所致胸胁胀痛、月经不调等。

升阳举陷：治气虚下陷所致的脱肛、胃下垂、子宫脱垂。

【用量用法】3~10g。退热可用15g，醋炒可增强止痛作用。

其他解表药见表7-1。

表7-1　其他解表药

中药名称	性味、归经	功效与应用	用量用法
菊花	甘、苦，微寒，归肺、肝经	疏散风热，平肝明目，清热解毒。用于风热表证，肝经风热或肝火上炎所致目赤肿，肝阳上亢眩晕头痛，肝肾不足之目暗昏花，热毒疮疡	10~15g。煎服或入丸散。
荆芥	辛，微温。归肺、肝经	疏风解表，透疹止痒，散瘀止血。用于治外感表证，外感风热证，麻疹不透，风疹、荨麻疹，吐衄、便血、崩漏	3~10g
防风	辛、甘，温。归膀胱、肝、脾经	祛风解表，祛湿止痛，祛风解痉。用于感冒头痛、风疹瘙痒；风寒湿痹，肢节疼痛，身体重着；破伤风引起的牙关紧闭，痉挛、抽搐	5~10g
羌活	辛、苦，温。归膀胱、肾经。	散寒祛风，除湿止痛。用于风寒感冒，头痛、身痛、风寒湿痹，肩臂疼痛	3~10g
白芷	辛，温。归肺、胃经	解表祛风，通窍止痛，燥湿止带，消肿排脓。用于外感风寒，头痛、鼻塞、齿痛、鼻渊、风湿痹痛带下过多，疮痈肿毒	3~10g
苍耳子	辛、苦，温。有小毒。归肺经	散风除湿，通窍止痛。用于鼻渊头痛、风寒头痛、风湿痹痛、风疹瘙痒	3~10g

续表

中药名称	性味、归经	功效与应用	用量用法
辛夷	辛，温。归肺、胃经	发散风寒，宣通鼻窍。用于风寒头痛、鼻渊头痛	3~10g
牛蒡子	辛、苦，寒。归肺、胃经	疏散风热，透疹利咽，解毒散肿。用于风热感冒、咽喉肿痛、麻疹不透、痈肿疮毒、痄腮喉痹	5~12g
蝉蜕	甘，寒。归肺、肝经	疏散风热，透疹止痒，明目退翳，止痉。用于风热感冒、咽痛音哑、麻疹不透、风疹瘙痒、目赤翳障、惊痫夜啼、破伤风证	3~10g
葛根	甘、辛，凉。归脾、胃经	解肌退热，生津止渴，透疹，升阳止泻。用于风热头痛、项背强痛，热病津伤口渴，麻疹不透，热泄热痢	10~15g
升麻	辛、甘，微寒。归肺、脾、胃、大肠经	发表透疹，清热解毒，升举阳气。用于风热头痛、麻疹不透、齿痛口疮、咽喉肿痛、气虚下陷、久泻脱肛、崩漏下血	3~10g

二、常用清热药

凡有清除里热之功，能治里热证的药物称为清热药。

清热药性寒凉，味多苦或咸，具有清热泻火、燥湿、凉血、解毒及退虚热等功效。适用于温热病、湿热痢、痈肿疮毒、阴虚发热等。根据清热药的不同作用特点，分为清热泻火、清热燥湿、清热解毒、清热凉血、清退虚热五大类。清热药多为苦寒之品，常有损伤脾胃阳气之弊，过用易伤阳气，故不能大量常服，对脾胃虚弱，食少泄泻，阴虚津亏者慎用。

（一）清热泻火药

凡以清除气分实热为主要作用的药物，称为清热泻火药。适用于急性热病邪在气分所致的壮热、烦渴、汗出，舌红苔黄，脉洪大等实热证。

石　膏

【基源】硫酸盐类矿物石膏，主要含水硫酸钙（$CaSO_4 \cdot H_2O$）。主产湖北，安徽等地，冬季采挖。辗碎生用或煅用。

【性味归经】甘、辛，大寒。归肺、胃经。

【功效应用】清热泻火：治气分实热，壮热、烦渴、脉洪大者。

清肺胃热：治肺热咳喘、胃火牙疼、头痛。

收敛生肌：治疮疡湿疹、水火烫伤，煅后外用能减少渗出。

【用量用法】15~60g，内服生用，打碎先煎。外用火煅研末。

知　母

【基源】百合科植物知母的根茎。主产于河北、山西等省。夏秋采挖，除去须根晒干。切片生用或盐水炙用。

【性味归经】苦、甘，寒。归肺、胃、肾经。

【功效应用】清热泻火：治外感热病，高热烦渴，常与石膏相须为用。

清肺润燥：治肺热咳嗽，痰黄质稠。

滋阴润燥：治阴虚火旺，骨蒸潮热、盗汗、心烦，阴虚消渴等。

【用量用法】6~12g，水煎服。清热泻火宜生用，滋阴降火盐水炒。

【使用注意】脾虚便溏者慎用。

栀　子

【基源】茜草科常绿灌木栀子的成熟果实。主产于江西、湖南、湖北等地。秋季采收，生用或炒用。

【性味归经】苦，寒。归心、肺、胃、三焦经。

【功效应用】泻火除烦：用于热病烦闷、心烦，热病高热烦躁、神昏谵语。

清热利湿：治湿热黄疸。

凉血止血:治血热妄行之吐衄、尿血等。

清热解毒:治热毒疮疡。

【用量用法】3~10g,煎服。生用泻火;炒黑止血;姜汁炒去烦止呕。

【使用注意】脾虚便溏者慎用。

(二)清热燥湿药

凡以清热燥湿为主要作用,能清除湿热内蕴或湿邪化热之证的药物称为清热燥湿药。适用于湿热诸证,如湿温或暑温夹湿、泻痢、黄疸、湿疹、淋浊、带下及疖痈疮疡、关节肿痛等。湿热内蕴,多见舌苔黄腻,可为本类药物的适用范围。另外,本类药物还兼有泻火解毒之功,亦可用于热毒火盛之证。

但本类药物苦寒伐胃,性燥又易伤阴,故脾胃虚寒、津液亏耗者均慎用。

黄　芩

【基源】唇形科植物黄芩的根。主产于河北、山西等地。春秋两季采挖。晒干。生用、酒炒或炒炭用。

【性味归经】苦,寒。归肺、胆、胃、大肠经。

【功效应用】清热燥湿:本品善清肺热,治肺热咳嗽,湿温所致胸脘痞闷,身热不扬。

泻火解毒:用于热毒疮疡、咽喉肿痛。

清热安胎:治胎热不安,常与白术等同用。

凉血止血:治血热吐衄、痈肿疮毒及半表半里证。

【用量用法】3~10g,水煎服。清热宜生用,安胎宜炒用,止血宜炒炭。

【使用注意】脾胃虚寒者慎用。

黄　连

【基源】毛茛科植物黄连、三角叶黄连或云连的根茎。主产四川、云南等地。秋季采挖。生用,姜炒,酒炒或与吴茱萸水炒用。

【性味归经】苦,寒。归心、胃、肝、大肠经。

【功效应用】清热燥湿:治湿热泻痢而身热,下痢脓血,湿热呕恶,湿疹。

清热泻火:胃火炽盛,牙痛口臭,肝火犯胃,呕吐吞酸。

清热解毒:治热毒疮疡。

【用量用法】2~10g,水煎服。外用适量。姜汁炒可清胃止呕,酒炒清上焦火,泻肝胆实火用吴茱萸炒。

【使用注意】脾胃虚寒者忌用。

黄　柏

【基源】芸香科植物黄皮树或黄檗的树皮,主产辽宁、吉林等地。清明前后剥取树皮,晒干压平。生用或盐水炒用。

【性味归经】苦,寒。归肾、膀胱、大肠经。

【功效应用】清热燥湿:治湿热泻痢,湿热所致足膝肿痛,湿疹,臁疮,阴肿阴痒。

滋阴降火:治阴虚发热,遗精盗汗。

解毒疗疮:治痈肿疮疡。

【用量用法】3~10g,煎服。外用适量。退虚热用盐水炒。

【使用注意】脾胃虚寒者忌服。

(三)清热解毒药

凡以清热解毒为主要作用,能解除各种热毒、火毒证的药物,称为清热解毒药。适用于各种火热毒盛所致的红、肿、热、痛等。本类药物药性寒凉,易伤脾胃,应中病即止,不可过量或久服。

金 银 花

【基源】忍冬科植物忍冬、红腺忍冬、山银花或毛花柱忍冬的干燥花蕾。我国各地均有分布。夏初采摘花蕾。阴干。生用或制成露剂使用。

【性味归经】甘,寒。归肺、心、胃经。

【功效应用】清热解毒:治痈肿疔疮的要药。治疗疮痈疖,肺热咳嗽,热毒血痢。

疏散风热:治外感风热或温病初起,热入营血,斑疹隐隐,神昏舌绛。

【用量用法】10~15g,煎服。

【使用注意】不宜久煎。脾胃虚寒或气虚疮疡者慎用。

连 翘

【基源】木犀科植物连翘的果实。主产于山西、河南、陕西等地。秋季采收晒干,入药生用。

【性味归经】苦,微寒。归肺、心、胆经。

【功效应用】清热解毒,消肿散结:本品有"疮家圣药"之称。治痈肿疮毒、瘰疬。

疏散风热:治外感风热或温病初起,热入营血,神昏舌绛。

【用量用法】6~15g,煎服。

【使用注意】虚寒阴疽者忌用。青翘的清热解毒力比黄翘强,连翘心长于清心热。

板 蓝 根

【基源】十字花科植物菘蓝的干燥根。主产于河北、江苏、陕西、安徽等地。秋季采挖。晒干。切片,生用。

【性味归经】苦,寒。归心、胃经。

【功效应用】清热解毒:治热入营血,温毒发斑。

凉血利咽:治大头瘟疫、痄腮、喉痹、烂喉丹痧、丹毒。

【用量用法】10~15g,煎服。

【使用注意】虚寒证忌用。

(四)清热凉血药

凡以清热凉血为主要作用,能清营分、血分热的药物称为清热凉血药。适用于热入营血的实热证。本类药物既能清热凉血,又能养阴生津,故可用于热病津伤之证。

生 地 黄

【基源】玄参科植物地黄的块根。主产于河南。秋季采挖,鲜用(鲜地黄),或烘至八成干(生地黄),切片生用或炒炭用。

【性味归经】甘、苦,寒。归心、肝、肾经。

【功效应用】清热凉血:治温热病,热入营血,身热神昏,热病后期,夜热早凉。

养阴生津:治热病津伤,舌红口干,消渴证及热病伤津,口渴多饮。

【用量用法】9~15g,水煎服。鲜地黄15~30g。清热养阴宜鲜用或生用;止血宜炒炭。

【使用注意】脾虚有湿,腹满便溏者不宜用。

玄 参

【基源】玄参科植物玄参的根。产于我国长江流域各省。冬季茎叶枯萎时采挖。反复堆晒至内部发黑,干燥。切片生用。

【性味归经】甘、苦、咸,寒。归肺、胃、肾经。

【功效应用】清热凉血:治热入营血证,常与生地、金银花等同用。

清热解毒散结:为治喉痹肿痛要药,治瘰疬痰核。

滋阴:治热伤津液,大便秘结。

【用量用法】10~15g,煎服或入丸散。

【使用注意】脾胃虚寒,食少便溏者不宜用。反藜芦。

赤 芍

【基源】芍药科植物芍药或川赤芍的根。主产于内蒙古、四川及东北各地。秋季采挖。切片,生用或炒用。

【性味归经】苦,微寒。归肝经。

【功效应用】清热凉血:治热入营血,斑疹吐衄,肝热目赤肿痛。

祛瘀止痛:治经闭痛经,治跌打损伤。

【使用注意】血虚经闭不宜。反藜芦。

(五) 清退虚热药

凡以清除虚热，治疗虚热证为主要作用的药物，称为清虚热药。适用于肝肾阴虚所致骨蒸潮热，手足心热，虚烦不眠，舌红少苔，脉细数等证；亦可用于热病后期，余热未清所致夜热早凉，热退无汗，舌质红绛。临床运用常与养阴、凉血等药配用。

青　蒿

【基源】菊科植物黄花蒿的全草。全国各地多有分布。秋季花盛开时采割。鲜用或阴干切段生用。

【性味归经】苦、辛，寒。归肝、胆、肾经。

【功效应用】退虚热：治温热病后期，阴伤发热，夜热早凉，骨蒸劳热，手足心热。

解暑：治暑热外感。

截疟：治疟疾，大剂量单用即效。

【用量用法】5~10g，截疟 20~40g，煎服。或鲜品捣汁服。

【使用注意】不宜久煎。

地　骨　皮

【基源】茄科植物枸杞或宁夏枸杞的根皮。分布于我国南北各地。春秋季采挖。剥取根皮，晒干。切段，生用。

【性味归经】甘，寒。归肺、肝、肾经。

【功效应用】退虚热：治阴虚潮热，骨蒸盗汗。

清肺热：治肺热咳嗽。

凉血热：治血热妄行而吐衄、尿血等证。

【用量用法】9~15g，煎服。

【使用注意】外感风寒发热或脾虚便溏者不宜用。

其他清热药见表 7-2。

表 7-2　其他清热药

中药名称	性味、归经	功效与应用	用量用法
芦根	甘，寒。归肺、胃经	清热生津，除烦止呕。用于热病烦渴，胃热呕逆，肺热咳嗽，肺痈吐脓，热淋，麻疹透发不畅	干品 15~30，鲜品量加倍
天花粉	甘、微苦，微寒。归肺、胃经	清热生津，清肺润燥，解毒消痈。用于热病口渴，消渴多饮，肺热燥咳，痈肿疮疡	10~15g
夏枯草	苦、辛，寒。归肝、胆经	清肝火，散郁结。用于目赤肿痛，头痛眩晕，瘰疬瘿瘤	10~15g
龙胆草	苦，寒。归肝、胆、膀胱经	清泻肝火，清热燥湿。用于肝胆火盛，头痛目赤，湿热下注，阴肿阴痒，带下色黄及湿疹瘙痒	3~6g
苦参	苦，寒，归心、肝、胃、大肠、膀胱经	清热燥湿，杀虫利尿。用于湿热泻痢，黄疸尿赤，带下阴痒，湿疹疥癣，小便不利	5~10g
蒲公英	苦、甘，寒。归肝、胃经	清热解毒，消痈散结，利尿通淋；用于乳痈、痄腮，热淋，湿热黄疸	10~30g，煎服。
大青叶	苦、咸，大寒。归心、肺、胃经	清热解毒，凉血消斑；用于热入营血，温毒发斑，喉痹口疮，丹毒痈肿	10~15g，煎服。
鱼腥草	辛，微寒；归肺经	清热解毒，消痈排脓，利尿通淋。用于肺痈吐脓，肺热咳嗽，热毒疮疡，湿热淋证，湿热泻痢	15~30g
山豆根	苦，寒。归肺、胃经	清热解毒，利咽消肿。用于热毒蕴结，咽喉肿痛，牙龈肿痛，湿热黄疸，肺热咳嗽，痈肿疮毒	3~6g
白花蛇舌草	微苦、甘，寒。归胃、大肠、小肠经	清热解毒，利湿痛淋。用于痈肿疮毒，咽喉肿痛，毒蛇咬伤，热淋涩痛	15~60g

续表

中药名称	性味、归经	功效与应用	用量用法
牡丹皮	苦、辛，微寒。归心、肝、肾经	清热凉血，活血散瘀。用于温病热入营血，斑疹吐衄。癥瘕积聚，血滞经闭，痛经，外伤瘀肿	6~12g
水牛角	咸，寒。归心、肝、胃经	清热、凉血、解毒。用于壮热不退，神昏谵语，吐血、衄血等证	6~15g
银柴胡	甘，微寒。归肝、胃经	清虚热，除疳热。用于阴虚发热，盗汗，骨蒸潮热等，疳积发热	3~10g

三、常用泻下药

能引起腹泻或滑利大肠促使大便排出的药物，称为泻下药。

泻下药的主要作用是通利大便，能清除胃肠积滞及水饮潴留和其他有害物质。泻下药主要适用于大便不通，肠胃积滞，或实热内盛及水肿停饮的里实证。

根据泻下作用强弱，分为攻下药、润下药、峻下逐水药三类。

(一) 攻下药

攻下药多具苦寒沉降之性，具有较强的泻火通便作用。适用于内热壅盛、大便秘结、燥屎坚结等证。应用攻下药时，常与行气药同用，以加强泻下和除胀消满的作用。

根据“六腑以通为用”“通则不痛”的原则，以攻下药为主，适当配伍清热解毒、活血化瘀等药，中西医结合治疗多种急腹症，取得较好疗效。

大　黄

【基源】蓼科植物掌叶大黄、唐古特大黄或药用大黄的干燥根及根茎。主产于青海、甘肃、四川等地。春秋采挖。削去外皮，切片。生用、酒炒、炒炭或蒸熟用。

【性味归经】苦，寒。归脾、胃、大肠、肝、心经。

【功效应用】泻下攻积：治热结便秘，腹痛拒按，食积泻痢，大便不爽。

泻火解毒：治热毒内盛的吐血衄血、目赤头痛、咽痛牙痛、口舌生疮。

凉血止血：现代用大黄粉内服，治疗上消化道出血有良效。

活血祛瘀：用于瘀血证，如瘀血经闭，癥瘕积聚，跌打损伤等。

清利湿热：治湿热黄疸，湿热淋证等。

【用量用法】3~12g，煎服。外用适量。生用力猛；熟用力缓；炒炭止血力强；酒制善活血化瘀；止血宜用生大黄研粉。

【使用注意】入煎剂当后下，不宜久煎。孕妇或妇女经期、产后、哺乳期当慎用或忌用。脾胃虚弱者慎用。

芒　硝

【基源】含硫酸钠的天然矿物芒硝经精制而成的结晶体（$Na_2SO_4 \cdot 10H_2O$）。主产于河北、河南、山东等地。秋冬扫取地面上的土硝，加水加热溶解，过滤、冷却析出结晶，统称朴硝或皮硝，再加水和白萝卜共煮，取滤液冷却析出结晶，细锋如芒者称为“芒硝”。

【性味归经】咸、苦，寒。归胃、大肠经。

【功效应用】软坚泻下：治胃肠热盛，大便燥结，腹满胀痛等证。

清热消肿：治咽喉肿痛、口疮，治肠痈、乳痈、丹毒、皮肤疮疡等。

【用量用法】10~15g。冲入药汁内或开水溶化后服。外用适量。

【使用注意】孕妇忌服。畏三棱。

(二) 润下药

润下药以植物的种仁为多，性平质润，富含油脂，有润燥滑肠的缓泻作用。适用于年老体弱、久病、产后阴虚，津血不足的肠燥便秘证。

临床运用时，应根据病证适当配伍理气、补血、滋阴等药，以增强疗效。

火麻仁

【基源】桑科植物大麻的成熟果实。产于东北、华中、西南等地。秋季果实成熟时采收。晒干，微炒打碎。

【性味归经】甘，平。归脾、大肠经。

【功效应用】润肠通便，治老人、体虚、产后津血不足的肠燥便秘，常与当归、杏仁、肉苁蓉等同用；治胃肠燥热，脾约便秘，常与大黄、厚朴等同用。

【用量用法】10~15g，煎服。

其他泻下药见表7-3。

表7-3　其他泻下药

中药名称	性味、归经	功效与应用	用量用法
番泻叶	甘、苦，寒。归大肠经	泄热通便，行水消胀。用于热结便秘，腹满胀痛，腹水胀满，二便不利	2~6g，泡服
芦荟	苦，寒。归肝、胃、大肠经	泄热通便，清泻肝火，杀虫疗疳。用于热结便秘，腹满胀痛，肝经实火，烦躁易怒，小儿疳积，虫积腹痛	2~5g，入丸散剂
甘遂	苦，性寒；有毒。归肺、肾、大肠经	泻水逐饮，消肿散结。用于水肿胀满，胸腹积水，风痰癫痫等症	0.5~1.5g，炮制后入丸散剂
大戟	苦、辛，性寒；有毒。归肺、肾、大肠经	泻水逐饮，消肿散结。用于水肿臌胀，大便秘结，痰饮积聚，癫痫发狂，痈肿疮毒，瘰疬痰核，胸腹积水	0.5~1.5g，炮制后入丸散剂
巴豆	辛，热；有大毒。归胃、大肠经	泻下冷积，逐水消肿，祛痰利咽，蚀腐疗疮。用于寒积便秘，宿食积滞，腹水臌胀，二便不通，喉痹痰阻，梗阻窒闷，脓成未溃，疥癣恶疮	0.1~0.3g，炮制后入丸散剂

四、常用祛湿药

凡是以化湿健脾、通利水道、解除痹痛为治疗作用的药物，称为祛湿药。

祛湿药性味多为辛香甘淡温燥之品，具有化湿、利水、通淋之效。适用于湿邪内生，困阻脏腑，病见胸脘痞满，呕恶泄利，水肿癃闭，黄疸等症。根据祛湿药的不同作用特点，常分为芳香化湿、利水渗湿、清热燥湿（参见清热药）、祛风胜湿等。

祛湿之药多为辛香温燥或甘淡渗湿之品，易耗伤阴津，故对素体阴虚津亏，病后体弱及孕妇水肿者慎用。

（一）芳香化湿药

凡气味芳香，具有化湿健脾作用的药物，称为芳香化湿药。适用于湿浊内阻中焦，脾失健运所致的脘腹痞满、脘闷吐泻、舌苔白腻，或湿热困脾之口甘多涎等。对湿温、暑温等证，亦可选用。

本类药物易耗气伤阴，故气虚或阴虚血燥，均宜慎用。又因气味芳香，多含挥发油，不宜久煎。

藿香

【基源】唇形科植物广藿香的干燥地上部分。主产于广东。夏秋季枝叶茂盛时采割，日晒夜闷，反复至干。切段，生用。

【性味归经】辛，微温。归脾、胃、肺经。

【功效应用】化湿：治湿浊中阻，症见脘腹胀满、纳呆不饥、恶心呕吐。

解暑：治夏令暑湿所致恶寒发热、头痛脘痞、腹痛吐泻等。

止呕：藿香善治湿浊引起的呕吐，治妊娠呕吐。

【用量用法】5~10g，鲜者15~30g，煎服。

【使用注意】本品含挥发油，不宜久煎。其叶偏于解表；梗偏于和中；鲜品解暑化湿，辟秽之力较强。夏季可与佩兰煎汤代茶，作清暑饮料。

苍　术

【基源】菊科植物茅苍术(南苍术)或北苍术的根茎。主产于江苏、内蒙古等地。春秋季采挖。生用或炒用。

【性味归经】辛、苦,温。归脾、胃经。

【功效应用】燥湿健脾:治寒湿困阻中焦之脘腹胀满、食欲不振、恶心呕吐等症。

祛风湿:治风寒湿痹,对于风湿或寒湿所致的关节肢体疼痛。

明目:治疗夜盲症及眼目昏涩。

【用量用法】3~10g,煎服。

【使用注意】阴虚内热,多汗者忌用。

厚　朴

【基源】木兰科植物厚朴或凹叶厚朴的树皮。主产于四川、湖北等地。夏季采取树皮,切丝生用或姜汁制用。

【性味归经】苦、辛,温。归脾、胃、肺、大肠经。

【功效应用】燥湿:治湿阻中焦,症见胸腹胀满、食少便溏等。

行气:治胃肠气滞证,寒凝、食积或痰湿阻滞引起的脘腹胀满。

平喘:治痰湿阻肺之胸闷咳喘。

【用量用法】3~10g,煎服或入丸散。

(二)利水渗湿药

凡以通利水道,渗泄水湿为主要作用的药物,称为利水渗湿药。

本类药物性质多平和,味多甘淡,具有利水消肿、利湿退黄、利尿通淋等作用。适用于水肿、小便不利、淋证、痰饮、黄疸、泄泻、湿温、湿痹、带下等病证。

利水渗湿药能耗伤阴液,凡阴虚津亏者当慎用。

茯　苓

【基源】多孔菌科真菌茯苓的菌核。多寄生于赤松或马尾松的根部。主产于云南、湖北等地。7~9月采挖,切片或切块后阴干。生用。

【性味归经】甘、淡,平。归心、脾、肾经。

【功效应用】利水渗湿:治脾虚停饮所致的心悸,治脾肾阳虚水肿。

健脾宁心:治脾虚倦怠、食少便溏,治脾虚泄泻。

【用量用法】10~15g,水煎服。利水用茯苓皮,安神用茯神,健脾渗湿用白茯苓。

薏苡仁

【基源】禾本科植物薏苡的成熟种仁。主产福建、河北等地。秋季果实成熟后采收,晒干,除去外壳及皮,收集种仁。生用或炒用。

【性味归经】甘、淡,微寒。归脾、胃、肺经。

【功效应用】健脾止泻:治水肿、小便不利、脚气浮肿。

渗湿止泻:治脾虚泄泻。

祛湿除痹:治风湿痹痛、经脉拘挛,治风湿热痹。

清热排脓:治肺痈、肠痈。

【用量用法】10~30g,煎服,健脾止泻多炒用,清热排脓多生用。

茵　陈

【基源】菊科植物茵陈蒿或滨蒿的地上部分。主产于陕西、山西等地。春季幼苗高6~10cm时采收,或秋季花蕾长成时采割。除去杂质及老根,晒干。生用。

【性味归经】苦,微寒。归脾、胃、肝、胆经。

【功效应用】清热祛湿:治湿疹、湿疮。

利胆退黄:治湿热黄疸,为治黄疸之要药。

【用量用法】10~30g,煎服。外用适量。

(三)祛风湿药

凡能祛风除湿,以解除痹痛为主要作用的药物,称为祛风湿药。

祛风湿药性多温燥,具有祛风、除湿、散寒、通络、止痛或兼补肝肾、强筋骨作用。适用于风湿痹痛、麻木拘挛、腰膝酸痛、下肢痿弱、半身不遂等证。

本类药物大多辛香温燥,易伤阴耗血,对阴亏血虚者当慎用。

独 活

【基源】伞形科植物重齿毛当归的根。主产于湖北、四川等地。春秋季采挖。炕干。切片生用。

【性味归经】辛、苦,温。归肾、膀胱经。

【功效应用】祛风湿:治风湿痹痛,本品为治风寒湿痹的要药。

散风寒:治表寒夹湿,症见头痛如裹、身痛肢重。

【用量用法】3~10g,煎服。

【使用注意】阴虚血燥者慎用,内风证忌用。

威 灵 仙

【基源】毛茛科植物威灵仙、棉团铁线莲或东北铁线莲的根及根茎。主产于江苏、安徽、浙江等地。秋季采挖,生用。

【性味归经】辛、咸,温。归膀胱经。

【功效应用】祛风湿:治风湿痹痛、麻木瘫痪。

治诸骨鲠喉:单用本品45g,加砂糖30g,米醋1汤匙,水煎频服。

【用量用法】5~12g,煎服。

【使用注意】本品性走窜,多服易伤正气,体弱及气血虚者慎用。

桑 寄 生

【基源】桑寄生科植物桑寄生或槲寄生的带叶茎枝。冬春季采细茎枝,切段。生用或酒炒用。

【性味归经】苦、甘,平。归肝、肾经。

安胎:治冲任不固、妊娠漏血、胎动不安、习惯流产等。

【用量用法】10~15g,煎服。

其他祛湿药见表7-4。

表7-4 其他祛湿药

中药名称	性味、归经	功效与应用	用量用法
砂仁	辛,温。归脾、胃经	化湿行气,温中止泻,安胎。用于湿浊中阻或气滞所致脾胃不和之证,脾寒泄泻、呕吐,妊娠中虚气滞而致呕吐、胎动不安者	3~6g,煎服。宜后下,或入丸散
白豆蔻	辛,温。归肺、脾、胃经	化湿行气,温中止呕。用于湿滞中焦及脾胃气滞的脘腹胀满,不思饮食等,呕吐	3~6g,入散剂为好,入汤剂宜后下
猪苓	甘、淡,平。归肾、膀胱经	利水渗湿。用于小便不利,水肿,泄泻,淋浊等	5~10g,煎服
车前子	甘,寒。归肝、肾、肺经	利尿通淋,清肝明目,清肺祛痰,渗湿止泻。用于治湿热下注,热结膀胱所致小便淋沥涩痛,肝经风热所致的目赤肿痛,肺热咳嗽痰多,暑湿泄泻	5~15g,布包煎服
滑石	甘、淡,寒。归胃、膀胱经	利水通淋,清解暑热,祛湿敛疮。用于小便不利,淋沥涩痛暑湿,湿温,湿疮,湿疹	10~15g;外用适量,煎宜布包
川木通	苦,寒。归心、小肠、膀胱经	利尿通淋,通经下乳。用于热淋涩痛,心烦尿赤,水肿脚气,经闭乳少,湿热痹痛	3~9g,煎服
金钱草	甘、淡,寒。归肝、胆、肾、膀胱经	利水通淋,除湿退黄,解毒消肿。用于湿热黄疸,热淋、石淋,痈肿疖肿、烫伤等	15~60g,煎服

续表

中药名称	性味、归经	功效与应用	用量用法
虎杖	苦，寒。归肝、胆、肺经	利湿退黄，清热解毒，活血祛瘀，祛痰止咳。用于湿热黄疸，淋浊带下烧烫伤，痈肿疮毒，毒蛇咬伤，血瘀经闭，跌打损伤，肺热咳嗽，热结便秘	10~15g，煎服
木瓜	酸，温。归肝、脾经	舒筋活络，化湿和胃。用于风湿顽痹、筋脉拘挛，湿热内蕴，吐泻转筋	6~12g，煎服
乌梢蛇	甘、平。归肝经	祛风通络，定惊止痉。用于风湿痹痛，一切干、湿癣证，破伤风，小儿急、慢惊风，痉挛抽搐	9~12g，煎服
汉防己	苦、辛，寒，归膀胱、肾、脾经	祛风湿、止痛、利水消肿。用于痹证，尤宜于湿热偏盛者，水肿、痰饮证	5~10g，煎服
五加皮	辛、苦，温。归肝、肾经	祛风湿，强筋骨，利尿。用于风湿痹痛，四肢拘挛肝肾不足，腰膝软弱及小儿行迟等，水肿，小便不利	5~15，煎服
桑寄生	苦、甘，平。归肝、肾经	祛风湿：补肝肾，强筋骨，安胎。用于风湿痹痛、腰膝酸软，冲任不固、妊娠漏血、胎动不安、习惯流产等	10~15g，煎服

五、常用温里药

凡药性温热，能温补阳气，温散里寒的药物，称为温里药。

本类药物性味辛热，多能温中健运，散寒止痛；或兼温肾助阳，回阳救逆的作用。温里药适用于寒邪内侵，阳气受困；或阳气衰微，阴寒内盛引起面色苍白，畏寒肢冷，脘腹冷痛，呕吐呃逆，泄泻下痢，小便清长，舌淡苔白，脉沉细；或大汗亡阳，四肢厥冷，脉微欲绝等阳脱证候。

温里药药性燥烈，易伤阴液，当中病即止，忌用于热证、阴虚证及孕妇。

附 子

【基源】毛茛科植物乌头的侧生子根加工而成。主产于四川、陕西等地。夏至后采挖，除去须根及泥沙。然后加工成盐附子、黑附片等。

【性味归经】辛，大热；有毒。归心、肾、脾经。

【功效应用】回阳救逆：治亡阳证，冷汗淋漓、四肢厥冷，脉微欲绝。

补火助阳：治脾肾阳虚，脘腹冷痛、便溏，肾阳不足之尿频。

散寒止痛：治风寒湿痹，周身骨节疼痛。

【用量用法】3~15g。入汤剂应先煎30~60min以减弱其毒性。

【使用注意】过量易引起中毒，孕妇、阴虚和热证者均忌用。反半夏、白蔹、白及、贝母、瓜蒌。

肉 桂

【基源】樟科植物肉桂的干皮或粗枝。主产于广西、广东等地。8~10月采收。采自粗枝或幼树干皮卷成筒状者称为官桂；干皮去表皮者称为肉桂心。生用。

【性味归经】辛、甘，大热。归肾、脾、心、肝经。

【功效应用】补火助阳：治肾阳不足，命门火衰，形寒肢冷，阳痿，尿频。

引火归原：治虚阳上浮，下元虚寒，面色浮红，下肢怕冷，尺脉弱。

温经通脉，散寒止痛：治虚寒性痛经、寒疝腹痛。

【用量用法】2~5g，研末冲服1~2g。入汤剂宜后下。

【使用注意】阴虚火旺、里实热者及孕妇忌用；畏赤石脂。

干 姜

【基源】姜科植物姜的干燥根茎。主产于四川、贵州等地。冬季采挖，用时切片。生用或炒用。

【性味归经】辛，热。归脾、胃、心、肺经。

【功效应用】温中散寒：治脾胃虚寒，脘腹冷痛、呕吐泄泻。

回阳通脉：治心肾阳虚，与附子同用，加强祛寒作用。

温肺化饮：治寒饮伏肺，喘咳、痰多清稀。

【用量用法】3~10g，煎服。

【使用注意】孕妇、热证及阴虚证者忌用。

其他温里药见表 7-5。

表 7-5　其他温里药

中药名称	性味、归经	功效与应用	用量用法
吴茱萸	辛、苦，热，有小毒。归肝、脾、胃、肾经	散寒止痛，温中止呕，助阳止泻。用于厥阴头痛，干呕涎沫，中焦虚寒，呕吐泛酸，脾肾阳虚，五更泄泻	1. 5~5g，煎服
丁香	辛，温。归脾、胃、肾经	温中止呕，温肾助阳。用于胃寒呕吐，脘痛呃逆，肾阳不足，阳痿宫寒	1~3g，煎服
小茴香	辛，温。归肝、脾、胃、肾经	散寒止痛，理气和中。用于肝经受寒，脘腹冷痛，胃寒气滞，脘痛呕吐	3~6g，煎服
高良姜	辛，热。归脾、胃经	散寒止痛，温中止呕。用于胃寒脘腹冷痛，胃寒肝郁，嗳气吞酸，胃寒呕吐	3~10g，煎服

六、常用理气药

凡以疏畅气机，行气解郁，消除气滞为主要作用的药物，称为理气药。

理气药辛温芳香，具有行气消胀，顺气宽胸，解郁止痛，破气散结，降气平喘，降逆止呕等功效；适用于气滞、气逆等证。

气滞常由情志郁结、痰饮、食积、瘀血所致，应用时可根据不同病证适当配伍。理气药辛散温燥易耗气伤阴，因此，阴虚和气虚者宜慎用。

陈　皮

【基源】芸香科植物橘及其栽培变种的成熟果皮。主产于广东、福建、四川等地。秋季采集，晒干或低温干燥，切丝入药。以陈久者为佳，生用。

【性味归经】苦、辛，温。归肺、脾经。

【功效应用】理气健脾：治脾胃气滞，脘腹胀满、纳差。

燥湿化痰：治痰湿壅肺，咳嗽痰多色白。

【用量用法】3~9g，煎服。

【使用注意】本品辛温苦燥，内有实热者慎用。阴虚燥咳者不宜用。

香　附

【基源】莎草科植物莎草的根茎。主产于山东、湖南等地。秋季采挖，燎去毛根，置沸水中略煮或蒸透后晒干。生用或醋炒用。

【性味归经】辛、微苦、微甘，平。归肝、脾、三焦经。

【功效应用】疏肝理气：治肝郁气滞，胸胁胀痛。

调经止痛：治月经不调、痛经、闭经、行经乳胀。

【用量用法】6~12g。

【使用注意】凡气虚无滞，阴虚血热者忌用。

木　香

【基源】菊科植物木香的根。主产于云南、四川等地。秋冬季采挖，生用或煨用。

【性味归经】辛、苦，温。归脾、胃、大肠、三焦、胆经。

【功效应用】行气止痛：治胃肠气滞，脘腹胀满，食少纳呆。

疏肝利胆：治水湿停滞所致肝失疏泄、湿热郁蒸引起的胁痛、口苦。

调中导滞：治里急后重，可配槟榔、枳实同用。

【用量用法】3~10g，生用行气，煨用止泻。

【使用注意】阴虚津亏火旺者慎用。

其他理气药见表 7-6。

表 7-6　其他理气药

中药名称	性味、归经	功效与应用	用量用法
枳壳	辛、苦，微寒。归脾、胃、大肠经	理气除胀。用于气滞疼痛，胸痹结胸，胃肠积滞，湿热泻痢	3~10g，煎服
沉香	辛、苦，微温。归脾、胃、肾经	行气止痛，温中止呕，纳气平喘。用于寒凝气滞，胸腹胀痛，寒邪犯胃，呕吐清水，下元虚冷，肾不纳气	1.5~4.5g，煎剂宜后下
乌药	辛，温。归肺、脾、肾、膀胱经	行气止痛，温肾缩尿。用于寒凝气滞，胸腹冷痛，膀胱虚冷，小便频数	3~10g，煎服
薤白	辛、苦，温。归肺、胃、大肠经	理气宽胸，通阳散结。用于寒痰凝滞，胸痹疼痛，痰饮咳喘，泻痢后重等	5~10g，煎服

七、常用理血药

凡能以活血、凉血、止血为主要作用，治疗血分证的药物，称为理血药。

血分证包含血瘀、出血、血热等四个方面的病证，根据药物的功效及主治证候的不同，可将其分为活血祛瘀药、止血药及凉血药四类。补血药和凉血药分别列入补益药和清热药章节，本节介绍活血祛瘀药及止血药。

（一）活血祛瘀药

凡以通行血脉、改善血行、消除瘀血为主要作用，治疗血瘀证的药物，称为活血祛瘀药。

本类药物味多辛苦而性温，善于走散，具有通畅血行、消瘀化滞的作用。主要适用于瘀血阻滞或血行不畅引起的多种病证，如瘀血阻滞的瘀痛、跌打损伤、癥瘕、闭经、痛经、痹痛、胸痹等。

活血祛瘀药不宜用于妇女月经过多者，或血虚无瘀者。孕妇慎用或忌用。

川　芎

【基源】伞形科植物川芎的根茎。主产于四川、云南等地。夏季采收。生用、酒炒或麸炒用。

【性味归经】辛，温。归肝、胆、心包经。

【功效应用】活血行气：治月经不调、痛经、闭经，产后腹痛，治跌打损伤。

祛风止痛：治风寒头痛，常与白芷、细辛同用，治冠心病心绞痛。

【用量用法】3~10g，煎服。

【使用注意】阴虚火旺，月经过多者应慎用。

丹　参

【基源】唇形科植物丹参的根及根茎。主产于河北、安徽等地。春秋季采收。切片，生用或酒炒用。

【性味归经】苦，微寒。归心、肝经。

【功效应用】活血调经：治月经不调、闭经、痛经，产后瘀滞腹痛和恶露不尽等。

祛瘀止痛：治心腹刺痛，治癥瘕积聚、跌打损伤、瘀血疼痛。

养血安神：治热病伤营，心烦不寐、心悸，失眠。

凉血消肿：治疮疡痈肿、热痹肿痛。

【用量用法】5~15g，煎服。

【使用注意】本品反藜芦。

郁　金

【基源】姜科植物温郁金、姜黄、广西莪术或蓬莪术的块根。主产于四川、两广等地。冬季采收，除须洗净，沸水煮透，切片晒干。生用或醋制用。

【性味归经】辛、苦，寒。归肝、心、肺经。

【功效应用】活血行气止痛:治气滞血瘀所致的胸胁、脘腹胀闷作痛。

解郁清心:治湿温病,湿浊蒙蔽清窍所致的神昏。

凉血止血:治肝郁化火,气火上逆所致的吐血、衄血及妇女倒经。

利胆退黄:治湿热黄疸。

【用量用法】3~10g,煎服。

【使用注意】阴虚失血者忌服,孕妇慎用。本品畏丁香。

红 花

【基源】菊科植物红花的干燥花。主产于河南、湖北等地。夏季采收。晒干,生用或微炒用。

【性味归经】辛,温。归心、肝经。

【功效应用】活血通经:治闭经、痛经,产后瘀阻腹痛等证。

祛瘀止痛:治跌打损伤、瘀滞作痛、癥瘕积聚,治冠心病心绞痛。

【用量用法】3~10g,煎服。

【使用注意】孕妇及月经过多者忌用。

牛 膝

【基源】苋科植物牛膝(怀牛膝)的根。怀牛膝主产于河南、河北等地。秋冬两季采挖。干燥或经硫黄熏后保存,切片生用或酒炒用。

【性味归经】苦、酸,平。归肝、肾经。

【功效应用】补肝肾,强筋骨:治肝肾不足的腰膝酸软、风湿腰痛。

活血通经:治闭经、痛经、产后瘀滞腹痛。

引血引火下行:治阴虚火旺的牙龈肿痛、口舌生疮,肝阳上亢之眩晕。

【用量用法】10~15g,煎服。

【使用注意】孕妇及月经过多者忌服。

延 胡 索

【基源】罂粟科植物延胡索的块茎。主产于浙江、河北等地。立夏后采挖,洗净,入沸水中煮至内无白心时为度,捞出晒干。生用、醋炒或酒炒用。

【性味归经】辛、苦,温。归肝、脾经。

【功效应用】活血行气止痛:治气血阻滞的各种疼痛证。如胸胁、脘腹痛,可配川楝子;经行腹痛、产后瘀阻,配当归、川芎、香附等;寒疝痛,配小茴香、川楝子同用;跌仆肿痛,配乳香、没药、红花等同用。

【用量用法】5~10g,煎服;研末服每次1.5~3g。

【使用注意】孕妇忌服。

(二)止血药

凡具有制止体内外出血作用的药物,称为止血药。

本类药物分别具有凉血止血、收涩止血、化瘀止血、温经止血等作用,能有效地制止出血或消除导致出血的原因。

止血药广泛适用于咯血、吐血、衄血、尿血、便血、崩漏以及外伤出血等。使用凉血止血药及收敛止血药,应注意有无瘀阻之证,以免产生留瘀之弊。若出血过多而致气虚欲脱者,如单用止血药,则缓不济急,应急予大补元气之药,以益气固脱。

小 蓟

【基源】菊科植物刺儿菜的地上部分。全国大部分地区均产。夏、秋季花期采集。除去杂质,晒干。生用或炒炭用。

【性味归经】甘、苦,凉。归心、肝经。

【功效应用】凉血止血:治血热出血证。如吐血、咯血、衄血、便血及崩漏等。

散瘀解毒消痈:本品能清热解毒,散瘀消肿,用治热毒疮疡初起。

【用量用法】10~15g,煎服。鲜品加倍。外用适量,捣敷患处。

【使用注意】脾胃虚寒而无瘀滞者忌服。

白 及

【基源】兰科植物白及的块茎。主产于贵州、四川等地。夏秋两季采收,置沸水中煮或蒸至内无白心,除去粗皮,晒干。切片或打粉用。

【性味归经】苦、甘、涩,微寒。归肺、肝、胃经。

【功效应用】收敛止血:治咯血、衄血、吐血、外伤出血,治咯血肺阴不足者。

消肿生肌:治疮疡、手足皲裂。痈肿初起,疮疡溃不收口,研末外用。

【用量用法】6~10g,煎服。研末吞服每次 1.5~3g;外用适量。

【使用注意】本品反乌头、附子。

三 七

【基源】五加科植物三七的根。主产于广西、云南等地。秋季花开前采挖,洗净,干燥。切片或打粉用。

【性味归经】甘、微苦,温。归肝、胃经。

【功效应用】散瘀止血:用于体内、外各种出血,出血而有瘀滞者尤宜。

消肿定痛:治跌打损伤、胸痹绞痛、瘀滞肿痛。

【用量用法】3~10g,煎服。研末吞服 1~1.5g。外用适量。

【使用注意】本品昂贵,临床多研末冲服。血热妄行或阴虚者,宜配凉血或滋阴清热之品同用。

其他理血药见表 7-7。

表 7-7 其他理血药

中药名称	性味、归经	功效与应用	用量用法
姜黄	辛、苦,温。归肝、脾经	活血通经,行气止痛。用于血瘀经闭,胸胁腹痛,跌打损伤,风湿痹痛	3~10g,煎服
乳香	辛、苦,温。归心、肝、脾经	活血止痛,消肿生肌;用于瘀血气滞,疼痛诸证,跌打损伤,疮疡痈疔	3~10g,煎服
红花	辛,温。归心、肝经	活血通经,祛瘀止痛。用于闭经,痛经,产后瘀阻腹痛等证,跌打损伤,瘀滞作痛	3~10g,煎服
牛膝	苦、酸,平。归肝、肾经	补肝肾,强筋骨,活血通经,引火下行。用于肝肾不足的腰膝酸软,闭经、痛经、产后瘀滞腹痛,阴虚火旺的牙龈肿痛、口舌生疮	10~15g,煎服
益母草	苦、辛,微寒。归肝、心、膀胱经	活血调经,利水消肿,清热解毒。用于经行不畅,产后瘀痛,瘀水互结,水肿尿少,疮痈肿毒,皮肤痒疹	10~30g,煎服
鸡血藤	苦、甘,温。归肝经	养血调经,舒筋通络。用于月经不调,血虚萎黄,风湿痹痛,麻木瘫痪	10~15g,煎服
莪术	辛、苦,温,归肝、脾经	破血行气,消积止痛。用于癥瘕痞块,瘀血经闭,食积不化,脘腹胀痛	10~15g,煎服
水蛭	咸、苦,平,小毒。归肝经	破血逐瘀,消癥散结。用于血瘀经闭,跌打损伤,癥瘕积聚,瘀血肿痛	1.5~3g,煎服
地榆	苦、酸、涩,微寒。归肝、胃、大肠经	凉血止血,消肿止痛。用于血热妄行,出血诸证,疮疡肿毒,水火烫伤	10~15g,煎服
槐花	苦,微寒。归肝、大肠经	凉血止血,清肝明目。用于血热吐衄,便血崩漏,目赤肿痛,头昏头痛	6~15g,煎服
白茅根	甘,寒。归肺、胃、膀胱经	凉血止血,清热利尿。用于血热妄行,咯血、衄血、尿血,热淋涩痛,水肿尿少	15~30g,煎服
仙鹤草	苦、涩,平。归肝、肺、脾经	收敛止血,止痢杀虫,健脾补虚。用于寒热虚实,出血诸证,久病泻痢,阴痒带下,劳力过度,脱力劳伤	10~15g,煎服
艾叶	苦、辛,温,小毒。归肝、脾、肾经	温经止血,散寒止痛,除湿止痒。用于虚寒出血,经多崩漏,月经不调,痛经,湿疹瘙痒	3~10g,煎服

八、常用消食药

凡能健脾开胃，消除宿食积滞，促进食欲的药物，称为消食药。消食药主归脾、胃两经，性味多甘平，具有健运脾胃、消食化积、除胀和中的作用。适用于食积不化所致的脘腹胀满、嗳气吞酸、食欲不振、恶心呕吐和大便失常等症。

临床应用时，应根据不同病情而配伍其他药物。如脾胃虚寒者，配温中健脾药；胃肠湿滞者，配芳香化湿药；食积化热便秘者，配清热通便药同用。

本类药中部分药物有耗气之弊，不宜久服，以免耗伤正气。

山　楂

【基源】蔷薇科植物山里红或山楂的成熟果实。主产于河南、江苏等地。秋季果实成熟时采收，晒干。生用或炒用。

【性味归经】酸、甘，微温。归脾、胃、肝经。

【功效应用】消食化积：治肉食积滞、脘腹胀满、嗳气吞酸、腹痛便溏之证。

行气散瘀：治产后瘀滞腹痛、痛经、闭经，治心绞痛、高脂血症。

【用量用法】10~15g，煎服。生山楂偏于活血散瘀，焦山楂偏于消食止泻。

【使用注意】胃酸过多、胃溃疡及孕妇宜慎用。

神　曲

【基源】面粉和其他药物混合发酵后加工制成。原主产福建，现全国各地均有生产，以陈久者为佳。生用或炒用。

【性味归经】甘、辛，温。归脾、胃经。

【功效应用】消食和胃：用于饮食积滞、脘腹胀满、腹痛腹泻之证。

【用量用法】6~15g，煎服。本品炒焦与焦麦芽、焦山楂配合用，称为焦三仙，消积滞之力增强。

【使用注意】胃火炽盛、胃酸过多者忌用。

其他消食药见表 7-8。

表 7-8　其他消食药

中药名称	性味、归经	功效主治	用量用法
麦芽	甘，平。归脾、胃、肝经	消食和中，回乳消胀。用于食积不消，尤适于米面等淀粉性食物，妇女回乳或乳溢症	10~15g，煎服
鸡内金	甘，平。归脾、胃、小肠、膀胱经	健脾消食，固精止遗，消石化坚。用于消化不良，小儿疳积等证，肾虚遗尿，肾虚遗精，尿路结石	3~10g，煎服
莱菔子	辛、甘，平。归肺、脾、胃经	消食除胀，降气化痰。用于食积气滞、痰涎壅盛，气喘咳嗽等症	6~10g，煎服

九、常用化痰止咳平喘药

凡以祛除痰涎为主要作用，用于治疗“痰证”的药物，称为化痰药。以制止或减轻咳嗽、喘息为主要作用，治疗咳嗽、喘息的药物，称为止咳平喘药。化痰药常兼止咳平喘作用，止咳平喘药也常兼化痰的功效，病证上痰、咳、喘相互兼夹，故将化痰药、止咳平喘药一并介绍。

（一）化痰药

化痰药常分为四类：燥湿化痰药，适用于湿痰为病；清化热痰药，适用于热痰为病；润燥化痰药，适用于燥痰为病；温化寒痰药，适用于寒痰为病。

半　夏

【基源】天南星科植物半夏的块茎。主产于四川、湖北等地，夏秋两季采挖，去外皮及须根，洗净晒干为生半夏；经白矾水浸渍者为清半夏；经生姜、白矾水浸渍者为姜半夏；经甘草、石灰液浸渍者为法半夏。法半夏研细加面粉制成饼状并经发酵者，为半夏曲。

【性味归经】辛,温。有毒。归脾、胃、肺经。

【功效应用】燥湿化痰:治湿痰咳喘,胸脘痞闷,寒痰咳嗽,痰多清稀。

降逆止呕:治各种呕吐。如胃寒呕吐、胃热呕吐及妊娠呕吐。

消痞散结:治瘿瘤痰核、痈疽肿毒。

【用量用法】5~10g,煎服。外用生品适量可以消肿散结;法半夏偏于燥湿;清半夏长于化痰;姜半夏宜于止呕;半夏曲化痰兼消食。

【使用注意】阴虚燥咳、血证及热痰,均慎用。本品反乌头。

桔　梗

【基源】桔梗科植物桔梗的根。主产于安徽、江苏等地。春秋两季采挖,而以秋季采挖最佳。趁鲜刮去外皮晒干,切片生用。

【性味归经】苦、辛,平。归肺经。

【功效应用】祛痰止咳:治咳嗽痰多,无论寒热,俱可使用。如风寒或风热咳嗽。

宣肺利咽:治外感风热或热邪闭肺的咽喉肿痛、声音嘶哑。

排脓消痈:治肺痈,咳吐脓痰。

为舟楫之剂:能引药上行,常用以为使。

【用量用法】3~10g,煎服。

【使用注意】肺虚久咳或咯血者慎用。

瓜　蒌

【基源】葫芦科植物栝楼或双边栝楼的成熟果实。产于全国各地,秋季采收,将壳与种子分别干燥。全果实入药称为全瓜蒌,瓜蒌仁压榨,去油后称为瓜蒌霜。生用或炒用。

【性味归经】甘、微苦,寒。归肺、胃、大肠经。

【功效应用】清热涤痰:治肺热咳嗽,痰黄黏稠难咳。

利气宽胸:治胸痹、结胸、胸膈痞闷作痛等。

消肿疗痈:治痈疮肿痛。治乳痈、肺痈、肠痈。

润燥滑肠:治肠燥便秘。

【用量用法】全瓜蒌 10~20g,瓜蒌壳 6~10g,瓜蒌仁 10~15g,煎服。

【使用注意】瓜蒌壳偏清热化痰,宽胸利气,主要用治热痰咳嗽、胸痹疼痛、乳痈。瓜蒌仁润燥化痰、润肠通便,主要用于燥痰咳嗽,痰黏稠,不易咳出及肠燥便秘。全瓜蒌兼具瓜蒌壳、仁两者功用。寒饮及脾虚便溏者忌用。本品反乌头。

川贝母

【基源】百合科植物川贝母、暗紫贝母、甘肃贝母或梭砂贝母的地下鳞茎。主产于四川、浙江、云南等地。夏季采收,晒干入药生用。

【性味归经】苦、甘,微寒。归肺、心经。

【功效应用】化痰止咳:治痰热咳嗽,肺虚久咳。

清热散结:治肺痈咳吐脓痰,疮痈、乳痈,治瘰疬、痰核。

【用量用法】3~10g,煎服;研细末冲服,每次 1~2g。润肺化痰止咳多用川贝。

【使用注意】本品反乌头。寒痰、湿痰者不宜用。

(二) 止咳平喘药

止咳平喘药具有宣肺祛痰、润肺止咳、降气平喘的功效,主要用于治疗咳嗽气喘。其中有的药物偏于止咳,有的偏于平喘,有的则兼而有之。止咳平喘药还有宣肺、清肺、润肺、降肺、敛肺及化痰的不同,在应用时还须加以区别。

个别麻醉镇咳定喘药,因易成瘾,易恋邪,用之宜慎。

苦杏仁

【基源】蔷薇科植物山杏、西伯利亚杏、东北杏或杏的成熟种子,又名北杏仁。主产于我国东北、华北、西北及长江流域各省。夏季采收,去果肉及核壳,取出种子,晒干,打碎生用或炒用。

【性味归经】苦,微温。有小毒。归肺、大肠经。

【功效应用】止咳平喘:治各种咳喘。风寒咳嗽,风热咳嗽,肺热咳嗽。

润肠通便:治肠燥便秘。

【用量用法】3~10g,煎服。

【使用注意】因有小毒,内服不宜过量。婴儿慎用。中毒后可用杏树皮60g煎汤内服,或用亚硝酸异戊酯和硫代硫酸钠解救。

桑白皮

【基源】桑科植物桑的根皮。产于全国各地。秋末至春发芽前采收,刮去外皮,晒干。生用或蜜炙用。

【性味归经】甘,寒。归肺经。

【功效应用】泻肺平喘:治肺热咳喘及水饮停肺。

利水消肿:治水肿、小便不利。

【用量用法】10~15g,煎服。行水宜生用,平喘止咳宜炙用。

【使用注意】肺寒咳喘忌用。

紫苏子

【基源】唇形科草本植物紫苏的成熟果实。主产于江苏、安徽、河南等地。秋季果实成熟时采收,晒干。生用或微炒,用时捣碎。

【性味归经】辛,温。归肺,大肠经。

【功效应用】降气化痰,止咳平喘:治痰壅气逆,咳嗽气喘,上盛下虚之久咳痰喘。本品长于降气化痰,气降痰消则咳喘自平。

润肠通便:治肠燥便秘。能润燥滑肠,又能降泄肺气以助大肠传导。

【用量用法】5~10g,煎服。蜜炙则润肺止咳之功较佳。

【使用注意】阴虚喘咳及脾虚便溏者慎用。

其他化痰平喘药见表7-9。

表7-9　其他化痰止咳平喘药

中药名称	性味、归经	功效与应用	用量用法
天南星	苦、辛,温。有毒。归肺、肝、脾经	燥湿化痰,祛风止痉,散结消肿。用于湿痰咳喘,胸膈胀闷,风痰诸证,眩晕、中风痰厥、口眼㖞斜、半身不遂、癫痫、破伤风,疮疡疖肿,瘰疬痰核	5~10g,煎服
白芥子	辛,温。归肺、胃经	温肺化痰,利气散结。用于寒痰喘咳、悬饮,痰滞经络,关节麻木、疼痛等	3~6g,煎服
竹茹	甘,微寒。归肺、胃经	清热化痰,除烦止呕。用于肺热咳嗽,痰黄黏稠,胃热呕吐,妊娠恶阻	5~10g,煎服
海藻	咸,寒。归肝、肾经	化痰软坚,利水消肿。用于瘿瘤瘰疬,睾丸肿痛,水湿停聚,下肢浮肿	10~15g,煎服
昆布	咸,寒。归肝、肾经	化痰软坚,利水消肿。用于瘿瘤瘰疬,癥瘕痰核,水饮停聚,浮肿脚气	6~12g,煎服
百部	甘、苦,微温。归肺经	润肺止咳,灭虱杀虫。用于新久咳嗽,劳嗽顿咳,头虱体虱,阴道滴虫	3~10g,煎服
葶苈子	辛、苦,大寒。归肺、膀胱经	泻肺平喘,利水消肿。用于痰涎壅盛,咳嗽喘促,胸腹积水,小便失利	3~10g,煎服
枇杷叶	苦,微寒。归肺、胃经	清热化痰,降逆止呕。用于肺热咳喘,咳痰黄稠,胃热呕逆,烦热口渴	5~10g,煎服
白果	甘、苦、涩,平,有毒。归肺经	敛肺定喘,止带缩尿。用于哮喘咳嗽,久咳虚喘,妇女带下,尿频遗尿	5~10g,煎服

十、常用安神药

凡以安神定志为主要作用，用于治疗神志不安病证的药物，称为安神药。

本类药物根据作用和来源不同，分为养心安神药和重镇安神药。

重镇安神药多为金石类药物，易耗伤胃气，须酌情配伍养胃健脾之品，宜中病即止，不可久服；部分药物具有毒性，不可过量或持续服用，以免中毒。

朱　砂

【基源】硫化物类矿物辰砂族辰砂的矿石，主要成分是硫化汞（HgS）。主产于湖南、贵州、四川、云南等地。随时开采，选取纯净者，用磁铁吸净含铁的杂质，再用水淘去杂石和泥沙，研细水飞，晒干装瓶备用。

【性味归经】甘，微寒。有毒。归心经。

【功效应用】镇心安神：治心火亢盛之心神不宁、烦躁不安；痰热蒙蔽心窍所致癫狂。

清热解毒：治热毒疮疡，咽喉肿痛，口舌生疮。

【用量用法】入丸散，或研末冲服，不宜入煎剂。每次 0.1~1g。外用适量。

【使用注意】朱砂有毒，不可过量或持续服用。火煅会析出水银，故朱砂不宜火煅。

酸 枣 仁

【基源】鼠李科植物酸枣的干燥成熟种子。主产于河北、陕西等地。秋末冬初果实成熟时采收。晒干。生用或炒用。入煎剂应打碎。

【性味归经】甘、酸，平。归肝、胆、心经。

【功效应用】养心安神：治心肝阴血不足，虚火上扰，虚烦失眠，心脾两虚所致心悸失眠者。

敛汗生津：治体虚自汗、盗汗、津伤口渴。

【用量用法】10~15g，煎服。研末吞服，每次 1.5~3g。

【使用注意】有实邪郁火及腹泻者忌用。

柏 子 仁

【基源】柏科植物侧柏的干燥成熟种子。主产于山东、河南等地。秋后成熟时采收。晒干。生用或制霜用。

【性味归经】甘、平。归心、肾、大肠经。

【功效应用】养心安神：治心阴不足所致虚烦失眠，心肾不交所致心烦少寐，健忘梦遗等。

润肠通便：治阴虚血少之肠燥便秘者。

【用量用法】10~18g，煎服。

【使用注意】便溏及痰多湿盛者慎用。

其他安神药见表 7-10。

表 7-10　其他安神药

中药名称	性味、归经	功效与应用	用量用法
磁石	咸，寒；有毒。归心、肝、肾经	镇惊安神，平肝潜阳，聪耳明目，纳气定喘。用于心神不宁，心悸失眠，肝阳上亢，头晕头痛，肝肾阴虚，目昏耳聋，肾不纳气，气逆喘促	15~30g，煎服，打碎先煎
琥珀	甘，平。归心、肝、膀胱经	定惊安神，活血散瘀，利尿通淋。用于惊风癫痫，心悸失眠，血瘀肿痛，血滞经闭，小便不利，淋证癃闭	1. 5~3g，研末冲服，不入煎剂
龙骨	甘、涩，平。归心、肝、肾经	镇惊安神，平肝潜阳，收敛固涩。用于心神不宁，惊痫癫狂，肝阳上亢，头痛眩晕，肾虚滑精，自汗带下	15~30g，煎服，先煎
远志	苦、辛，微温。归心、肾、肺经	宁心安神，化痰开窍，消痈散肿。用于心神不宁，失眠多梦，癫狂痫证，咳嗽痰多，痈疽疮毒，咽喉肿痛	5~15g，煎服
合欢皮	甘，平。归心、肝经	安神解郁，活血消肿。用于忿怒忧郁，虚烦失眠，跌打损伤，痈肿疮毒	10~15g，煎服

续表

中药名称	性味、归经	功效与应用	用量用法
夜交藤	甘，平。归心、肝经	养心安神，祛风通络。用于阴虚血少，失眠多梦，风湿痹痛，风疮痒疹	10~30g，煎服
灵芝	甘，平。归心、肝、肺、肾经	益气安神，止咳平喘。用于心神失养，失眠健忘，虚劳咳嗽，咳喘痰多	6~12g，煎服

十一、常用平肝息风药

凡以平肝潜阳、息风止痉为主要作用，治疗肝阳上亢或肝风内动的药物，称为平肝息风药。

本类药物具有息风止痉和平肝潜阳等功能。主要用于肝风内动所致的痉挛抽搐、高热神昏、眩晕、惊痫癫狂等症；或肝阳上亢所致的头痛眩晕、烦躁易怒、惊悸失眠等症。

脾虚慢惊风，不宜使用寒凉之品；阴虚血亏生风，不宜使用温燥之品。本类药物多为矿石贝壳类，宜先煎、久煎。

石决明

【基源】鲍科动物杂色鲍或皱纹盘鲍等多种鲍类的贝壳。主产于全国沿海地区。夏、秋两季捕捉，去肉，洗净，干燥。打碎，生用或煅用。

【性味归经】咸，寒。归肝经。

【功效应用】平肝潜阳：治肝肾阴虚，肝阳上亢所致头痛、眩晕，肝阳化火，口苦、烦躁易怒。

清肝明目：治肝火上炎，目赤翳障、视物昏花者。

【用量用法】15~30g，煎服。入汤剂宜先煎。外用点眼宜煅用，水飞。

钩藤

【基源】茜草科植物钩藤、大叶钩藤等同属植物的干燥带钩茎枝。主产于广西、福建、四川等地。春秋采收，去叶，切段，晒干。生用。

【性味归经】甘，微寒。归肝、心包经。

【功效应用】清热平肝：肝火上炎所致头痛眩晕，肝阳上亢所致头痛眩晕。

息风止痉：治肝热生风所致小儿惊风，惊痫抽搐，妊娠子痫，热极生风。

【用量用法】10~15g，煎时宜后下。

天麻

【基源】兰科植物天麻的块茎。主产于四川、云南、贵州等地。冬春采挖，洗净，蒸透，微火烘干。用时润透，切片生用。

【性味归经】甘，平。归肝经。

【功效应用】息风止痉：治小儿急惊风、慢惊风，治破伤风。

平肝潜阳：治肝阳上亢所致头痛眩晕，风痰上扰之眩晕头痛。

祛风通络：治风寒湿痹及肢体麻木、手足不遂。

【用量用法】3~15g，煎服。

地龙

【基源】钜蚓科动物参环毛蚓、通俗环毛蚓、威廉环毛蚓或栉盲环毛蚓的干燥体。主产于广东、广西、上海、浙江等地。夏秋季捕捉。剖开腹部，洗去内脏及泥沙，晒干。生用或鲜用。

【性味归经】咸，寒。归肝、脾、膀胱经。

【功效应用】清热息风：治高热神昏，惊痫抽搐。

通络止痛：治风寒湿痹，关节肢体疼痛、麻木，中风半身不遂。

清肺平喘：治肺热咳嗽、哮喘。

清热利尿：治热结膀胱，尿少水肿。

【用量用法】5~15g，煎服。鲜品10~30g。研末吞服，每次1~2g。外用适量。

僵　蚕

【基源】蚕蛾科昆虫家蚕4~5龄的幼虫，感染（或人工接种）白僵菌而死的干燥体。主产于浙江、江苏等养蚕区。晒干。生用或炒用。

【性味归经】咸、辛，平。归肝、肺经。

【功效应用】息风止痉：治中风口眼㖞斜，面肌痉挛抽搐，小儿痰热惊风。

祛风止痛：肝经风热所致头痛目赤、迎风流泪。

化痰散结：治瘰疬、痰核等证。

【用量用法】3~10g，煎服。散剂每服1~1.5g。散风热宜生用。

其他平肝息风药见表7-11。

表7-11　其他平肝息风药

中药名称	性味、归经	功效与应用	用量用法
珍珠母	咸，寒。归肝、心经	平肝潜阳，清肝明目，镇惊安神。用于肝阳上亢，头晕目眩，目赤肿痛，视物昏花，心神不安，惊悸失眠	15~30g，打碎先煎
牡蛎	咸、涩，微寒。归肝、肾经	平肝潜阳，重镇安神，软坚散结，收敛固涩。用于肝阳上亢，眩晕耳鸣，心神不安，心悸失眠，痰核瘰疬，瘿瘤癥积，自汗盗汗，遗精滑泄	10~30g，打碎先煎
代赭石	苦，寒。归肝、心经	平肝潜阳，重镇降逆，凉血止血。用于肝阳上亢，头晕目眩，胃气上逆，呕逆喘息，血热吐衄，崩漏血痢	10~30g，打碎先煎
羚羊角	咸，寒。归肝、心经	平肝息风，清肝明目，清热解毒。用于肝风内动，惊痫抽搐，肝火上炎，目赤肿痛，温病神昏，热毒发斑	1~3g，宜另煎
牛黄	苦、甘，凉。归心、肝经	息风止痉，祛痰开窍，清热解毒。用于热极生风，惊痫抽搐，痰热阻闭，神昏谵语，烦躁不安，中风窍闭，痰热壅盛，恶疮肿毒，口舌生疮，咽喉肿痛	0.15~0.3g，入丸散，不入煎剂
全蝎	辛，平；有毒。归肝经	息风止痉，通络止痛，解毒散结。用于抽搐痉挛，口眼㖞斜，风湿顽痹，偏正头痛，疮疡肿毒，瘰疬痰核	3~6g，煎服
蜈蚣	辛，温；有毒，归肝经	息风止痉，攻毒散结，通络止痛。用于痉挛抽搐，口眼㖞斜，疮疡肿毒，瘰疬痰核，风湿痹痛，顽固头痛	1~3g，煎服

十二、常用开窍药

凡辛香走窜，以开窍醒神为主要作用，治疗闭证神昏的药物，称为开窍药。

开窍药适用于热陷心包或痰蒙清窍所致的神志昏迷，以及中风、癫痫、惊风等猝然昏厥、痉挛抽搐等证。

开窍药多用于治疗实证，为急救、治标之品，能耗伤正气，当中病即止，不宜久服。虚脱证禁用。本类药气味芳香而易挥发，不宜煎服，一般多入丸、散剂服用。

麝　香

【基源】鹿科动物林麝、马麝或原麝成熟雄体香囊中的干燥分泌物。主产于四川、西藏、云南、陕西、甘肃、内蒙古等地。猎取后，割取香囊，阴干，密闭，避光保存。

【性味归经】辛，温。归心、脾经。

【功效应用】开窍醒神：治闭证神昏，热闭或寒闭。

活血止痛：治血瘀经闭、癥瘕积聚、心腹暴痛、跌打损伤，偏正头痛。

催生下胎：用于难产、死胎、胞衣不下。

【用量用法】入丸散，每次0.06~0.1g。外用适量。不入煎剂。

【使用注意】孕妇忌用。

牛　黄

【基源】牛科动物牛干燥的胆结石，称为天然牛黄。宰牛时，如发现有牛黄，即取出阴干入药。人工合成品称为人工牛黄。

【性味归经】苦、甘，凉。归心、肝经。

【功效应用】息风止痉：治热极生风，惊痫抽搐。

祛痰开窍：治痰热阻闭，神昏谵语，烦躁不安，中风窍闭，痰热壅盛。

清热解毒：治恶疮肿毒，口舌生疮，咽喉肿痛。

【用量用法】入丸散，每次0.15~0.3g。不入煎剂。

【使用注意】脾胃虚弱及孕妇慎用。

石菖蒲

【基源】天南星科植物石菖蒲的根茎。主产于四川、浙江、江苏等地。秋、冬两季采挖，除去须根及泥沙，晒干。生用或鲜用。

【性味归经】辛、苦，温。归心、胃经。

【功效应用】开窍宁神：治痰热蒙蔽清窍所致高热神志昏乱，痰湿蒙蔽所致头晕、健忘、耳鸣、耳聋。

化湿和胃：治湿浊中阻所致脘腹胀满、纳呆食少者。

此外，本品尚可用于风寒湿痹、痈疽疥癣、跌打损伤等证。

【用量用法】5~10g，煎服。鲜品加倍；外用适量。

【使用注意】阴虚阳亢及滑精者慎用。

其他开窍药见表7-12。

表7-12　其他开窍药

中药名称	性味、归经	功效与应用	用量用法
苏合香	辛，温。归心、脾经	开窍醒神，辟秽止痛。用于中风痰厥、惊痫等卒然昏倒的寒闭证，暑湿秽浊所致腹痛吐泻，寒凝血瘀所致胸脘痞闷、胸腹冷痛	0.3~1g，入丸散，不入煎剂
冰片	辛、苦，微寒。归心、脾、肺经	开窍醒神，清热止痛。用于窍闭神昏，痉厥诸证，咽喉肿痛，口疮赤痛	0.03~0.1g，入丸散，不入煎剂
樟脑	辛，热；有毒。归心、脾经	开窍辟秽，除湿杀虫。用于窍闭神昏，吐泻腹痛，湿疮湿疹，疥癣瘙痒	0.1~0.2g，入丸散，不入煎剂

十三、常用补虚药

凡能滋补人体气血阴阳之不足，改善脏腑功能，治疗虚证的药物，称为补虚药、补益药或补养药。

虚证一般可分气虚、阳虚、血虚、阴虚四类，补虚药亦根据它的性能与应用范围分为补气药、补阳药、补血药和补阴药四类。由于人体气血阴阳之间有着相互依存的关系，故补虚药之间也往往相须为用；若出现虚实夹杂之证，则应攻补兼施，扶正祛邪。

内有实积或实邪未尽及气盛体壮者忌用。脾胃虚弱者应适当配伍健脾和胃药，以免虚不受补，妨碍消化吸收。入汤剂宜文火久煎以增强疗效。

（一）补气药

凡以补气为主要作用，能消除或改善气虚证的药物，称为补气药。补气药适用于各种虚证，主要是脾、肺气虚。此外，病后体虚、补血止血、痈疮不敛等也常配补气药。服用补气药如出现胸闷、腹胀、食欲不振等症，可适当配伍理气药。

人　参

【基源】五加科植物人参的干燥根。野生者为山参，栽培者为园参。主产于东北。秋季采挖，洗净。因加工方法不同，药用有生晒参、红参、糖参。去芦切片或研粉。

【性味归经】甘、微苦，微温。归脾、肺、心经。

【功效应用】大补元气，复脉固脱：治气虚欲脱，脉微欲绝。大失血、大汗、大吐、大泻及久病体虚气脱之危证。

补脾益肺：治脾气虚弱，食少便溏，倦怠乏力者，治肺虚咳喘，气短自汗者，治中气下陷，内脏下垂者。

益气生津：治热病伤津，口渴多汗，治消渴、多饮、多尿。

安神益智：治气血亏虚，心神不安，失眠多梦，惊悸健忘。

【用量用法】5~10g，多至15~30g。单独煎取浓汁。

【使用注意】实证、热证、肝阳上亢者均忌用。反藜芦，畏五灵脂。

黄　芪

【基源】豆科植物蒙古黄芪或膜荚黄芪的根。主产于内蒙古、山西、甘肃等地。春秋季采挖，去须根，洗净晒干切片入药。生用或蜜炙用。

【性味归经】甘，温。归肺、脾经。

【功效应用】补气升阳，益卫固表：治脾肺气虚所致倦怠乏力，食少，便溏，中气下陷，久泻脱肛，内脏下垂者，气虚自汗，易患感冒。

托毒生肌：治气血不足，痈疖脓成不溃，痈疖久溃不敛。

利水消肿：治气虚水肿，小便不利者，治慢性肾炎蛋白尿者。

益气活血：治气虚血瘀中风，半身不遂者，肢体麻木，关节痹痛。

【用量用法】10~15g，大剂量可用30~60g。补气升阳宜炙用。

【使用注意】实证及阴虚阳亢者忌用。

白　术

【基源】为菊科植物白术的根茎。主产于浙江、福建、湖北等地。冬季采挖，除去根须，烘干或晒干。用时洗净，润透，切厚片，干燥。生用或麸炒、土炒至黑褐色，称为焦白术。

【性味归经】苦、甘，温。归脾、胃经。

【功效应用】健脾益气：治脾虚诸证，食少，腹胀腹泻，消化不良，脾胃虚寒，脘腹冷痛，食少腹泻。

燥湿利水：治脾失健运，水饮内停，脾失健运，湿聚水肿。

固表止汗：治气虚自汗。

益气安胎：治脾虚气弱，胎动不安。

【用量用法】5~15g，煎服。燥湿利水宜生用，补气健脾宜炒用，止泻宜炒焦用。

【使用注意】阴虚津亏者忌用。

山　药

【基源】薯蓣科植物薯蓣的根茎。以产于河南新乡地区者为佳，称为怀山药。河北、山西、湖南、广西等地亦产。冬季采挖，洗净，除去外皮及须根，用硫黄熏后，晒干，切片入药。生用或炒用。

【性味归经】甘，平。归脾、肺、肾经。

【功效应用】补脾养肺：治脾胃虚弱，食少便溏或久泻不止，肺虚久咳或虚喘。

固肾益精：治肾虚遗精，肾虚尿频，肾虚带下。

益气养阴：治消渴病口渴多饮。

【用量用法】10~30g，煎服。

【使用注意】湿盛中满或有积滞者忌服。

甘　草

【基源】豆科植物甘草、胀果甘草或光果甘草的根及根茎。主产于内蒙古、山西、甘肃、新疆等地。春秋采挖，除去残茎及须根，切片晒干。生用或蜜炙用。

【性味归经】甘，平。归心、肺、脾、胃经。

【功效应用】益气补中：治脾虚倦怠乏力，食少便溏，心气不足的心悸、脉结代。

润肺止咳：治风寒咳喘、风热咳嗽、热痰咳嗽、寒痰咳喘。

泻火解毒：治痈肿疮毒、药物或食物中毒、咽喉肿痛者。

缓急止痛：治筋脉失养所致脘腹或四肢痉挛疼痛。

调和药性：调和诸药，以减低或缓和药物的偏性或毒性。

【用量用法】3~10g，煎服。生用解毒，炙用则补。

【使用注意】久用或用量过大，可引起水肿。反大戟、芫花、甘遂、海藻。

（二）补阳药

以补肾壮阳、强筋健骨为主要作用，治疗阳虚证的药物，称为补阳药。

补阳药适用于肾虚肢冷、腰膝酸软、阳痿遗精、不育不孕、性欲减退、尿频遗尿、崩漏带下、五更泄泻、动则气喘等。

补阳药性多温燥，阴虚火盛者忌用，以免发生助火劫阴之弊。

淫羊藿

【基源】小蘖科植物淫羊藿、箭叶淫羊藿、柔毛淫羊藿、巫山淫羊藿或朝鲜淫羊藿的干燥地上部分。主产于四川、陕西、湖北、湖南等地。夏秋茎叶茂盛时采割，晒干切碎。生用或羊脂油炙用。

【性味归经】辛、甘，温。归肝、肾经。

【功效应用】补肾壮阳：治肾阳虚衰所致阳痿遗精、尿频遗尿、不育不孕。

强筋健骨：治肝肾亏虚、腰膝酸软。

祛风除湿：治风寒湿痹、腰膝冷痛、肢体麻木、筋骨拘挛等。

【用量用法】10~15g，单用可达30g，煎服。

【使用注意】阴虚火旺，性欲亢进者忌用。

杜 仲

【基源】杜仲科植物杜仲的树皮。主产于四川、云南、贵州、湖北等地。夏秋采收，刮去粗皮，晒干。生用或盐水炒用。

【性味归经】甘，温。归肝、肾经。

【功效应用】补肝肾，强筋骨：治肝肾不足所致腰膝酸痛、筋骨无力、阳痿遗精。

补肾安胎：治妊娠漏血、胎动不安或习惯性流产。

此外，用于肝肾两虚、肝阳上亢高血压。

【用量用法】10~15g，煎服，炒用效佳。

【使用注意】阴虚火旺者慎用。

（三）补血药

以滋补血液为主要作用，治疗血虚证的药物，称为补血药。补血药适用于心、肝血虚所致面色无华，唇甲苍白，头晕眼花，心悸失眠，月经量少、色淡，甚至闭经等症。

补血药性多滋腻，故脘腹胀满、湿浊中阻、纳差便溏，均宜慎用。若脾虚配健脾药。

当 归

【基源】伞形科植物当归的根。主产于甘肃、陕西、四川、湖北等地。秋末采挖，洗净烘干，切片入药。生用或酒炒用。

【性味归经】甘、辛，温。归肝、心、脾经。

【功效应用】补血调经：治血虚诸证，面色萎黄、眩晕心悸、月经不调、经闭痛经、产后腹痛。

活血止痛：治跌打损伤、瘀血作痛、风湿痹痛、痈疽疮疡。

润肠通便：治血虚肠燥便秘。

【用量用法】6~15g，煎服。补血宜用当归身；活血宜用当归尾。补血润肠宜生用；活血通经宜酒炒。

【使用注意】湿阻中满及便溏者忌服。

熟 地 黄

【基源】玄参科植物地黄的根。主产于河南、陕西等地。秋季采挖，用酒、砂仁、陈皮为辅料，反复蒸晒，至内外色黑、油润、质软黏腻，切片入药。

【性味归经】甘，微温。归肝、肾经。

【功效应用】补血调经：治血虚诸证，面色萎黄、头晕眼花、心悸怔忡、须发早白、月经不调、崩漏

下血。

滋阴填髓:治肝肾阴虚之腰膝酸软、骨蒸潮热、盗汗遗精、内热消渴者。

【用量用法】10~15g,煎服。

【使用注意】脾胃虚弱、脘腹胀满、食少痰多、腹痛腹泻者慎用。

白 芍

【基源】毛茛科植物芍药的根。主产于浙江、安徽、四川等地。夏秋采挖,洗净置沸水中煮后,去皮晒干。生用或炒用。

【性味归经】苦、酸,微寒。归肝、脾经。

【功效应用】平肝止痛:治肝阳上亢,头痛眩晕,肝气不和,胁肋胀痛,四肢拘挛。

养血调经:治血虚萎黄,月经不调、痛经、崩漏。

敛阴止汗:表虚自汗、阴虚盗汗。

【用量用法】5~15g,煎服。

【使用注意】阳虚腹痛腹泻、胸满者忌用。反藜芦。

(四)补阴药

以养阴清热、润燥生津为主要作用,治疗阴虚证的药物,称为补阴药。补阴药适用于阴虚液亏诸证,如肝肾阴虚的头晕目眩、耳鸣耳聋、心烦失眠、腰膝酸软、骨蒸潮热;或肺阴虚的干咳劳嗽、潮热盗汗、咯血声嘶;或胃阴虚的口干唇燥、食欲不振、舌红少苔等。

补阴药大多甘寒滋腻,故凡脾胃虚弱、痰湿中阻、纳呆便溏者均不宜用。

北 沙 参

【基源】伞形科植物珊瑚菜的根。主产于山东、河北、辽宁等地。夏秋采挖,除去须根,洗净,置沸水中烫后,除去外皮,干燥;或洗净直接干燥。切段生用。

【性味归经】甘、微苦,微寒。归肺、胃经。

【功效应用】养阴清肺:治肺阴虚燥咳,虚咳痰血。

益胃生津:治热病津伤口渴、口干舌燥。

【用量用法】10~15g,煎服。

【使用注意】虚寒证忌服。反藜芦。本品与南沙参科属不同,但效用相似;北沙参长于养阴生津,南沙参偏于清肺祛痰。

麦 冬

【基源】百合科植物麦冬的块根。主产于浙江、湖北、四川等地。夏秋采挖,洗净,除去须根,干燥。生用。

【性味归经】甘、微苦,微寒。归心、肺、胃经。

【功效应用】滋阴润肺:治肺燥干咳,虚劳咳嗽、咯血。

清心除烦:治热伤心阴,心烦失眠、心悸怔忡。

益胃生津:治胃阴不足,津伤口渴,肠燥便秘,内热消渴。

【用量用法】10~15g,煎服。

枸 杞 子

【基源】茄科植物宁夏枸杞的成熟果实。主产于宁夏、甘肃、青海等地。夏秋果实呈橙红色时采收,晾晒干燥。生用。

【性味归经】甘,平。归肝、肾经。

【功效应用】益精补肾:治肝肾阴虚,腰膝酸痛、眩晕耳鸣、阳痿、遗精。

养肝明目:治肝血亏虚、目昏不明,治内热消渴。

【用量用法】10~15g,煎服。

【使用注意】外邪实热、脾虚湿滞及泄泻者均忌用。

龟 甲

【基源】龟科动物乌龟的腹甲。主产于浙江、江苏、湖北、湖南等地。全年均可捕捉,剥取腹甲,除去残肉,晒干,炮制入药。

【性味归经】咸、苦，微寒。归肝、肾、心经。

【功效应用】滋阴潜阳：治阴虚阳亢，头晕目眩，治热病伤阴，潮热盗汗，虚风内动。

益肾强骨：治肾虚腰膝痿软、筋骨不健、小儿囟门不闭。

补心安神：治心虚惊悸、失眠健忘。

【用量用法】10~25g，先煎。

【使用注意】脾胃虚寒者忌服；孕妇慎用。

鳖　甲

【基源】鳖科动物鳖的背甲。主产于湖北、安徽、湖南、浙江等地。全年均可捕捉，剥取背甲，除去残肉，晒干。生用或醋炙用。

【性味归经】咸，微寒。归肝、肾经。

【功效应用】滋阴清热，潜阳息风：治阴虚发热，骨蒸潮热，夜热早凉，治热病伤阴，虚风内动，手足抽搐。

软坚散结：治癥瘕及肝脾肿大、胁肋疼痛。

【用量用法】10~30g，先煎。滋阴潜阳宜生用；软坚散结宜醋炙用。

其他补益药表见 7-13。

表 7-13　其他补益药

中药名称	性味、归经	功效与应用	用量用法
党参	甘，平。归脾、肺经	健脾补肺，益气生津，益气生血。用于脾肺气虚，食少咳喘，热病津伤，心烦口渴，气血两虚，面色萎黄	10~30g，煎服
西洋参	甘，凉。归胃、肺、肾经	益气养阴，益肺生津。用于热病烦渴，气阴两伤，阴虚火旺，咳喘痰血	3~6g，煎服
刺五加	辛、微苦，温。归脾、肺、心经	益气健脾，补肾安神。用于脾虚食少，气短乏力，腰膝酸软，失眠健忘	10~30g，煎服
大枣	甘，温。归脾、胃经	补脾和胃，养血安神，缓和药性。用于脾胃虚弱，乏力便溏，妇人脏燥，神志不安，缓和峻猛、毒药药性	10~30g，煎服
鹿茸	甘、咸，温。归肝、肾经	补肾壮阳，补益精血，固冲止带，托毒起陷。用于阳痿早泄，宫寒不孕，筋骨无力，发育不良，尿频不禁，崩漏带下，痈肿脓清，久溃不敛	1~3g，研末冲服
巴戟天	甘、辛，微温。归肝、肾经	补肾壮阳，强筋健骨，祛风除湿。用于阳痿不孕，月经不调，筋骨痿软，腰膝疼痛，风湿久痹，步履艰难	3~10g，煎服
仙茅	辛，热；有小毒。归肾、肝、脾经	温肾壮阳，强筋健骨，祛寒除湿。用于阳痿精冷，遗尿尿频，腰膝冷痛，筋骨痿软，寒湿痹痛，筋脉拘挛	3~10g，煎服
何首乌	苦、甘、涩，温。归肝、肾经	养血滋阴，填精补髓，解毒润肠。用于头晕心悸，须发早白，筋骨痿软，腰膝无力，风疹痈毒，肠燥便秘	10~30g，煎服
阿胶	甘，平。归肺、肝、肾经	补血止血，滋阴润燥。用于血虚，眩晕心悸，心烦失眠，血虚经闭者，出血诸证，吐血、咯血者，月经过多，崩漏，妊娠胎漏者，肺燥咳嗽，劳嗽咯血者，阴血亏虚，虚风内动者，虚烦失眠，阴虚风动或热病伤阴之心烦失眠	5~10g，烊化兑服
黄精	甘，平。归肺、脾、肾经	养阴润肺，益气健脾，补肾填精。用于阴虚肺燥，劳嗽咯血，脾胃虚弱，倦怠食少，肾虚腰酸，须发早白	10~15g，煎服
女贞子	甘、苦，凉。归肝、肾经	补养肝肾，乌发明目。用于眩晕耳鸣，腰膝酸软，视物模糊，须发早白	6~12g，煎服
石斛	甘，微寒。归胃、肾经	滋阴清热，益胃生津。用于热病伤津，低热烦渴，胃阴不足，食少干呕	6~12g，煎服

十四、常用收涩药

凡以收敛固涩为主要作用的药物，称为固涩药或收涩药。

固涩药味多酸涩，性或平或温，主要归肺、肾、脾、胃、大肠等经。本类药适用于久病体虚、正气不固、脏腑功能减退所致的自汗、盗汗、久泄脱肛、遗精早泄、尿频遗尿、崩漏带下、肺虚久嗽不止等。本类药物根据其作用特点，分收敛止汗药、涩肠止泻药、涩精缩尿药和固崩止带药四类。

固涩药有敛邪之弊，故外感实邪未尽，或内有郁热未清者忌用。

(一) 收敛止汗药

凡以收敛止汗为主要作用，治疗自汗、盗汗等汗证的药物，称为收敛止汗药。主要适用于气虚肌表不固、津液外泄的自汗以及阴虚不能制阳、迫津外泄的盗汗等证。

实邪所致的汗出，应以祛邪为主，不宜使用止汗药。

浮 小 麦

【基源】本科小麦属植物小麦的干燥轻浮瘪瘦的果实。全国产麦地区均有生产。成熟果实采收后，取瘪瘦轻浮与未脱净皮的麦粒，拣取杂质，筛去灰屑，用水漂洗，晒干即得。生用或炒用。

【性味归经】甘，凉。归心经。

【功效应用】收敛止汗：治阴虚盗汗、阳虚自汗。

益气除热：治阴虚发热、骨蒸劳热。

【用量用法】15~30g，水煎服。或炒焦研末吞服，每次 3~5g。

【使用注意】实证汗出较多者慎服。

(二) 涩肠止泻药

凡以涩肠止泻为主要作用，治疗脾肾虚寒所致久泻滑脱不禁的药物，称为涩肠止泻药。涩肠止泻药主要适用于久泻久痢、脘腹冷痛、喜温喜按等虚寒病证。泻痢初起，邪气方胜，或伤食腹泻者不宜使用。

五 味 子

【基源】木兰科植物五味子或华中五味子成熟果实。主产于中部地区。秋季采摘，晒干。生用或加醋拌蒸后制用。用时捣碎。

【性味归经】酸、甘，温。归肺、心、肾经。

【功效应用】敛肺滋肾：治肺肾两虚，久嗽虚喘。

津敛汗：治阴虚盗汗、阳虚自汗。

涩精止泻：治肾虚遗精滑泄、遗尿、带下，脾肾虚寒，久泻不止。

宁心安神：治心肾阴虚，心悸、失眠、多梦。

【用量用法】2~6g，水煎服。或研末吞服，每次 1~3g。

【使用注意】表邪未解，内有实热，咳嗽初起，麻疹初起者均不宜用。

肉 豆 蔻

【基源】肉豆蔻科植物肉豆蔻的成熟种仁。主产于马来西亚、印度尼西亚，我国广东、广西、云南也有栽培。冬春两季果实成熟时采收。除去皮壳后干燥。煨制去油用。

【性味归经】辛，温。归脾、胃、大肠经。

【功效应用】涩肠止泻：治脾胃虚寒，久泻不止，脱肛，治脾肾阳虚，五更泄泻。

温中行气：治胃寒气滞，脘腹胀痛、食欲不振、食少呕吐。

【用量用法】3~10g，煎服。入丸散，每次 0.5~1g。宜煨熟去油后用。

【使用注意】本品温中固涩，湿热泻痢，胃热疼痛忌用。未经炮制，或用量过大，可致中毒。

(三) 涩精缩尿药

凡以涩精缩尿为主要作用，治疗遗精滑精、尿频遗尿的药物，称为涩精缩尿药。主要适用于肾失封藏、精关不固所致的遗精滑精或肾气不固、膀胱失约所致的尿频遗尿。

外邪内侵、湿热下注所致遗精尿频，不宜使用。

山 茱 萸

【基源】山茱萸科植物山茱萸的成熟果肉。主产于浙江、河南、安徽、山西等地。秋末冬初果实成熟时采摘，用文火烘或置沸水中略烫后，及时挤出果核，干燥。生用。

【性味归经】酸，微温。归肝、肾经。

【功效应用】补益肝肾：治肝肾阴虚，症见腰膝酸软、眩晕耳鸣，肾阳不足之腰膝酸软、小便不利。收敛固脱：治自汗、盗汗、大汗虚脱，治遗尿、尿频，治肝肾阴虚或脾气虚弱所致崩漏下血。

【用量用法】5~10g，煎服。

【使用注意】命门火炽，素有湿热及小便淋涩者不宜用。

其他固涩药见表 7-14。

表 7-14　其他固涩药

中药名称	性味、归经	功效与应用	用量用法
麻黄根	甘，平。归肺经	固表止汗。用于自汗、盗汗，汗出较多	3~10g，煎服
乌梅	酸、涩，平。归肝、脾、肺、大肠经	涩肠止泻，敛肺止咳，生津止渴，安蛔止痛。用于脾虚气弱，久泻久痢，肺虚久咳，少痰无痰，虚热消渴，烦渴引饮，蛔虫腹痛，呕吐肢厥	6~12g，煎服
罂粟壳	酸、涩，平。归肺、肾、大肠经	涩肠止泻，敛肺止咳，麻醉止痛。用于脾虚失运，久泻久痢，肺虚久咳，痰少声弱，心胃脘腹及筋骨疼痛	3~6g，煎服
芡实	甘、涩，平。归脾、肾经	固肾缩尿，健脾止泻，除湿止带。用于肾虚遗精，小便不禁，脾虚泄泻，久泻不愈，下元虚冷之白带清稀	10~15g，煎服
桑螵蛸	甘、咸，平。归肝、肾经	固精缩尿，补肾助阳。用于遗精滑精，尿频遗尿，肾阳不足，阳痿不举	5~10g，煎服
海螵蛸	咸、涩，微温。归肝、肾经	收敛止血，涩精止带，制酸止痛，收湿敛疮。用于吐血衄血，崩漏下血，遗精滑精，赤白带下，胃脘疼痛，胃酸过多，湿疮湿疹，溃疡多脓	5~10g，煎服

第三节　方剂学基本知识

方剂是中医学中理、法、方、药的重要组成部分。方剂是在辨证立法的基础上，选择适当的药物，确定用量，按照组成原则恰当配伍而成。通过合理的配伍，能增强或改变药物原有的功用，调其偏性，制其毒性，消除或减缓对人体的不利因素，从而以其综合的作用发挥更好的治疗效果。

一、方剂的组成原则及其变化

方剂是运用药物治病的进一步发展与提高，是历代医家在长期医疗实践中不断总结而形成的比较完整的组方理论，现介绍如下。

（一）组方原则

方剂的组成，一般有君药、臣药、佐药和使药四个部分。君药，又称主药，是方剂中针对主病或主证起主要治疗作用的药物；臣药，又称辅药，是辅助君药加强疗效，并对兼病或兼证起治疗作用的药物；佐药有三种意义：一是佐助药，即协助君、臣药以加强治疗作用；二是佐制药，即消除或缓解君、臣药的毒性或烈性；三是反佐药，即根据病情需要，用药性味相反而又能在治疗中起相成作用的药物；使药有两种作用：一是引经药，即能引方中诸药直达病所的药物；二是调和药，即具有调和方中诸药作用的药物。

（二）组成变化

归纳起来有以下三种形式。

1. 药味增减　方剂中药物的增减，主要在臣药、佐使药中变化。方剂中药物的增减变化有两种情况：一是佐使药的加减，这种加减是在主证不变的情况下，对某些药物进行增减，以适应一些次要兼证

的需要；另一种臣药的增减，这种增减改变了方剂的配伍关系，会使方剂的功效发生根本变化。如麻黄汤去桂枝，名为三拗汤，此方仍以麻黄为君药，但无桂枝的配合，则发汗力弱，且配以杏仁为臣，其功专宣肺散寒、止咳平喘，是一首治疗风寒犯肺咳喘的基础方。

2. 药量增减　方剂的药物组成虽然相同，但药物的用量各不相同，其药力则有大小之分，配伍关系则有君臣佐使之变，从而在功用、主治上就不相同。如小承气汤与厚朴三物汤，同是由大黄、枳实、厚朴三种药组成，但由于小承气汤中大黄的用量是厚朴的两倍，其功用为泻火通便，主治热结便秘；而厚朴三物汤中厚朴的用量是大黄的两倍，其功用为行气除满，主治气滞腹胀。

3. 剂型变化　同一方剂尽管用药机制完全相同，但由于剂型不同，其作用也就有所差别。但这种差别只是药力大小与峻缓的区别，在主治病情上有轻重缓急之分而已。如抵当汤与抵当丸，两方组成相同，但前者用汤剂主治下焦蓄血重证，而后者用丸剂主治下焦蓄血轻证。

二、方剂的剂型

方剂组成以后，根据病情的需要和药物的特点制成一定的形态，称为剂型。目前常用的剂型有汤剂、丸剂、散剂、膏剂、丹剂、酒剂、茶剂、锭剂、饼剂、熏洗剂、灌肠剂等剂型。现将常用的剂型介绍如下：

（一）汤剂

即煎剂。是将药物饮片加水浸泡后，再煎煮一定时间，然后去渣取汁，称为汤剂，一般作内服用。其特点是吸收快，能迅速发挥疗效，而且便于加减使用，能较全面、灵活地照顾到每一个患者或各种病证的特殊性。

（二）丸剂

是将药物研成细末或药物提取物，加上适宜的黏合剂制成球形的固体剂型。其特点是吸收缓慢，药力持久，节省药材，服用、携带、贮存比较方便。一般适用于慢性、虚弱性疾病，如十全大补丸、补中益气丸等；亦可用于急救，如安宫牛黄丸、苏合香丸等。临床常用的丸剂有蜜丸、水丸、糊丸、浓缩丸等。

（三）散剂

是将药物研碎，成为均匀混合的干燥粉末，有内服与外用两种。内服散剂有细末和粗末之分，细末可直接冲服，粗末可加水煮沸取汁服用。外用散剂一般作为外敷，掺撒疮面或患病部位，如生肌散、金黄散等。亦有作吹喉等外用的，如冰硼散等。散剂有吸收快、制作简单、便于携带、节省药材等优点。

（四）膏剂

是将药物用水或植物油煎熬浓缩后去渣而成的剂型。有内服、外用两类。内服膏剂有流浸膏、浸膏、煎膏三种。外用膏剂又分软膏剂和硬膏剂两种。其特点是使用方便、药效较快。

（五）酒剂

又称药酒，将药物置于酒中浸泡一定时间后，使有效成分溶解在酒中，然后去渣取液而成。其特点是便于保存，并可供内服或外用。此剂多在补益剂和祛风通络剂中使用。如杜仲酒、风湿药酒、五加皮酒等。

（六）丹剂

有内服与外用两种，内服丹剂没有固定剂型，有丸剂，也有散剂，每以药品贵重或药效显著而称为丹，如紫雪丹、玉枢丹、至宝丹、活络丹、新雪丹等。外用丹剂亦称丹药，是以某些矿物质类药经高温烧制成的不同结晶形状的制品，如红升丹、白降丹等，常供外科使用。

（七）茶剂

是将药物经粉碎加工而制成的粗末，与黏合剂混合的固定制剂即为茶剂。使用时置有盖的适宜容器中，以沸水泡汁代茶服用，故称茶剂。茶剂外形并无一定，常制成小方块形或长方块形，亦有制成饼状或制成散剂定量装置纸袋中。由于茶剂具有一定疗效，制法简单，服用方便，广大群众都乐于采用，如午时茶等。

（八）露剂

亦称药露，多用新鲜含有挥发性成分的药物，放在水中加热蒸馏，所收集的蒸馏液即为药露。其气味清淡，便于口服。一般作为饮料，夏天尤为常用，如金银花露、青蒿露等。

此外，还有冲剂、片剂、针剂（注射剂）等多种剂型。

方剂治疗八法

中医学的治法非常丰富，其中方剂是药物治疗的具体运用。早在《黄帝内经》就已提出了一整套治疗理论，指出“治病必求其本”。具体治法有正治法，如“寒者热之，热者寒之”；反治法如“寒因寒用，热因热用”等，《黄帝内经》可称之为治病的法书，治则与治法至今仍是临床实践遵循的准则。

清代医家程钟龄在《医学心悟》说：“论病之源，以内伤外感四字括之。论病之情，则以寒热虚实表里阴阳八字统之。而治病之方，则又以汗、和、下、清、吐、消、温和补八法尽之，”指出临床运用八法的关键在于明辨病机，才能“药无虚发，方必有功”。

第四节　常 用 方 剂

一、常用解表剂

凡以解表药为主组成的方剂，称为解表方剂。按药物的性能，并针对表证的寒热，解表方剂分辛温解表和辛凉解表两类。

解表方剂虽能通过发汗解除表证，但汗出过多则能耗散阳气，损伤津液或产生不良反应，因此，不宜过量或久用，中病即止；凡阳虚自汗、阴虚盗汗、泻利呕吐、吐血下血、疮疡已溃、麻疹已透、热病伤津等证，应慎用。解表方剂为辛散之品，多含挥发油，故不宜久煎。

麻黄汤（《伤寒论》）

【组成】麻黄 9g　桂枝 6g　杏仁 9g　炙甘草 3g

【用法】水煎服，服后盖被取微汗。

【功效】发汗解表，宣肺平喘。

【主治】治疗外感风寒表实证。症见恶寒发热，头痛身疼，无汗而喘，舌苔薄白，脉浮紧者。

【方解】本方是辛温解表的代表方剂，是治疗外感风寒表实证的主方。方中麻黄发汗解表，宣肺平喘为君药；配以臣药桂枝解肌发表，温经散寒，两药合用增强麻黄发汗力量，又可使邪气去而营卫和；杏仁降利肺气，与麻黄配伍，一宣一降，以增强麻黄宣肺平喘之功，为佐药；炙甘草调和药性，以制麻黄、桂枝发汗太过，为佐使药。

银翘散（《温病条辨》）

【组成】银花 15g　连翘 15g　桔梗 9g　薄荷 9g　淡竹叶 6g　淡豆豉 6g　荆芥穗 6g　牛蒡子 9g　芦根 15g　甘草 6g

【用法】水煎数沸，勿过煮，薄荷后入，日服 4 次。

【功用】辛凉透表，清热解毒。

【主治】风温初起，风热表证。症见发热微恶寒，无汗或有汗不多，头痛，咳嗽，咽痛，舌尖红，苔薄白，脉浮数。

【方解】风温初起，风热之邪侵袭肺卫，治当疏散肺卫风热，清热解毒。方中银花、连翘共为君药，能辛凉解表，清热解毒；薄荷、牛蒡子疏风散热，清利头目，又可解毒利咽；荆芥穗、淡豆豉辛而不烈，温而不燥，助君药发散表邪，与薄荷、牛蒡子均为臣药；芦根、淡竹叶、桔梗清热生津止渴，宣肺止咳，同为佐使药；甘草既可调和诸药，又可合桔梗清利咽喉，是为佐使药。

小柴胡汤（《伤寒论》）

【组成】柴胡 9g　黄芩 9g　半夏 9g　人参 6g　炙甘草 5g　生姜 9g　大枣 4 枚

【用法】水煎服。

【功效】和解少阳。

【主治】主治伤寒少阳证。症见往来寒热，胸胁苦满，默默不欲饮食，心烦喜呕，口苦咽干，目眩，舌苔薄白，脉弦者。

【方解】本方为和解少阳的代表方，方中柴胡苦平，主入肝胆经，能透泄与清解少阳之邪，并能疏泄气机郁滞，使少阳之邪得以疏泄，为君药；黄芩苦寒，清泄少阳之热，为臣药；生姜、半夏和胃降逆，以治呕；人参、大枣益气健中，共为佐药；甘草调和诸药为使药。

藿香正气散（《太平惠民和剂局方》）

【组成】藿香 9g　紫苏 6g　白术 9g　白芷 6g　茯苓 9g　大腹皮 9g　厚朴 6g　半夏 9g　陈皮 6g　桔梗 6g　甘草 3g

【用法】水煎服。成药丸剂，每次服 6~9g，一日 2 次，开水送下。

【功效】芳香化湿，解表和中。

【主治】外感风寒，内伤湿滞证。症见恶寒，发热，头痛，胸闷，恶心呕吐，腹痛，腹泻，苔白腻，脉浮缓。

【方解】方中藿香芳香化湿，解表散寒，理气和中，为君药；厚朴、半夏理气化痰，降逆止呕，宽胸除满，共为臣药；大腹皮燥湿，理气除满；陈皮行气健脾，和胃燥湿；白术、茯苓健脾渗湿；苏叶、白芷、桔梗理气解表，增强藿香解表散寒作用，共为佐药；甘草调和诸药为使药。

二、常用清热剂

白虎汤（《伤寒论》）

【组成】石膏（打碎）30g　知母 12g　甘草 6g　粳米 9g

【用法】以水将米煮熟，去米，加入其余三味同煎，分 2 次服。

【功效】清热泻火，生津止渴。

【主治】主阳明气分热盛证，症见壮热头痛，口干舌燥，烦渴多饮，面赤恶热，大汗出，脉洪大有力或滑数。

【方解】太阳伤寒之邪化热内传阳明经，或温热病邪传入气分，耗伤津液，治当清热生津。方中石膏辛甘大寒善清热除烦，以制阳明内盛之热，并能止渴生津，为君药；热盛伤津，故用知母苦寒清热生津，既助石膏清热，又治已伤之津，为臣药；君臣相配，清热除烦作用增强。甘草、粳米和胃护津，以防寒凉伤中之弊，共为佐使药。

黄连解毒汤（《外台秘要》）

【组成】黄连 9g　黄芩 6g　黄柏 6g　栀子 9g

【用法】上药水煎服。

【功用】泻火解毒。

【主治】三焦火毒热盛证。症见大热烦躁，口燥咽干，错语不眠；或热病吐血、衄血；或热甚发斑，身热下利，湿热黄疸；外科痈疡疔毒，小便黄赤，舌红苔黄，脉数有力。

【方解】热毒壅盛于三焦，波及上下内外，内扰心神则大热烦躁，治当泻火解毒。方中黄连大苦大寒清泄心火，并兼清中焦之火而为君药；黄芩清上焦之火，助黄连清热解毒之力而为臣药；黄柏泻下焦之火，为佐药；栀子通泻三焦，导热下行，使火热从下而出，为使药。

龙胆泻肝汤（《医宗金鉴》）

【组成】龙胆草 12g　黄芩 6g　栀子 9g　泽泻 9g　木通 6g　车前子 6g　当归 6g　柴胡 6g　甘草 3g　生地 18g

【用法】水煎服。

【功用】泻肝胆实火，泻下焦湿热。

【主治】肝胆实火证。症见头眩、胁痛、口苦心烦、目赤肿痛、耳聋、耳肿；或肝经湿热下注证，症见小便淋浊、阴痒、阴肿、妇女白带，舌红苔黄腻，脉弦数等。

【方解】肝胆经实火上炎，或湿热循经下注所致之证，治当泻肝胆实火，泻下焦湿热。方中龙胆草苦寒清热，为泻肝胆经实火之要药；黄芩、栀子苦寒，归肝胆经，泻火解毒，清热燥湿共为臣药；

泽泻、木通、车前子，泻火利湿，使湿邪从小便而出而为佐药；当归、生地滋阴养血，泻中有补，使泻火之药不致苦燥伤阴，为佐药；柴胡疏肝解热，引药入肝胆，甘草调和诸药，同为使药。综观全方，其配伍特点是泻中有补，降中寓升，祛邪不伤正，泻火不伐胃，使火降热清，湿浊得消，则诸症可除。

三、常用泻下剂

大承气汤（《伤寒论》）

【组成】大黄 12g　厚朴 12g　枳实 9g　芒硝 9g

【用法】以水 500ml，先煮枳实、厚朴，取 250ml；去渣，下大黄更煮 200ml；去渣，下芒硝微火一二沸，日分服。大便已下，余药勿服。

【功用】峻下热结。

【主治】阳明腑实证。症见大便秘结不通，矢气频作，腹胀满拒按，或高热，或日晡潮热，神昏谵语，苔黄厚而干，或焦黑燥裂，脉沉实有力者；或下利清水秽臭而腹痛不减，按之有硬块，口干舌燥，脉滑数者；或热厥、抽搐、发狂属于里有实热者。

【方解】因邪传阳明入里化热，与肠中燥屎相结，阻塞肠道，腑气不通，治当峻下热结。方中大黄苦寒，泄热祛瘀通便，荡涤肠胃邪热积滞为君药；芒硝咸寒泄热，软坚通便为臣药；枳实、厚朴消痞除满，破气散结，为佐使药。

麻子仁丸（《伤寒论》）

【组成】麻子仁 500g　大黄 500g　杏仁去皮尖，熬，别作脂 250g　枳实炙 250g　厚朴炙 250g　芍药 250g

【用法】共为细末，炼蜜为丸，每次 9g，一日 2 次，温开水送服。亦可作汤剂，水煎服，用量按原方比例酌减。

【功效】润肠通便。

【主治】肠燥便秘及痔疮便秘。症见大便干结，难以排出。

【方解】本方证多由脾阴不足，不能为胃行其津液，胃肠燥热所致。方中火麻仁质润多脂，润肠通便，为君药；大黄泄热通便，为臣药；杏仁润肠降气，枳实、厚朴宽肠理气，使气机通畅，大便易行，为佐药；白芍养阴和营，为使药。用蜜和丸，亦能润燥滑肠，并有甘缓调和的作用。诸药合用，具有润肠、通便、缓下之功。

四、常用祛湿剂

五苓散（《伤寒论》）

【组成】泽泻 15g　茯苓 9g　猪苓 9g　白术 9g　桂枝 6g

【用法】原方为散剂，现在常用水煎服。

【功效】温阳化气，渗湿利水。

【主治】水湿停聚，膀胱气化不利证。症见小便不利、小腹胀满、水肿、泄泻、烦渴欲饮，甚则水入即吐者；或脐下动悸，吐涎沫而头眩，舌苔白，脉浮或缓。

【方解】本方是治疗小便不利和水肿的常用方。方中泽泻重用，旨在利水渗湿为君药；茯苓、猪苓淡渗利水，增强泽泻利水渗湿之力，为臣药；白术健脾运湿，使水湿不致停聚为佐药；桂枝辛温通阳，以助膀胱气化，气化则水自利为佐使药。

茵陈蒿汤（《伤寒论》）

【组成】茵陈蒿 18g　栀子 9g　大黄 9g

【用法】水煎服。每日 1 剂，连服数剂。

【功用】清热利湿退黄。

【主治】湿热黄疸证。症见一身皮肤、巩膜黄如橘子色，小便黄赤，腹微满，口渴，舌苔黄腻，脉沉数。

【方解】湿热内蕴脾胃，熏蒸肝胆，胆液外泄所致黄疸，治当清热利湿退黄。方中茵陈清湿热，利

肝胆，为治湿热黄疸的君药；栀子清热泻火，利三焦湿热，使湿热从小便而去，为臣药；大黄荡涤肠胃瘀热以通腑，使湿热从大便而去，为佐药。

八正散（《太平惠民和剂局方》）

【组成】车前子 9g　瞿麦 9g　萹蓄 9g　滑石 15g　木通 6g　甘草梢 3g　栀子 9g　煨大黄 9g

【用法】原方为散剂，每用 6~9g 加灯心草煎服。现在多用饮片，水煎服。

【功用】清热泻火，利水通淋。

【主治】湿热下注膀胱证。症见小便黄赤，淋漓不畅，尿频尿急，尿道刺痛，或癃闭不通，小腹胀满，口燥咽干，舌苔黄腻，脉滑数。

【方解】湿热蕴结下焦，导致小便淋漓涩痛，小腹胀满，治当清热泻火，利水通淋。方中瞿麦、萹蓄、滑石、木通、车前子清热除湿，利水通淋，为方中君药；栀子、大黄苦寒泻火，加强清泻湿热之功为臣药；甘草和中解毒，以防苦寒伤胃，为佐药；灯心草导热下行为使药。

三仁汤（《温病条辨》）

【组成】杏仁 5g　白蔻仁 6g　薏苡仁 18g　半夏 15g　厚朴 6g　通草 6g　滑石 18g　竹叶 6g

【用法】水煎服。

【功效】清热利湿，宣畅气机。

【主治】湿温初起，湿重于热，或暑温夹湿证。症见恶寒头痛，发热不扬，身重疼痛，面色淡黄，胸闷不饥，舌苔白腻，脉弦细而濡。

【方解】本方证为湿热之邪，留恋气分，弥漫三焦，郁蒸不解，阻遏气机所致。方中杏仁苦平，宣通上焦肺气；白蔻仁芳香畅中，化湿醒脾；薏苡仁甘淡，渗利湿热。三药共为君药，故方名“三仁汤”。半夏、厚朴除湿消痞，行气散满，为臣药。通草、滑石、竹叶清热利湿，均为佐使药。诸药合用，功能宣上、畅中、渗下，使湿热从三焦分消，则诸症可除。

五、常用温里剂

理中丸（《伤寒论》）

【组成】人参 9g　干姜 9g　炙甘草 6g　白术 9g

【用法】上四味研末，炼蜜为丸，如鸡子黄大，每次服 1 丸，每日 2~3 次，温开水送服。或作汤剂煎服。

【功用】温中散寒，补气健脾。

【主治】脾胃虚寒证。症见脘腹冷痛，喜温喜按，自利不渴，畏寒肢冷，呕吐，腹满食少，舌质淡，苔白，脉沉细。

【方解】脾胃虚寒，健运失调，脾升胃降失常，治当温中散寒，补益脾胃。寒则温之，虚则补之，故方中用大辛大热的干姜为君药，以温中散寒，扶阳抑阴；人参补中益气，培补后天之本则气旺阳复而为臣药；白术苦温燥湿健脾而为佐药；炙甘草补中扶正，调和药性为使药。

温经汤（《金匮要略》）

【组成】吴茱萸 9g　桂枝 6g　当归 6g　川芎 6g　芍药 6g　牡丹皮 6g　阿胶（烊化）6g　麦门冬 9g　人参 6g　甘草 6g　制半夏 6g　生姜 6g

【用法】水煎服。去渣取汁，入阿胶烊化，分 2 次温服。

【功用】温经散寒，祛瘀养血。

【主治】冲任虚寒，瘀血阻滞。症见月经不调或前或后，或多或少，或逾期不止，或一月再行，傍晚发热，手心烦热，唇口干燥，或小腹冷痛，或久不受孕。

【方解】本方证是由冲任虚寒，瘀血阻滞，阴血虚损，虚热内生所致。方中吴茱萸、桂枝温经散寒，通利血脉，为君药。当归、川芎、芍药活血祛瘀，养血调经；丹皮祛瘀通络，并退虚热，共为臣药。阿胶、麦冬益阴养血；人参合甘草补中气，健脾胃，以助生化之源；冲任二脉与足阳明经相通，半夏能通降胃气而散结，有助于祛瘀通经；生姜温胃气以助生化，共为佐药。甘草又能调和诸药，兼为使药。诸药合用，温通经脉以散寒，补养血气以固本，瘀去新生，虚热得消，经调病解。

当归四逆汤(《伤寒论》)

【组成】桂枝 9g　细辛 9g　当归 9g　芍药 9g　通草 6g　炙甘草 6g　大枣 5 枚

【用法】水煎温服。

【功效】温经散寒,养血通脉。

【主治】血虚受寒证。症见手足厥寒,舌淡苔白,脉沉细,甚或细而欲绝,以及腰腿疼痛,妇女痛经,冻疮等。

【方解】本方证为血虚受寒所致。方中桂枝、细辛温通血脉,以除内外表里之寒邪,为君药。当归、芍药养血补血和营,为臣药。通草通利血脉,与桂枝、细辛配伍以增通血脉,利关节之功,因其性寒,且可制二药之温燥,以防伤及阴血;炙甘草、大枣健脾益气,资其生血之源,共为佐药。七药配合,温阳而不燥,补血而不滞,使寒邪得祛,血虚得补,经脉得通,则营血充于肢体,阳气行于四末,手足自温,脉象自如。

六、常用理气剂

柴胡疏肝散(《景岳全书》)

【组成】陈皮 6g　柴胡 6g　川芎 6g　香附 6g　枳壳 6g　芍药 6g　甘草 3g

【用法】水一盅半,煎八分,食前服。现代用法:水煎服。

【功用】疏肝理气,活血止痛。

【主治】肝气郁滞证。胁肋疼痛,胸闷,善太息,情志抑郁易怒,或嗳气,脘腹胀满,脉弦。

【方解】肝主疏泄,性喜条达,其经脉布胁肋,循少腹。若情志不遂,木失条达,则致肝气郁结,经气不利,故见胁肋疼痛,胸闷,脘腹胀满;肝失疏泄,则情志抑郁易怒,善太息;脉弦为肝郁不舒之征。遵《内经》"木郁达之"之旨,治宜疏肝理气之法。方中以柴胡功善疏肝解郁,用以为君。香附理气疏肝而止痛,川芎活血行气以止痛,二药相合,助柴胡以解肝经之郁滞,并增行气活血止痛之效,共为臣药。陈皮、枳壳理气行滞,芍药、甘草养血柔肝,缓急止痛,均为佐药。甘草调和诸药,为使药。诸药相合,共奏疏肝行气、活血止痛之功。

半夏厚朴汤(《金匮要略》)

【组成】半夏 12g　厚朴 9g　茯苓 12g　生姜 9g　苏叶 6g

【用法】水煎分服。

【功用】行气化痰,降逆化痰。

【主治】梅核气。症见咽中如有物梗阻,咳吐不出,吞咽不下,胸膈满闷,或咳或呕,或胸胁撑胀作痛,舌苔白滑或白腻,脉弦缓或弦滑。

【方解】情志不畅,肝气郁结,肺胃失于宣降,聚津成痰,痰气互结咽喉,治当行气散结,降逆化痰。方中半夏苦辛温燥,化痰散结,降逆和胃为君药;厚朴苦温下气除满开郁为臣药;茯苓甘淡渗湿健脾,生姜辛温和胃止呕散结,共为佐药;苏叶芳香疏散,宣肺疏肝,助厚朴行气宽胸为使药。

七、常用理血剂

血府逐瘀汤(《医林改错》)

【组成】当归 9g　生地 9g　桃仁 12g　红花 9g　枳壳 6g　赤芍 9g　柴胡 3g　甘草 3g　桔梗 6g　川芎 6g　牛膝 9g

【用法】水煎服。

【功用】活血祛瘀,行气止痛。

【主治】胸中血瘀证。症见胸痛、胁肋痛,头痛日久不愈,痛如针刺而有定处,或呃逆日久不止,或内热烦闷,心悸失眠,入暮潮热,舌黯红或有瘀斑,或唇黯,或两目黯黑,脉涩或弦紧。

【方解】本方证因瘀血内阻、气机郁滞所致。方中当归、川芎、赤芍、桃仁、红花活血祛瘀;牛膝通血脉,祛瘀血,并引瘀血下行,共为君药;生地清热凉血,配当归养血活血,使祛瘀而不伤阴;柴胡、枳壳、桔梗疏畅胸中气滞,使肝气条达,肺气宣为臣佐药;甘草调和诸药为使药。

补阳还五汤(《医林改错》)

【组成】生黄芪 120g　当归尾 6g　赤芍 5g　地龙 3g　川芎 3g　红花 3g　桃仁 3g

【用法】水煎服。

【功用】补气，活血，通络。

【主治】中风后遗症之气虚血瘀证。半身不遂，口眼㖞斜，语言謇涩，口角流涎，小便频数或遗尿失禁，舌黯淡，苔白，脉缓无力。

【方解】本方证因中风之后，正气亏虚，气虚血滞，脉络瘀阻所致。方中重用生黄芪，补益元气，意在气旺则血行，瘀去络通，为君药。当归尾活血通络而不伤血，为臣药。赤芍、川芎、桃仁、红花协同当归尾以活血祛瘀；地龙通经活络，周行全身，共为佐药。

桂枝茯苓丸（《金匮要略》）

【组成】桂枝 9g　茯苓 9g　丹皮 9g　桃仁 9g　芍药 9g

【用法】研细末，炼蜜为丸，每日服 3~5g。

【功用】活血化瘀，缓消癥块。

【主治】瘀阻胞宫证。妇人素有癥块，妊娠漏下不止，或胎动不安，血色紫黑晦暗，腹痛拒按，或经闭腹痛，或产后恶露不尽而拒按者，舌质紫黯或有瘀点，脉沉涩。

【方解】本方证因瘀阻胞宫所致。方中桂枝温通血脉，以行瘀滞，为君药。桃仁活血祛瘀，为臣药。丹皮、芍药渗湿祛痰，健脾益胃均为佐药。以白蜜为丸，甘缓以润为使药。

八、常用消食剂

保和丸（《丹溪心法》）

【组成】山楂 180g　神曲 60g　莱菔子 30g　半夏 90g　陈皮 30g　茯苓 90g　连翘 30g（一方有麦芽）

【用法】共为细末，水泛为丸，每服 6~9g，温开水送下。亦可作汤剂水煎服，用量按原方比例酌定。

【功用】消食和胃，清热化湿。

【主治】食积内停。症见胸脘痞闷或胀痛，嗳腐吞酸，厌食呕吐，大便稀溏，苔黄厚腻，脉滑等。

【方解】本方证是由饮食不节或暴饮暴食以致食积内停，气机受阻，胃失和降所致。方中重用山楂能消一切饮食积滞，尤善消肉食油腻之积，与神曲、莱菔子二药相合，可消各种饮食积滞。佐以半夏、陈皮行气化滞，和胃止呕；茯苓健脾祛湿；由于食积化热，故又佐以连翘清热散结。诸药相合，使食积得化，胃气因和。由于本方药力较缓、其性平和，故以“保和”名之。

健脾丸（《证治准绳》）

【组成】人参 45g　茯苓 60g　白术炒 75g　甘草 22g　山楂 30g　神曲 30g　炒麦芽 30g　木香（另研）22g　砂仁 30g　陈皮 30g　山药 30g　肉豆蔻（去油）30g　黄连（酒炒）22g

【用法】共为细末，糊丸或水泛为丸，每服 6~9g，温开水送下，一日 3 次。亦可作汤剂水煎服，用量按原方比例酌减。

【功用】健脾消食。

【主治】脾胃虚弱，饮食内停。症见食少难消，脘腹痞闷，大便溏薄，苔腻细黄，脉象虚弱等。

【方解】本方证是由脾虚不运，饮食内停，气机受阻，积久化热所致，方中人参、茯苓、白术、甘草补气健脾，兼以祛湿；山楂、神曲、麦芽消食化滞；木香、砂仁、陈皮理气和胃；山药、肉豆蔻健脾止泻；黄连清热燥湿。诸药合用，使食积得消，脾虚得健。因本方以健脾为主，故方名“健脾”。

九、常用祛痰止咳平喘剂

二陈汤（《太平惠民和剂局方》）

【组成】制半夏 15g　陈皮 15g　茯苓 9g　炙甘草 4.5g（原方尚有生姜、乌梅，今多不用）

【用法】每日 1 剂，水煎服。亦作丸剂。

【功用】燥湿化痰，理气和中。

【主治】痰湿咳嗽。症见咳嗽痰多，色白易咳出，胸膈痞满，恶心呕吐，舌苔白润，脉滑。

【方解】本方证因脾肺功能失调，停湿生痰，痰湿犯肺所致。方中半夏辛温香燥，能燥湿祛痰，降逆止呕为君药；陈皮理气化痰，茯苓健脾渗湿为臣佐药；甘草补脾和中，调和药性为使药；生姜和胃止

吐，又能制半夏之毒；乌梅敛肺气。方中半夏、陈皮以陈久者为良，故方以“二陈”为名。

清气化痰丸（《医方考》）

【组成】瓜蒌仁 6g 黄芩 6g 陈皮 6g 杏仁 6g 枳实 6g 茯苓 6g 胆南星 9g 制半夏 9g

【用法】为丸剂，每服 6g。亦可作汤剂，每日 1 剂水煎服。

【功用】清热化痰，理气止咳。

【主治】痰热咳嗽。症见咳嗽痰黄稠，胸膈痞闷，甚则气急喘促，烦躁不宁，舌质红，苔黄腻，脉滑数。

【方解】本方证因痰阻气滞，气郁化火，痰热互结所致。方中胆南星苦凉，瓜蒌仁甘寒，二药清热化痰，共为君药；辅以黄芩清泻肺热，制半夏化痰散结，共为臣药；枳实、陈皮下气消痰，茯苓健脾祛湿，杏仁宣利肺气，共为佐使药。

定喘汤（《摄生众妙方》）

【组成】白果 9g 炙麻黄 9g 苏子 6g 甘草 3g 款冬花 9g 杏仁 4.5g 桑白皮 9g 黄芩 4.5g 半夏 9g

【用法】水煎服。

【功用】宣降肺气，清热化痰。

【主治】痰热内蕴之哮喘。咳喘痰多气急，痰稠色黄，或微恶风寒，舌苔黄腻，脉滑数。

【方解】本方证因素有痰热，复感风寒，肺气壅闭，不得宣降，郁而化热所致。方中白果甘涩，敛肺定喘，麻黄辛温，宣肺平喘，两药合用，一散一收，既能增强平喘之功，又可防麻黄辛散太过，共为君药；杏仁、苏子、半夏、款冬花降气平喘，祛痰止咳，助君药平喘化痰，同为臣药；桑白皮甘寒、黄芩苦寒，清泄肺热，止咳平喘，为佐药；甘草和中，调和诸药，为使药。

十、常用安神剂

朱砂安神丸（《医学发明》）

【组成】朱砂 15g 黄连 18g 炙甘草 16g 生地黄 8g 当归 8g

【用法】研细末，炼蜜成丸，每次服用 3g，临睡前温开水送服。

【功用】重镇安神，清心泻火。

【主治】心火亢盛，阴血不足证。症见心悸失眠，心烦，舌红，脉细数。

【方解】本方证因心火亢盛，灼伤阴血，心失所养所致。方中朱砂重镇安神，又可清心火，为君药。黄连苦寒，清心泻火为臣药。生地滋阴清热，当归补血养心为佐药。炙甘草调和诸药，防朱砂质重碍胃，为使药。

酸枣仁汤（《金匮要略》）

【组成】酸枣仁 15g 知母 9g 茯苓 9g 川芎 6g 甘草 6g

【用法】水煎服。分早晚 2 次服，或临睡前 1h 口服 1 次。

【功用】养血安神，清热除烦。

【主治】肝血不足，阴虚内热证。症见虚烦失眠，心悸盗汗，头目眩晕，咽干口燥，舌红，脉细。

【方解】本方证因肝血不足，阴虚内热所致。方中酸枣仁养血安神为君药；茯苓宁心安神，知母养阴除烦为臣药；川芎调畅气机，疏达肝气为佐药；甘草调和诸药为使药。

十一、常用治风剂

川芎茶调散（《太平惠民和剂局方》）

【组成】川芎 9g 荆芥 9g 薄荷 9g 羌活 6g 细辛 3g 白芷 6g 甘草 6g 防风 6g

【用法】共为细末，每次用 9g，清茶调服，或汤剂水剂煎服。

【功效】祛风，散寒，止痛。

【主治】外感风邪证。症见偏正头痛，或巅顶疼痛，恶寒发热，目眩鼻塞，舌苔薄白，脉浮等。

【方解】风邪外袭，阻遏清阳则头痛等，治当祛风，散寒，止痛。方中川芎性味辛温能上行头目，下行血海，善于祛风活血，为治疗头痛要药而为君药；薄荷轻清上行，善于清利头目，疏风散热，能助君药

增加祛风止痛之效,并能解表而为臣药;白芷、羌活疏风止痛,其中川芎善治少阳、厥阴经头痛,羌活善治太阳经头痛,白芷善治阳明经头痛;细辛散寒止痛,并长于治少阴经头痛;防风辛散上行,疏散上部风邪均为佐药;甘草调和诸药而使药;服时以清茶调下,取茶叶的苦寒性味,既可上清头目,又能制约风药的过于温燥与升散,为佐使药。

天麻钩藤饮(《杂病证治新义》)

【组成】天麻 9g　钩藤(后下)12g　石决明(先煎)18g　栀子 9g　黄芩 9g　川牛膝 12g　杜仲 9g　益母草 9g　桑寄生 9g　夜交藤 9g　茯神 9g

【用法】水煎服。

【功用】平肝息风,清热安神。

【主治】阳亢风动,风阳上扰证。症见眩晕头痛,失眠心烦,舌红苔黄,脉弦。

【方解】本方证因肝肾不足,肝阳偏亢,火热上扰所致。方中天麻、钩藤平肝息风共为君药。石决明质重能平肝潜阳,清肝明目,川牛膝引血下行共为臣药。栀子、黄芩清热泻火;杜仲、桑寄生补益肝肾;益母草合川牛膝通利血脉;夜交藤、茯神安神定志共为佐使药。

十二、常用开窍剂

安宫牛黄丸(《温病条辨》)

【组成】牛黄 30g　郁金 30g　犀角(现用水牛角代)30g　黄连 30g　朱砂 30g　冰片 7.5g　麝香 7.5g　珍珠 15g　山栀 30g　雄黄 30g　黄芩 30g

【用法】上为极细末,炼蜜成丸,每丸 3g,金箔为衣。每服 1 丸,一日 1~2 丸。

【功用】清热解毒,开窍醒神。

【主治】邪热内陷心包证。症见高热烦躁,神昏谵语,舌红或绛,脉数有力。亦治中风昏迷,小儿惊厥属邪热内闭者。

【方解】本方证因温热邪毒内陷心包,痰热蒙蔽清窍所致。方中牛黄味苦而凉,清心解毒,辟秽开窍;麝香芳香开窍醒神,二药共为君药。水牛角清心凉血解毒;黄连、黄芩、山栀清热泻火解毒;冰片、郁金芳香辟秽,化浊通窍,共为臣药。雄黄豁痰解毒;朱砂、珍珠镇心安神,共为佐药。用炼蜜为丸,和胃调中为使药。

十三、常用补益剂

四君子汤(《太平惠民和剂局方》)

【组成】人参 9g　茯苓 9g　白术 9g　炙甘草 6g

【用法】水煎服。

【功用】补气健脾。

【主治】脾胃气虚证。症见面色萎黄,气短乏力,食少便溏,舌淡苔白,脉虚弱。

【方解】本方证因脾胃虚弱,中气不足所致。方中人参补脾益气,为君药;脾虚易生湿,故配白术健脾燥湿,为臣药;茯苓健脾渗湿,为佐药;炙甘草甘温补中,为使药。

补中益气汤(《脾胃论》)

【组成】黄芪 18g　人参 9g　白术 9g　炙甘草 6g　升麻 3g　柴胡 3g　当归 9g　陈皮 6g

【用法】水煎服。亦有丸剂,每次服 6~9g,一日 2 次,开水送下。

【功用】补中益气,举陷升阳。

【主治】1. 脾胃气虚证　症见神疲乏力,动则心慌气短。

2. 气虚发热证　症见身热自汗,渴喜热饮,头痛恶寒,少气懒言。

3. 中气下陷证　症见胃下垂,子宫下垂,脱肛,久泻,久痢,崩漏,舌质淡,脉虚大无力。

【方解】本方证因脾胃气虚,运化无力,统摄无权,清阳下陷所致。方中重用黄芪,补中益气、升阳固表,为君药;人参、白术、炙甘草补气健脾,以增强黄芪升阳举陷之力,共为臣药;气虚则血少,故配当归补血,陈皮理气,使补而不滞,为佐药;气虚下陷,故辅以升麻、柴胡升举下陷之清阳,为佐使药;甘草和中调诸药,为使药。

参苓白术散(《太平惠民和剂局方》)

【组成】莲子肉 9g 薏苡仁 9g 砂仁 6g 桔梗 6g 白扁豆 12g 白茯苓 15g 人参 15g 甘草 9g 白术 15g 山药 15g

【用法】共研细末,每服 6g,或汤剂水煎服。

【功用】益气健脾,渗湿止泻。

【主治】脾虚湿盛证。症见胸脘痞闷,肠鸣泄泻,面色萎黄,四肢乏力,形体消瘦,舌淡苔白腻,脉虚缓。

【方解】本方证因脾虚湿盛所致。方中人参、白术、茯苓健脾益气渗湿为君。配伍山药、莲子肉助君药健脾益气,兼能止泻;白扁豆、薏苡仁助白术、茯苓健脾渗湿,均为臣药。佐以砂仁醒脾和胃,行气化湿,桔梗宣肺利气,载药上行,炙甘草健脾和中,调和诸药,共为佐使。

玉屏风散(《丹溪心法》)

【组成】黄芪 12g 白术 12g 防风 6g

【功效】益气固表止汗

【用法】共为粗末,每服 19g,一日 2 次,加生姜 3 片,水煎服,亦可作汤剂,用量按原方比例酌定。

【主治】表虚自汗证。症见自汗恶风,面色淡白无华,舌淡苔白,脉浮缓,以及虚人易感风邪者。

【方解】表虚卫阳不固,治宜益气固表止汗为主,兼祛风邪。方中重用黄芪益气固表,为君药。白术健脾益气为臣药,再配防风走表祛风,以助黄芪抵御风邪,为佐使药。三药配合,补中有疏,散中寓补,以补固为主,故可用于表虚卫气不固之自汗,亦可用于气虚易于外感者。

四物汤(《太平惠民和剂局方》)

【组成】熟地 12g 当归 9g 白芍 9g 川芎 6g

【用法】水煎服。

【功用】补血调经。

【主治】血虚兼血滞证。症见头昏目眩,心悸失眠,面色无华,或月经不调,经行腹痛,量少不畅或崩漏,舌质淡,脉细小。

【方解】本方证因营血亏虚所致,加之血行不畅,则变生诸症。方中熟地滋肾补血,为君药;当归补血养肝,活血调经,为臣药;白芍养血和阴,川芎活血行气,两者合用则补血不滞血,活血不伤血,均为佐使药。

归脾汤(《济生方》)

【组成】人参 6g 黄芪 9g 白术 9g 炙甘草 3g 当归 9g 龙眼肉 9g 茯神 9g 酸枣仁 12g 远志 9g 生姜 2 片 木香 3g 红枣 3 枚

【用法】水煎服。或用丸剂,每服 6~9g,一日 2 次,开水送下。

【功用】健脾养心,益气补血。

【主治】心脾两虚,气血不足证。症见食少体倦,面色萎黄,心悸,失眠,健忘,崩漏,紫癜,便血,舌淡,脉细。

【方解】本方证因心脾气血不足,心神不宁所致。方中用黄芪补脾益气,龙眼肉补脾益气,又能养心血,共为君药;人参、白术补脾益气,当归滋养营血共为臣药;茯神、远志、枣仁养心安神,木香理气醒脾,使补而不滞,姜枣调和脾胃,均为佐使药。

六味地黄丸(《小儿药证直诀》)

【组成】熟地 24g 山萸肉 12g 山药 12g 茯苓 9g 泽泻 9g 丹皮 9g

【用法】上药共研细末,炼蜜为丸,每服 6~9g,一日 1~2 次,或用饮片,水煎服。

【功用】滋阴补肾。

【主治】肾阴不足证。症见腰膝酸软,头晕目眩,耳鸣耳聋,盗汗,遗精,手足心热,或骨蒸潮热,消渴,舌红少苔,脉细数。

【方解】本方证因肾阴不足所致,肾阴不足则肾府、骨髓不充,且髓不能充脑,故变生诸症。方中熟地滋补肾阴,填精补髓,为君药;山药补脾益肾固精,山萸肉既能补肝肾,又能涩精,共为臣药;泽泻清热利湿,能防熟地之滋腻,茯苓健脾利湿助山药之健运,丹皮清泻肝火,以制山萸肉之温热,使补而

不滞，共为佐使药。

肾气丸（《金匮要略》）

【组成】干地黄 24g　山药 12g　山萸肉 12g　泽泻 9g　茯苓 9g　丹皮 9g　肉桂 3g　附子（炮）3g

【用法】共研细末，炼蜜为丸。每服 6~9g，日 2 次，温开水或淡盐汤送服。或水煎服。

【功用】温补肾阳。

【主治】肾阳不足证。症见腰膝酸软，形寒肢冷，少腹拘急，小便不利或反尿多，或遗尿，浮肿，痰饮咳喘，舌质淡胖，苔薄白，脉沉细。

【方解】本方证因肾阳不足，失其温煦功能所致。方中附子、肉桂温补肾阳，加用干地黄滋阴补肾，以防补阳之药辛燥伤肾阴，共为君药；山萸肉、山药补肝脾，益精血，为臣药；泽泻、茯苓、丹皮利水渗湿，清泻肝火，共为佐使药。

生脉散（《医学启源》）

【组成】人参 9g　麦门冬 9g　五味子 6g

【用法】水煎服。

【功用】益气生津，敛阴止汗。

【主治】1. 热病气阴两伤证　症见神疲汗多，体倦乏力，气短懒言，咽干口渴，舌干红少苔，脉虚数。

2. 久咳伤肺，气阴两虚证　症见干咳少痰，短气乏力，自汗，口干舌燥，脉虚细。

【方解】本方证因温热、暑热之邪耗气伤阴，或久咳伤肺、气阴两虚所致。方中人参甘温，益元气，补肺气，生津液，为君药。麦门冬甘寒，养阴清热，润肺生津，为臣药。五味子酸温，敛肺止汗，生津止渴，为佐药。

五子衍宗丸（《摄生众妙方》）

【组成】枸杞子 240g　菟丝子 240g　五味子 60g　覆盆子 120g　车前子 60g

【用法】上为细末，炼蜜为丸，口服，水蜜丸一次 6g，大蜜丸一次 1 丸，一日 2 次。

【功用】添精益髓，补肾固精。

【主治】肾虚精少，肾虚腰痛，阳痿早泄，遗精，精冷，小便后余沥不清，久不生育。

【方解】本方证因肾虚精少所致。菟丝子性温味甘，滋补肝肾，枸杞子性平味甘，补肾养阴，填精益髓，共为君药；覆盆子、五味子补肾涩精，益气生津，为臣药；车前子甘微寒，利水滋阴，并制其他滋补药之黏腻，使补而不滞，为佐药。

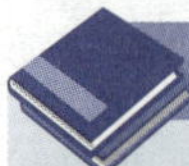
病例导学

杨某，男，25 岁，已婚，工人。2008 年 4 月 20 日初诊。

患者常因饮食不当或受凉而发生呼吸不畅，喉中哮鸣 3 年。3d 前因劳累受凉，呼吸困难、喉中哮鸣又发作。现症：气促息涌，喉中哮鸣，胸闷，咳嗽，痰黄，黏浊稠厚，咳吐不利，汗出，口渴喜饮，面赤，口苦，不恶寒。舌质红，苔黄腻，脉滑数。

问题：1. 该患者的辨证证型？

2. 宜选用什么方剂？

十四、常用固涩剂

四神丸（《证治准绳》）

【组成】补骨脂 120g　肉豆蔻 60g　五味子 60g　吴茱萸 30g

【用法】上为末，水适量，姜枣同煮，取枣肉，合药末为丸。每服 6~9g，每日 1~2 次，温开水送服。亦作汤剂，水煎服。

【功用】温肾暖脾，固肠止泻。

【主治】脾肾阳虚之泄泻证。症见五更泄泻，不思饮食，或久泻不愈，腹痛肢冷，神疲乏力，舌淡，苔薄白，脉沉迟无力。

【方解】本方证因命门火衰，火不暖土，脾失健运所致。方中重用补骨脂补命门之火以温养脾土，为君药。肉豆蔻温中涩肠，与补骨脂相伍，既可增温肾暖脾之力，又能涩肠止泻，为臣药。吴茱萸温脾暖胃以散寒；五味子酸温，固肾涩肠，为佐药。同姜、枣同煮，温补脾胃，为使药。

金锁固精丸（《医方集解》）

【组成】沙苑蒺藜 60g　芡实 60g　莲须 60g　龙骨 30g　牡蛎 30g

【用法】共为细末，以莲子粉糊丸，每服 9g。

【功用】涩精补肾。

【主治】肾虚不固之遗精。症见遗精滑泄，腰痛耳鸣，神疲乏力，舌淡苔白，脉细弱。

【方解】本方证为肾失封藏，精关不固所致。方中沙苑蒺藜补肾固精，为君药。芡实益肾固精，补脾气，为臣药。龙骨、牡蛎、莲须涩精止遗，用莲子粉糊丸，助诸药补肾固精，且养心清心，共为佐药。

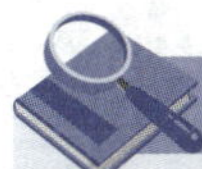

本章小结

本章之中药学主要介绍了中药基本理论和各味中药临床应用及其相关知识，其主要包括中药基本理论和常用中药的性能、功效、主治病证及其他相关应用的知识和技能。而方剂是中医学中理、法、方、药的重要组成部分。依据中医理论进行辨证论理，凭借四诊所得资料，辨别疾病当前阶段的病因、病机、病性、病位、病情，提出相应的治疗原则和具体的治疗方法，进行合理的恰当的组方或选方。即“方从法出”“方以药成”。

案例讨论

案例讨论

刘某，女，50 岁，已婚，工人。2008 年 9 月 8 日初诊。

患者素体虚弱。昨日因汗出受风，出现恶寒发热，鼻塞，咽痛，自服抗生素效果不佳，遂来就诊。现症：恶寒重，发热，无汗，头痛，鼻塞，周身酸楚倦怠，气短懒言，咳嗽，痰白，咳痰无力。

查体：T 37.6℃，P 82 次 /min，R 20 次 /min，BP 110/75mmHg。形体偏胖，咽部轻度充血。舌淡，苔白，脉浮无力。

（郑　波）

扫一扫，测一测

思考题

1. 中药药性理论中“五味”的功效作用？
2. 柴胡的功效及应用？
3. 山楂生用和炒焦用的功效区别？
4. 汤剂使用有哪些优势特点？
5. 藿香正气散的功效及主治？

第八章 中成药与方解

学习目标

1. 掌握：常用解表、清热、泻下、祛湿、温里、理气、理血、安神、祛痰、消食、平肝息风、开窍、补虚、固涩、外用中成药的功能主治、用法用量。

2. 熟悉：常用解表、清热、泻下、祛湿、温里、理气、理血、安神、祛痰、消食、平肝息风、开窍、补虚、固涩、外用中成药的药物组成、方解、临床应用。

3. 了解：常用中成药的处方来源、剂型规格。

4. 具有运用中成药理论理解中成药功效与应用的能力，具有判断合理使用中成药剂量、使用方法的能力。

5. 能根据患者的症状和体征正确使用常用中成药。

第一节　解表中成药与方解

一、辛温解表

感冒清热颗粒

【处方来源】《中华人民共和国药典》2005 年版

【药物组成】荆芥穗、防风、紫苏叶、白芷、柴胡、薄荷、葛根、芦根、苦地丁、桔梗、苦杏仁。

【功能主治】疏风散寒，解表清热。用于风寒感冒，头痛发热，恶寒身痛，鼻流清涕，咳嗽，咽干。

【方解】方中荆芥穗、防风辛温，祛风解表散寒，为君药。紫苏叶、白芷解表散寒，柴胡、薄荷、葛根解肌发表，清散伏热，以上五药加强君药解表退热之功，共为臣药。芦根清肺胃之热，生津止渴，苦地丁清热解毒，桔梗祛痰利咽，杏仁降气止咳，共为佐药。诸药合用，共奏疏风散寒，解表清热之效。

【临床应用】用于感冒，外感风寒或内有郁热所致头痛发热，恶寒身痛，鼻流清涕，咳嗽，咽干，舌质红，舌苔薄白或薄黄，脉浮；上呼吸道感染见上述证候者。

【用法用量】开水冲服，一次 3g（含乳糖），一日 2 次；6g（无蔗糖）；12g，一日 2 次。

【剂型规格】颗粒剂：每袋装 12g、6g（无蔗糖）、3g（含乳糖）。

二、辛凉解表

连花清瘟胶囊

【处方来源】《中华人民共和国药典》2010 版

【药物组成】连翘、金银花、炙麻黄、苦杏仁(炒)、石膏、板蓝根、绵马贯众、鱼腥草、广藿香、大黄、红景天、薄荷脑、甘草。

【功能主治】清瘟解毒,宣肺泄热。用于治疗流行性感冒,属热毒袭肺证,症见发热或高热,恶寒,肌肉酸痛,鼻塞流涕,咳嗽,头痛,咽干咽痛,舌质偏红,舌苔黄或黄腻。

【方解】连花清瘟方含银翘散与麻杏石甘汤,连翘、薄荷、麻黄、外疏卫表;佐贯众、板蓝根、鱼腥草助银花和连翘清热解毒,石膏为清气分热之重剂,与麻黄配伍既可遏制其温散之性,又能协同加强宣肺泄热之效。藿香解表化湿以避秽;苦杏仁降肺气,助麻黄、石膏清肺平喘;甘草益气和中,调和平衡寒温宣降药,方中麻黄与大黄同用,含防风通圣表里双解之深意。连花清瘟胶囊在病变早期即应用麻杏石甘汤宣泄肺热。用大黄泻下,不唯通腑,实重在驱逐毒秽,通腑泄肺逐瘀,肺与大肠相表里,腑气下通,肺热自降。从而扭转病机,截断病势,切断向营血的传变。连花清瘟胶囊虽以"清瘟解毒,宣泄肺热"为治疗大法,但适当配伍了活血化瘀、通腑泄热、芳香避秽等药物;尤其是配伍了益气养阴的红景天调节免疫、扶正祛邪。既能调动机体抗病康复能力,又防大黄攻下之弊。全方配伍体现了以下特点:①卫气同治,表里双解;②先证用药,截断病势;③整体调节,多靶点治疗。

【临床应用】1. 流行性感冒　发热,肌肉无力,四肢酸痛,咽喉肿痛,舌质红,舌苔黄或黄腻,脉浮滑。

2. 支气管炎　咳嗽,咳痰,口渴,有汗或无汗,身热,舌苔黄或黄腻,脉滑。

【用法用量】口服,一次 4 粒,一日 3 次。

【剂型规格】胶囊,片剂:0.35g/ 粒,24 粒 / 盒;0.35g/ 粒,36 粒 / 盒。颗粒剂:6g/ 袋,10 袋 / 盒。

三、扶正解表

玉屏风口服液(颗粒、片、胶囊、丸、散、袋泡茶)

【处方来源】《丹溪心法》

【药物组成】黄芪、防风、白术(炒)。

【功能主治】益气、固表、止汗。用于表虚不固,自汗盗汗,面色㿠白或体虚易感风邪者,呼吸道反复感染,体虚自汗、盗汗、支气管炎、肾炎等。也可预防流感。

【方解】卫气虚弱,不能固表,则腠理空虚,营阴不守,津液外泄,导致表虚自汗,兼见恶风、脉虚等症。由于表虚气弱,皮毛疏松,则易感风邪而病感冒。治法当以益气固表止汗为主。故方用黄芪益气固表,为君药。白术健脾益气,助黄芪以加强益气固表之功,为臣药。二药合用,使气旺表实,则汗不能外泄,邪亦不易内侵,更配以防风走表祛风,为佐使药。且黄芪得防风,固表而不留邪;防风得黄芪,祛邪不伤正,实系补中有散,散中有补之意。对于表虚自汗,或表虚易感风邪者,用之有益气固表、祛邪、止汗的作用。

【临床应用】用于呼吸道反复感染,体虚自汗、盗汗、支气管炎、肾炎等。也可预防流感。

【用法用量】口服液:一次 10ml,一日 3 次;颗粒剂或袋泡茶:一次 1 袋,一日 3 次,开水冲服;胶囊剂或片剂:一次 4~6 粒:一日 3 次;丸剂:成人一次 6~9g,儿童一次 4~6g,一日 3 次。或遵医嘱。

【剂型规格】口服液:10ml/ 支;颗粒剂:5g/ 袋;片剂:0.5g/ 片;胶囊剂:0.5g/ 粒;水丸剂:18g/ 袋;散剂:10g/ 袋;袋泡茶:5g/ 袋。

案例导学

王某,男,20 岁,工人。1 周前在剧烈运动后出现恶风,头部、肩背部明显汗出,动则益甚,神疲乏力,面色少华,肢端欠温,平时易感冒。舌质淡,舌边有齿印,舌苔薄白,脉细弱。

问题:1. 请根据患者的症状和体征选用中成药治疗。

2. 请简述选方用药的依据。

第二节　清热中成药与方解

一、清热泻火

黄连上清丸(颗粒、胶囊、片)

【处方来源】《古今医方集成》

【药物组成】黄连、黄芩、黄柏(酒炒)、石膏、栀子(姜制)、大黄(酒制)、连翘、菊花、荆芥穗、白芷、蔓荆子(炒)、川芎、防风、薄荷、旋覆花、桔梗、甘草。

【功能主治】散风清热,泻火止痛。用于风热上攻、肺胃热盛所致的头晕目眩,暴发火眼,牙齿疼痛,口舌生疮,咽喉肿痛,耳痛耳鸣,大便秘结,小便短赤。

【方解】方中黄连、黄芩、黄柏、石膏清热泻火,燥湿解毒;栀子、大黄清热凉血解毒,并可引热毒从二便而出,共为君药。连翘、菊花、荆芥穗、白芷、蔓荆子、川芎、防风、薄荷疏散风热,共为臣药。佐以旋覆花下气行水;桔梗清热利咽排脓,载药上行。甘草清热解毒,调和诸药,为佐使药。诸药合用,散风清热,泻火止痛,上通下行,使火热随之而解。

【临床应用】1.暴风客热　因风热上攻,肺胃热盛,引动肝火上蒸头目所致,症见眼内刺痒交作,羞明流泪,眵多,白睛红赤,头痛,身热,口渴,尿赤,舌质红,舌苔黄,脉浮数;急性结膜炎见上述证候者。

2. 聤耳　因风热邪毒上犯,并肺胃热盛,毒热结聚,循经上蒸耳窍,气血相搏,化腐成脓所致,症见急剧发作,耳痛显著,眩晕流脓,重听耳鸣,头痛发热,鼻塞流涕,舌质红,舌苔薄黄,脉浮数;急性化脓性中耳炎见上述证候者。

3. 口疮　因风热邪毒内侵,或肺胃热盛,循经上攻于口所致,症见口腔黏膜充血发红,水肿破溃,渗出疼痛,口热口臭,身痛不适,口干口渴,便干尿黄,舌质红,舌苔黄,脉浮滑数;急性口炎、复发性口疮见上述证候者。

4. 牙宣　因肺胃火盛,风热内侵,火热蕴郁,循经上蒸于牙龈所致,症见牙龈红肿,出血渗出,疼痛,口干口渴,口臭口黏,便秘尿黄,舌质红,舌苔黄,脉浮弦数;急性牙龈(周)炎见上述证候者。

5. 尽牙痈　因风热邪毒侵袭,并有肺胃火盛,蕴热化火结毒,循经郁结牙龈冠周所致,症见冠周牙龈充血肿胀,渗出化脓,疼痛剧烈,口热口臭,口渴口干,张口可受限,便秘,尿黄,舌质红,舌苔黄厚,脉弦实数;急性智齿冠周炎见上述证候者。

6. 喉痹　因风热邪毒内侵,并肺胃热盛,蕴热生火相结,循经上蒸咽喉所致,症见咽喉红肿疼痛,头痛,身热,尿黄便干,舌质红,舌苔黄,脉弦数;急性咽炎见上述证候者。

【用法用量】丸剂:口服,水丸或水蜜丸一次3~6g,大蜜丸一次1~2丸,一日2次;颗粒剂:口服,一次2g,一日2次;胶囊剂:口服,一次4粒,一日2次;片剂:口服,一次6片,一日2次。

【剂型规格】丸剂:水丸每袋装6g;水蜜丸每40丸重3g;大蜜丸每丸重6g;颗粒剂:每袋装2g;胶囊剂:每粒装0.3g;片剂:每片重0.3g(薄膜衣片)。

二、清热解毒

双黄连合剂(颗粒、胶囊、片)

【处方来源】《大连翘汤》

【药物组成】金银花、黄芩、连翘。

【功能主治】疏风解表,清热解毒。用于外感风热所致的感冒,症见发热、咳嗽、咽痛。

【方解】方中金银花性味甘寒,芳香疏散,善散肺经热邪,又可清解心胃之热毒,为辛凉解表、清热解毒之良药,故为君药。黄芩苦寒,长于清肺热与上焦实火,并能清热燥湿,泻火解毒;连翘味苦,性微寒,既能清热解毒,又能透表达邪,长于清心火而散上焦之热,二药共为臣药。全方配合,药少而力专,共奏疏风解表、清热解毒之功。

【临床应用】感冒　因外感风热所致发热,微恶风,汗泄不畅,头胀痛,鼻塞,流黄浊涕,咳嗽,舌质

红，舌苔薄黄，脉浮数；上呼吸道感染见上述证候者。

【用法用量】合剂：口服，一次10ml，一日3次；小儿酌减或遵医嘱；颗粒剂：口服或开水冲服；无糖颗粒：一次5g，一日3次，6个月以下，一次1.0~1.5g，6个月至1岁，一次1.5~2.0g，1~3岁，一次2.0~2.5g，3岁以上儿童酌量或遵医嘱；含糖颗粒，服用量加倍；胶囊剂：口服，一次4粒，一日3次；儿童酌减或遵医嘱；片剂：口服，一次4片，一日3次；小儿酌减或遵医嘱。

【剂型规格】合剂：每瓶装100ml。颗粒剂：每袋装5g。①无糖颗粒（相当于原药材60g）；②含糖颗粒（相当于原药材30g）。胶囊剂：每粒装0.4g。片剂：每片重0.5g。

牛黄解毒丸（胶囊、软胶囊、片）

【处方来源】《中华人民共和国药典》2005年版

【药物组成】人工牛黄、石膏、黄芩、大黄、雄黄、冰片、桔梗、甘草。

【功能主治】清热解毒。用于火热内盛，咽喉肿痛，牙龈肿痛，口舌生疮，目赤肿痛。

【方解】方中人工牛黄味苦气凉，入肝、心经，功善清心泻火解毒，为君药。生石膏味辛能散，气大寒可清胃泻火，除烦止渴，黄芩味苦气寒，清热燥湿，泻火解毒，大黄苦寒沉降，清热泻火，凉血解毒，泻下通便，开实火下行之途，共为臣药。雄黄、冰片清热解毒，消肿止痛；桔梗味苦辛，归肺经，宣肺利咽，共为佐药。甘草调和诸药，为使药。诸药合用，共奏清热解毒之效。

【临床应用】1. 口疮　因胃火亢盛所致的口舌生疮，疼痛剧烈，或此起彼伏，反复发作，口干喜饮，大便秘结，舌质红，舌苔黄，脉沉实有力；口腔炎、口腔溃疡见上述证候者。

2. 牙痛　因三焦火盛所致的牙龈红肿疼痛，发热，甚则牵引头痛，日轻夜重，口渴引饮，大便燥结，小便黄赤，或面颊红肿，颌下瘰疬疼痛，舌苔黄，脉滑数有力；急性牙周炎、牙龈炎见上述证候者。

3. 急喉痹　因火毒内盛，火热上攻所致的咽痛红肿，壮热烦渴，大便秘结，腹胀胸满，小便黄赤，舌质红，舌苔黄，脉滑数有力；急性咽炎见上述证候者。

【用法用量】丸剂：口服，大蜜丸一次1丸，一日2~3次；水丸一次2g，一日3次；胶囊剂：口服，小粒一次3粒；大粒一次2粒，一日2~3次；软胶囊剂：口服，一次4粒，一日2~3次；片剂：口服，小片一次3片，大片一次2片，一日2~3次。

【剂型规格】丸剂：大蜜丸每丸重3g；胶囊剂：每粒0.3g（小粒），0.4g（大粒）；软胶囊剂：每粒装0.4g；片剂：每片0.3g（小片），0.6g（大片）。

三、清脏腑热

龙胆泻肝丸

【处方来源】《医方集解》

【药物组成】龙胆、柴胡、黄芩、栀子（炒）、泽泻、木通、车前子（盐炒）、当归（酒炒）、地黄、炙甘草。辅料为：食盐、黄酒、蜂蜜。

【功能主治】清肝胆，利湿热。本品用于肝胆湿热，头晕目赤，耳鸣耳聋，胁痛口苦，尿赤，湿热带下。

【方解】本方证是由肝胆实火上炎或肝胆湿热循经下注所致。肝经绕阴器，布胁肋，连目系，入巅顶；胆经起于目内眦，布耳前后入耳中，一支入股中，绕阴部，另一支布胁肋。肝胆之火循经上炎则头部、耳目作痛，或听力失聪，旁及两胁则胁痛且口苦；湿热循经下注则为阴痒、阴肿、筋痿、阴汗；舌质红，舌苔黄腻，脉弦数有力皆为火盛及湿热之象。治宜清泻肝胆实火，清利肝经湿热。方中龙胆草大苦大寒，既能泻肝胆实火，又能利肝经湿热，泻火除湿，两擅其功，切中病机，为君药。黄芩、栀子苦寒泻火，燥湿清热，加强君药泻火除湿之力，为臣药。湿热的主要出路，是利导下行，从膀胱渗泄，故又用渗湿泄热之泽泻、木通、车前子，导湿热从水道而去；肝乃藏血之脏，若为实火所伤，阴血亦随之消耗；且方中诸药以苦燥渗利伤阴之品居多，故用当归、生地养血滋阴，使邪去而阴血不伤，以上皆为佐药。肝体阴用阳，性喜疏泄条达而恶抑郁，火邪内郁，肝胆之气不舒，骤用大剂苦寒降泄之品，既恐肝胆之气被抑，又虑折伤肝胆生发之机，故又用柴胡疏畅肝胆之气，并能引诸药归于肝胆之经；甘草调和诸药，护胃安中，二药并兼佐使之用。本方的配伍特点是泻中有补，利中有滋，降中寓升，祛邪而不伤正，泻火而不伐胃，使火降热清，湿浊得利，循经所发诸症皆可相应而愈。

【临床应用】本方常用于治疗顽固性偏头痛、头部湿疹、高血压、急性结膜炎、虹膜睫状体炎、外耳道疖肿、鼻炎、急性黄疸型肝炎、急性胆囊炎,以及泌尿生殖系炎症、急性肾盂肾炎、急性膀胱炎、尿道炎、外阴炎、睾丸炎、腹股沟淋巴结炎、急性盆腔炎、带状疱疹等病属肝经实火、湿热者。

【用法用量】口服,一次 3~6g,一日 2 次。

【剂型规格】水蜜丸:3g。

第三节　泻下中成药与方解

麻仁润肠丸(软胶囊)

【处方来源】《伤寒论》

【药物组成】火麻仁、大黄、苦杏仁(去皮炒)、白芍、陈皮、木香。

【功能主治】润肠通便。用于肠胃积热,胸腹胀满,大便秘结。

【方解】方中以质润多脂的火麻仁润肠通便,为君药。大黄攻积泻下,更取苦杏仁、白芍,一则益阴增液以润肠通便,使腑气通,津液行;二则甘润可减缓大黄攻伐之力,使泻下而不伤正,共为臣药。再以陈皮、木香调中宣滞,加强降泄通便之力,共为佐药。诸药相合,共奏润肠通便之功。

【临床应用】便秘　胃肠积热所致大便秘结,胸腹胀满,口苦,尿黄,舌质红舌苔黄或黄燥,脉滑数;习惯性便秘见上述证候者。

【用法用量】丸剂:口服,一次 1~2 丸,一日 2 次。软胶囊剂:口服,一次 8 粒,一日 2 次,年老、体弱者酌情减量使用。

【剂型规格】大蜜丸:6g/ 丸,10 丸 / 盒;软胶囊:0.5g/ 粒,24 粒 / 盒。

苁蓉通便口服液

【处方来源】《中华人民共和国药典》2005 年版

【药物组成】肉苁蓉、何首乌、枳实(麸炒)、蜂蜜。辅料:甜菊糖。

【功能主治】滋阴补肾,润肠通便。用于便秘。

【方解】方中肉苁蓉甘、咸、温,补肾助阳,润肠通便,为君药。何首乌苦、甘、涩,温,补益肝肾,配合肉苁蓉滋补肝肾,润肠通便,为臣药。枳实苦、辛、酸,温,破气消积,化痰除痞,为佐药。蜂蜜甘,平,益气止痛、调和诸药,为使药。组方严谨,全方无一味泻药,突出了补肾、润肠、调节胃动力三项功能。

【临床应用】用于中老年便秘,病后、产后便秘等虚性便秘及习惯性便秘的患者。

【用法用量】口服,一次 10~20ml,一日 1 次,睡前或清晨服用。

【剂型规格】10ml/ 支。

第四节　祛湿中成药与方解

一、解表祛湿

藿香正气口服液(软胶囊)

【处方来源】《太平惠民和剂局方》

【药物组成】广藿香油、紫苏叶油、白芷、厚朴(姜制)、大腹皮、生半夏、陈皮、苍术、茯苓、甘草浸膏。

【功能主治】解表化湿,理气和中。用于外感风寒,内伤湿滞或夏伤暑湿所致的感冒,症见头痛昏重、胸膈痞闷、脘腹胀痛、呕吐泄泻;胃肠型感冒见上述证候者。

【方解】方中藿香味辛,性微温,既可解表散风寒,又芳香化湿浊,且辟秽和中,升清降浊,为君药。辅以紫苏、白芷辛温发散,助藿香外散风寒,芳化湿浊,为臣药。厚朴、大腹皮行气燥湿,除满消胀,半夏、陈皮燥湿和胃,降逆止呕,苍术、茯苓燥湿健脾,和中止泻,共为佐药。甘草调和脾胃,并调和药性,为使药。诸药相合,内外兼治,表里双解,风寒得解,湿滞得化,清升浊降,气机通畅,共奏解表化湿、理

气和中之效。

【临床应用】

1. 感冒　因外感风寒、内伤湿滞所致的恶寒发热，头身困重疼痛，胸脘满闷，恶心纳呆，舌质淡红，舌苔白腻，脉浮缓；胃肠型感冒见上述证候者。

2. 呕吐　因湿阻中焦所致的呕吐，脘腹胀痛，伴发热恶寒，周身酸困，头身疼痛；胃肠型感冒见上述证候者。

3. 泄泻　因湿阻气机、大肠湿热所致的泄泻暴作，便下清稀，肠鸣腹痛，脘闷纳呆，伴见恶寒发热，周身酸楚；胃肠型感冒见上述证候者。

4. 中暑　因外感暑湿、气机受阻所致的突然恶寒发热，头晕昏沉，胸脘满闷，恶心欲呕，甚则昏仆，舌质红，舌苔白厚腻；胃肠型感冒见上述证候者。

【用法用量】口服，一次 5~10ml，一日 2 次，用时摇匀；软胶囊：一次 2~4 粒，一日 2 次。

【剂型规格】口服液：10ml/ 支，10 支 / 盒；软胶囊：0.45g/ 粒，24 粒 / 盒。

二、利水渗湿

五苓胶囊

【处方来源】《伤寒论》

【药物组成】泽泻、茯苓、猪苓、肉桂、白术（炒）。

【功能主治】温阳化气，利湿行水。用于阳不化气、水湿内停所致的水肿，症见小便不利，水肿腹胀，呕逆泄泻，渴不思饮。

【方解】本方主治病症虽多，但其病机均为水湿内盛，膀胱气化不利所致。在《伤寒论》中用于治蓄水证，乃由太阳表邪不解，循经传腑，导致膀胱气化不利，而成太阳经腑同病。太阳表邪未解，故头痛微热；膀胱气化失司，故小便不利；水蓄不化，郁遏阳气，气不化津，津液不得上承于口，故渴欲饮水；其人本有水蓄下焦，饮入之水不得输布而上逆，致水入即吐，故此又称“水逆证”；水湿内盛，泛溢肌肤，则为水肿；水湿之邪，下注大肠，则为泄泻；水湿稽留肠胃，升降失常，清浊相干，则为霍乱吐泻；水饮停于下焦，水气内动，则脐下动悸；水饮上犯，阻遏清阳，则吐涎沫而头眩；水饮凌肺，肺气不利，则短气而咳。治宜利水渗湿为主，兼以温阳化气之法。方中重用泽泻为君，以其甘淡，直达肾与膀胱，利水渗湿。臣以茯苓、猪苓之淡渗，增强其利水渗湿之力。佐以白术、茯苓健脾以运化水湿。《素问·灵兰秘典论》谓：“膀胱者，州都之官，津液藏焉，气化则能出矣”，膀胱的气化有赖于阳气的蒸腾，故方中又佐以桂枝温阳化气以助利水，解表散邪以祛表邪，《伤寒论》示人服后当饮暖水，以助发汗，使表邪从汗而解。诸药相伍，甘淡渗利为主，佐以温阳化气，使水湿之邪从小便而去。

【临床应用】

1. 膀胱气化不利之蓄水证　小便不利，头痛微热，烦渴欲饮，甚则水入即吐；或脐下动悸，吐涎沫而头目眩晕；或短气而咳；或水肿、泄泻。舌质红，舌苔白，脉浮或浮数。

2. 现代运用　本方常用于急性或慢性肾炎、水肿、肝硬化腹水、心源性水肿、急性肠炎、尿潴留、脑积水等属水湿内停者。

【用法用量】口服，一次 3 粒，一日 2 次。

【剂型规格】胶囊剂：0.45g/ 粒，36 粒 / 盒。

三、温化寒湿

萆薢分清丸

【处方来源】《丹溪心法》

【药物组成】粉萆薢、石菖蒲、甘草、乌药、益智仁（炒）。

【功能主治】分清化浊，温肾利湿。用于肾不化气，清浊不分，白浊，小便频数。

【方解】本方主治之白浊，乃由下焦虚寒，湿浊不化所致。下焦虚寒，气化不利，肾失封藏，膀胱失约，故小便频数，尿浊如米泔，或如脂膏。治宜温暖下元，利湿化浊。方中萆薢利湿而分清化浊，为治白浊之要药，为君药。石菖蒲辛香苦温，化湿浊以助萆薢之力，兼可祛膀胱虚寒，为臣药，《本草求真》

谓石菖蒲能温肠胃，"肠胃既温，则膀胱之虚寒小便不禁自止"。二药相伍，总以祛湿浊为主，为臣药。佐以益智仁、乌药温肾散寒。益智仁能补肾助阳，且性兼收涩，故用之温暖脾肾，缩泉止遗；乌药温肾散寒，除膀胱冷气，治小便频数。入盐煎服，取其咸以入肾，引药直达下焦，用以为使。原书方后云："一方加茯苓、甘草"，则其利湿分清之力更佳。综观全方，利湿化浊以治其标，温暖下元以顾其本。

本方出自南宋医家杨倓的《杨氏家藏方》，原名"萆薢分清散"，及至元代《丹溪心法》亦引用此方，并改名为"萆薢分清饮"。

【临床应用】

1. 主治下焦虚寒淋浊　临床应用以小便浑浊频数，舌质淡，舌苔白，脉沉为辨证要点。

2. 现代运用　本方适用于乳糜尿、慢性前列腺炎、慢性肾盂肾炎、慢性肾炎、慢性盆腔炎等下焦虚寒，湿浊不化者。

【用法用量】口服，一次6~9g（一次1~1.5袋），一日2次。

【剂型规格】水蜜丸：6g/袋，10袋/盒。

四、化浊降脂

血脂康胶囊

【处方来源】《中华人民共和国药典》2015年版

【药物组成】红曲

【功能主治】化浊降脂，活血化瘀，健脾消食。用于痰阻血瘀所致的高脂血症，症见气短、乏力、头晕、头痛、胸闷、腹胀、食少纳呆。

【方解】方中红曲味甘，性温，归肝、脾、大肠经，《饮膳正要》谓"健脾，益气，温中"。《本草衍义补遗》称红曲能"活血消食，健脾暖胃"。故本品有活血化瘀，健脾消食之功。

【临床应用】

1. 高脂血症　因痰瘀阻滞所致，症见头晕头重，胸闷泛恶，腹胀，纳呆，肢体麻木，心悸气短，舌质黯或有瘀斑瘀点，舌苔白腻，脉弦滑或弦涩。

2. 也可用于高脂血症及动脉粥样硬化所致的其他心脑血管疾病的辅助治疗。

【用法用量】口服，一次2粒，一日2次。早晚饭后服用。轻、中度患者：一日2粒，晚饭后服用，或遵医嘱。

【剂型规格】胶囊剂：每粒装0.3g。

五、清热利湿

消炎利胆片（颗粒、胶囊）

【处方来源】《中华人民共和国药典》2010年版

【药物组成】溪黄草、穿心莲、苦木。

【功能主治】清热，祛湿，利胆。用于肝胆湿热所致的胁痛、口苦；急性胆囊炎、胆管炎见上述证候者。

【方解】方中溪黄草药性苦寒，能清热除湿，利胆退黄。穿心莲苦寒，清热解毒，燥湿消肿。苦木苦寒有小毒，能清热祛湿解毒。三药合用，共奏清热、祛湿、利胆之功。

【临床应用】

1. 胆胀　因肝胆湿热蕴结所致，症见右胁胀痛，口苦，厌食油腻，小便黄，舌质红，舌苔黄腻，脉弦滑数。

2. 急性胆囊炎，胆管炎见上述证候者。

【用法用量】片剂：口服，一次6片，一日3次；颗粒剂：口服，一次15g，一日3次；胶囊剂：口服，一次4粒，一日3次。

【剂型规格】片剂：每片重0.5g；颗粒剂：每袋装15g；胶囊剂：每粒装0.45g。

妇科千金片（胶囊）

【处方来源】《中华人民共和国药典》2010年版

【药物组成】千斤拔、功劳木、单面针、穿心莲、党参、鸡血藤、当归、金樱根。

【功能主治】清热除湿，益气化瘀。用于湿热瘀阻所致的带下病、腹痛，症见带下量多，色黄质稠、臭秽，小腹疼痛，腰骶酸痛，神疲乏力；慢性盆腔炎、子宫内膜炎、慢性宫颈炎见有上述证候者。

【方解】方中千斤拔、功劳木清热解毒，燥湿止带，共为君药。单面针、穿心莲清热解毒，凉血消肿，燥湿止带，为臣药。党参益气健脾，促进水湿运化而止带；鸡血藤、当归养血活血，祛风胜湿；金樱根固精止带，共为佐药。诸药相合，共奏清热除湿，益气化瘀，止带之功。

【临床应用】

1. 带下病　因湿热瘀阻所致，症见带下量多，色黄质稠，有臭味，或小腹作痛，或阴痒，伴纳食较差，小便黄少，舌质红，舌苔黄腻或厚，脉滑数；慢性盆腔炎见上述证候者。

2. 妇人腹痛　因湿热瘀阻所致，症见妇人腹痛，伴见带下量多，色黄质稠，有臭味，或阴痒，小便黄少，舌质红，舌苔黄腻或厚，脉滑数；慢性盆腔炎见上述证候者。

【用法用量】片剂：口服，一次6片，一日3次。用温水分次送服；胶囊剂：口服，一次2粒，一日3次。用温水分次送服。

【剂型规格】片剂：每片重0.32g；胶囊剂：每粒装0.4g。

中成药是以中药材为原料，在中医药理论指导下，为了预防及治疗疾病的需要，按规定的处方和制剂工艺将其加工制成一定剂型的中药制品。中成药剂型有：中药注射剂、片剂、冲剂、栓剂、丸剂（包括蜜丸、糊丸、水丸、蜡丸、浓缩丸）、散剂、膏剂（蜜膏、铅硬膏、软膏）、丹剂、胶剂、酒剂、锭剂、油剂、灸剂、熨剂、茶剂、曲剂等。

第五节　温里中成药与方解

一、温中健脾

附子理中丸（片）

【处方来源】《太平惠民和剂局方》

【药物组成】附子（制）、干姜、党参、白术（炒）、甘草。

【功能主治】温中健脾。用于脾胃虚寒，脘腹冷痛，呕吐泄泻，手足不温。

【方解】方中制附子补火助阳，温肾暖脾，为君药。干姜辛热，温运脾阳，功专温脾暖中，祛寒止泻；党参甘温，补脾胃，疗中虚，共为臣药。白术苦温，健脾燥湿，合党参复运化而正升降，为佐药。甘草益气补中，缓急止痛，兼和药性，为佐使药。全方配伍，共收温中健脾之功。

【临床应用】

1. 脾胃虚寒证　因脾胃虚弱，寒自内生，或感外寒所致脘腹疼痛，或隐痛绵绵，得温痛减，口不干，肢冷畏寒，或泻下稀溏，食少，乏力，神疲；急、慢性胃肠炎，胃及十二指肠溃疡，胃下垂，慢性结肠炎等见上述证候者。

2. 胃痛　因中虚有寒，不能运化所致胃脘冷痛，畏寒肢凉，喜热饮食，舌质淡，舌苔白，脉细弦；急、慢性胃炎见上述证候者。

3. 泄泻　因脾胃虚弱，寒邪困脾所致脘腹冷痛，呕吐清水，或大便稀溏，手足不温；急、慢性肠炎，肠功能紊乱见上述证候者。

【用法用量】丸剂：大蜜丸，口服，一次1丸，一日2~3次；水蜜丸，口服，一次6g，一日2~3次；浓缩丸：口服，一次8~12丸，一日3次；片剂：口服，一次6~8片，一日1~3次。

【剂型规格】丸剂：大蜜丸每丸重9g；水蜜丸每袋装6g；浓缩丸每8丸相当于原生药3g。片剂：每

片重 0.25g。

香砂养胃丸(颗粒、片)

【处方来源】《中华人民共和国药典》1995 年版

【药物组成】白术、木香、砂仁、豆蔻(去壳)、广藿香、陈皮、厚朴(姜制)、香附(醋制)、茯苓、枳实(炒)、半夏(制)、甘草。

【功能主治】温中和胃。用于胃阳不足、湿阻气滞所致的脘闷不舒、胃痛隐隐、呕吐酸水、嘈杂不适、不思饮食、四肢倦怠。

【方解】方中白术补气健脾,燥湿利水,木香和胃止痛,砂仁醒脾开胃,为君药。豆蔻、藿香化湿行气,和中止呕;陈皮、厚朴理气和中,燥湿除积;香附理气止痛,共为臣药。茯苓健脾利湿,枳实破气消积,半夏降逆止呕,共为佐药。甘草调和诸药,为使药。诸药合用,共奏温中和胃之力。

【临床应用】

1. 痞满　因脾虚不运,胃气阻滞所致不思饮食,脘腹胀满,胸脘痞闷,嘈杂不适,舌苔薄白,脉细滑;功能性消化不良、胃炎见上述证候者。

2. 胃痛　因胃阳不足,湿阻气滞所致胃脘胀痛,痛窜胁背,脘闷不适,呕吐酸水;胃炎、溃疡病见上述证候者。

3. 纳呆　因脾胃虚弱,胃不受纳,脾不运化所致不思饮食,食则饱胀,大便稀溏,体乏无力;消化不良见上述证候者。

【用法用量】丸剂:口服,水丸一次 9g,一日 2 次;浓缩丸:一次 8 丸,一日 3 次;颗粒剂:开水冲服,一次 5g,一日 2 次;片剂:口服,一次 4~8 片,一日 2 次。

【剂型规格】丸剂:水丸每 100 丸重 20g;浓缩丸每 8 丸相当于原药材 3g;颗粒剂:每袋装 5g。片剂:每片 0.6g。

二、温补肾阳

金匮肾气丸(片)

【处方来源】《金匮要略》

【药物组成】地黄、山药、酒萸肉、茯苓、牡丹皮、泽泻、桂枝、附子(炙)、牛膝(去头)、盐车前子。辅料为蜂蜜。

【功能主治】温补肾阳,化气行水。用于肾虚水肿,腰膝酸软,小便不利,畏寒肢冷。

【方解】本方证皆由肾阳不足所致。腰为肾府,肾阳不足,故腰痛脚软、自腰以下常有冷感、少腹拘急;肾阳虚弱,不能化气利水,水停于内,则小便不利、少腹拘急,甚或转胞;肾阳亏虚,水液直趋下焦,津不上承,故消渴、小便反多;肾主水,肾阳虚弱,气化失常,水液失调,留滞为患,可发为水肿、痰饮、脚气等。病症虽多,病机均为肾阳亏虚,所以异病同治,治宜补肾助阳为法,即王冰所谓:"益火之源,以消阴翳"之理。方中附子大辛大热,为温阳诸药之首;桂枝辛甘而温,乃温通阳气要药;二药相合,补肾阳之虚,助气化之复,共为君药。然肾为水火之脏,内寓元阴元阳,阴阳一方的偏衰必将导致阴损及阳或阳损及阴,而且肾阳虚一般病程较久,多可由肾阴虚发展而来,若单补阳而不顾阴,则阳无以附,无从发挥温升之能,正如张介宾所言:"善补阳者,必于阴中求阳,则阳得阴助,而生化无穷"。故重用干地黄滋阴补肾;配伍山茱萸、山药补肝脾而益精血,共为臣药。君臣相伍,补肾填精,温肾助阳,不仅可藉阴中求阳而增补阳之力,而且阳药得阴药之柔润则温而不燥,阴药得阳药之温通则滋而不腻,两者相得益彰。方中补阳之药少量轻,而滋阴之药多量重,可见其立方之旨,并非峻补元阳,乃在微微生火,鼓舞肾气,即取"少火生气"之义。正如柯琴所云:"此肾气丸纳桂、附于滋阴剂中十倍之一,意不在补火,而在微微生火,即生肾气也。"再以泽泻、茯苓利水渗湿,配桂枝又善温化痰饮;丹皮苦辛而寒,擅入血分,合桂枝则可调血分之滞,三药寓泻于补,俾邪去而补药得力,为制诸阴药可能助湿碍邪之虞。诸药合用,助阳之弱以化水,滋阴之虚以生气,使肾阳振奋,气化复常,则诸症自除。

本方配伍特点有二:一是补阳之中配伍滋阴之品,阴中求阳,使阳有所化;二是少量补阳药与大队滋阴药为伍,旨在微微生火,少火生气。由于本方功用主要在于温补肾气,且作丸内服,故名之"肾气丸"。

【临床应用】

1. 辨证要点　本方为补肾助阳的常用方。临床应用以腰痛脚软，小便不利或反多，舌质淡而胖，脉虚弱而尺部沉细为辨证要点。

2. 肾阳不足证　腰痛脚软，下半身常有冷感，少腹拘急，小便不利，或小便反多，入夜尤甚，阳痿早泄，舌质淡而胖，脉虚弱，尺部沉细，以及痰饮，水肿，消渴，脚气，转胞等。

3. 现代运用　本方常用于慢性肾炎、糖尿病、醛固酮增多症、甲状腺功能低下、神经衰弱、肾上腺皮质功能减退、慢性支气管哮喘、更年期综合征等属肾阳不足者。

【用法用量】丸剂：口服，一次 4~5g（20~25 粒），一日 2 次；片剂：一次 4 片，一日 2 次。

【剂型规格】水蜜丸：360 丸 / 瓶 / 盒；片剂：0.27g/ 片，100 片 / 瓶。

右归胶囊（丸）

【处方来源】《景岳全书》

【药物组成】熟地黄、附子（炮附片）、肉桂、山药、山茱萸（酒炙）、菟丝子、鹿角胶、枸杞子、当归、杜仲（盐炒）。

【功能主治】温补肾阳，填精止遗。用于肾阳不足，命门火衰，腰膝酸冷，精神不振，畏寒，阳痿遗精，大便溏薄，尿频而清。

【方解】方中附子、肉桂、鹿角胶培补肾中之元阳，温里祛寒，为君药。熟地黄、山萸肉、枸杞子、山药滋阴益肾，养肝补脾，填精补髓，取“阴中求阳”之义，为臣药。佐以菟丝子、杜仲补肝肾，健腰膝；当归养血和血，与补肾之品相配，以补养精血。诸药合用，肝脾肾阴阳兼顾，仍以温肾阳为主，妙在阴中求阳，使元阳得以归元，故名“右归丸”。

【临床应用】常用于肾病综合征、老年骨质疏松症、精少不育症、贫血、白细胞减少症、性功能减退、坐骨神经痛、肥大性脊椎炎、慢性支气管炎、腰肌劳损等属于肾阳不足者。

【用法用量】胶囊：口服，一次 4 粒，一日 3 次。蜜丸：小蜜丸一次 9g，大蜜丸一次 1 丸，一日 3 次。

【剂型规格】胶囊：0.45g/ 粒，24 粒 / 盒。丸剂：小蜜丸每 10 丸重 1.8g；大蜜丸每丸重 9g。

（牛晓玲）

第六节　理气中成药与方解

越鞠丸

【处方来源】《丹溪心法》

【药物组成】香附、川芎、栀子（炒）、苍术（炒）、六神曲（炒）。

【功能主治】理气解郁，宽中除满。用于胸脘痞闷，腹中胀满，饮食停滞，嗳气吞酸。

【方解】本方所致郁证是以气郁为先导所的六郁证（气、血、痰、火、湿、食）。方中以香附行气疏肝解郁，以治气郁为君药。川芎为血中之气药，活血祛瘀，以治血郁；栀子清热泻火，以治火郁；苍术燥湿运脾，以治湿郁；神曲消食导滞，以治食郁，共为臣佐药。痰郁多由脾湿所生。也与气、火、食郁有关。气机疏畅，诸郁得解，则痰郁亦随之而消，此治病求本之意也。

【临床应用】用于胸脘痞闷，腹中胀满，饮食停滞，嗳气吞酸。本方常用于胃肠炎、传染性肝炎、妊娠呕吐、痛经、闭经、盆腔炎、胆囊炎、冠心病、低血钾、神经衰弱、癔症、更年期综合征、精神失调等属肝气郁者。

【用法用量】口服，一次 6~9g，一日 2 次。

【剂型规格】水丸，18g/ 袋。

逍遥丸

【处方来源】《太平惠民和剂局方》

【药物组成】柴胡、当归、白芍、白术（炒）、茯苓、甘草（蜜炙）、薄荷。

【功能主治】疏肝解郁，养血健脾。主治两胁作痛，胸闷嗳气，头痛目眩，口干咽燥，神疲食少，或寒热往来，或妇女月经不调，乳房作胀，舌淡红，脉弦细者。

【方解】方中柴胡疏肝解郁，使肝气得以条达为君药；白芍养血敛阴，柔肝平肝，当归养血活血，理血中之气，归、芍为臣药，与柴胡同用能补肝体使肝气不郁；茯苓、白术健脾和中，既可健脾土，又可抑肝旺，共为佐药；加薄荷、生姜少许助肝疏散条达，亦为佐药；甘草助健脾，调和诸药，为使药。

【临床应用】本方为治疗肝郁血虚，肝脾不和的常用方，又是妇科调经的基本方，以两胁作痛，神疲食少，月经不调，脉弦细为证治要点；本方常用于治疗慢性肝炎、干性胸膜炎、肋软骨炎、慢性胃炎、神经官能症、慢性乳房结块等病而见上述证候者均可用本方加减应用。

【用法用量】口服，一次 6~9g，一日 2 次，温开水送下。

【剂型规格】水泛或炼蜜为丸，12g/ 袋。

元胡止痛片

【处方来源】《中华人民共和国药典》2015 年版

【药物组成】延胡索（醋制）、白芷。

【功能主治】行气化瘀，活血止痛。用于气滞血瘀的胃痛、胁痛、头痛及月经痛等。

【方解】方中以延胡索为主药，行气活血止痛。辅以白芷祛风散寒，理气止痛，以增强延胡索行气止痛之功。药虽二味，行气活血止痛之力宏。

【临床应用】

1. 用于气滞血瘀的胃痛、胁痛、头痛及月经痛等。以胀痛、脉弦为证治要点。
2. 用于多种外伤疼痛、冠心病心绞痛、胸腹钝痛、头痛失眠、神经痛、腰腿痛、痛经等。

【用法用量】口服，一次 4~6 片，一日 3 次，或遵医嘱。

【剂型规格】片剂，0.3g/ 片。

木香顺气丸

【处方来源】《中华人民共和国药典》2015 年版

【药物组成】木香、砂仁、醋香附、槟榔、甘草、陈皮、厚朴、枳壳（炒）、苍术（炒）、青皮（炒）、生姜。

【功能主治】行气化湿，健脾和胃。用于湿浊阻滞气机，胸膈痞闷，脘腹胀痛，呕吐恶心，嗳气纳呆。

【方解】方中以香附为主药，行气止痛。辅以苍术、厚朴、陈皮化湿、行气健脾，木香、砂仁、槟榔、枳壳、青皮行气以增强香附行气止痛之功。

【临床应用】

1. 用于湿浊阻滞气机的胃痛、胁痛等。以脘腹胀痛不适、舌苔白厚腻、脉弦为证治要点。
2. 用于多种胃脘疼痛、腹痛等。

【用法用量】口服，一次 6g，一日 3 次，或遵医嘱。

【剂型规格】水泛为丸，100 粒 /6g。

苏子降气丸

【处方来源】《太平惠民和剂局方》

【药物组成】紫苏子（炒）、厚朴、前胡、甘草、半夏（姜制）、陈皮、沉香、生姜、当归、大枣。

【功能主治】降气平喘，祛痰止咳，温肾纳气。用于上实下虚之喘咳证。见喘咳气急，痰多色白，胸膈满闷，苔白滑或腻。

【方解】方中以紫苏子为主药，降气平喘，止咳化痰。臣以半夏降逆祛痰；前胡、厚朴宣降肺气；沉香温肾纳气。佐以当归养血润燥止咳；肉桂温肾纳气以平喘；陈皮理气燥湿化痰；生姜、大枣和中降逆。使以甘草止咳化痰，和中调药。诸药相配，以起降气平喘，祛痰止咳之功。

【临床应用】

1. 喘咳气急，痰多稀白，苔白滑或白腻，兼呼多吸少，腰疼脚弱。
2. 慢性支气管炎、支气管哮喘、肺不张、嗜酸性粒细胞增多症、肺气肿、肺源性心脏病、胸膜炎、梅核气、风湿性心脏病、胃脘痛等属上实下虚者。

【用法用量】口服，一次 6g，一日 2 次，或遵医嘱。

【剂型规格】水泛为丸，100 粒 /6g。

病例导学

患者，女，21岁。两胁作痛半年有余，伴有头痛目眩，食少乏力，神疲少眠，月经后期4~5d，量少，行经乳胀，舌淡红，苔薄白腻，脉弦。

问题：1. 根据患者临床表现进行辨证?

2. 确定治法。

3. 选用适合的中成药。

第七节　理血中成药与方解

一、活血化瘀类中成药

血府逐瘀胶囊

【处方来源】《医林改错》

【药物组成】当归、生地、桃仁、红花、枳壳、赤芍、柴胡、甘草、桔梗、川芎、牛膝。

【功能主治】活血祛瘀，行气止痛。主治胸中血瘀证。症见胸痛、胁肋痛，头痛日久不愈，痛如针刺而有定处，或呃逆日久不止，或内热烦闷，心悸失眠，入暮潮热，舌黯红或有瘀斑，或唇黯，或两目黯黑，脉涩或弦紧。

【方解】本方证因瘀血内阻、气机郁滞所致。方中当归、川芎、赤芍、桃仁、红花活血祛瘀，牛膝通血脉，祛瘀血，并引瘀血下行，共为君药；生地清热凉血，配当归养血活血，使祛瘀而不伤阴；柴胡、枳壳、桔梗疏畅胸中气滞，使肝气条达，肺气宣畅为臣、佐药；甘草调和诸药为使药。

【临床应用】

1. 本方是治疗血瘀胸中证常用方，以胸痛、胁肋痛、头痛，痛有定处，舌黯红或有瘀斑，脉涩或弦紧为证治要点。

2. 常用本方治疗冠心病心绞痛、风湿性心脏病、脑震荡后遗症等见血瘀气滞者，疗效显著。

【用法用量】口服，一次1.6g，一日2次，或遵医嘱。

【剂型规格】胶囊，0.4g/粒。

复方丹参片

【处方来源】《中华人民共和国药典》2015年版

【药物组成】丹参浸膏、三七、冰片。

【功能主治】活血化瘀，理气止痛。用于胸中憋闷，心绞痛。

【方解】方中以丹参为主药，活血祛瘀，凉血安神。辅以三七活血通脉，化瘀止痛；冰片芳香通窍，行滞止痛。诸药相配，共奏活血化瘀，芳香开窍，理气止痛之功。

【临床应用】

1. 用于血瘀阻滞所致的心痛、胁痛、头痛及月经痛等。以针刺样、刀割样作痛为主，脉弦涩为证治要点。

2. 用于冠心病心绞痛、胸腹挫伤与肋软骨炎之心痛、头痛失眠、痛经、颅脑外伤后神经衰弱综合征、儿童继发性癫痫等。

【用法用量】口服，一次3片，一日3次，或遵医嘱。

【剂型规格】片剂，0.3g/片。

脑心通胶囊

【处方来源】《中华人民共和国药典》2015年版

【药物组成】黄芪、赤芍、丹参、当归、川芎、桃仁、红花、乳香(制)、没药(制)、牛膝、桂枝、桑枝、地龙、

全蝎、水蛭。

【功能主治】益气活血，化瘀通络。用于气虚血滞、脉络瘀阻所致中风，见半身不遂、肢体麻木、口眼㖞斜、舌强语謇及胸痹心痛、胸闷、心悸、气短。

【方解】方中以黄芪大补脾胃之气，气旺以促血行，祛瘀而不伤正为君；辅以赤芍、丹参、当归、川芎、桃仁、红花、乳香、没药、鸡血藤活血祛瘀；佐以牛膝、桂枝、桑枝、地龙、全蝎、水蛭活血祛瘀，通络止痛。诸药合用，以奏益气活血，化瘀通络之功。

【临床应用】

1. 中经络，半身不遂、肢体麻木、口眼㖞斜、舌强语謇及胸痹心痛、胸闷、心悸、气短、舌质黯、或有瘀斑瘀点、脉弦涩为证治要点。

2. 用于冠心病、脑血管栓塞后遗症等属气虚血滞、脉络瘀阻证者。

【用法用量】口服，一次2~4粒，一日3次，或遵医嘱。

【剂型规格】胶囊，0.4g/粒。

少腹逐瘀丸

【处方来源】《医林改错》

【药物组成】当归、白芍、川芎、熟地黄、甘草、肉桂、干姜、没药（制）、延胡索（醋制）、香附（醋制）、蒲黄、五灵脂。

【功能主治】活血散寒，调经止痛。用于月经不调，痛经，小腹胀痛，腰腿酸痛。

【方解】方中当归、川芎、赤芍、熟地四味药养血活血，调经止痛，共为方中主药。辅以肉桂、干姜温经暖宫、调养冲任；蒲黄、五灵脂、丹皮、没药、元胡活血祛瘀，止痛生新。炙甘草调和诸药。诸药合用，以奏温养冲任，理气活血，化瘀止痛之功。

【临床应用】1. 用于血瘀寒凝所致的月经不调等。以痛经、带下白淫、倦怠乏力为证治要点。

2. 临床用于子宫发育不良、宫颈炎、阴道炎、痛经、节育器所致淋漓出血、人工流产后伴小腹胀痛、排卵期出血、更年期综合征、子宫异位症等。

【用法用量】口服，一次9g，一日2次，或遵医嘱。孕妇慎用。

【剂型规格】大蜜丸，9g/丸。

艾附暖宫丸

【处方来源】《仁斋直指》

【药物组成】艾叶（炭）、香附、吴茱萸、桂枝、肉桂、当归、川芎、白芍（酒炒）、地黄、黄芪（蜜炙）、续断。

【功能主治】活血散寒，调经止痛。用于子宫虚寒，月经不调，痛经，小腹胀痛，腰酸带下。

【方解】方中黄芪补气健脾，以资气血生化之源；吴茱萸、桂枝散寒止痛，通利血脉；当归、川芎、白芍、生地活血祛瘀，养血调经，共为方中主药。辅以肉桂、续断温肾壮阳，鼓舞气血，温养冲任；香附疏肝理气，以达行气活血之功，并防诸药补而滞气之弊。诸药合用，以奏补气养血，温养冲任，理气活血，除湿止带之功。

【临床应用】1. 用于下焦寒凝血瘀所致的痛经、月经不调，症见经行错后、经量少有血块、行经小腹冷痛、喜暖。

2. 临床用于子宫发育不良、宫颈炎、阴道炎、痛经、节育器所致淋漓出血、人工流产后小腹胀痛、排卵期出血、更年期综合征、不孕症、子宫内膜异位症等。

【用法用量】口服，一次6g，一日2次，或遵医嘱。

【剂型规格】棕黑色的浓缩蜜丸，6g/袋。

生 化 丸

【处方来源】《傅青主女科》

【药物组成】当归、川芎、桃仁、炮姜、炙甘草。

【功能主治】化瘀生新，温经止痛。用于产后瘀血腹痛。症见恶露不行，小腹冷痛，脉迟细或弦。

【方解】方中全当归补血活血，化瘀生新，温经散寒为君药；川芎、桃仁活血行气，化瘀止痛，共为臣药；炮姜温经止痛，黄酒温通血脉而活血，更用童便益阴化瘀，引败血下行，共为佐药；炙甘草调和诸药为使。诸药合用，以奏化瘀生新，温经止痛之功。

【临床应用】

1. 妇女产后诸症　以产后恶露不行，小腹冷痛，舌淡苔白，脉弦涩为证治要点。

2. 流产后胎盘残留、产后子宫复旧不良、慢性子宫内膜炎、子宫肥大及子宫肌瘤、宫外孕等属寒邪凝滞，瘀阻胞宫者。

【用法用量】口服，一次9g，一日2次，或遵医嘱。

【剂型规格】水蜜丸，9g/袋。

桂枝茯苓丸

【处方来源】《金匮要略》

【药物组成】桂枝、茯苓、芍药、牡丹皮、桃仁(去尖)。

【功能主治】活血化瘀，缓消癥块。用于妇人宿有癥块，或血瘀经闭，行经腹痛，产后恶露不尽。

【方解】方中桂枝温通经脉而行瘀滞为君药；桃仁为化瘀消癥之要药，丹皮既能散血行瘀，又能清退瘀久所化之热，芍药微寒，能和血养血，共为臣药；茯苓甘淡性平，能消痰利水，渗湿健脾，以助消癥之力为佐药。以白蜜为丸，取其和缓诸药破泄之力，为使药。诸药共奏活血化瘀，缓消癥块之效。

【临床应用】

1. 本方为瘀血阻滞胞宫、妊娠胎动不安、漏下不止的常用方。以下血色黑晦暗、腹痛拒按为证治要点。

2. 常用于子宫内膜炎、子宫肌瘤、附件炎、卵巢囊肿等属瘀血阻滞胞宫者。

【用法用量】口服，一次3~9g，一日2次，或遵医嘱。

【剂型规格】水蜜丸，3g/丸。

乳块消片

【处方来源】《中华人民共和国药典》2015年版

【药物组成】橘叶、丹参、皂角刺、王不留行、川楝子、地龙。

【功能主治】疏肝理气，活血化瘀，消散乳块。用于肝气郁结，气滞血瘀，乳腺增生，乳房胀痛。

【方解】方中橘叶疏肝理气，解郁散结；丹参活血祛瘀，通络止痛，共为主药。辅以川楝子加强疏肝行气止痛作用；王不留行增强活血通络、消肿的作用。佐以地龙清热通络；皂角刺托毒消肿。诸药合用共奏疏肝理气、活血化癖、消散乳块之功效。

【临床应用】

1. 用于肝气郁结，气滞血瘀，乳腺增生，乳房胀痛。以经前痛甚为证治要点。

2. 临床用于治疗乳房胀痛、乳腺增生。

【用法用量】口服，一次4~6片，一日3次或遵医嘱。

【剂型规格】片剂，0.35g/片。

二、止血类中成药

槐角丸

【处方来源】《太平惠民和剂局方》

【药物组成】槐角、地榆(炭)、黄芩、枳壳(炒)、当归、防风。

【功能主治】清肠疏风，凉血止血。用于肠风便血，痔疮肿痛。

【方解】方中以槐角、地榆炭为主药，清热凉血止血。辅以黄芩清热祛湿。佐以防风祛风除湿，枳壳理气行滞宽肠，当归养血活血。诸药相配，以奏清肠疏风、凉血止血之功。

【临床应用】

1. 热证便血　以血色鲜红、舌红、脉数为证治要点。

2. 用于慢性结肠炎、肛裂、痔疮、细菌性痢疾、阿米巴痢疾、消化道出血等。

【用法用量】口服，一次1丸，一日2次。

【剂型规格】大蜜丸，9g/丸；

十灰丸

【处方来源】《十药神书》

【药物组成】大蓟(炒炭)、小蓟(炒炭)、茜草(炒)、栀子(炒炭)、牡丹皮(炒炭)、棕榈(煅炭)、侧柏叶(炒

炭)、白茅根(炒炭)、大黄(炒炭)、荷叶(煅炭)。

【功能主治】凉血止血。血热妄行，用于吐血，衄血，血崩，一切出血不止诸症。

【方解】方中以大小蓟、侧柏叶、白茅根、荷叶为主药，清热凉血止血。辅以栀子、大黄清热泻火，凉血止血，并折其上逆之势，使气清火降而血止。佐以茜草、丹皮凉血散瘀止血，以防血止留瘀；棕榈收涩止血。诸药烧炭存性，可加强收涩止血之功。综观全方，凉血与清降并用，止血与化瘀兼顾，为一首急救止血良方。

【临床应用】

1. 热证出血　对于来势急暴之上部出血，可作应急之用，以血色鲜红，舌红脉数为证治要点。
2. 临床用于肺结核、气管扩张所致的出血、消化道溃疡出血等。

【用法用量】口服，一次 3~9g，一日 1~2 次或遵医嘱。

【剂型规格】水丸，3g/ 丸。

七厘胶囊

【处方来源】《中华人民共和国药典典》2015 年版

【药物组成】血竭、乳香(制)、没药(制)、红花、儿茶、冰片、人工麝香、朱砂。

【功能主治】化瘀消肿，止痛止血。用于跌仆损伤，血瘀疼痛，外伤出血等。

【方解】因跌打损伤，筋骨折断，血离经脉，瘀积不散，血脉不通则肿痛。治当活血祛瘀为先，因血不活则瘀不去，瘀不去则骨不能接。故以乳香、没药、血竭、儿茶、红花活血祛瘀，消肿；麝香、冰片行气通络，止痛；瘀肿化热，以冰片、儿茶凉血消肿，痛、热易扰动心神，故加朱砂重镇清心安神。

【临床应用】

1. 功专散瘀接骨　主治一切跌打损伤、骨折、筋伤、脱位早中期瘀血肿痛者。
2. 临床亦可用于冠心病、中毒性心肌炎、肝炎、胁痛等属血瘀热郁者。

【用法用量】口服。一次 2~3 粒，一日 1~3 次。

【剂型规格】胶囊剂，0.5g/ 丸。

病例导学

患者，男，59 岁，作家。常年伏案书写，近日因工作不顺，突然感觉胃部作痛，时发时止，呈绞痛状，呼吸急促，不敢平卧，即去某医院就诊，医生诊断为胃脘痛，予良附丸治疗。1d 后病情加重，脘痛转为胸痛彻背，固定不移，活动痛甚，伴有心悸不宁，夜不能寐，舌紫黯，且有瘀点，脉沉涩。

问题：1. 根据患者临床表现进行辨证？
2. 确定治法。
3. 选用适合的中成药。

第八节　安神中成药与方解

天王补心丸

【处方来源】《摄生秘剖》

【药物组成】地黄、当归、五味子、麦冬、天冬、柏子仁、丹参、石菖蒲、人参、茯苓、玄参、远志(制)、酸枣仁(炒)、桔梗、甘草、朱砂。

【功能主治】滋阴，养血，补心安神。用于心阴不足，阴虚血少，虚火内扰所致心悸怔忡，失眠健忘，心烦梦遗，大便干燥，口舌生疮，舌红少苔，脉细数。

【方解】方中以生地黄、玄参、天冬、麦冬滋阴增液，壮水制火，清热除烦为主药。辅以丹参、当归清心除烦，养血活血。佐以人参、五味子益心气，养心阴，安心神；酸枣仁、柏子仁、茯苓、远志、菖蒲养心开窍，宁心安神；使以桔梗载药上行以养心；朱砂镇心安神；甘草调和诸药。诸药相配，以奏滋阴养

血，补心安神之功。

【临床应用】

1. 本方用治思虑过度，心肾阴血亏耗，心失所养，虚火上炎所致神志不安证。以心悸失眠，手足心热，舌红少苔，脉细数为证治要点。

2. 临床用于低血压、神经衰弱、失眠、精神病、荨麻疹、甲状腺功能亢进症、更年期综合征、慢性结膜炎、阵发性心动过速、心肌炎、肺结核、高血压病等。

【用法用量】成人一次 1 丸，一日 2 次。儿童酌减。

【剂型规格】大蜜丸，9g/ 丸。

柏子养心丸

【处方来源】《证治准绳》

【药物组成】柏子仁、党参、远志（制）、酸枣仁、肉桂（蒸）、五味子（蜜炙）、甘草、茯苓、黄芪（蜜炙）、川芎、当归、半夏曲、朱砂。

【功能主治】养血补心，益气安神。用于心气不足，阴血虚亏而致失眠多梦，心悸怔忡，易惊，神疲乏力，健忘，气短自汗，畏寒懒言等。

【方解】方中以黄芪、党参、当归、白芍益心气，养心血为主药。辅以柏子仁、酸枣仁、五味子益气敛阴，养心安神；茯苓、远志、朱砂宁心定志，益智安神。佐以半夏曲和胃醒脾以助运；肉桂助阳温中，鼓舞气血。使以炙甘草益气健脾，调和诸药。诸药相伍，以奏益气养心，补血宁神，益智安志之功。

【临床应用】

1. 本方用心气不足，阴血虚亏而致神志不安证。以心悸失眠，易惊神疲，脉虚为证治要点。

2. 临床用于神经衰弱、精神分裂症、更年期综合征、甲状腺功能亢进症等。

【用法用量】成人一次 1 丸，一日 2 次。儿童酌减。

【剂型规格】大蜜丸，9g/ 丸。

甜 梦 胶 囊

【处方来源】《中华人民共和国药典》2015 年版

【药物组成】刺五加、蚕蛾、党参、砂仁、山楂、炙淫羊藿、茯苓、法半夏、山药、黄精、桑椹、黄芪、枸杞子、地黄、陈皮、马钱子（制）、泽泻。

【功能主治】益气补肾，健脾和胃，养心安神。用于头晕耳鸣，视减听衰，失眠健忘，食欲不振，腰膝酸软，心慌气短。

【方解】方中以黄芪、党参、山药、黄精益气，刺五加、桑椹、地黄养血安神，枸杞子、淫羊藿、蚕蛾补肾，党参、半夏、陈皮、茯苓、山楂、砂仁健脾和胃。泽泻泄浊，马钱子止痛通络；诸药相配，共奏益气补肾，健脾和胃，养心安神之功。

【临床应用】

1. 本方用治劳累过度，脾胃失和，心肾亏耗，心失所养所致神志不安证。以头晕耳鸣，视减听衰，失眠健忘，食欲不振，腰膝酸软，心慌气短，舌淡苔白腻，脉虚为证治要点。

2. 用于自主神经功能紊乱、失眠、中风后遗症；对脑功能减退，冠状血管疾患、脑血管栓塞及脱发也有一定疗效。

【用法用量】成人一次 3 粒，一日 2~3 次。

【剂型规格】硬胶囊，0.4g/ 粒

病例导学

患者，女，42 岁，公务员。失眠 1 年。伴有心悸，健忘，心烦多梦，纳差，神疲，大便干燥，口干苦，口腔溃疡，舌红少苔，脉细数。

问题：1. 根据患者临床表现进行辨证？

2. 确定治法。

3. 选用适合的中成药。

第九节 祛痰中成药与方解

一、燥湿化痰类

二 陈 丸

【处方来源】《太平惠民和剂局方》

【药物组成】陈皮、半夏(制)、茯苓、甘草。

【功能主治】燥湿化痰,理气和胃。用于湿阻中焦、胃失和降,见咳嗽痰多,胸脘胀闷,恶心呕吐,苔白腻。

【方解】方中以半夏为主药,燥湿化痰,降逆止呕。辅以陈皮理气和中,醒脾化湿,使气顺痰消。佐以茯苓健脾渗湿,以杜绝生痰之源。使以甘草和中化痰,调和诸药。诸药相合,以奏燥湿化痰,理气和胃之功。

【临床应用】

1. 本方为治湿痰证的主方 咳嗽痰多,色白易咳,苔白腻,脉滑为证治要点。
2. 临床用于慢性萎缩性胃炎、重型毛细支气管炎、癫痫、糖尿病、小儿抽动秽语综合征、神经官能症等属于湿痰所致者。

【用法用量】口服,成人一次 9~15g,一日 2 次,儿童酌减。

【剂型规格】水丸,3g/50 粒。

二、清热化痰类

蛇胆川贝散

【处方来源】《中华人民共和国药典》2015 年版

【药物组成】蛇胆汁、川贝母。

【功能主治】清肺,止咳,除痰。痰稠色黄,咳痰不爽,气喘,舌红苔黄腻,脉滑数。

【方解】方中以蛇胆汁为主药,清热化痰。辅以川贝清热化痰,润肺止咳。二药相配,以奏清热润肺,化痰止咳之功。

【临床应用】

1. 本方为治热痰证之主方 以咳嗽,痰稠色黄,苔黄腻,脉滑数为证治要点。
2. 用于慢性支气管炎、上呼吸道感染、百日咳、慢性咽炎、复发性口疮等。

【用法用量】口服,成人一次 0.3~0.6g,一日 2~3 次。

【剂型规格】散剂,0.3g/ 瓶。

止咳橘红口服液

【处方来源】《中华人民共和国药典》2015 年版

【药物组成】化橘红、陈皮、茯苓、瓜蒌皮、地黄、麦冬、石膏、苦杏仁(去皮炒)、法半夏、紫苑、桔梗、紫苏子(炒)、款冬花、知母、甘草。

【功能主治】清肺,止咳,化痰。用于引起的咳嗽痰多,胸满气短,咽干喉痒。

【方解】方中以石膏、知母、瓜蒌皮清泻肺热为主药。辅以化橘红、陈皮、法夏、茯苓燥湿化痰。与主药相配,共起清热化痰之功;然肺气宜宣降,故配以杏仁、苏子宣降肺气以平喘咳。佐以麦冬、地黄滋阴润燥,以防诸药燥湿伤阴之弊;紫苑、款冬花润肺止咳,桔梗配甘草宣肺利咽止咳。使以甘草和中,调和诸药,诸药合用,以奏清肺、化痰、止咳之功。

【临床应用】

1. 本方为治痰热阻肺证之主方 以咳嗽,痰稠色黄,胸满气短,苔黄腻,脉滑数为证治要点。
2. 临床用于感冒咳嗽、支气管炎、肺炎等。

【用法用量】口服,成人一次 10ml,一日 2~3 次。儿童用量遵医嘱。

【剂型规格】口服液，10ml/ 支。

三、润肺化痰类

养阴清肺膏

【处方来源】《重楼玉钥》

【药物组成】地黄、麦冬、玄参、川贝母、白芍、牡丹皮、薄荷、甘草。

【功能主治】养阴润燥，清肺利咽。用于阴虚肺燥，咽喉干痛，干咳少痰，或痰中带血。

【方解】方中以生地、玄参为主药，滋阴清热，凉血解毒。辅以麦冬养阴润肺；白芍敛阴血，助主药养阴润燥。佐以丹皮清热解毒，凉血消肿；川贝母润燥化痰，解毒散结；薄荷清宣利咽。使以甘草清热解毒。调和诸药。

【临床应用】

1. 本方为治燥咳证之主方 以干咳少痰，咽喉干痛，苔白而干为证治要点。

2. 临床用于白喉、扁桃体炎、慢性咽炎、鹅口疮、牙周炎、颈淋巴结核、小儿热病后期口腔溃疡、慢性唇炎等。

【用法用量】口服，一次 10~20g，一日 2~3 次。

【剂型规格】煎膏剂，30g/ 瓶、60g/ 瓶、120g/ 瓶。

川贝雪梨膏

【处方来源】《中华人民共和国药典》2015 年版

【药物组成】梨浸膏、川贝母、麦冬、百合、款冬花。

【功能主治】润肺止咳，生津利咽。用于阴虚肺热，咳嗽，喘促，口燥咽干。

【方解】方中川贝润肺止咳化痰；雪梨膏清肺润燥，生津利咽为主药。辅以麦冬、百合养阴润燥，清虚火，除烦热。佐以款冬花润肺止咳。诸药合用，以奏润肺止咳，生津利咽之功。

【临床应用】

1. 本方为经验方，本方为治阴虚肺热咳嗽证之主方。以干咳少痰，咽喉干痛，苔白而干为证治要点。

2. 临床用于感冒咳嗽、支气管炎、慢性咽喉炎、扁桃体炎等。

【用法用量】口服，一次 15g，一日 2 次。儿童酌减。

【剂型规格】煎膏剂，30g/ 瓶、60g/ 瓶、120g/ 瓶。

四、温肺化痰类

半夏止咳糖浆

【处方来源】《中华人民共和国药典》2015 年版

【药物组成】制半夏、枇杷叶、远志、款冬花、桔梗、麻黄、陈皮、甘草。

【功能主治】止咳化痰。风寒咳嗽，痰多气逆等。其表现为咳嗽声重，气急，咽痒，咳痰稀薄色白，恶寒发热。

【方解】麻黄、薄荷、桔梗具有解表、宣肺、利咽的作用；远志、半夏、杏仁、紫菀具有止咳化痰的作用；枇杷叶、陈皮、枳壳能降气化痰，诸药合用，共奏止咳化痰之功。

【临床应用】

1. 本方为治风寒咳嗽，痰多气逆主方。以咳嗽声重，咳痰稀薄色白，舌苔白厚，脉浮紧有力为证治要点。

2. 临床支气管扩张、肺脓疡、肺心病、肺结核属风寒咳嗽者，均可应用。

【用法用量】口服，成人每服 20ml，一日 3 次。儿童酌减。

【剂型规格】糖浆，100~150ml/ 瓶。

控 涎 丸

【处方来源】《三因极一病证方论》

【药物组成】甘遂（醋制）、红大戟、白芥子。

【功能主治】涤痰逐饮。用于痰涎水饮停于胸膈，胸胁隐痛，咳喘痛甚，痰不易出。

【方解】方中以白芥子为主药，通络散结，利气豁痰，温肺化饮。辅以甘遂、大戟泻水逐饮，以助白芥子祛痰散结之功。诸药相配，涤痰逐饮之力峻。

【临床应用】

1. 本方为治痰涎水饮停于胸膈证之主方。以胸胁隐痛，咳喘痛甚，为证治要点。

2. 临床用于渗出性胸膜炎、神经衰弱症、肺源性心脏病、过敏性结肠炎、顽固性便血、坐骨神经痛、雀斑、咽喉急症、呕吐、腹内奇痒等属痰饮水停证。

【用法用量】口服，用温开水或枣汤、米汤送服，一次 1~3g，一日 2 次。

【剂型规格】糊丸，5g/30 粒。

五、治风化痰类

医 痫 丸

【处方来源】《景岳全书》

【药物组成】生白附子、天南星（制）、半夏（制）、猪牙皂、僵蚕（炒）、乌梢蛇（制）、蜈蚣、全蝎、白矾、雄黄、朱砂。

【功能主治】祛风化痰，定痫止搐。用于诸痫时发，两目上窜，口吐涎末，抽搐昏迷。

【方解】方中白附子、天南星、半夏祛风化痰，定痫止搐为主药。辅以猪牙皂、白矾燥湿祛痰，开窍；全蝎、蜈蚣、僵蚕、乌梢蛇息风止痉，通络化痰。佐以雄黄豁痰解毒、辟秽开窍；朱砂清心镇惊。诸药合用，以奏祛风化痰，定痫止搐之功。

【临床应用】

1. 本方为治痫证发作时，证属痰热者为宜。以舌苔白腻微黄，或脉滑略数为证治要点。

2. 临床用于癫痫、狂躁型精神病等。

【用法用量】口服，一次 3g，一日 2~3 次，小儿酌减。

【剂型规格】水丸，3g/50 粒。

半夏天麻丸

【处方来源】《医学心悟》

【药物组成】法半夏、天麻、黄芪（蜜炙）、人参、苍术（米泔炙）、白术（麸炒）、茯苓、陈皮、泽泻、六神曲（麸炒）、麦牙（炒）、黄柏。

【功能主治】健脾祛湿，化痰息风。用于脾虚聚湿生痰，眩晕，头痛，如蒙如裹，胸脘满闷。

【方解】半夏燥湿化痰，降逆止呕，天麻平肝息风而止眩晕为君；白术健脾燥湿，茯苓健脾渗湿，共为臣药；橘红理气化痰，和胃止呕为佐药；甘草、生姜、大枣能和中、调药。

【临床应用】

1. 本方为风痰眩晕之代表方　眩晕、头痛、胸闷，口淡，舌苔白滑，脉弦滑。

2. 癫痫、鼻窦炎、结核性脑膜炎、高血压病、神经衰弱、耳源性眩晕、神经性眩晕、慢性支气管炎、肺气肿、支气管哮喘等属于风痰上扰者。

【用法用量】口服，每服 6g，日服 3 次。

【剂型规格】水丸，6g/ 袋。

案例导学

患者，男，35 岁，教师。素有咳嗽痰多，近半月来右胁疼痛，咳嗽吐白痰，过午至夜发热，体温在 37.8℃左右波动，伴有胸闷，纳呆，乏力，大便稍干。舌质红，苔黄腻，脉弦细数。

问题：1. 根据患者临床表现进行辨证？

2. 确定治法。

3. 选用适合的中成药。

第十节　消食中成药与方解

保　和　丸

【处方来源】《丹溪心法》

【药物组成】焦山楂、六神曲（炒）、半夏（制）、茯苓、陈皮、连翘、莱菔子（炒）、麦芽。

【功能主治】消食导滞，和胃。用于食积停滞，脘腹胀满，嗳腐吞酸，不欲饮食。

【方解】方中以山楂消食化积为主药。辅以神曲化腐消食积，助运化；莱菔子下气消痰；麦芽消乳化积，疏肝健胃。佐以半夏、茯苓、陈皮燥湿化痰，理气和中止呕；连翘清热散结，以除郁热。诸药合用，以奏消食导滞，和胃化积之功。

【临床应用】

1. 本方为消导平剂，是治疗一切食积轻证的常用方　以脘腹胀满，嗳腐厌食，苔厚腻，脉滑为证治要点。

2. 临床用于消化不良、胃肠炎、慢性萎缩性胃炎、肝炎、慢性胆囊炎、小儿便秘、介入后胃肠道反应等属食积停滞者。

【用法用量】口服、一次1袋，一日2次，小儿酌减。

【剂型规格】水丸，12g/袋

健　脾　丸

【处方来源】《证治准绳》

【药物组成】人参、茯苓、白术（炒）、甘草、山楂取肉（炒）、神曲（炒）、麦芽、木香、砂仁、陈皮、山药、肉豆蔻、黄连（酒炒）。

【功能主治】健脾消食。脾胃虚弱，饮食内停。症见食少难消，脘腹痞闷，大便溏薄，苔腻略黄，脉象虚弱等。

【方解】本方证是由脾虚不运，饮食内停，气机受阻，积久化热所致，方中人参、茯苓、白术、甘草补气健脾，兼以祛湿；山楂、神曲、麦芽消食化滞；木香、砂仁、陈皮理气和胃；山药、肉豆蔻健脾止泻；黄连清热燥湿。诸药合用，使食积得消、脾虚得健。因本方以健脾为主，故方名“健脾”。

【临床应用】

1. 本方为脾虚食滞之要方　临床以脘腹痞闷、食少难消、苔腻微黄、脉象虚弱为证治要点。

2. 临床用慢性胃炎、慢性肠炎、肠功能紊乱、消化不良、过敏性结肠炎等属脾虚食滞者。

【用法用量】每服6~9g，温开水送下，一日3次。

【剂型规格】糊丸或水泛为丸，12g/袋。

枳实导滞丸

【处方来源】《内外伤辨惑论》

【药物组成】大黄、枳实（麸炒）、六神曲（炒）、白术（炒）、黄连（姜汁炒）、黄芩、茯苓、泽泻。

【功能主治】消导化积，清热祛湿。湿热食积，内阻肠胃。症见脘腹胀痛，不思饮食，下痢泄泻，或大便秘结，小便短赤，舌苔黄腻，脉沉有力。

【方解】本方所治之证，乃湿热食积内阻肠胃所致。食积内停，气机壅塞，故而脘腹胀满疼痛。食积不消，湿热不化，故大便泄泻，甚或下痢。若热壅气阻，又可大便秘结。治亦消积导滞，清热祛湿。方中以大黄为君，攻积泄热，使积热从大便而下；以枳实为臣，行气消积，而除脘腹之胀满；佐以黄连、黄芩，清热燥湿，又可厚肠止痢。茯苓、泽泻利水渗湿，且可止泻；白术健脾燥湿，使攻积而不伤正；神曲消食化湿，使食消则脾胃和。诸药相伍，积去食消，湿化热清，诸症自解。此方用于泄泻、下痢，亦属“通因通用”之法。泄痢而无积滞者，不可妄投。

【临床应用】

1. 治疗湿热食积内阻肠胃之方　临床以脘腹胀痛、不思饮食、舌苔黄腻、脉沉有力为证治要点。

2. 加减运用　若食积较重者，可加麦芽、焦山楂、三棱以消食和胃；若兼见脾虚食滞者，加党参、黄芪以健脾消食；大便不爽者，可加白芍、当归、木香以调和气血；大便次数偏多者，可酌加制附片、炮姜

以温阳止泻。

3. 现代研究　常用于功能性消化不良、肠麻痹、便秘、细菌性痢疾、慢性肠炎、慢性胃炎见有上述证候者。

【用法用量】每服 6~9g，一日 2 次，空腹温开水送服，小儿酌减。

【剂型规格】水泛小丸，12g/ 袋。

案例导学

患者，男，16 岁，学生。昨晚与同学聚餐后出现脘腹胀满、恶心，呕吐 2 次，自服藿香正气丸，今晨起见纳差腹痛，大便黏滞酸臭，口气酸腐素。舌质红，苔厚腻，脉滑数。

问题：1. 根据患者临床表现进行辨证？

2. 确定治法。

3. 选用适合的中成药。

（曹惠英）

第十一节　平肝息风中成药与方解

天麻钩藤颗粒

【处方来源】《卫生部药品标准·中药成方制剂分册》

【药物组成】天麻、钩藤、石决明、栀子、黄芩、牛膝、杜仲（盐炙）、益母草、桑寄生、首乌藤、茯苓。

【功能主治】平肝息风，清热安神。

【方解】肝阳上亢，阳热上扰清窍，故头痛、耳鸣、眼花；肝风内动，故肢体震颤；热扰心神，故失眠多梦。天麻、钩藤、石决明平肝潜阳，为方中主药。栀子、黄芩清热泻火，使肝热不亢，是为辅药。益母草、牛膝活血利尿，引血下行；杜仲、桑寄生补益肝肾；夜交藤、茯苓安神定志，俱为佐使药。诸药合用共奏平肝息风，益肾潜阳，清热安神之功。

【临床应用】用于肝肾阴虚、肝阳上亢等引起的头痛、耳鸣、眼花、肢体震颤、失眠。

【剂型规格】颗粒剂，每袋装 10g。

【用法用量】开水冲服，1 次 10g，一日 3 次，或遵医嘱。

全天麻胶囊

【处方来源】《中华人民共和国药典》

【药物组成】天麻。

【功能主治】平肝，息风，止痉。

【方解】肝阳上亢则头晕头痛；肝风内动则肢体麻木，癫痫抽搐。天麻味甘性平，有平肝潜阳，息风止痉，通络止痛之功。故可用治上述诸症。

【临床应用】用于头晕头痛，肢体麻木，癫痫抽搐。

【剂型规格】胶囊剂，每粒装 0.5g。

【用法用量】口服，1 次 2~6 粒，一日 3 次。

镇脑宁胶囊

【处方来源】《卫生部药品标准·新药转正标准》

【药物组成】川芎、藁本、细辛、白芷、水牛角浓缩粉、丹参、猪脑粉等。

【功能主治】息风通络，安脑止痛。

【方解】肝风内动，瘀血内阻则脑窍失养，故见恶心、呕吐、视物模糊、肢体麻木、头昏耳鸣。方中水牛角为主药，清肝热，凉血息风。配川芎、丹参活血祛瘀。细辛、白芷散风通络止痛。藁本、猪脑粉引经上达于脑。各药相合，肝风得息，脑窍得通，诸症即愈。

【临床应用】用于风气内动，脑络不通，伴有恶心呕吐、视物模糊、肢体麻木、头昏耳鸣等症，及高血压、动脉硬化、血管神经性头痛见上述证候者。

【剂型规格】胶囊剂，每粒装0.3g。

【用法用量】口服，1次4~5粒，一日3次。

天麻头痛片

【处方来源】《卫生部药品标准·中药成方制剂分册》

【药物组成】天麻、白芷、川芎、荆芥、当归乳香（醋制）。

【功能主治】养血祛风，散寒止痛。

【方解】天麻又名定风草，是治疗头风头痛的首选药，配补药可治内风，伍发表药可治外风。本品以天麻为方中主药，辅以当归、川芎、乳香养血活血化瘀，白芷、荆芥疏风散寒止痛。诸药相合，既治内伤血虚、血瘀头痛，又治外风日久不解的风寒头痛。

【临床应用】用于血虚夹风及血瘀生风等各种头痛。

【剂型规格】片剂。

【用法用量】口服，1次4~6片，一日3次。

降脂灵片

【处方来源】《卫生部药品标准·中药成方制剂分册》

【药物组成】制何首乌、枸杞子、黄精、山楂、决明子。

【功能主治】补肝益肾，养血，明目，降脂。

【方解】方中何首乌、枸杞子、黄精滋补肝肾，养血固精；决明子清肝明目；山楂化瘀通脉。全方组合，补通结合，补而不滞。对肝肾两虚、精血不足、血行瘀滞之高脂血症患者有效。

【临床应用】用于肝肾阴虚、头晕、目昏、须发早白、高脂血症。

【剂型规格】片剂。

【用法用量】口服，1次5片，一日3次。

第十二节　开窍中成药与方解

安宫牛黄丸

【处方来源】《温病条辨》

【药物组成】牛黄、水牛角、黄连、黄芩、栀子、朱砂、珍珠、麝香、冰片、雄黄、郁金。

【功能主治】清热开窍，镇心安神。

【方解】本品所治的神昏谵语，是因邪热内陷，逆传心包，痰热蒙蔽心窍所致。热邪内闭，则见高热烦躁；痰热阻闭心窍，则见神昏谵语。方中牛黄、水牛角凉血清热解毒，二药相合，清心泄热为主药；以黄连、黄芩、栀子助主药清泻心包之火；辅以麝香、冰片、郁金通窍开闭，苏醒神志；配雄黄辟秽解毒；用朱砂、珍珠镇心安神解毒。诸药合用，共奏清心解热，豁痰开窍之效。

【临床应用】由热邪内陷，传入心包引起高热不退，烦躁不安，神昏谵语，浊痰壅盛，以及小儿急热惊风，或中风痰热内闭等证。

【剂型规格】大蜜丸，每丸重3g。散剂，每瓶装1.6g。片剂，每片重0.3g。

【用法用量】蜜丸：口服，1次1丸，每日1次；小儿3岁以内1次1/4丸，4~6岁1次1/2丸。散剂：口服，1次1.6g，每日1次；小儿3岁以内1次0.4g，4~6岁1次0.8g。片剂：1次5~6片，每日1次；3岁以内小儿1次1~2片，4~6岁1次3片，或遵医嘱。孕妇慎用。

局方至宝散

【处方来源】《太平惠民和剂局方》

【药物组成】牛黄、水牛角、玳瑁、麝香、安息香、冰片、雄黄粉、朱砂粉、琥珀粉。

【功能主治】开窍镇惊，清热解毒。

【方解】由于痰热内闭，扰及心神，痰浊蒙闭心窍，故见高热不退，神昏谵语，痉厥抽搐等症。治以

化浊开窍为主，清热解毒为辅。方中以牛黄、水牛角、玳瑁清热解毒，以排除内扰心包之热邪，且牛黄有豁痰定惊之功，水牛角凉血解毒，玳瑁息风止痉。以麝香、冰片、安息香芳香化浊，开窍醒脑。佐朱砂、琥珀镇心安神。配雄黄辟秽解毒。综观本方具有开窍安神，清热解毒的功效。

【临床应用】中暑，中恶（感受秽浊之气，忽然昏倒，气机闭塞），中风，热病由于痰热内闭引起高热烦躁，痰盛气粗，神昏谵语，痉厥，以及小儿急热惊风等证。

【剂型规格】散剂，每瓶装 2g。大蜜丸，每丸重 3g。

【用法用量】散剂：口服，1 次 2g，每日 1 次；小儿 3 岁以内 1 次 0.5g，4~6 岁 1 次 1g；或遵医嘱。蜜丸：口服，1 次 1 丸，每日 1 次，小儿遵医嘱。孕妇忌服。

紫雪丹

【处方来源】《太平惠民和剂局方》

【药物组成】生寒水石、生石膏、生磁石、滑石、羚羊角、水牛角、麝香、木香、沉香、丁香、玄参、升麻、甘草、芒硝、硝石、朱砂。

【功能主治】开窍解痉，清热解毒。

【方解】本品所治热邪内陷，扰及心包兼有热极动风之象，故以高热痉厥为主症。方中以生寒水石、生石膏、滑石大寒之品，清热泻火，除烦止渴；以羚羊角清肝热，息风定搐，以解痉厥；以水牛角清心热，凉血，以解热毒，以上均为方中主药。辅以麝香芳香开窍，苏醒神志。佐以玄参、升麻、甘草养阴生津清热。以青木香、丁香、沉香宣通气机。以芒硝、硝石泄热散结，通大便。配朱砂、生磁石重镇安神。诸药配合，具有清热解毒，开窍安神，解痉息风之功。

【临床应用】温热病邪热内陷，传于心包所引起高热烦躁，神昏谵语，抽搐痉厥，口渴喜饮，唇焦舌干，尿赤便秘，以及小儿痉厥属于热盛者。

【剂型规格】散剂，每瓶装 1.5g。

【用法用量】口服，1 次 1.5~3g，一日 2 次；周岁小儿 1 次 0.3g，5 岁以内小儿每增 1 岁，递增 0.3g，每日 1 次；5 岁以上小儿酌情服用。孕妇禁用。

神犀丹

【处方来源】《温热经纬》

【药物组成】水牛角、生地黄、玄参、黄芩、连翘、板蓝根、紫草、天花粉、淡豆豉、石菖蒲、忍冬藤。

【功能主治】清热，凉血，解毒。

【方解】温疫时邪，邪热入营，热深毒重，故见上述诸症。方中以水牛角、生地黄、玄参清营凉血。以黄芩、忍冬藤、连翘、板蓝根、紫草、天花粉等清热解毒，共起清解血分毒热的作用。又以淡豆豉清宣郁热，透邪外出。配石菖蒲芳香辟秽化浊，宣通窍闭。综观本方，重在清热解毒，兼以凉血开窍。

【临床应用】由温疫热邪引起高热不退，痉厥神昏，谵语发狂，口糜咽烂，舌色紫绛，及斑疹毒盛等证。

【剂型规格】水丸。

【用法用量】口服，1 次 12g，一日 2 次，小儿酌减。

清开灵口服液

【处方来源】《中华人民共和国药典》

【药物组成】胆酸、珍珠母、猪去氧胆酸、栀子、水牛角、板蓝根、黄芩苷、金银花。

【功能主治】清热解毒，镇惊安神。

【方解】本品以清热解毒为主。方中水牛角、胆酸清热解毒，凉血清心，开窍醒神，为主药。辅以板蓝根、栀子、黄芩、金银花清热解毒，泻火除烦。珍珠母清心肝之热，镇心安神。诸药组合，清热解毒，开窍醒神。除用于热病高热不退外，亦常用于各种感染性疾病所致的高热、神昏痉厥等。

【临床应用】用于外感风热时毒，火毒内盛所致高热不退，烦躁不安，咽喉肿痛，舌质红绛，苔黄，脉数者；亦可用于上呼吸道感染、病毒性感冒、急性化脓性扁桃体炎、急性咽炎、急性气管炎、高热等属上述证候者。

【剂型规格】口服液，每支装 10ml。注射剂，每支装 2ml（或 5ml，或 10ml）。颗粒剂，每袋装 3g。胶囊剂，每粒装 0.25g。

【用法用量】口服液：口服，1 次 20~30ml，一日 2 次；儿童酌减。注射剂：肌内注射，1 次 2~4ml；重症患者使用注射剂静脉滴注：1 日 20~40ml，以 10% 葡萄糖注射液 200ml 或生理盐水注射液 100ml 稀

释后使用。颗粒剂:口服,1次3~6g,1日2~3次.儿童酌减或遵医嘱。胶囊剂:口服,1次2~4粒,一日3次,儿童酌减或遵医嘱。

醒脑静注射液

【处方来源】《卫生部药品标准·中药成方制剂分册》

【药物组成】麝香、郁金、冰片、栀子。

【功能主治】清热泻火,凉血解毒,开窍醒脑。

【方解】本品为热闭神昏而设。方中以麝香、冰片开窍醒神为主药。辅以栀子、郁金清心凉血,解郁除烦。共奏清热凉血,开窍醒神之功。

【临床应用】用于流行性乙型脑炎,肝昏迷,属热入营血,内陷心包证,见高热烦躁,神昏谵语,舌绛脉数。

【剂型规格】注射剂,每支2ml,或5ml,或10ml。

【用法用量】肌内注射,1次2~4ml,1日1~2次,或1日20~40ml,以5%~10%葡萄糖注射液或生理盐水注射液200~250ml稀释后静脉滴注,或遵医嘱。

万氏牛黄清心丸

【处方来源】《景岳全书》

【药物组成】牛黄、朱砂、黄连、黄芩、栀子、郁金。

【功能主治】清热解毒,开窍安神。

【方解】本品属凉开剂,是治疗热病的重要方剂。古人有“温邪内陷包络神昏者,惟万氏此方为妙”之语。方中牛黄为主药,清心解毒、豁痰开窍。黄芩、黄连、栀子清热解毒为辅药。朱砂镇心安神。郁金行气解郁,兼以开窍。诸药合用可清热解毒,开窍安神。

【临床应用】用于邪热内陷,热入心包,神昏谵语,小儿高热惊风,以及中风窍闭。

【剂型规格】浓缩丸,每4丸相当于原药材1.5g。片剂,每片重0.3g。大蜜丸,每丸重1.5g,或3g。

【用法用量】浓缩丸:口服,1次4丸,1日2~3次。片剂:口服,1次4~5片,1日2~3次。蜜丸:口服,小丸1次2丸,大丸1次1丸,1日2~3次。小儿酌减。

苏合香丸

【处方来源】《太平惠民和剂局方》

【药物组成】苏合香、安息香、麝香、檀香、木香、沉香、香附、丁香、乳香、荜茇、水牛角、朱砂、冰片、白术、诃子肉。

【功能主治】温通行气、开窍醒脑。

【方解】本品所治的中风昏迷,是由于寒邪内闭或痰浊蒙蔽心包所引起。故宜用开窍散寒、行气化浊之品。方中苏合香、安息香辛香透闭开窍。麝香、冰片芳香辟秽,通经透络,开窍醒脑。檀香、木香、沉香、乳香、丁香、香附行气解郁,调和脏腑气血之郁滞。白术、荜茇温胃健脾,助上述各药的散寒之力。水牛角清心解毒。朱砂镇心安神。诃子肉温涩敛气,以防诸药耗散太过。诸药配合,集辛香之品于一方,具有温通开窍,解郁散寒,化浊辟秽,醒脑回苏之效。

【临床应用】中风或感受时疫瘴疠之气所致的突然昏倒、不省人事、牙关紧闭、痰涎壅盛,或中寒气闭、心腹绞痛、欲吐不得等症。凡治疗上述诸证,均应见面色青白、手足不温等症状,方能使用。

【剂型规格】蜜丸。每丸重3g。

【用法用量】口服,1次1丸,1日1~2次。孕妇禁用。

第十三节 补虚中成药与方解

一、气虚

补中益气丸

【处方来源】《脾胃论》

【药物组成】黄芪、人参、白术、甘草、陈皮、柴胡、升麻、当归。

【功能主治】调补脾胃，升阳益气。

【方解】本品为治疗中气不足，气虚下陷的常用成药。由于饮食劳倦，损伤脾胃，致使阳气虚弱，故见肌热怕风、自汗；中气不足，则见气短懒言，身体倦怠，食欲不振；脾失健运，津液不得上升，故见口渴喜饮，甚则中气下陷，则产生内脏脱垂等症。方中以黄芪补中益气，升阳固表为主药；人参、白术补气健脾为辅药；补气易致气滞，故配陈皮理气，使之补而不滞；中气下陷，故用升麻、柴胡助黄芪、人参以升举清阳；甘草助黄芪补气；脾虚则血弱，故配当归以补血。诸药合用，使脾胃强健，中气充沛，则诸症自除。

【临床应用】用于脾胃气虚。症见气短懒言，身体倦怠，肌热有汗，头痛怕风，渴喜热饮，食欲不振，以及气陷脱肛，子宫脱垂等。

【剂型规格】水丸，每 100 粒重 6g。浓缩丸。片剂，每片重 0.46g。合剂。煎膏剂。

【用法用量】水丸：口服，1 次 6g，1 日 2~3 次。浓缩丸：口服，1 次 8~10 丸，一日 3 次。片剂：口服，1 次 4~5 片，一日 3 次。合剂：口服，1 次 10~15ml，一日 3 次。煎膏剂：温开水冲服，1 次 10g，一日 2 次。忌食生冷。

生 脉 饮

【处方来源】《中华人民共和国药典》

【药物组成】人参、麦冬、五味子。

【功能主治】益气复脉，养阴生津。

【方解】气虚，则见体倦气短，自汗；阴亏，则咽干口渴；脉虚细，亦为气阴两虚之象。治宜益气养阴。方中人参益气复脉，生津止渴为主药；麦冬养阴生津为辅药；五味子酸敛止汗，并能益气生津为佐药。三药合用，共奏益气复脉，养阴生津之效，为治疗气阴两亏的名方。

【临床应用】用于气阴两亏。症见体倦气短，咽干口渴，自汗，脉虚细等。

【剂型规格】口服液，每支 10ml。胶囊。袋泡茶，每袋装 4g。

【用法用量】口服液：口服，1 次 10ml，一日 3 次。胶囊：口服，1 次 3 粒，一日 3 次。袋泡茶：开水泡服，1 次 1 袋，一日 3 次。

黄芪注射液

【处方来源】《卫生部药品标准·中药成方制剂分册》

【药物组成】黄芪提取物。

【功能主治】健脾益气，利湿。

【方解】该成药由一味黄芪经提取精制而成。主治脾虚湿困病证。黄芪为脾、肺二经要药，脾为中央之土，气血生化之源，主运化水谷精微和水湿。气虚则血行不畅，心脉瘀阻，心失所养，故见心悸；脾虚水湿运化无力，故见水肿。所以本品可用于气虚所致上述诸症。

【临床应用】用于气虚型心肌炎及心功能不全，症见心悸、气短、乏力、水肿等。脾虚湿困型肝炎，症见食少纳呆、倦怠乏力、腹泻等。

【剂型规格】注射剂，每支装 2ml，或 10ml。

【用法用量】肌内注射，1 次 2~4ml，1 日 1~2 次。静脉滴注，1 次 10~20ml（用 5% 或 10% 葡萄糖溶液或生理盐水 250~500ml 稀释），每日 1 次，或遵医嘱。

补益蒺藜丸

【处方来源】《清内廷法制丸散膏丹各药配本》

【药物组成】黄芪（蜜制）、白术（麸炒）、茯苓、白扁豆、芡实（麸炒）、陈皮、山药、沙苑子、菟丝子、当归。

【功能主治】补脾益气，滋肾明目。

【方解】脾主运化，胃主受纳，脾胃虚弱，饮食减少，气血阴液必然不足。气虚则见气短身倦，阴虚血少则见耳鸣眼花，视物模糊。方中以黄芪、白术、山药、茯苓、白扁豆、芡实补脾益胃，促进运化功能，增加阴血物质生成；配沙苑子（又名沙苑蒺藜）、菟丝子滋肾养肝，明目；以当归补养肝血；陈皮行气健脾。全方合用，补脾益气，滋肾明目。

【临床应用】用于脾胃虚弱，肾阴不足。症见气短身倦，食欲不振，耳鸣眼花，视物模糊，腰膝酸

软等。

【剂型规格】大蜜丸，每丸重 6g。

【用法用量】口服，1 次 2 丸，一日 2 次。

二、血虚

益气止血颗粒

【处方来源】《卫生部药品标准·中药成方制剂分册》

【药物组成】党参、黄芪、白术（炒）、茯苓、白及、功劳叶、地黄、防风。

【功能主治】益气止血，固表。

【方解】该成药为气不摄血而设。方中党参补中益气为主药；黄芪、白术、茯苓协助党参补气，白及、功劳叶收敛止血，地黄清热凉血，共为辅药；防风疏散体表风邪为佐药。诸药合用，益气止血，兼能固表御邪。

【临床应用】用于气不摄血。症见体倦乏力，咯血，吐血等；尚可用于预防感冒。

【剂型规格】颗粒剂，每袋装 20g，每瓶装 250g。

【用法用量】口服，1 次 20g，1 日 3~4 次，儿童用量酌减。

生血丸

【处方来源】《中华人民共和国药典》

【药物组成】鹿茸、黄柏、山药、白术、紫河车、桑枝、白扁豆、稻芽。

【功能主治】补肾健脾，补血益精。

【方解】血为人体重要的营养物质，内可荣养五脏六腑，外可荣养四肢百骸，形体官窍。若血失濡养，故见面色萎黄，头晕，唇淡，爪甲不荣。阴血不足，虚热内生，故见潮热。方中鹿茸、紫河车为血肉有情之品，可大补肝肾精血，为方中主药；白术、山药、白扁豆益气健脾以资生血之源为辅药；稻芽消食和胃，以促进食欲和吸收，黄柏清虚热，桑枝通络，同为佐药。诸药合用，补肾健脾，补血益精。

【临床应用】用于血虚证。症见面色萎黄，头晕，唇淡，爪甲不荣，潮热，脉细。亦可用于放化疗后血细胞减少及再生障碍性贫血见有上述证候者。

【剂型规格】小蜜丸，每瓶装 5g。

【用法用量】口服，1 次 5g，一日 3 次，小儿酌减。

阿胶补血膏

【处方来源】《卫生部药品标准·中药成方制剂分册》

【药物组成】阿胶、熟地黄、党参、黄芪、枸杞子、白术。

【功能主治】滋阴补血，健脾益气。

【方解】本方主治血虚。面色萎黄，舌淡，脉细，俱为血虚证候。方中以阿胶补血为主药；熟地黄辅助阿胶补血，枸杞子滋阴养血，党参、黄芪、白术益气生血共为辅药。六药合用，共奏滋阴补血，健脾益气之效。

【临床应用】久病体弱血虚。症见面色萎黄，头晕目昏，舌淡，脉细等。

【剂型规格】煎膏剂，每瓶 200g。口服液，每支装 10ml。颗粒剂，每袋装 4g。

【用法用量】煎膏剂：口服，1 次 20g，早晚各 1 次。口服液：口服，1 次 20ml，一日 3 次。2 个月为一个疗程。颗粒剂：开水冲服，1 次 4g，一日 2 次。

健脾生血颗粒

【处方来源】《卫生部药品标准·新药转正标准》

【药物组成】党参、茯苓、白术、甘草、黄芪、山药、鸡内金、龟甲、麦冬、南五味子、龙骨、牡蛎、大枣、硫酸亚铁。

【功能主治】益气养血，健脾和胃。

【方解】本成药主治病证为心脾气血两虚。心血不足则面色萎黄，烦躁多汗；脾气虚弱则倦怠乏力，食少纳呆。方中党参、黄芪补中益气，以助生血为主药。白术、茯苓、山药补脾益气；龟甲、麦冬、南五味子养阴生津；龙骨、牡蛎镇心安神，以治疗烦躁多汗；鸡内金健脾和胃，以资生化之源，共为辅药；

大枣、甘草补气养血为佐药。全方合用，益气养血，兼能健脾和胃安神。

【临床应用】用于心脾两虚型缺铁性贫血，以及小儿脾胃虚弱。症见倦怠乏力，面色萎黄或皖白，食少纳呆，腹胀脘闷，烦躁多汗，舌淡苔白，脉细弱等。

【剂型规格】颗粒剂，每袋装 7g。

【用法用量】饭后用开水冲服，1 岁以内 1 次 3.5g，1~3 岁 1 次 7g，3~5 岁 1 次 10.5g，5~12 岁 1 次 14g，成人 1 次 21g，一日 3 次或遵医嘱。4 周为一疗程。

复方阿胶浆

【处方来源】《卫生部药品标准·中药成方制剂分册》

【药物组成】阿胶、熟地黄、人参、党参、山楂。

【功能主治】补气养血，滋阴填精。

【方解】气血不足，失于濡润，则见面色萎黄或皖白，唇甲色淡，头晕耳鸣；发为血之余，血虚则见头发干枯少光泽；血不养心则见心悸气短；心神失养则见失眠健忘；血虚不能下注血海，故见月经量少；若气失固摄则见月经量多。舌淡苔白，脉沉细弱皆为气血不足之征。方中以阿胶、熟地黄为主药补血滋阴，填精益髓；辅以人参、党参大补元气，健脾以助运化，气能生血，鼓舞后天生化之源；佐以山楂健胃消食，活血行滞，使其补中寓消，滋而不腻。

【临床应用】用于气血两虚证。症见面色萎黄或皖白，唇甲色淡，头发干枯少光泽，头晕耳鸣，心悸气短，失眠健忘，月经量少或量多，舌淡苔白，脉沉细弱等。

【剂型规格】口服液，每瓶装 20ml，或 200ml，或 250ml。胶囊剂，每粒装 0.45g。颗粒剂，每袋装 4g。

【用法用量】口服液：口服，1 次 20ml，一日 3 次。胶囊剂：口服，1 次 6 粒，一日 3 次。颗粒剂：开水冲服，1 次 4g，一日 3 次。

三、气血两虚

人参归脾丸

【处方来源】《济生方》

【药物组成】人参、黄芪（蜜制）、白术（麸炒）、茯苓、甘草（蜜制）、当归、桂圆肉、酸枣仁（炒）、远志（去心甘草制）、木香。

【功能主治】补养气血，健脾安神。

【方解】本品为补益心脾的常用成药。脾为气血生化之源，脾虚血少，则心失所养，故症见心悸怔忡，健忘失眠；脾虚胃弱，消化功能失常，则见食少便溏，身体疲倦；脾气虚弱，不能统摄血液，故出现月经过多，甚至淋漓不止，或皮下出血。方中以人参、茯苓、黄芪、白术、甘草扶脾益气，鼓舞生化之源；当归、桂圆肉补血养血；配酸枣仁、远志以养心安神；少佐木香理气醒脾，使之补而不滞。综观本方功效，虽属气血双补，心脾同治，但重点在于益气生血，所以常用于血虚所致的疾病。

【临床应用】用于思虑过度，劳伤心脾。症见心悸怔忡，健忘失眠，食少便溏，身体疲倦，妇女月经过多，以及脾虚出血等。

【剂型规格】大蜜丸，每丸重 9g。

【用法用量】口服，1 次 1 丸，一日 2 次。

八 珍 丸

【处方来源】《瑞竹堂经验方》

【药物组成】人参、白术、茯苓、甘草、熟地黄、当归、白芍、川芎。

【功能主治】调补气血。

【方解】气血两虚之证，多由病后失调，或久病失治，或失血过多所致。本方由四君子汤（人参、茯苓、白术、甘草）与四物汤（熟地黄、白芍、当归、川芎）组成。治气虚以四君子汤，治血虚以四物汤。本品具有气血双补，阴阳兼顾之效。故可用于病后身体虚弱，气血两虚以及妇女气血两虚之月经不调等。

【临床应用】用于气虚血亏。症见气短懒言，面色苍白或萎黄，形体消瘦，四肢倦怠，心悸怔忡，头目眩晕；以及妇女气血两虚，月经不调等。

【剂型规格】大蜜丸，每丸重9g；水蜜丸。煎膏剂，每瓶装250g。口服液：每支装10ml；每瓶装100ml，或500ml。颗粒剂：每袋装8g（含糖型），或3.5g（无糖型）。袋泡茶：每袋装2.4g。

【用法用量】蜜丸：口服，大蜜丸1次1丸，水蜜丸1次8丸，一日2次。煎膏剂：口服，1次15g，一日2次。口服液：口服，1次10ml，一日2次。颗粒剂：开水冲服，1次1袋，一日2次。袋泡茶：开水泡服，1次2袋，一日2次。

十全大补丸

【处方来源】《太平惠民和剂局方》

【药物组成】人参、茯苓、白术、甘草、熟地黄、白芍、当归、川芎、炙黄芪、肉桂。

【功能主治】温补气血。

【方解】本方即八珍丸原方加入黄芪、肉桂而成。八珍丸本为补气补血的主方，本品加入黄芪增强了益气作用，加入肉桂温阳活血，可促进气血生成，故本品较八珍丸温补功效强。但由于药性偏温，适宜于气血两虚而偏于虚寒者。

【临床应用】用于气血不足。症见身体虚弱，面色萎黄，肌肉消瘦，短气乏力，精神倦怠，头晕目眩，腰膝无力；以及妇女月经不调，产后体虚等。

【剂型规格】大蜜丸，每丸重9g。浓缩丸，每8丸相当于原生药3g。片剂。颗粒剂，每袋装15g，或30g。煎膏剂。酒剂。

【用法用量】蜜丸：姜枣汤或温开水送服，1次1丸，1日2~3次。浓缩丸：口服，1次8~10丸，一日3次。片剂：口服，1次6片，一日2次。颗粒剂：开水冲服，1次15g，一日2次。或用本品30g，加白酒25ml化服，1次10~20ml，一日2次。煎膏剂：温开水冲服，1次10~15g，一日2次。酒剂：口服，1次15~30ml，一日2次。

人参养荣丸

【处方来源】《太平惠民和剂局方》

【药物组成】人参、茯苓、白术、甘草、熟地黄、白芍、当归、五味子、远志、陈皮、黄芪、肉桂。

【功能主治】益气补血，养心安神。

【方解】本方即十全大补丸原方减去川芎，加入五味子、远志、陈皮而成。本品功效虽与十全大补丸相仿，但偏于补血养心。由于血虚较甚，心失所养，故伴有惊悸怔忡、失眠多梦等症。方中减去了辛散活血的川芎，加入了酸涩的五味子，用以补心阴，收敛心气，配远志宁心安神，用陈皮疏导气滞，以防过补发生气机阻塞。

【临床应用】用于气虚血亏，积劳虚损。症见呼吸气少，形瘦神疲，面色萎黄，毛发脱落，饮食减少，惊悸怔忡，失眠多梦，筋惕肉瞤，以及妇女月经不调等。

【剂型规格】大蜜丸，每丸重9g。煎膏剂。

【用法用量】蜜丸：口服，1次1丸，一日2次。煎膏剂：温开水冲服，1次10g，一日2次。

四、阴虚

六味地黄丸

【处方来源】《小儿药证直诀》

【药物组成】熟地黄、山茱萸、山药、泽泻、牡丹皮、茯苓。

【功能主治】滋补肝肾。

【方解】本方为治疗阴虚疾病的常用成药。由于腰为肾之府，肾主骨生髓，脑为髓海，肾阴亏损，故见腰膝无力，头晕目眩，耳鸣；虚火上炎，则见舌燥咽痛；虚火亢盛，阴不内守，则见盗汗、遗精等症。方中熟地黄滋阴补肾，填精益髓是为主药。以山茱萸温补肝肾，收敛精气；山药健脾益阴，兼能固精，均为辅药。又用泽泻清泻肾火，以防熟地黄滋腻；以牡丹皮清泻肝火，并制山茱萸之温涩；以茯苓淡渗脾湿，使山药补而不滞，均为佐使药。六药配合，具有补中有泻、寓泻于补的特点，为治疗肝肾阴虚的有效成药。

【临床应用】用于肝肾阴虚。症见身体消瘦，腰酸腿软，头晕目眩，耳鸣，遗精盗汗，舌燥咽痛，口渴等。

【剂型规格】大蜜丸，每丸重9g。水丸，每袋装5g。煎膏剂。胶囊剂，每粒装0.3g。浓缩丸。口服液，每支装10ml。颗粒剂，每袋装5g。

【用法用量】蜜丸：口服，水蜜丸1次6g，小蜜丸1次9g，大蜜丸1次1丸，一日2次。水丸：口服，1次5g，一日2次。煎膏剂：温开水冲服，1次10~15g，一日2次。片剂：口服，1次8片，一日2次。胶囊剂：口服，1次8粒，一日2次。浓缩丸：口服，1次8丸，一日3次。颗粒剂：开水冲服，1次5g，一日2次。

知柏地黄丸

【处方来源】《中华人民共和国药典》

【药物组成】知母、黄柏、熟地黄、山茱萸(制)、牡丹皮、山药、茯苓、泽泻。

【功能主治】滋阴降火。

【方解】本品由六味地黄丸加知母和黄柏而成，主治阴虚火旺之证。方中六味地黄丸滋阴补肝肾；知母、黄柏清热降火，知母尚能滋阴。合用有滋阴降火的功效。

【临床应用】阴虚火旺，潮热盗汗，口干咽痛，耳鸣遗精，小便短赤。

【剂型规格】大蜜丸，每丸重9g。浓缩丸，每8丸相当于原生药3g。片剂。

【用法用量】蜜丸：淡盐汤或温开水送服，1次1丸，1日2~3次。浓缩丸：口服，1次8丸，一日3次。片剂：口服，1次6片，1日4次。

杞菊地黄丸

【处方来源】《中华人民共和国药典》

【药物组成】枸杞子、菊花、熟地黄、山茱萸(制)、牡丹皮、山药、茯苓、泽泻。

【功能主治】滋肾养肝，明目。

【方解】本品由六味地黄丸加用枸杞子、菊花而成，主治肝肾阴虚目疾。方中六味地黄丸滋补肝肾，枸杞子、菊花明目。合用滋肾养肝，明目，为治疗肝肾阴虚目疾的常用中成药。

【临床应用】肝肾阴亏，眩晕耳鸣，羞明畏光，迎风流泪，视物昏花。

【剂型规格】大蜜丸，每丸重9g。浓缩丸，每8丸相当于原生药3g。口服液，每支装10ml。胶囊剂，每粒装0.3g。片剂。

【用法用量】蜜丸：口服，水蜜丸1次6g，小蜜丸1次9g，大蜜丸1次1丸，一日2次。浓缩丸：口服，1次8丸，一日3次。口服液：口服，1次10ml，一日2次。胶囊剂：口服，1次5~6粒，一日3次。片剂：口服，1次3~4片，一日3次。

归芍地黄丸

【处方来源】《症因脉治》

【药物组成】当归、白芍(酒炒)、熟地黄、山茱萸(制)、牡丹皮、山药、茯苓、泽泻。

【功能主治】滋肝肾，补精血。

【方解】本品由六味地黄丸加用当归、白芍而成，主治肝肾两亏、阴虚血少之证。方中六味地黄丸滋补肝肾阴虚，当归、白芍补血。合用滋阴补血，兼退虚热。

【临床应用】用于肝肾两亏，阴虚血少，头晕目眩，耳鸣咽干，午后潮热，腰腿酸软，脚跟疼痛。

【剂型规格】大蜜丸，每丸重9g。

【用法用量】口服，大蜜丸1次1丸，1日2~3次。

大补阴丸

【处方来源】《丹溪心法》

【药物组成】熟地黄、龟甲(制)、黄柏(盐制)、知母(盐制)、猪脊髓。

【功能主治】滋肾水，降虚火。

【方解】朱丹溪制定本方的原意，是基于他的“阴常不足，阳常有余，宜常养其阴，阴与阳济，则水能制火，斯无病矣”的理论。治宜泻偏亢之阳，滋不足之阴，达到水火既济、培本清源的目的。方中以熟地黄滋补肾阴，龟甲育阴潜阳，猪脊髓峻补精髓，这是培本的一个方面；以知母、黄柏苦寒坚阴，泻降肾火而保存阴液，这是清源的一方面。全方合用，共起壮水制火的作用。此药对于阴虚火旺所致的上述诸症，颇有捷效。

【临床应用】用于肾阴不足，相火偏亢。症见骨蒸潮热，盗汗遗精，腰酸脚弱，眩晕耳鸣，或五心烦热，或咳嗽咯血等。

【剂型规格】大蜜丸，每丸重9g。水蜜丸。

【用法用量】蜜丸：口服，1次6g，1日2~3次。水蜜丸：口服，1次6~9g，1日2~3次。

河车大造丸

【处方来源】《景岳全书》

【药物组成】紫河车、熟地黄、龟甲（制）、杜仲（盐炒）、牛膝（盐炒）、天冬、麦冬、黄柏（盐炒）。

【功能主治】滋阴清热，益肾补肺。

【方解】本方主治劳伤虚损，精血不足。方中以紫河车峻补精血，是为主药；以熟地黄、龟甲补肾滋阴，杜仲炭、牛膝补肝肾，强腰膝，黄柏泻肾火，退骨蒸，配麦冬、天冬养阴润肺止咳，共为辅药。综合本方具有补精血，清虚热之效。

【临床应用】用于劳伤虚损，精血不足。症见身体消瘦、精神倦怠、腰酸腿软、四肢无力、骨蒸潮热、梦遗滑精、虚劳咳嗽气喘等。

【剂型规格】大蜜丸，每丸重9g。

【用法用量】口服，水蜜丸1次6g，小蜜丸1次9g，大蜜丸1次1丸，一日2次。

左 归 丸

【处方来源】《景岳全书》

【药物组成】熟地黄、枸杞子、怀牛膝、山茱萸、山药、鹿角胶、龟甲胶、菟丝子。

【功能主治】补肝肾，益精血。

【方解】本方源于六味地黄丸，方中减牡丹皮、泽泻、茯苓，而增加了菟丝子、枸杞子滋补肝肾，龟甲胶育阴潜阳，鹿角胶峻补精血，怀牛膝强健筋骨。故本品补肝肾、益精血的作用较六味地黄丸为强。

【临床应用】用于肝肾虚弱，精血不足。症见形体消瘦、腰膝酸软、目暗耳鸣、骨蒸盗汗，遗精等。

【剂型规格】大蜜丸，每丸重9g；小蜜丸，每100粒重30g。

【用法用量】口服，大蜜丸1次1丸，小蜜丸1次30粒，一日2次。

五子衍宗丸

【处方来源】《证治准绳》

【药物组成】菟丝子、五味子（蒸）、枸杞子、覆盆子、车前子（盐炒）。

【功能主治】滋肾助阳，固精止遗。

【方解】肾阴不足，日久不复，伤及肾阳，以致精关不固，则见阳痿早泄，遗精；肾阳不足，则见精冷不育，小便后余沥不尽等症。方中重用枸杞子、菟丝子补肾益精为主药，且菟丝子益阴兼能扶阳，温而不燥，补而不滞；辅以覆盆子、五味子固肾涩精，助阳止遗；用车前子泻肾经虚火。本品具有补中寓泻，补中有利的作用。此为补肾固精平和之药。

【临床应用】用于肾阴不足，阴损及阳。症见阳痿早泄、遗精、精冷、久不生育、小便后余沥不尽。

【剂型规格】大蜜丸，每丸重9g。片剂。口服液，每支装10ml。

【用法用量】蜜丸：口服，水蜜丸1次6g，小蜜丸1次9g，大蜜丸1次1丸，一日2次。片剂：口服，1次6片，一日3次。口服液：口服，1次5~10ml，一日2次。

五、阳虚

锁阳固精丸

【处方来源】《济生方》

【药物组成】熟地黄、山茱萸、锁阳、肉苁蓉、菟丝子、八角茴香、韭菜子、巴戟天、补骨脂、山药、茯苓、牡丹皮、泽泻、黄柏、知母、杜仲炭、怀牛膝、大青盐、莲须、莲子肉、芡实、鹿角霜、煅龙骨、煅牡蛎。

【功能主治】补肾壮阳，收涩固精。

【方解】本品所治之证，主要由肾阴亏损，导致肾阳不足，精关不固，以致遗精滑泄。方中以熟地黄、山茱萸、锁阳、肉苁蓉、菟丝子补肾填精为主；以八角茴香、韭菜子、巴戟天、补骨脂、鹿角霜温肾壮

阳；以山药、芡实、莲子肉健脾，固涩精气；以茯苓、泽泻渗利湿浊；以怀牛膝、杜仲炭补肝肾，强健腰膝；以莲须固精秘气；以煅龙骨、煅牡蛎涩精止遗；稍用知母、黄柏、牡丹皮清虚热；用大青盐取其引药下行入肾，直达病所。诸药配合，共起益肾助阳，涩精止遗之效。

【临床应用】用于肾虚，精关不固。症见遗精滑泄，腰膝酸痛，四肢无力，目眩耳鸣，精神倦怠等。

【剂型规格】大蜜丸，每丸重 9g；水蜜丸，每 100 丸重 10g。

【用法用量】淡盐汤或温开水送服，大蜜丸 1 次 1 丸，水蜜丸 1 次 6g，一日 2 次。

金樱子膏

【处方来源】《普门医品》

【药物组成】金樱子肉、蜂蜜。

【功能主治】补肾涩精，固肠止泻。

【方解】本品为金樱子一味药煎熬制成的蜜膏剂。金樱子具有酸涩收敛作用，功能涩精摄尿，故本品对于遗精、遗尿、小便频数等症有较好效果；金樱子还能收涩固肠，因此本品对于脾虚久泻也有一定疗效。

【临床应用】用于肾虚滑精、遗尿、小便频数，以及脾胃虚弱、久泻不止等症。

【剂型规格】煎膏剂，每瓶装 100g。颗粒剂，每块重 13g。糖浆剂。

【用法用量】煎膏剂：口服，1 次 10~20g，一日 2 次。颗粒剂：开水冲服或浸酒服用，1 次 13g，一日 3 次。糖浆剂：口服，1 次 8~15ml，一日 3 次。

金匮肾气丸(桂附地黄丸)

【处方来源】《金匮要略》

【药物组成】肉桂、附子、熟地黄、山茱萸、山药、茯苓、泽泻、牡丹皮。

【功能主治】温补肾阳。

【方解】本品为温补肾阳的常用成药。肾阳是人体一切活动功能的动力，肾阳不足，不能温养下焦，则见腰膝酸软，下肢常有冷感；肾阳衰弱，不能化气行水，则见小便不利，或肾虚不能摄水，则小便反多；水聚上泛则为痰饮，下注则为脚肿，不能蒸化为津液则为消渴。方中以肉桂、附子温补肾阳，鼓舞肾气，即前人所谓“益火之源，以消阴翳”。由于阴阳互根，相互为用，若单补其阳，易伤其阴，而且肾阳也无所依附，故须配伍熟地黄、山茱萸、山药以滋补肾阴；并佐以茯苓、泽泻、牡丹皮宣泄肾浊，行水利尿。诸药合用，使阴阳协调，肾气充盛，诸症自愈。

【临床应用】用于肾阳不足。症见腰膝酸软，下半身常有冷感，小便不利或小便反多，以及痰饮、脚肿、消渴等。

【剂型规格】大蜜丸，每丸重 9g。

【用法用量】口服，1 次 1 丸，1 日 2~3 次。

右归丸

【处方来源】《景岳全书》

【药物组成】熟地黄、山茱萸、枸杞子、菟丝子、山药、鹿角胶、当归、杜仲炭、肉桂、川附子。

【功能主治】温补肾阳，填充精血。

【方解】本品是在左归丸原方的基础上，减去怀牛膝、龟甲胶，加入川附子、肉桂、当归、杜仲炭所组成。本品与金匮肾气丸均有温补肾阳作用，但金匮肾气丸兼能化气行水，是补中有泻；右归丸兼补益精血，纯补无泻，适用于肾阳不足，命门火衰比较严重的证候。

【临床应用】用于肾阳不足，命门火衰。症见年老、久病而出现的气虚神倦，畏寒肢冷，阳痿滑精，腰膝酸软，小便自遗，脐腹冷痛。

【剂型规格】大蜜丸，每丸重 9g。

【用法用量】口服，1 次 1 丸，一日 2 次。

男宝胶囊

【处方来源】《卫生部药品标准·中药成方制剂分册》

【药物组成】　驴肾、狗肾、鹿茸、海马、阿胶、淫羊藿、仙茅、附子、肉桂、肉苁蓉、补骨脂、覆盆子、枸杞子、菟丝子、熟地黄、山茱萸、黄芪、人参、玄参、麦冬、当归、白术、茯苓、甘草、牡丹皮、杜仲、巴戟

天、葫芦巴、锁阳、续断、牛膝。

【功能主治】温肾助阳，补益精血。

【方解】本品为肾阳不足之阳痿、遗精而设。阳痿、遗精多因命门火衰、肾气虚寒所致。故方中以驴肾、狗肾、鹿茸、海马等血肉有情之品补肾壮阳、益精养血为主；辅以淫羊藿、仙茅、附子、肉桂、肉苁蓉、补骨脂、巴戟天、葫芦巴、锁阳、杜仲、续断等辛甘温之品以温肾助阳，覆盆子、枸杞子、菟丝子、熟地黄、阿胶、牛膝、山茱萸以补益肝肾，黄芪、人参、当归、白术、茯苓、甘草补益气血；佐以牡丹皮凉血活血，玄参、麦冬甘寒滋阴，且可佐制群药温燥之性。全方合用，以补肾阳为主，兼顾精血，对于阳痿、遗精属于肾阳不足，命门火衰、肾精亏损者尤为适宜。

【临床应用】用于肾阳不足。症见阳痿不举，遗精滑泄，面色㿠白，畏寒肢冷，精神萎顿，腰膝酸软，舌淡，脉细等。

【剂型规格】胶囊剂，每粒装 0.3g。

【用法用量】口服，1 次 2~3 粒，一日 2 次，早晚服。

参附注射液

【处方来源】《卫生部药品标准·中药成方制剂分册》

【药物组成】红参、附片。

【功能主治】回阳救逆，益气固脱。

【方解】本方主治阳气暴脱之证。方中附片回阳救逆，红参益气固脱。二药合用，共奏回阳救逆，益气固脱之功，为治疗阳气暴脱之常用急救药品。

【临床应用】用于阳气暴脱之厥脱证（感染性、低血容量性休克）；也可用于阳虚（气虚）所致的惊悸、怔忡、咳喘、胃痛、泄泻、痹病。

【剂型规格】注射剂，每支装 2ml，或 10ml。

【用法用量】肌内注射，1 次 2~4ml，1 日 1~2 次；静脉滴注，1 次 20~100ml（用 5% ~10% 葡萄糖注射液 250~500ml 稀释后使用）；静脉推注 1 次 5~20ml（用 5%~10% 葡萄糖注射液 20ml 稀释后使用）。或遵医嘱。

第十四节　固涩中成药与方解

桑螵蛸散

【处方来源】《本草衍义》

【药物组成】桑螵蛸、茯神、远志、石菖蒲、当归、龙骨、人参（或党参）、龟甲。

【功能主治】固精止遗，调补心肾。

【方解】本方为肾虚不固、心虚不宁、心肾不交而设。方用桑螵蛸甘咸入肾，补肾固精止遗，标本兼治，是为君药。辅以龙骨收涩止遗，镇心安神；龟板通心入肾，益肾养阴，二药调补心肾，涩精止遗，增强桑螵蛸固肾之用。佐以人参大补元气，配茯神合而益心气，宁心神；而且人参益气使气充自能约束精液，不使直趋下出。当归补血养心，参归合用，补气血，调心神。使以远志、菖蒲安神益智，交通心肾。全方在补肾养心，涩精安神的同时，促进心肾相交，上下相合，共奏调补心肾，补养气血，涩精止遗，安神定志的功效。

【临床应用】用于健忘失眠，心悸头昏，小便频数，遗尿、遗精等症。

【剂型规格】胶囊剂：每粒装生药 0.5g，每瓶装 100 粒；散剂：每小包 6g，每小盒装 30 包。

【用法用量】口服：胶囊剂，1 次 6g（12 粒），1 日 2~3 次，温开水送服；散剂，1 次 1 包（6g），1 日 3 次。

金锁固精丸

【处方来源】《医方集解》

【药物组成】芡实、莲肉、沙苑子、莲须、煅龙骨、煅牡蛎。

【功能主治】固精止遗。

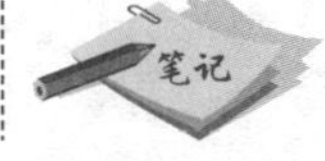

【方解】本方为补肾固精之名方，专治肾虚精关不固之遗精、滑泄。方中沙苑子补肾固精为君药，莲肉、芡实协助沙苑子益肾固精为臣，君臣相配，以补不足。莲须、煅龙骨、煅牡蛎专以涩精，共为佐使。全方配伍既可固外泄之精液，又能补益肾精之不足，标本同治，固涩精关之效甚佳，故以"金锁"名之。

【临床应用】用于肾虚精关不固，四肢乏力，失眠多梦，腰膝酸痛等症。

【剂型规格】大蜜丸：每丸 9g，每盒装 10 丸；水泛丸：每丸 0.5g，每瓶装 250g。

【用法用量】口服：大蜜丸：1 次 1 丸，1 日 3 次，温开水送服；水泛丸，1 次 9g（18 小粒），1 日 3 次，空腹淡盐水或温开水送服。

缩 泉 丸

【处方来源】《校注妇人良方》

【药物组成】益智仁、乌药、山药各 300g。

【功能主治】温肾祛寒，缩尿止遗。

【方解】方用益智仁为君药，辛温入肾经，温肾纳气，固涩小便。乌药为臣，辛温质重，下通肾与膀胱，温散下元之寒，以促膀胱气化，使水液蒸腾向上而不是直趋于下。更以山药末为糊，补益脾肾，是方中不可缺少的佐使药。三药合用，温肾祛寒，健脾运湿，肾气足，膀胱固，脾气运，气化复常，固涩有权，而建缩尿止遗之功。

【临床应用】用于小便频数，小儿遗尿等症。

【剂型规格】水丸剂：20 粒 1g。

【用法用量】口服：成人，1 次 3g，1 日 2 次，空腹温开水送服。儿童服用遵医嘱。

四 神 丸

【处方来源】《校注妇人良方》

【药物组成】补骨脂、五味子、肉豆蔻、吴茱萸、红枣、生姜。

【功能主治】温补脾肾、涩肠止泻。

【方解】本方为治疗五更泻之专方。五更之时，肾阳虚衰，阳气当至而不至，阴气极而横行，命门之火不能上温脾土，脾失健运而水谷下趋，故为五更泄泻。方中补骨脂补肾助阳，温脾止泻，为治肾虚泄泻，壮火益土之要药，故为君药。吴茱萸温中散寒，肉豆蔻暖脾涩肠，二药与补骨脂相伍，温肾暖脾之功益彰；五味子主敛涩，为上药止泻之助，共为臣药。加生姜、大枣调补脾胃，以助运化。全方配伍，脾肾温则运化复，肠道固而泻可止。

【临床应用】用于消化不良，疲倦肢冷，腹痛腰痛，五更泄泻，舌质淡，苔薄白，脉象沉迟弱等症。

【剂型规格】大蜜丸：每丸 9g，每盒装 10 丸。

【用法用量】口服：1 次 1~2 丸，1 日 3 次，空腹淡盐汤或白开水送服。

玉屏风散（丸、片、颗粒）

【处方来源】《丹溪心法》

【药物组成】黄芪、白术、防风。

【功能主治】固表止汗。

【方解】本方主治气虚卫表不固之自汗证。方用黄芪益气固表为君药，白术健脾益气，助黄芪加强益气固表之功，为臣药。二药合用，使气旺表实，则汗不外泄，风邪不易内侵。佐以防风走表而祛风邪，与黄芪、白术相配则补中寓散，黄芪得防风固表而不留邪，防风得黄芪，祛邪而不伤正。全方配合共具益气固表、止汗、扶正祛邪之功。

【临床应用】用于体虚自汗，容易伤风等症。

【剂型规格】大蜜丸：每丸 9g，每盒装 10 丸；片剂：每片含生药 0.5g，每瓶装 100 片；散剂：将散剂制成胶囊，每粒含生药 0.5g；颗粒剂：每袋 6g，每盒装 20 袋。

【用法用量】口服：大蜜丸：1 次 1 丸（9g），儿童每次可服 2~4g，1 日 3 次；散剂（胶囊），1 次 6g，1 日 2~4 次；片剂，1 次 7 片，1 日 2 次，温开水送服；颗粒剂：1 次 1~2 袋，1 日 2~3 次，开水冲服。

（李远鹏）

第十五节　外用中成药与方解

外用中成药指中成药外敷或喷涂，通过体表皮肤、黏膜、直肠吸收而起清热解毒、活血化瘀、消肿止痛、祛风除湿、活络止痛、祛腐生新等作用的一类中成药。

本节药物主要适用于外科、皮肤科及五官科病证，如跌打损伤、风湿痹痛、疔疮疖肿、痔疮出血、湿疹瘙痒、口舌生疮，及痈疽疮疡溃后脓出不畅，或溃后腐肉不去、新肉难生等症状。

外用中成药剂型主要有散剂、锭剂、橡胶贴膏剂、膏药剂、气雾剂等，如冰硼散、紫金锭、生肌橡皮膏、云南白药气雾剂等。

外用中成药以外用为主，因此不宜内服。因某些中成药中含有毒之品，故外用也不宜过量，以免中毒。皮肤过敏或破损者不宜用。

根据药物作用特点及治疗范围，外用中成药分为五官科类、痔疮类、皮肤类。五官科类外用中成药主要采用黏膜给药途径，适用于鼻腔、咽喉、口腔、耳、眼等疾患。处方组成以外用药如朱砂、冰片、硼砂等为主。常见的中成药有冰硼散等。皮肤类外用中成药主要适用于跌打损伤的瘀血肿痛、风湿痹痛、皮肤疮痈肿毒、痄腮及脘腹冷痛等。处方组成以马钱子、生天南星、麝香、雄黄、生川乌、生草乌、三七、乳香、没药、樟脑等为主。常见的中成药有紫金锭、云南白药气雾剂等。痔疮类外用中成药主要采用直肠给药途径，适用于肛门疾患，如痔疮、肛裂等。处方组成以珍珠、冰片、五倍子、炉甘石等为主。常见的中成药有马应龙麝香痔疮膏等。

冰　硼　散

【处方来源】《外科正宗》

【药物组成】冰片、硼砂、朱砂、玄明粉，以上四味，朱砂水飞成极细粉，硼砂粉碎成细粉，将冰片研细，与上述粉末及玄明粉配研，过筛，混匀，即得。

【功能主治】清热解毒，消肿止痛。用于热毒蕴结所致的咽喉疼痛、牙龈肿痛、口舌生疮。

【组方分析】方中冰片为君药，苦寒归心经，清热止痛，泻火解毒。辅以朱砂甘寒，清心安神解毒，兼助冰片清热解毒止痛之用；硼砂甘咸性凉，清热解毒，消肿防腐，为喉科常用之药。佐以玄明粉咸寒软坚，清热，导热下行，以助君、臣清热逐邪之力。四药相合，共奏清热解毒、消肿止痛之功。

【临床应用】临床用于热毒蕴结所致的口舌生疮、牙龈肿痛、咽喉肿痛及牙周炎、扁桃体炎、口腔溃疡等口腔疾病；流行性腮腺炎、百日咳、新生儿脐炎、带状疱疹、急性或慢性中耳炎、外阴阴道假丝酵母菌病等属热毒蕴结之证。尚用治鼻塞不通，只需少许吹鼻，数分钟后鼻分泌物即明显减少，鼻黏膜肿胀逐渐消退，鼻腔通畅。

【用法用量】吹敷患处。每次少许，一日数次。

【剂型规格】散剂。

伤湿止痛膏

【处方来源】《中华人民共和国药典》(2010 年版)

【药物组成】生草乌、生川乌、乳香、没药、生马钱子、丁香、肉桂、荆芥、防风、老鹳草、香加皮、积雪草、骨碎补、白芷、山柰、干姜、水杨酸甲酯、薄荷脑、冰片、樟脑、芸香浸膏、颠茄流浸膏。

【功能主治】祛风湿，活血止痛。用于风湿性关节炎、肌肉疼痛、关节肿痛。

【组方分析】系中西药复方制剂。方中伤湿止痛流浸膏为君药，祛风湿，止痹痛，辅以薄荷脑辛香疏散，清散风热；冰片清热止痛；樟脑温散除湿，活血止痛，协助伤湿止痛流浸膏辛散祛风，活血止痛。为防寒凉太过，佐以芸香、颠茄流浸膏，活血祛风，除湿止痛，缓解或减少药物对皮肤的不良刺激。诸药合用，共奏祛风湿，活血止痛之功。

【临床应用】临床用于风湿性关节炎、颈肩痛、腰腿痛、运动性挫伤、头痛、晕车、晕船等属风湿瘀滞者。

【用法用量】外用。用时先以温水洗净患处，擦干后再贴。

【剂型规格】橡胶贴膏。

如意金黄散

【处方来源】《外科正宗》

【处方组成】姜黄、大黄、黄柏、苍术、厚朴、陈皮、甘草、生天南星、白芷、天花粉等。

【功能主治】清热解毒，消肿止痛。用于热毒瘀滞肌肤所致疮疡肿痛、丹毒流注，症见肌肤红、肿、热、痛，亦可用于跌打损伤。

【组方分析】方中天花粉、黄柏、大黄为君药，苦寒清热泻火，凉血解毒，消肿排脓。"血和则肿消痛止"，辅以姜黄活血消肿止痛；白芷解表止痛，消肿排脓，使热毒从外而出，与君药合用，内外分消热毒之邪。佐以苍术、厚朴、陈皮燥湿健脾，理气化痰，以杜绝生痰之源，且助气血生化，鼓邪外出，以助君臣；天南星生用，以毒攻毒，散结消肿。使以甘草清热解毒，调和诸药，缓和药物毒烈之性。诸药相合，共奏清热解毒，消肿止痛之功。

【临床应用】《外科正宗》中记载为"治痈疽发背、诸般疔肿、跌扑损伤、湿痰流毒、大头时肿、漆疮火丹、风热天疱、肌肤赤肿、干湿脚气、妇女乳痈、小儿丹毒，凡外科一切诸般顽恶肿毒"。

1. 本品适用于痈疡疮疖初起　临床应用以局部红肿热痛为证治要点。也可用于跌仆损伤、丹毒流注、乳痈初起等肿胀疼痛者。

2. 用于皮肤化脓性炎症、蜂窝织炎、急性淋巴结炎、流行性腮腺炎、静脉炎、软组织挫伤、压疮、慢性盆腔炎、阑尾周围囊肿、慢性前列腺炎、毒蛇咬伤肢肿等见上述证候者。

【用法用量】外用适量。疮疡红肿、烦热、疼痛，用清茶调敷；疮疡漫肿无头，用醋或葱酒调敷，亦可用植物油或蜂蜜调敷。一日数次。

【剂型规格】散剂，每袋装 15g。

马应龙麝香痔疮膏

【处方来源】《中华人民共和国药典》2005 年版

【药物组成】麝香、人工牛黄、珍珠、炉甘石（煅）、硼砂、冰片。

【功能主治】清热燥湿，活血消肿，去腐生肌。用于湿热瘀阻所致的各类痔疮、肛裂，症见大便出血或疼痛，有下坠感；亦用于肛周湿疹。

【组成分析】方中麝香辛香走窜，活血通经，消肿止痛，为君药。牛黄清热解毒，为臣药。珍珠、炉甘石、硼砂解毒生肌，收湿敛疮，冰片清热解毒，防腐生肌，共为佐药。诸药合用，共奏清热燥湿，活血消肿，去腐生肌之功。

【临床应用】

1. 本品适用于肛肠热毒瘀结所致的痔疮肿痛，临床以痔核突出、糜烂、出血或肛裂疼痛为证治要点。
2. 用于内痔、外痔、混合痔等各类痔疮及肛裂、肛周湿疹等见上述证候者。

【用法用量】外用：便后或每晚临睡前先用热水洗净患处后涂擦患处，每日 1~2 次。

【剂型规格】软膏；每支装 10g。

七　厘　散

【处方来源】《良方集腋》

【药物组成】血竭、乳香（制）、没药（制）、红花、儿茶、冰片、麝香、朱砂。

【功能主治】化瘀消肿，止痛止血。用于治疗跌仆损伤、血瘀疼痛、外伤出血等症状。

【组方分析】方中重用血竭为君药，可活血止血，散瘀止痛，生肌敛疮。乳香、没药、红花功善活血止痛，祛瘀消肿；儿茶收敛止血，为臣药。冰片、麝香辛香走窜，能除瘀滞而止痛；朱砂清热解毒，镇心安神，尚可防腐，为佐药。诸药合用，共奏化瘀消肿，止痛止血之功效。

【临床应用】广泛用于气血瘀滞所致的跌打损伤、刀伤枪伤、伤筋骨折、外伤性关节炎等外伤疾病及无名肿毒、水火烫伤等。

【用法用量】口服，一次 1~1.5g，一日 1~3 次；外用，调敷患处。

【剂型规格】散剂，每瓶装 1.5g、3g。

生肌象皮膏

【处方来源】《疡科纲要》

【药物组成】当归、血余、象皮粉、生地黄、龟甲、生石膏、炉甘石等。

【功能主治】生肌、敛疮、杀菌。可抗炎，抗感染，解毒，收敛，促结痂，减少创面渗出，促进坏死组织脱落，促进上皮生长，减少瘢痕组织增生。用于大面积压疮及创伤久不收口等症。

【组方分析】方中主药为象皮，其主要功效是生肌，敛疮，止血；血余能显著缩短凝血活酶的时间，对血小板聚集有明显的诱导作用，达到止血的作用，对烧烫伤有较好的疗效；生地黄能驱逐血痹，填骨髓，长肌肉；当归活血止痛，生肌敛疮，并有促进上皮再生的功能，配合生石膏清热泻火，治痈疽疮疡、溃不收口；龟甲养阴潜阳；炉甘石收敛止痒敛疮，吸收创面分泌物，具有防腐收敛、保护皮肤的作用；黄蜡解毒生肌定痛，疗疮痈内攻、久溃不敛、水火烫伤，用以香油调和成深褐色膏剂。

【临床应用】临床主要用于烧烫创伤、压疮、术后感染、溃疡、溃烂、创口不愈合、糖尿病足等都具有良好的治疗作用。

【用法用量】外用，每次涂药厚度1~2mm，均匀，边缘大于创面1cm，外敷患处，每天换药一次。

【剂型规格】深褐色半固体油膏。

正骨水

【处方来源】广西玉林地区陈善文祖传方

【药物组成】九龙川、木香、海风藤、土鳖虫、豆豉姜、猪牙皂、香加皮、莪术、买麻藤、过江龙、香樟、徐长卿、降香、两面针、碎骨木、羊耳菊、虎杖、五味藤、千斤拔、朱砂根、横经席、穿壁风、鹰不扑、草乌、薄荷脑、樟脑等。

【组方分析】方中龙川、豆豉姜、降香、虎杖、横经席、薄荷脑、皂荚、五味藤、穿壁风、樟脑、碎骨木、土鳖虫、莪术、徐长卿、羊耳菊、朱砂根、木香、两面针活血消肿止痛，买麻藤、过江龙舒筋活络，草乌、香加皮、海风藤、香樟、千斤拔、鹰不扑祛风湿，通经络。诸药合用，共奏化瘀止痛，舒筋活络，祛风除湿。

【功能主治】活血祛瘀，舒筋活络，消肿止痛。跌打扭伤，骨折脱位以及体育运动前后消除疲劳。

【临床应用】对跌打扭伤，各种骨折，脱臼，软组织损伤，瘀血，肌肉酸痛、痉挛，四肢麻木等症状具有良好疗效。运动前后用玉林正骨水喷擦，能防止抽筋，消除疲劳。

【用法用量】用药液轻搽患处；重症者用药液湿透药棉敷患处1h，每日2~3次。忌内服。

【剂型规格】每瓶装12ml，30ml，45ml，88ml。

云南白药(膏、酊、气雾剂)

【处方来源】经验方，云南名医曲焕章创制

【药物组成】略。

云南白药膏

【功能主治】活血散瘀，消肿止痛，祛风除湿。用于跌打损伤、瘀血肿痛、风湿疼痛等症。

【临床应用】

1. 跌打损伤 因瘀血阻滞所致软组织损伤，症见伤处青红紫斑，痛如针刺，焮肿闷胀，不敢触摸，活动受限，舌质紫黯。

2. 痹病 因风湿瘀阻经络而致关节疼痛，痛处不移或痛而重着，肢体麻木，筋骨拘急。

【用法用量】贴患处。

【剂型规格】橡胶膏剂：6.5cm × 10cm；6.5cm × 4cm。

云南白药酊

【功能主治】活血散瘀，消肿止痛。用于跌打损伤、风湿麻木、筋骨及关节疼痛、肌肉酸痛及冻伤等症。

【临床应用】

1. 跌打损伤 因瘀血阻滞所致软组织损伤，症见伤处青红紫斑，痛如针刺，焮肿闷胀，不敢触摸，活动受限，舌质紫黯。

2. 痹病 因风湿瘀阻经络而致关节疼痛，痛处不移或痛而重着，肢体麻木，筋骨拘急。

3. 冻疮 因风寒侵袭，瘀血阻络所致的局部或全身性损伤，症见局部肿胀、麻木、痛痒、青紫，或起水疱，甚至破溃成疮；冻伤见上述证候者。

【用法用量】口服：常用量一次3~5ml，每日3次；极量一次10ml。外用：取适量擦揉患处，每次3min左右，每日3~5次，可止血消炎；风湿筋骨疼痛，蚊虫叮咬，Ⅰ、Ⅱ度冻伤可擦揉患处数分钟，每

日 3~5 次。

【剂型规格】酊剂：每瓶装 30ml，50ml，100ml。

云南白药气雾剂

【功能主治】活血散瘀，消肿止痛。用于跌打损伤、瘀血肿痛、肌肉酸痛及风湿性关节疼痛等症。

【临床应用】

1. 跌打损伤　因瘀血阻滞所致软组织损伤，症见伤处青红紫斑，痛如针刺，焮肿闷胀，不敢触摸，活动受限，舌质紫黯。

2. 痹病　因风湿瘀阻经络而致关节疼痛，痛处不移或痛而重着，肢体麻木，筋骨拘急。

【用法用量】外用，喷于伤患处，使用云南白药气雾剂，一日 3~5 次。凡遇较重闭合性跌打损伤者，先喷云南白药气雾剂保险液，若剧烈疼痛仍不缓解，可间隔 1~2min 重复给药，每天使用不得超过 3 次。喷云南白药气雾剂保险液间隔 3min 后，再喷云南白药气雾剂。

【剂型规格】气雾剂：每瓶重 50g，85g。气雾剂保险液：每瓶重 30g，60g，100g。

紫 金 锭

【处方来源】《外科正宗》

【药物组成】山慈菇、红大戟、千金子霜、五倍子、麝香、朱砂、雄黄。

【组方分析】方中麝香为君药，辛香走窜，芳香开窍，消肿止痛。辅以朱砂甘寒，清心泻火，解疮毒；山慈菇辛凉行散，清解热毒，兼行气血积聚，消痈散结；千金子霜、红大戟、雄黄以毒攻毒，消肿散结；雄黄辟秽开窍，以助麝香开窍醒神之力。佐以五倍子涩肠止泻，兼防有毒之药攻逐太过，损伤正气。诸药相合，内服辟秽解毒开窍，外敷消肿散结止痛。

【功能主治】辟瘟解毒，消肿止痛。用于中暑、脘腹胀痛、恶心呕吐、痢疾泄泻、小儿痰厥；外治疔疮疖肿、痄腮、丹毒、喉风。

【临床应用】临床用于急性胃肠炎、食物中毒、痢疾等属秽恶痰浊之邪所致者。外敷亦可治疗小儿腮腺炎及皮肤、软组织急性化脓性疾病。

【用法用量】口服。一次 0.6~1.5g，一日 2 次。外用，醋磨调敷患处。

【剂型规格】锭剂。每锭重 0.3g、3g。本品为暗棕色至褐色的长方形或棍状的块状；气特异，味辛而苦。

片 仔 癀

【处方来源】《中华人民共和国药典》2010 年版第一增补本。

【药物组成】牛黄、麝香、三七、蛇胆等。

【功能主治】清热解毒，凉血化瘀，消肿止痛。热毒血瘀所致急性或慢性病毒性肝炎、痈疽疔疮、无名肿毒、跌打损伤及各种炎症。

【组方分析】方中牛黄、蛇胆清热解毒，为君药；麝香活血通经，消肿止痛，为臣药；田七散瘀消肿止痛，为佐药。诸药合用，共奏清热解毒，凉血化瘀，消肿止痛之功。

【临床应用】热毒血瘀所致急性或慢性病毒性肝炎、痈疽疔疮、无名肿毒、跌打损伤及各种炎症。

【用法用量】口服。每次 0.6g，8 岁以下儿童每次 0.15~0.3g，每日 2~3 次；外用研末用冷开水或食醋少许调匀涂在患处（溃疡者可在患处周围涂敷之）。每日数次，常保持湿润，或遵医嘱。

【剂型规格】每粒重 3g。

生 肌 散

【处方来源】《外科正宗》

【药物组成】制象皮、儿茶、赤石脂、龙骨、血竭、乳香、没药、冰片等。

【功能主治】生肌止痛。用于治疗因湿热瘀滞所致的一切疮疡肿毒。

【组方分析】方用制象皮、龙骨、赤石脂均为外科常用收敛药，具有生肌敛疮、促进疮口愈合的作用，为主药。血竭既能散瘀消肿，亦可生肌合疮，配合乳香、没药则具活血行瘀，消肿止痛之功。冰片能散郁热火毒，祛腐杀虫，又能除秽臭，与儿茶相伍，除加强清热解毒之功外，更可收湿敛疮。诸药合用，可达解毒止痛，生肌敛疮之目的。

【临床应用】主要用于疮疡阳证已溃，脓腐未清、久不生肌等，如下肢慢性溃疡（臁疮）、压疮、静脉炎溃疡（脉管炎溃烂）、骨髓炎溃烂、老烂腿、糖尿病足、糖尿病坏疽、疮毒痈疽溃后、疖肿脓肿溃疡、乳痈溃疡、淋巴结核与骨结核溃烂、窦道、瘘管、手术后感染、伤口不愈合顽固症及其他各种原因引起的皮肤溃烂等外科溃疡感染疾病。凡创面溃疡，脓腐未清，疮口下陷，常流毒水，久不生肌者，皆为适应证。

【用法用量】外用，取适量薄薄撒布于疮面上，再敷以油纱布或薄敷药膏贴之，一日换药1次。

【剂型规格】散剂，每瓶装3g。

提　脓　散

【处方来源】《湖北省药品标准》

【药物组成】红升丹、轻粉、冰片。

【功能主治】拔脓祛腐，生肌止痛。

【组方分析】方用红升丹，其味辛燥热，有大毒，功擅拔毒提脓，祛腐生肌为主药。配以轻粉能蚀疮、拔毒、祛腐肉，二药相伍其蚀疮提脓之力倍增。佐以冰片，取其辛香走窜，通经透肉，全方力专化腐、提脓。

【用法用量】外用。未溃者，取适量掺于药膏（化毒散软膏）中，摊于消毒纱布上贴于局部波动最明显处；已溃者，取适量均匀撒布于疮面腐肉较多处，或用油纱条蘸药粉敷于腐肉处，再盖敷软膏或膏药。每日换药1~2次。

【临床应用】适用于一切痈疽疮疡、肿痛成脓期，未溃或已溃阶段。未溃者可促其溃破排脓；已溃者，可加速祛腐肉生新肉。急性蜂窝织炎，已形成脓肿切开引流阶段，坏死组织尚多或引流不畅者亦可使用。

【剂型规格】散剂，每支1.5g。

京万红软膏

【处方来源】《中华人民共和国药典》2010年版第一增补本。

【药物组成】地榆、栀子、大黄、血竭、乳香、没药、白蔹、五倍子、冰片等。

【功能主治】活血消肿，祛瘀止痛，解毒排脓，去腐生肌，主要用于烧伤、烫伤、刀伤、外伤、创面溃疡等症的治疗

【组方分析】烧烫伤不论轻重，治疗皆宜清热解毒，活血消肿，去腐生肌为主。方中以地榆、栀子等药清热凉血解毒为主，血竭、乳香、没药等药活血消肿止痛为辅，佐以白蔹、五倍子收敛生肌，冰片等药香窜止痛为使，全方共奏消肿止痛收敛生肌之效。

【临床应用】用于烧伤、烫伤、刀伤、外伤、创面溃疡等症的治疗

【用法用量】用生理盐水清理创面，涂敷本品或将本品涂于消毒纱布上，敷盖创面，消毒纱布包扎，每日换药一次。外用，对于一般烧伤、烫伤、皮肤损伤等外科创面，经清洗创面后可直接敷药一薄层或一层含药纱布，如无感染，可不换药，直至痊愈。对已感染的深度创面，经过清洗后，涂敷本品或敷盖含有本品的纱布，即可收到去腐生肌长皮之良效。为了引流创面腐物和加快创面痊愈可以结合浸浴并注意每日换药1次的方法。敷药后包扎与否，应该根据具体情况酌定。

【剂型规格】油膏剂，每大瓶装500g；小瓶装10g、30g、50g。

本章小结

本章主要介绍了常用解表、清热、泻下、祛湿、温里、理气、理血、安神、祛痰、消食、平肝息风、开窍、补虚、固涩及常用中成药的处方来源、药物组成、功能主治、方解、临床应用、用法用量和剂型规格。学习后能够根据患者的症状和体征合理使用常用解表、清热、泻下、祛湿、温里、理气、理血、安神、祛痰、消食、平肝息风、开窍、补虚、固涩及常用中成药的功能主治、用法用量。

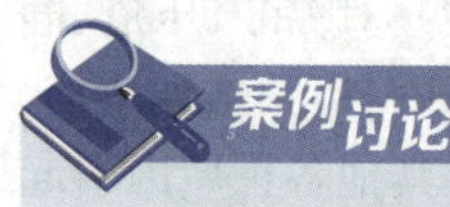

案例讨论

患者张某，女，19岁，昨日就诊。自述在校用冷水洗衣服时间过长而冻伤。症见：左手无名指、小指肿胀，皮肤黯白色，小指屈伸受限，逢热痛痒难忍。舌质淡红，苔薄白润，脉微细。

问题：1. 请根据患者的症状和体征选用中成药治疗。

2. 请简述选方用药的依据。

（谢明夫）

扫一扫，测一测

思考题

1. 简述麻仁润肠丸的功能主治和临床应用。
2. 简述附子理中丸的功能主治及用于哪些病症。
3. 简述天麻钩藤颗粒的功能主治和临床应用。
4. 简述云南白药气雾剂的功能主治及用于哪些病症。

笔记

第九章　中医药应用案例选

学习目标

1. 掌握：中医药案例的书写格式。
2. 熟悉：解表、清热、泻下、祛湿、温里、理气、理血、安神、祛痰、消食、平肝息风、开窍、补虚、固涩、外用中成药在临床治疗中的有效医案，“有是证用是方”，学习后能灵活运用中医药治疗疾病。
3. 了解：解表、清热、泻下、祛湿、温里、理气、理血、安神、祛痰、消食、平肝息风、开窍、补虚、固涩、外用中成药的随症加减运用。
4. 具有使用中医药理论分析案例的能力。
5. 能根据中医药应用案例的学习提高临床辨证施治的水平。

第一节　解表中医药案例选

一、小青龙汤治疗支气管哮喘

【一般情况】刘某，女，62岁，农民。

【初诊】2016年9月23日。

【主诉】气喘、咳嗽、胸闷反复发作20年，加重5d。

【病史】患者20年前因反复感冒后出现气喘、咳嗽、胸闷，在当地医院诊断为“支气管哮喘”，经治疗病情缓解。近半年来咳嗽、气喘频繁发作，5d前无明显诱因出现气喘、咳嗽加重，给予左氧氟沙星、二羟丙茶碱、地塞米松注射液静滴，疗效欠佳。

【现症】气喘，胸闷，夜间时有憋醒，恶寒，流清涕，咳嗽，咳痰，痰液稀薄，咳喘甚时伴汗出，查体：T 36.8℃，双肺呼吸音粗，右肺可闻及哮鸣音，呼气音延长，舌质淡黯，舌体胖大，舌苔薄白，脉弦滑。

【辨证】风寒袭表，肺失宣降。

【中医诊断】喘证（风寒袭肺）

【西医诊断】支气管哮喘

【治法】解表散寒，化痰平喘。

【处方】小青龙汤加减。炙麻黄6g，桂枝12g，白芍12g，干姜6g，姜半夏9g，细辛3g，五味子6g，炒苦杏仁（后下）12g，紫苏子9g，葶苈子（包煎）30g，炙甘草6g。7剂，日1剂，水煎服。

【二诊】2016年9月30日。气喘、胸闷减轻，夜寐安，无恶寒，偶有咳嗽，咳痰，质黏不易咳出，晨起口干。查体：双肺呼吸音粗，右下肺可闻及少许哮鸣音，舌质淡黯，舌苔白厚，脉滑。初诊方去炙麻黄、姜半夏，加麦冬15g、沙参15g。7剂，日14剂，水煎服。

【三诊】2016年10月19日。气喘、胸闷减轻，自觉四肢冷，口干较前缓解。查体：双肺呼吸音粗，舌质淡黯，舌苔白，脉滑。在二诊方基础上加枸杞子15g，熟地黄15g，山茱萸15g，生山药15g，党参15g，炒白术15g。7剂，日1剂，水煎服。

【按语】患者因外感风寒，风寒束表，卫阳被遏，寒性收引，肺失宣发肃降之职，肺主呼气，肾主纳气，肾阳不足则不能温化痰饮水湿，复感于寒，内外皆寒，痰饮水湿上壅于肺。支气管哮喘的治疗，温肺化饮法贯穿病程始终。根据患者所处疾病的不同阶段进行加减，在发作期以解表及纳气平喘为主，缓解期以补益肺脾肾为重。小青龙汤见于《伤寒论》第40条："伤寒表不解，心下有水气，干呕，发热而咳，或渴，或利，或噎，或小便不利、少腹满，或喘者，小青龙汤主之。"第41条："伤寒心下有水气，咳而微喘，发热不渴……小青龙汤主之。"文中所述"伤寒表不解"是指表证未解，"心下有水气"意指寒饮内伏，为体内阳气虚衰所形成的病理产物，水饮内停是发病的主要原因。

小青龙汤中的麻黄辛温，宣肺散寒平喘，配桂枝加强通阳宣散；桂枝配芍药，调和营卫；细辛、干姜相伍，辛温散寒化饮；五味子味酸而敛肺止咳；半夏燥湿而化寒痰；炙甘草调和诸药；加紫苏子、苦杏仁、葶苈子止咳平喘。二诊时患者痰少，质黏不易咳出，晨起口干，故去辛热之麻黄及燥湿之半夏，加麦冬、沙参养阴润肺。三诊时，患者症状已基本缓解，由于患者病程日久，寒痰伤及脾肾之阳。"故治痰者，必当温脾补肾，以治痰之本，使根本渐充，则痰将不治而自去矣。"在温肺化饮的同时，加枸杞子、熟地黄、山茱萸、生山药、党参、白术补益脾肾。

二、连花清瘟胶囊治疗流行性感冒

【一般情况】蔡某，女，18岁，学生。

【初诊】2017年11月6日。

【主诉】头身痛、咽痛、鼻塞3d。

【病史】3d前患者因感受风热，出现头痛、身痛、咽痛、鼻塞、畏寒、咳嗽、咳黄色黏痰。查体：T 36.8℃，舌质红，舌苔薄黄，脉浮滑。自行在药店买酚氨咖敏片治疗，疗效欠佳。

【现症】头身痛，咽痛，鼻塞，畏寒，咳嗽，咳黄色黏痰。查体：T 37.0℃，舌质红，舌苔薄黄，脉浮滑。查血常规：白细胞总数7.0×10^9/L、淋巴细胞4.2×10^9/L。X线胸片示：两肺纹理增粗，提示支气管炎。

【辨证】风热袭表，肺卫失宣。

【中医诊断】感冒（风热袭表）

【西医诊断】流行性感冒

【治法】疏散风热，宣肺止咳。

【处方】连花清瘟胶囊，一次4粒，一日3次，口服。连服3d后头身痛、畏寒、鼻塞症状消失，咽痛、咳嗽、咳黄色黏痰减轻，继服1周后未诉咽痛、咳嗽、咳痰。

【按语】连花清瘟胶囊以两个经典组方银翘散与麻杏石甘汤化裁而成，卫气同治，表里双解，宣肺泄热；先证用药。配伍大黄通腑泄热驱逐毒秽，通腑泄肺，配合红景天益气养阴，清肺化瘀，旨在泄肺中壅闭之毒热，宣畅肺气，阻止毒热时邪壅阻肺络，从而扭转病机，截断病势，有效地提高人体免疫力，使病情早期痊愈，减少肺炎、病毒性心肌炎等并发症，发挥复方中药制剂的整体调节优势。

流行性感冒简称流感，是春秋季节常见的一种呼吸系统疾病，主要通过呼吸道传播，该病起病急，潜伏期短，临床症状明显，具有较强的传染性，若在人群密集的生活区和工作区易暴发流行。对于儿童及老年人这类免疫力较为低下的人群，流感常伴有各类并发症，严重危害患者的生命健康，甚至会引起死亡。对流感的治疗以抗病毒为主。

中医学将流感称之为时行感冒，属于"瘟疫""疫疠""风温"范畴。西药治疗流感起效快，但常有不良反应，连花清瘟胶囊能有效预防甲型流感病毒，能有效杀灭传统抗菌药物难以杀灭的呼吸道致病

菌，通过直接破坏细菌壁灭菌的机制而杀灭活菌，对多种因有生物膜而耐药的致病菌具有明显作用，其抗病毒谱极为广泛。

医案，又称诊籍、脉案、方案、病案，是中医诊疗活动的记录，现称病历（例）。中医医案，是中医理、法、方、药综合运用的具体反映形式，它不仅是医疗活动的真实记录，而且还反应了医家的临床经验及思维活动。由于医家所处时代不同，学识、爱好、修养等各异，因此历代医案的数量、形式、体裁、风格亦不尽相同。中医诊治疾病过程的记录，后发展为中医著作的一种类型。西汉医家淳于意（即仓公）的“诊籍”是现知最早的医案。《史记》转载了其中25位患者的姓名、里籍、职业、病证，以及有关的诊断、处方用药和转归。此后唐代孙思邈的《备急千金要方》等许多医方书中常夹带记载治疗案例。医案便于总结临床经验，启迪思路，清代俞震《古今医案按》：“医之有案，如弈者之谱，可按而复也。”因此，将医案汇集成书，就成了中医文献中颇有特色的一类著作。现一般认为宋代许叔微《伤寒九十论》为现存最早的医案专著。明清以后，医案著作越来越多。

三、玉屏风散治疗头痛

【一般情况】刘某，女，37岁，干部。

【初诊】2016年5月17日。

【主诉】头痛、恶风反复发作1年余，加重5d。

【病史】1年前患者无明显诱因出现右侧头痛，以巅顶、枕部为甚。间断服用正天丸治疗，头痛时轻时重。5d前遇冷风加重，头颅CT未见明显异常。

【现症】右侧头痛，以巅顶、枕部为甚，恶风寒，受寒后易腹泻，月经周期约30d，月经量少，色、质正常，偶有痛经。头发枯黄无泽，平时喜素食，纳、眠尚可，小便正常，大便日1次。舌质淡红，舌苔白，脉沉细。

【辨证】气血亏虚，不能上荣清窍。

【中医诊断】头痛（气血两虚）

【西医诊断】头痛

【治法】补益气血，实卫固表。

【处方】以玉屏风散加减。黄芪30g，防风9g，白术30g，熟地15g，当归15g，白芍15g，川芎15g，粉萆薢12g，乌药9g，艾叶12g，小茴香12g，石菖蒲12g，鱼腥草（后下）15g。7剂，日1剂，水煎服。

【二诊】2016年5月31日。患者服上方后头痛、恶风明显缓解，初诊方基础上加菟丝子、女贞子、虎杖各15g，7剂，日1剂，水煎服。

【三诊】2016年6月7日。服上方后头痛明显缓解，诉末次月经推迟3d，量少，月经期自觉小腹冷痛，上方去鱼腥草，加阿胶（烊化）10g，7剂，日1剂，水煎服。服3剂后患者精神明显好转，继服4剂后头痛等诸症消失。

【按语】王肯堂《证治准绳·头痛》云：“浅而近者名头痛，其痛猝然而至，易于解散速安也。深而远者为头风，其痛作止不常，愈后遇触复发也。”患者头痛迁延日久，遇冷则发，临证需分清标本虚实，不宜治以疏风解表，而应从气虚卫弱着眼，故治疗时当以玉屏风散益气扶正，实卫固表，首护其本，再治其标。有学者认为头痛发作的直接原因不外乎气血逆乱、络血横逆及瘀血阻络，最终导致络脉失和、拘急牵引，故发为头痛。此方中加四物汤养血活血，标本兼顾，血行则气行。另外，该患者素体偏寒，伴有下焦虚寒证，故佐以萆薢、乌药、艾叶、小茴香等温肾散寒之品。二诊加菟丝子、女贞子补肾固护正气，加虎杖通利月水。三诊时仍见月经失调，加阿胶补血活血。

第二节　清热中医药案例选

一、黄连上清丸治疗口腔溃疡

【一般情况】赵某，男，40 岁，银行职员。

【初诊】2016 年 11 月 5 日。

【主诉】口腔溃疡、牙龈肿痛、便秘 5d。

【病史】患者平时喜食辛辣厚味，5d 前出现口腔溃疡、牙龈肿痛、便秘，5d 未行大便。舌质红，舌苔黄腻，脉滑。

【现症】口腔溃疡，牙龈肿痛，便秘，舌质红，舌苔黄腻，脉滑。

【辨证】热毒内蕴肠胃，火性上炎。

【中医诊断】口疮(热毒内盛)

便秘(肠胃积热)

【西医诊断】口腔溃疡

便秘

【治法】清热解毒

【处方】黄连上清丸。一次 1~2 丸，一日 2 次，口服。服药 1d 大便通畅，2d 后牙龈肿痛消失，唇周疱疹减轻，5d 后诸症消失。

【按语】黄连上清丸具有清热通便、散风止痛的功效。用于口舌生疮、牙龈肿痛、便秘。以黄连、栀子、黄柏、大黄、连翘清泄热毒；蔓荆子、防风、荆芥穗、白芷、菊花、薄荷、石膏清利上焦风热，疏风行气；桔梗、川芎宣肺活血行气；旋覆花性质沉降，制亢盛之邪火，引火归原；甘草调和诸药。以上诸药起到清热解毒、泄热通便的作用。

二、龙胆泻肝汤治疗急性胆囊炎

【一般情况】王某，男，45 岁，干部。

【初诊】2015 年 5 月 12 日。

【主诉】右胁肋胀痛、口苦、恶寒发热、便秘 2d。

【病史】2d 前患者因饮食不慎出现右胁肋胀痛、口苦、呕吐苦水、恶寒发热、尿黄、便秘、腹胀，舌质红，舌苔黄腻，脉滑数。查体：体温 39.5℃，莫氏征(+)。血常规：白细胞总数 18.0×10^9/L，总胆红素 38.8μmol/L，直接胆红素 15μmol/L，间接胆红素 23.8μmol/L。彩超示：胆囊结石，胆囊壁毛糙。

【现症】右胁肋胀痛，口苦，尿黄，恶寒发热，便秘。查体：舌质红，舌苔黄腻，脉滑数。巩膜微黄，体温 38℃，莫氏征(+)。

【辨证】湿热熏蒸肝胆，气机郁滞，肝胆疏泄失常，不通则痛。

【中医诊断】胁痛(肝胆湿热)

【西医诊断】急性胆囊炎

胆囊结石

【治法】清热利湿，理气止痛。

【处方】龙胆泻肝汤加减。龙胆草 9g，黄芩 12g，栀子 12g，泽泻 12g，生地 12g，车前子(包煎)15g，柴胡 15g，当归 15g，金钱草 30g，生大黄(后下)6g，郁金 15g，川楝子 9g，延胡索 12g，鸡内金 15g。7 剂，日 1 剂，水煎服。

【二诊】2015 年 5 月 19 日。服药 3 剂后胁痛、腹胀缓解，大便通畅，呕止，热退，胃纳渐佳，复查白细胞总数 6.0×10^9/L，胆红素下降，仍觉少气乏力，脉细弦，治宜益气健脾，清热利湿。处方：党参 15g，炒白术 15g，茯苓 15g，怀山药 15g，郁金 15g，金钱草 30g，黄芩 12g，木香 12g，车前子(包煎)15g，生薏苡仁 30g。14 剂，日 1 剂，水煎服。于 2015 年 6 月 29 日随访，患者精神佳，体力增，食欲旺，可正常上班。

【按语】中医认为肝与胆相表里，“肝之余气泄于胆，聚而成精。”胆的功能是“泻而不藏”“不通则痛”“六腑以通为用，通则不痛”。肝胆实火上扰则头晕胀痛、目赤；旁及两胁则胁痛、呕恶、口苦；下注膀胱则尿黄，甚则淋痛。

龙胆泻肝汤源自《医方集解》，具泻肝火、利湿热、补养肝血之功效，方中龙胆草大苦大寒，上泻肝胆实火，下清下焦湿热，为君药。配以黄芩、栀子、郁金，增强泻火之功；泽泻、木通、车前子、金钱草清热利湿；生地、当归滋阴养血，以防苦寒燥湿药耗伤阴液之弊；柴胡引诸药入肝胆；加生大黄通腑泄热；甘草调和诸药。诸药合用，标本兼顾，共奏清肝泻火，清利湿热，滋阴养肝之效。该方组方精当，临床上应用广泛。

第三节　泻下中医药案例选

一、麻子仁丸治疗便秘

【一般情况】蒋某，女，48 岁，工人。

【初诊】2009 年 9 月 10 日。

【主诉】胸部闷痛间作 10 年，便秘 3 个月，加重 7d。

【病史】患者患冠心病 10 年，经常胸闷、心前区疼痛，曾因心绞痛晕倒数次，常以西药扩张冠状动脉药物治疗，兼服中药活血化瘀、益气养阴之剂。近 3 个月来经常大便不通，服润肠药物后，尚能暂缓一时之苦，停药后旋即如故。7d 前因劳倦过度，使心前区疼痛加剧，大便不通，小便频数，饮食减少，心胸烦闷，先后经 3 次灌肠，解出坚硬大便，继则又恢复原状，秘结不通。患者拒绝再作灌肠通便，要求用中药治疗。

【现症】形体消瘦，面色萎黄，大便不通，心中烦闷，胸痛彻背，饮食减少，自汗出，小便频数，舌质红绛，边有瘀斑，苔黄燥，脉细数，心电图提示：冠状动脉供血不足。

【辨证】脾阴不足，燥热内结

【中医诊断】便秘（脾阴不足）

胸痹（气阴两虚）

【西医诊断】便秘

冠状动脉粥样硬化性心脏病

【治法】润肠通便，泄热逐瘀。

【处方】麻子仁丸加减。生大黄（后下）15g，厚朴 15g，杏仁 12g，枳实 12g，生白芍 18g，火麻仁 30g，蜂蜜（冲服）30g。7 剂，日 1 剂，水煎服。服上药 7 剂后，大便通畅，余症明显好转，继用益气养阴之剂以善后，心绞痛次数减少。于 2009 年 10 月 24 日又见大便干结，仍以上方治疗，服后即愈。

【按语】因脾阴不足所致之大便干燥者均可选用本方治疗，临床症见大便秘结、腹胀、舌质红绛、舌苔黄燥、脉细等症。方中麻子仁用量以 15~30g 为宜，可加玄参、麦冬以清热养阴。

二、大承气汤治疗腹痛

【一般情况】占某，男性，83 岁。

【初诊】2010 年 7 月 8 日就诊。

【主诉】中上腹痛 1 个月余，加重 1 周。

【病史】1 个月前患者无明显诱因出现中上腹疼痛，呈阵发性刺痛，体位改变时加重，曾就诊市级人民医院，查血常规、生化全套、肌钙蛋白以及胸腹 CT、胃镜等均未见明显异常；予西药抗感染，中药益气养阴、活血止痛等治疗 1 个月余，疗效欠佳。

【现症】每天 15：00–16：00 时出现腹痛，大便干结，呕吐胃内容物，自觉口干欲饮冷，口腔溃疡，咳嗽，咳白色黏痰，大便 2~3 日一行，用开塞露后，大便稀薄，小便正常。查体：腹部轻度压痛，舌质黯淡，舌苔少，脉弦而有力。

【辨证】阳明腑实内结,不通则痛。

【中医诊断】腹痛(阳明腑实)

【西医诊断】腹痛

【治法】通腑泻下。

【处方】大承气汤加减。生大黄(后下)12g,厚朴 9g,枳实 15g,芒硝(冲服)6g,柴胡 15g,姜半夏 12g,黄芩 9g,白芍 9g,桃仁 9g,牡丹皮 6g,生姜 12g,大枣 9g。中药颗粒剂 2 剂,日 1 剂,开水冲服。以通为度,中病即止。患者服药半剂,即排 7~8 次糊状软便,而腹痛亦随之明显减轻,呕吐消失,仍有轻度恶心,多言则自觉气不足以息,双下肢无力,遂去芒硝、大黄,改枳壳 9g、厚朴 6g,加人参 10g,再进 1 剂,诸症皆减,以小柴胡汤加减善其后。

【按语】大承气汤出自《伤寒杂病论》,《伤寒论》《金匮要略》其所治证候共计 30 条之多,其方由大黄、厚朴、枳实、芒硝四味中药配伍而成。《方剂学》教材总结其功用为峻下热结。主治阳明腑实证、热结旁流、里热实证之热厥、痉病或发狂。清代医家吴谦认为:"诸积热结于里而成痞满燥实者,均以大承气汤下之也。"当代伤寒名家胡希恕教授亦指出:"大黄缓下、芒硝软坚,二药合用攻下颇峻,复佐以消胀破结的厚朴、枳实,则荡涤肠胃,通利水谷既迅且猛,任何大实、大热、大满,以致塞而不利,或闭而不通者,均得攻而克之。"正是由于古今名家对大承气汤反复强调的"痞、满、燥、实""大热、大实、大满"以及其主治中的"阳明腑实,热结旁流,热厥、痉病、发狂"等,反使现在许多医生在临证中或因"其主治疾病"少见,或因"虚虚实实"之戒而畏首畏尾,从而大大地限制了其应用。

第四节　祛湿中医药案例选

一、藿香正气软胶囊治疗口臭

【一般情况】张某,女,46 岁,工人。

【初诊】2005 年 1 月 20 日。

【主诉】口臭、口中异味 3 个月,加重 1 周。

【病史】患者近 3 个月来,自觉口臭,口中异味,情绪不佳,伴胃脘胀闷,纳呆,乏力,口干不喜饮,大便溏而不爽,时有呃逆,夜寐不实。舌质淡,舌苔白厚,脉细滑。1 周前口臭,口中异味加重。

【现症】自觉口臭,口中异味,胃脘胀闷,纳呆,口干不喜饮,大便溏而不爽,夜寐不实。舌质淡红,舌苔白厚,脉细滑。查 ^{13}C 呼气试验:Hp(-)。

【辨证】脾虚生湿,痰湿上逆。

【中医诊断】湿阻(脾虚痰湿)

【西医诊断】口臭

【治法】健脾化湿。

【处方】藿香正气软胶囊,一次 2~4 粒,一日 2 次,口服。嘱禁食生冷油腻刺激之物。1 周后症状明显减轻,口臭基本消失,继续巩固治疗 3 周后痊愈。

【按语】口臭是临床常见症状之一。多从脾胃论治,辨虚实寒热。中医认为脾为湿土之脏,运化水谷精微。若素体中虚脾弱,或饮食不节,恣食生冷肥甘,思虑过度,损伤脾胃,脾失健运,运化水湿失常,聚湿成痰而为脾虚痰湿证。痰湿日久不去,积而化热,则成脾虚湿热证,具有从脾虚到脾虚痰湿,最后致脾胃湿热的演变过程。在此过程中均可出现口臭症状。故临床辨证多将口臭归纳为脾胃湿热与脾虚痰湿两个证型。脾胃湿热之口臭,其气浊秽,兼口苦咽干、腹胀、便秘、尿黄、口疮,舌质红,舌苔黄腻,脉弦滑。脾虚痰湿之口臭,其气酸臭,伴腹胀、乏力、纳呆、寐差,便溏或大便黏腻不爽,舌质红,舌苔白腻,脉细滑。而在治疗过程中无论对哪一证型都应始终考虑健脾化湿。现代药理研究表明:藿香正气软胶囊具有促进胃肠蠕动、止吐及增强胃肠道吸收功能等作用;能够提高机体免疫功能,同时对藤黄八叠球菌等多种细菌均有抗菌作用,是否对 Hp 有抑杀作用尚需进一步研究。治疗中还应注意保持口腔卫生、饮食宜清淡、适当运动、保持良好心态,这些均对防治口臭有利。

二、茵陈蒿汤治疗慢性非酒精性脂肪肝病

【一般情况】高某,男,58岁,干部。

【初诊】2014年9月15日。

【主诉】右胁肋胀痛、口苦、恶心5d。

【病史】5d前患者因过食油腻出现右胁肋胀痛、口苦、腹胀、纳差,自服药物治疗,疗效欠佳。患有慢性非酒精性脂肪性肝病病史。

【现症】右胁肋胀痛、恶心、口苦、腹胀、纳差、乏力。查体:舌质红,苔黄腻,脉弦滑。肝功能示:丙氨酸氨基转移酶65U/L,天门冬氨酸氨基转移酶98U/L。

【辨证】肝胆湿热内蕴,肝失疏泄,不通则痛。

【中医诊断】胁痛(肝胆湿热)

【西医诊断】非酒精性脂肪性肝病

【治法】清热利湿,益气止痛。

【处方】茵陈蒿汤加减。茵陈30g,栀子15g,生大黄(后下)6g,黄连3g,黄芩12g,姜半夏9g,干姜9g,白术15g,大枣12枚,炙甘草9g。7剂,日1剂,水煎服。

【二诊】2014年9月22日。胁肋胀痛、口苦、恶心减轻,守上方连服28剂,诸症消失。

【三诊】复查肝功能正常,巩固疗效,以上方汤剂换为散剂,每次6g,日3次,开水冲服。

【按语】本案患者出现右胁肋胀痛、口苦、舌苔黄腻为肝胆湿热内蕴,恶心、不思饮食为湿热内扰脾胃,因此选方茵陈蒿汤以清利肝胆湿热。非酒精性脂肪肝病以典型的肝细胞脂肪变性和脂肪堆积为病理特征。中医认为,该病多因嗜食肥甘、劳逸失度、情志失调、久病体虚,使气、血、痰、瘀、湿搏结,损伤肝脾,致脾胃运化失职,痰浊内生,阻滞气机,肝胆疏泄失常,气滞、痰、瘀互结而成。脂肪肝属可逆性疾病,早期诊断、早期治疗,能够使肝脏功能恢复正常,若任其发展,可进展为肝硬化、甚至肝癌。目前,临床上尚无治疗脂肪肝的特效药物,一般均是采用包括健康宣教、科学饮食、适当运动、改善胰岛素抵抗、防治代谢紊乱等综合性治疗方案,以减轻肝脏功能的损害。

三、真武汤治疗水肿

【一般情况】蔡某,男,59岁,退休工人。

【初诊】2014年6月10日。

【主诉】双下肢水肿间作5年,加重10d。

【病史】患者5年前无明显诱因出现双下肢水肿,在天津市武警医院诊断为:慢性肾衰竭,经利尿消肿、保护肾功能等治疗有所好转。后因劳累、久立等诱因反复出现。1d前因劳累后双下肢水肿加重,伴胸闷憋气。

【现症】周身乏力,心悸,胸闷憋气,夜间不能平卧,纳可,夜寐欠安,双下肢沉重感,双下肢水肿,指压凹陷。小便正常,大便秘结,日1次。舌质淡黯,舌苔少,脉沉细。查尿常规:尿蛋白(++),尿葡萄糖(±),尿隐血阴性;血生化示:肌酐367.0μmol/L、尿素氮17.11mmol/L,24h尿蛋白定量:12.126g/24h,既往有高血压病、2型糖尿病、冠状动脉粥样硬化性心脏病史。曾患急性发作心肌梗死,行冠状动脉支架置入术。

【辨证】肾阳虚衰,水湿泛溢肌肤。

【中医诊断】水肿(脾肾阳虚)

【西医诊断】慢性肾衰竭

【治法】温补脾肾。

【处方】真武汤加减:红参(先煎)15g,制黑顺片(先煎)12g,麦冬15g,丹参30g,茯苓30g,生白术15g,白芍15g,生姜3片。7剂,水煎服,日1剂。

【二诊】2014年6月13日。服药7剂后,小便量较前增多,胸闷憋气、心悸等逐渐好转,夜间尚能平卧,双下肢水肿较前好转。舌质淡黯,舌苔薄白,脉沉细,右尺弱小。治以温阳益气,利水泄浊。调整处方:红参(先煎)15g,制黑顺片(先煎)12g,麦冬15g,丹参、茯苓各30g,生白术、生白芍各15g,川芎

15g，葶苈子（包煎）30g，石菖蒲、猪苓各15g。7剂，日1剂，水煎服。

【三诊】2014年6月20日。服药7剂后，周身乏力改善，偶有胸闷、憋气，夜间可平卧，双下肢沉重感减轻，水肿明显好转，寐安，舌质淡，舌苔薄黄，脉沉有力。

【按语】水肿是慢性肾脏疾病发病过程中最常见症状之一。肺失通调、脾失转运、肾失开阖，体内水液潴留，泛滥肌肤。《黄帝内经》将水肿病称为“水”。《素问·水热穴论》指出：“勇而劳甚，则肾汗出，肾汗出逢于风，内不得入于脏腑，外不得越于皮肤……传为跗肿。”《素问·至真要大论》明确提出：“诸湿肿满，皆属于脾。”患者的基础疾病为肾衰竭，现心下悸，卧起不安，水肿，舌淡少苔，脉沉细，为少阴阳虚，水湿泛溢，辨为心肾阳虚，治以温阳益肾为主。结合既往2型糖尿病、冠状动脉粥样硬化性心脏病，酌加养阴活血药。方中制黑顺片为优质炮附片，重在振奋阳气，下焦肾阳复来，水邪得以蒸腾气化，水有所主，为君药；“诸湿肿满，皆属于脾。”白术苦温燥湿，健脾以制水；茯苓淡渗利水，佐以白术健脾之功，共为臣药，使脾气转运，水湿下渗；麦门冬味甘微苦，有滋阴润肺、益胃生津、清心除烦之功，配合红参益气养阴；丹参通利血脉，活血祛瘀，血活气行，胸闷可消，诸药配伍，共为佐药；生姜宣散水气；芍药通血脉、利小便，兼顾诸药燥热之性，防其伤津耗液，共为使药。全方共奏温阳利水，活血益气，兼以养阴。服药7剂后，诸症好转，原方加葶苈子、石菖蒲、猪苓增强利水消肿；石菖蒲辛苦温燥，芳香走窜，以利水气；猪苓沉降，专入肾及膀胱经，通利水道，水邪得出；易生姜加川芎，取川芎辛温香燥之性，走而不守，既行散又入血分，通络散瘀，诸药配伍，在温补肾阳基础上，力专水湿停聚之标，水湿得以温化，水邪亦有出路，配合行气活血药，增其利水通络之功。

四、五苓散治疗水肿

【一般情况】张某，女性，53岁，农民。

【初诊】2015年5月5日。

【主诉】劳累后出现颜面、眼睑水肿6个月，加重2周。

【病史】患者6个月前劳累后出现颜面水肿，查肝肾功能、尿常规均未见异常。腹部B超示：右肾结石。经中西医治疗，疗效欠佳，颜面、眼睑水肿反复发作，迁延不愈。2周前出现双下肢肿胀，按之凹陷，小便不利，腰酸，双踝及足跟疼痛，无心悸气短。大便溏，日1行。舌质淡红，体胖大，边有齿痕，苔薄白，脉沉弱。

【现症】颜面、眼睑水肿，双下肢肿胀，按之凹陷，小便不利，腰酸，双踝及足跟疼痛。大便溏，日1行。纳眠可。舌淡胖大，边有齿痕，苔薄白，脉沉弱。

【辨证】脾肾气虚，三焦气化不行，水饮内停，泛溢肌肤。

【中医诊断】水肿（气虚饮停）

【西医诊断】水肿

右肾结石

【治法】化气行水，补益脾肾。

【处方】五苓散加减，猪苓15g，茯苓15g，泽泻15g，白术30g，桂枝12g，生黄芪30g，山药15g，砂仁（后下）6g，白豆蔻12g，续断15g，杜仲15g，茯苓皮15g，冬瓜皮15g。7剂，日1剂，水煎服。

【二诊】2015年5月13日。患者尿量渐增多，颜面、眼睑及双下肢肿胀明显减轻，腰酸、双踝及足跟痛减轻，上方加茯苓、泽泻至30g。7剂，水煎服，日1剂。

【三诊】2015年5月21日。患者尿量正常，颜面、眼睑及双下肢肿胀已消退，自述劳累后下肢轻微肿胀，休息后可自行缓解，腰酸、双踝及足跟痛减轻，三诊方加重补肾健脾药治疗1个余月，病症痊愈，后随访未见复发。

【按语】本案病机为脾肾亏虚，三焦气化不行，水饮内停，泛溢肌肤，正如张景岳在《类经·疾病类》中所述：“三焦为水渎之府，水病必由于气也。”因此，治疗关键当恢复三焦气化功能，使水道通利，则水肿自消。以五苓散通阳化气行水为基础，配合砂仁、白豆蔻化湿醒脾，黄芪、山药益气补脾，脾运健则水有制，又以茯苓皮、冬瓜皮以皮走皮、利水消肿，加入杜仲、续断治疗腰酸、足跟痛之兼证，标本兼顾，故收效显著。

第五节 温里中医药案例选

一、附子理中汤治疗腹痛

【一般情况】许某,男,50岁,干部。

【初诊】2013年7月26日。

【主诉】腹部疼痛3d。

【病史】3d前患者夜睡时因天热贪凉而未盖衣被,于凌晨一时突发腹部绞痛,以脐周为甚,呻吟不止,大汗出,大便泄泻如水样,服热饮后腹痛、泄泻缓解。疼痛持续时间为10min,过后出现腰膝酸软、疲乏无力。有慢性胃炎病史。

【现症】腹部疼痛,午后及夜晚加重,腰膝酸软,畏寒,倦怠乏力,纳少,食后脘闷不舒。大便稀溏,一日2~3次,小便清长,夜寐安。舌质淡,舌苔薄白,脉沉迟。

【辨证】寒邪直中太阴,累及少阴。

【中医诊断】腹痛(脾肾虚寒)

【西医诊断】腹痛

【治法】温阳祛寒,补气健脾。

【处方】附子理中汤。炮附子(先煎)15g,党参12g,干姜12g,白术15g,炙甘草9g。2剂,日1剂,水煎服。患者于下午4时左右服药后无不良反应。晚上8时感腹痛减轻,腰酸痛减轻,体力逐渐恢复,纳可,大便成形,色淡黄。次日诸症消失。

【按语】患者夜卧贪凉而感寒邪,寒邪直中太阴出现腹中绞痛,泄泻如水样。邪正抗争有力,迫津外泄,故汗出。2d后,病性由实转虚,累及少阴,出现腹部隐痛,喜温喜按,倦怠乏力,腰酸软无力等症;脾阳虚致使水谷不能运化,脾不能升清,则出现食后腹胀、痞闷不舒;舌淡苔薄白,脉沉迟,均属中阳不振,脾肾虚寒。《伤寒论》273条:"太阴之为病,腹满而吐,食不下,自利益甚,时腹自痛。若下之,必胸下结鞭。"277条:"自利不渴者,属太阴,以其藏有寒故也。当温之,宜服四逆辈。"《桂林古本伤寒杂病论》中曰:"当温之,益服理中、四逆辈。"故选用附子理中汤。

附子理中汤(丸)为《伤寒论》之理中丸加附子,主治中焦寒盛、腹痛、身痛、四肢厥逆、拘急者。理中汤温补脾胃之阳,加附子温补脾肾之阳,故附子理中汤为先后天并补之剂。方中以附子温补脾肾,人参补气益脾,白术健脾燥湿,甘草和中补土,干姜温胃散寒。《医理真传》:"非附子不能挽救欲绝之真阳,非姜术不能培中宫之土气。"人参微寒有刚柔相济之意,甘草调和上下最能缓中,五味药配合得当,治疗中下焦虚寒、火不生土诸证,多获佳效。

二、金匮肾气丸治疗遗尿

【一般情况】周某,女,69岁,教师。

【初诊】2014年12月20日

【主诉】遗尿1年余,加重1个月。

【病史】1年前患者无明显诱因出现遗尿,起初病情尚轻,未予治疗。1个月前遗尿加重,不能自制。自服六味地黄丸治疗1个月余,症状逐渐加重。

【现症】白天遗尿5~6次,咳嗽、喷嚏皆可尿裤,夜尿亦5~6次,患者神倦乏力,形寒肢冷,尤以腰部与两膝为甚,喜温恶凉,大便正常。舌质淡红,边有齿痕,关、尺部脉沉弱无力,尺部尤甚。

【辨证】脾肾阳虚,不能温化水气,膀胱气化失司。

【中医诊断】遗尿(脾肾阳虚)

【西医诊断】遗尿

【治法】温补脾肾。

【处方】金匮肾气丸。一次4~5g(20~25粒),一日2次,口服。嘱其避风寒,慎起居,勿劳累。

【二诊】患者自述诸症好转，尺脉稍复，嘱继续服用金匮肾气丸，2个月后其家属欣喜告之，患者遗尿已完全康复。

【按语】遗尿多为虚证，脾肾阳虚，膀胱不能固摄尿液，致尿液遗泄无制。虚则补之，由于前后二便由肾所主，故多从补肾开始。然而肾有阴阳，因于阳虚者，命门火衰，气化失调，固摄无权而遗尿；因于阴虚者，虚火冲动，肾关不固，膀胱不约亦可致遗尿。

三、右归丸治疗肢厥

【一般情况】谭某，女，25岁，公司职员。

【初诊】2014年3月27日。

【主诉】手足冰凉8年，头昏、咽干1年。

【病史】平时喜食冷饮，冬季不避风寒。8年前患者出现手足冰凉，曾在当地医院检查，各项指标均无异常，曾服补中益气丸、金匮肾气丸等益气温肾之中药，时有好转。产后1年，出现头昏，夏季穿衣较常人厚，冬季怕冷更甚，夜晚手足冰凉，难以入睡，乏力，咽干，多梦易醒。大便干结，2~3d一行，夜尿多，每晚3~4次。舌质紫黯，有瘀斑，苔薄白，舌下静脉增粗，脉沉细。

【现症】夜晚手足冰凉，难以入睡，乏力，咽干，多梦易醒。大便干结，2~3d一行，夜尿多，每晚3~4次。舌质紫黯，有瘀斑，苔薄白，舌下静脉增粗，脉沉细。

【辨证】脾肾阳虚，不能温煦肢体。

【中医诊断】肢厥（脾肾阳虚）

【西医诊断】肢厥

【治法】温补脾肾。

【处方】右归丸加减。党参15g，黄芪30g，白术15g，茯苓15g，陈皮15g，法半夏15g，熟地黄15g，山药15g，山萸肉15g，鹿角胶（烊化）15g、枸杞子15g，菟丝子15g，杜仲15g，肉桂15g，当归15g，厚朴15g，合欢皮15g，甘草9g。4剂，日1剂，水煎服。嘱其药渣勿弃，加水另煎泡手足，以温通四末之阳气。

【二诊】2014年5月8日。服药后诸症好转，因出差在外，未再服药治疗，四肢冰凉加重，咽干、纳差好转，头昏减轻。夜尿3~4次。舌质淡紫，舌苔薄白，舌下静脉增粗，脉沉细。夜尿多属肾虚固摄失司，治以温肾祛寒，缩尿止遗。首诊方去陈皮、法半夏，加益智仁15g、乌药15g。再服4剂。

【三诊】2014年5月15日。服药后穿衣减少，手足温暖，睡眠好转，无头昏。易怒，手臂麻木，久视眼睛干涩，久行下肢疼痛（自诉有外伤史）。舌质淡紫，舌苔薄白，舌下静脉迂曲，脉弦细。原方加葫芦巴15g，淡竹叶15g，鸡血藤15g，玄参15g，丹参15g，威灵仙15g，4剂，治以补肾阳，祛寒湿，通经络，化瘀血，改善症状。

【四诊】2014年6月19日。手足冰凉感消失。乏力，舌质淡红，舌苔薄白，脉弦细。因肾阳渐复，恐温燥伤阴，原方去鹿角胶、葫芦巴、肉桂、白术、淡竹叶，加路路通15g、续断15g、陈皮15g、法半夏15g、郁金15g，以疏肝通络，健脾理气，再服4剂，巩固疗效。随诊2个月，无手足冰凉、下肢疼痛等其他不适。

【按语】《伤寒论》第337条曰："凡厥者，阴阳气不相顺接，便为厥；厥者，手足逆冷者是也。"明确提出厥证的主症和病机，考之古籍，"厥"主要包含以下三方面的含义：①手足厥冷。《灵枢·癫狂》篇云："厥逆为病也，足暴清。"②卒然昏倒，不省人事。《素问·调经论》云："血之与气，并走于上，则为大厥，厥者暴死。"③气血逆乱。张景岳《类经》在注释《素问·气厥论》曰："厥者，气逆也，此总结一篇之义，皆由气逆所致。"此患者属手足厥冷之肢厥。肾阳被称为"命门之火""真火"或"真阳"，具有温煦、推动、兴奋和气化的功能，肾阳至五脏，则发五脏之阳气，促进脏腑的温煦、推动功能，为人体阳气之根本，可以说是人体热能的源泉。肾阳不足，温煦机体功能减退，出现手足不温、腰酸、乏力、夜尿多、下利清谷。手足位于人体之末端，阳气不易到达，因此阳气不足更易出现手足冰凉，阳气推动、温煦无力则气血运行迟滞，故见舌质淡紫，舌下静脉增粗，脉沉细；治宜补肾助阳、温中散寒，方选右归丸加减。

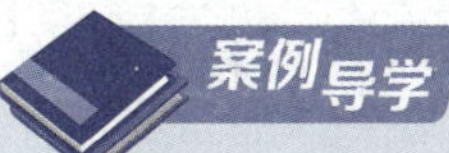

华某,女,70岁,农民。患“甲状腺功能减退症”病史5年,服左甲状腺素钠片治疗,每日50μg口服。平时畏寒怕冷,3个月前出现大便稀溏,晨起即泻,日4~5次,形寒肢冷,神疲乏力,喜热食。舌质淡黯,舌苔薄白,脉沉细。

问题:1. 请根据患者的症状和体征进行辨证分析。

2. 请根据患者的症状和体征确立诊断、证型、治法和方药。

(牛晓玲)

第六节 理气中医药案例选

一、丹栀逍遥丸治疗头痛

【一般情况】单某,女,37岁。

【初诊】2009年6月19日初诊

【主诉】头痛1个月。

【病史】患者3个月前因情志不畅出现头痛,此后间断发作,伴头晕、手脚发麻、烦躁易怒。平时血压120/80mmHg,情绪波动时血压可升高至150/100mmHg。饮食不慎后易脘腹不适,时胀时泻。月经提前6~7d。舌淡红,苔薄黄,脉弦滑。

【现症】头痛,头晕,手脚发麻,烦躁易怒,脘腹不适,时胀时泻。舌淡红,苔薄黄,脉弦滑。

【辨证】盖肝主疏泄,喜条达而恶抑郁,患者情志不畅.肝失条达,气机郁滞。气郁化火,上扰清窍,可致头痛、头晕。正如《素问·方盛衰论》所云:“气上不下,头痛癫疾”。气郁化火则烦躁易怒,肝主筋。气机郁滞则营血不能濡养筋脉而见手脚发麻。

【中医诊断】头痛(肝郁化火)

【西医诊断】神经性头痛

【治法】疏肝理气,清解肝热。

【处方】丹栀逍遥丸加减。

柴胡10g,当归10g,焦白术15g,炒白芍10g,茯苓15g,薄荷(后下)6g,生姜10g,大枣10g,陈皮10g,薏苡仁20g,厚朴10g,木瓜10g,焦三仙各10g,鸡内金10g,焦栀子10g,甘草10g。7剂,水煎服。

【二诊】2009年6月26日。药后症状明显改善,情绪较前平稳,血压未再升高。舌淡红,苔薄黄,脉弦滑。6月19日方继服7剂,水煎服。

【三诊】2009年9月4日。药后已无头痛、头晕,烦躁易怒明显减轻、血压正常。自行停药2个月,近日又因家庭琐事,再现头痛,并自觉大便不爽。伴咳嗽、咽痒。舌淡红,苔薄黄,脉弦滑。6月19日方去木瓜,加大黄6g,射于10g,黄芩10g,清半夏10g。7剂,水煎服。

【按语】本例患者因情志不畅,肝气郁结,肝郁化火,扰经阻络而发头痛。治以“通”为统法,然通之之法,因因而异。正如叶天士所云:“通字须究气血阴阳,实证头痛,热邪上炎,清之下之即是通,虚者视所病脏腑及见证,补之使通,使邪去正复,阴阳平衡,气血和调,不亦通乎”该案以前者是也。抓住肝郁化火之病因,以加味道遥散为主方,疏肝理气,清解肝热,使肝火得降,肝郁得解,气血和调,阴阳平衡而头痛自愈。

二、逍遥散合血府逐瘀汤治疗闭经

【一般情况】李某,女39岁

【初诊】2009年3月4日。

【主诉】月经不能自行来潮 4 个月。

【病史】患者因月经不潮 4 个月于 1 个多月前到市妇幼保健院诊治。B 超示：子宫内膜正常。给予黄体酮口服治疗后月经来潮。之后至今已 40 余天月经仍未来潮。

【现症】月事未行，伴小腹坠痛乏力。舌质淡黯有齿痕，苔薄白，脉弦细。

【辨证】患者长期情志不畅，肝失调达，气机郁结于胞宫，而月事不下。气郁日久，血瘀胞宫，亦月事难通。郁瘀相因为患，更使经水不行。另，胞宫久郁，营血不荣，亦是月事不行之又一原因。小腹坠痛乃肝郁脾虚之象。

【中医诊断】闭经（肝郁血虚，瘀血阻络）

【西医诊断】闭经

【治法】疏肝健脾，活血通经。

【处方】逍遥散合血府逐瘀汤。

制首乌 20g，当归 10g，炒白芍 10g，柴胡 10g，党参 15g，炒杜仲 15g，川芎 10g，焦白术 15g，生姜 10g，泽兰 10g，仙灵脾 10g，红花 10g 女贞子 10g，甘草 10g，生山楂 30g。7 剂，水煎服。

【二诊】2009 年 3 月 16 日。药后月经来潮，量少色淡，精神转佳，乏力好转。3 月 4 日方加木瓜 10g。10 剂，水煎服。嘱患者于每次月经前后各服上方 7 剂，连服 3 个月，以期巩固。

【按语】闭经之病机复杂，涉及多个脏腑，《兰室秘藏·妇人门·经闭不行》云："妇人脾胃久虚．或形羸气血俱衰，而致经水断绝不行。"《万氏女科·经闭不行》云："忧愁思虑，恼怒怨恨，气郁血滞，而经不行。"《医学正传·妇人科·月经》云："月经全借肾水施化，肾水既乏则经血日以干涸。"可见闭经与肝、脾、肾三脏密切相关。本案主以气郁血滞，而经水不行，故以逍遥散合血府逐瘀汤为主方加减治之，且辅以党参、白术、甘草、生姜健脾和营，泽兰、生山楂活血祛瘀，制首乌、炒杜仲、仙灵脾、女贞子补肝血益肾精，以资化源，全方合用，可使肝郁得舒，血郁得化，冲任得养，血海渐盈，经水应时而下。治疗闭经，当细辨虚实，终须照顾气血，注意养血调经，不可唯通为快。正如《医论三十篇》所云："江河之水，浩浩荡荡岂能阻塞，惟沟浍溪谷水浅泥淤，遂至壅遏，不思导源江河步灌，榆以冀流通，惟日事疏凿，水日涸而淤如故也"。调脾胃、滋化源，即"导源江河"以资灌输流畅，如只知活血化瘀通络，必事与愿违。

第七节　理血中医药案例选

一、血府逐瘀胶囊治疗心悸

【一般情况】叶某，男性，69 岁，北京市郊农民。

【初诊】2010 年 9 月 15 日初诊。

【主诉】心悸 1 个月余，加重 1 周。

【病史】今年 4 月无明显诱因出现心慌，偶伴有左胸前疼痛，就诊时查血压 180/110mmHg，心率 100 次 /min。心电图示多发室性早搏，呈二联律。患者自 5 月 6 日至 9 月 15 日这 4 个多月来，在他院先后使用瓜蒌薤白半夏汤、生脉散、温胆汤、生脉保元汤、炙甘草汤等治疗。效果不明显。

【现症】心悸心慌，心电图示多发室性早搏，呈二联律。血压 180/120mmHg，心率 105 次 /min。舌两边有明显瘀斑，舌下络脉怒张，脉涩。

【辨证】心脉瘀阻，心失所养，故而心悸不安，左胸前疼痛时作；舌有瘀斑、脉涩，一派心血瘀阻之象。

【中医诊断】心悸（血瘀阻络）

【西医诊断】心律不齐

【治法】活血祛瘀，行气止痛。

【处方】血府逐瘀胶囊，每次服 4 粒，一日 2 次，连服 1 周。

【二诊】服用 7d 后，自感心悸、心慌等症状大有好转，血压降至 160/100mmHg，心脏听诊未闻及早搏现象，心率72次/min。同时复查心电图。原有早搏消失，呈正常心电图。效不更方，再服用12d。

【三诊】又继续服用12d，血压150/90mmHg，自觉症状消失未发而愈。

【按语】本例治疗经过中，前四个月效果不显，且病情时常波动，为药未能切中病机。自9月15日改用血府逐瘀丸治疗以后，心悸怔忡等症状好转的同时，血压亦相继恢复正常。

二、七厘胶囊合十灰丸治疗肾挫伤

【一般情况】严某，男，44岁。

【初诊】2012年11月28日。

【主诉】右腰部遭撞击后肿痛伴小便不适1d。

【病史】患者昨天右腰部受轻度撞击后感右腰部肿胀、疼痛、烦躁不安、口渴肢冷，右腰部活动困难，咳嗽时痛甚，并伴有尿频、尿急症状，特来我院就诊。

【现症】患者面色少华，意识清楚，右腰部伤处肿胀，青紫瘀斑，腰肌痉挛，轻度压痛，腰部活动轻度受限。肾区叩击痛阳性。伤后纳差，口干，大便未解，心烦眠差。舌淡红，苔薄黄，脉沉弦滑。尿液检查可见镜下血尿；X线检查见右肾区暗影略增；B超检查肾脏形态无明显异常改变。

【辨证】跌打损伤，血离经脉，瘀积不散，血脉不通则肿痛，大概形伤肿而气伤痛。气滞血瘀，郁而化热，故见口干、心烦眠差；腰腹部肿痛，导致肠道气机失调，故大便未解，纳差。

【中医诊断】腰痛（气滞血瘀，郁而化热）

【西医诊断】肾挫伤

【治法】活血化瘀，清心凉血止血。

【处方】七厘胶囊口服，一次3粒，一日3次，共3d。十灰丸口服，一次9g，一日2次，共3d。

【二诊】2012年12月1日。药后症状明显改善，腰部瘀肿渐消，活动仍痛，大便已解，食、眠均好。舌淡红，苔薄黄，脉弦滑。继服七厘胶囊口服。一次3粒，一日3次，共3d。十灰丸口服。一次9g，一日2次，共3d。

【三诊】2012年12月4日。诸症改善，尿常规正常，舌淡红，苔薄黄，脉弦。再口服七厘胶囊，一次3粒，一日3次，共7d。

【按语】本例患者因跌打损伤，伤筋损脉，血离经脉，瘀积不散，血脉不通则肿痛，一诊患者气滞血瘀，郁而化热，故用七厘胶囊活血祛瘀止血，凉血清心安神，为加强止血作用而加用十灰丸；二诊时瘀血得化，气机通畅，疼痛减轻，肠道传道功能正常，故大便得通。三诊尿常规正常，镜下血尿已止，故去止血之十灰丸而专用七厘胶囊收功。

三、少腹逐瘀汤、桃红四物汤合桂枝茯苓丸加减治疗痛经

【一般情况】郭某，女，39岁。

【初诊】2009年8月5日

【主诉】痛经15年。

【病史】患者于15年前产后出现痛经，反复查B超示“子宫腺肌症”。

【现症】经行腹痛，量多色黑，有瘀块，经行8~10d，现正值经期第5d。伴头晕、耳鸣、怕冷、大便干、寐差。面色萎黄，舌淡，苔薄黄，脉沉细。B超示；子宫腺肌症。

【辨证】《诸病源候论》云“妇人月水来腹疼痛者由劳伤血气以致体虚，受风冷之气，客于胞络，损冲任之脉”，故经来腹痛。属胞宫受寒，脉络凝滞之证。

【中医诊断】痛经（寒凝血瘀）

【西医诊断】子宫腺肌症

【治法】活血化瘀，温经止痛。

【处方】少腹逐瘀汤、桃红四物汤合桂枝茯苓丸加减小茴香10g，炮姜10g，元胡20g 五灵脂10g，没药5g，川芎12g，当归15g，蒲黄（包煎）10g，桂枝10g，桃仁10g，红花10g，茯苓15g，葛根10g，生地15g，炒白芍10g，甘草10g。共10剂，水煎服。

【二诊】2009年8月28日。服药2剂后月经即停，腹痛减轻。舌淡红，苔薄黄，脉弦细。8月5

日方改葛根 15g，加元胡 15g，乌药 10g，益智仁 10g，羌活 10g，菊花 10g。共 15 剂，水煎服。

【三诊】2009 年 9 月 25 日。8 月 30 日月经来潮，痛经明显减轻，血块减少，经量适中。舌淡红，苔薄黄，脉沉细。8 月 28 日方加仙灵脾 30g，枳实 10g，生白术 20g。共 15 剂，水煎服。

【按语】痛经之为病，因寒者多，因热者少。血寒则凝，血热则妄行，凡痛经者多由血液凝滞引起。本案为寒凝血瘀胞宫，治以温通血脉。血脉畅行则痛自止。方中小茴香、桂枝、干姜通达下焦，温经散寒通阳。当归、川芎、赤芍、蒲黄养血活血化瘀。元胡、五灵脂、没药行气活血止痛。白芍柔肝调营和阴，桃仁化瘀通络行血。药后胞宫暖，寒凝散，疼痛止。

四、生化丸治产后恶露不尽

【一般情况】王某，女，28 岁。

【初诊】2017 年 2 月 8 日。

【主诉】产后腹痛 4d。

【病史】7d 前娩出男婴一名，产后 7d，按医生要求，每日多次按摩下腹，促进子宫复原，发现下腹胀痛，难以接受按摩，恶露排出较少，血色秽浊。平素畏寒肢冷。

【现症】神清，形寒肢冷，头痛，纳差，大便干结，下腹疼痛拒按，恶露夹有血块。脉象沉迟，舌淡苔白。

【辨证】素体阳虚，严冬生产，感受寒邪，胞络阳气受损，寒凝血瘀，导致恶露排出不畅，故见下腹疼痛拒按，血色秽浊结块。大便干结为血虚肠燥，寒凝气滞，大肠传道失司而致。脉象沉迟，舌淡苔白为阳虚见证。

【中医诊断】产后腹痛（阳虚寒凝，瘀阻胞宫）

【西医诊断】产后宫缩痛

【治法】温经活血，祛瘀止痛。

【处方】生化丸加减方。

炮姜炭 5g，桃仁泥 10g，川桂枝 5g，全当归 10g，陈艾叶 5g，红花 8g，制香附 10g，川牛膝 10g，生甘草 10g，大川芎 8g。

【二诊】2 月 10 日。尚有轻微腹痛，恶露量增多，血块减少，已可以接受子宫按摩，大便已通质硬，舌淡苔白，脉象沉迟。全当归 10g，炒白芍 10g，大川芎 10g，潞党参 10g，生甘草 10g，红花 8g，焦白术 10g，陈艾叶 5g。

【三诊】2 月 14 日。已无腹痛，食、眠、二便俱调，舌淡苔白，脉象缓。全当归 10g，炒白芍 10g，大川芎 10g，潞党参 10g，生甘草 10g，熟地黄 10g，焦白术 10g，陈艾叶 5g。

【按语】患者阳虚之体，产后血虚，寒凝与瘀血交阻胞宫，恶露不行导致腹痛较甚且疼痛拒按。故一诊以散寒温宫化瘀促进恶露排出为主；二诊时寒邪、瘀血渐去，新血渐生，阳气渐复，治当减轻活血化瘀药，故减去祛瘀的桃仁、牛膝，温经理气止痛、祛寒的桂枝、炮姜、香附，加党参、白术、炒白芍而为活血、补血，温经方；三诊诸症悉平，生化丸是产后腹痛恶露不清的要方，但瘀去新生，治当调补气血，如过于化瘀反伤新血，故以八珍汤收功。

五、桂枝茯苓丸治子宫内膜增厚

【一般情况】吕某，女，36 岁，干部，

【初诊】2013 年 6 月 1 日。

【主诉】月经量多，有大血块，伴有腹痛 1 年余。

【病史】患者每次月经量多如冲，每次用卫生巾 30 片左右，曾分娩 2 次，流产 2 次，末次分娩在 6 年前，既往有高血压病史。

【现症】妇科检查：外阴正常，阴道通畅，子宫颈中度糜烂，子宫体如妊娠 2 个月大小，质硬，双侧宫角突出，附件正常，宫腔 9cm。经诊断性刮宫，病理报告为增生期子宫内膜，有轻度增生现象，患者要求保守治疗。脉和缓，两尺沉细，舌质黯红，苔薄白。

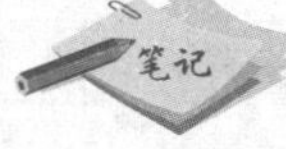

【辨证】多次分娩、人流，子宫复旧不佳，瘀血未尽，阻滞胞宫，导致宫体增大，质硬，子宫内膜增生

异常；舌黯，月经多夹大血块为血瘀之象。

【中医诊断】癥瘕（血瘀证）

【西医诊断】子宫内膜增厚

【治法】活血化瘀，通经活络。

【处方】桂枝茯苓丸。口服，一次 3~9g，一日 2 次，连续服用 3 个月。

【二诊】2013 年 9 月 4 日。月经基本恢复正常，按期复查，结果子宫无增大。

【按语】本例患者，月经量过多，并未使用止血药，而是抓住主症，月经量多有大血块再加上痛经，断定为瘀血阻滞所致之癥。不用峻猛破血之品，因其多次生产、人流，肾元大亏，不耐攻伐，故使用桂枝茯苓丸缓消其癥，使胞脉通畅，气血得荣胞宫，而不从旁溢出。为改善经量过多之症所用的“澄流”之法，患者血气渐复，故不止血而血得止，不补血而血得生。桂枝茯苓丸本为妇人素有癥病，妊娠而得漏下不止所设，异病同治，辨证论治信不诬也。

六、槐角丸治痔疮

【一般情况】汪某，男性，34 岁，干部。体型偏瘦。

【初诊】2017 年 10 月 14 日。

【主诉】便血 2 周。

【病史】素有痔疮 10 年，近来因食辛辣之物而发作，自行服用清热通便解毒之品牛黄解毒片，症状改善不明显而就诊。

【现症】肛门肿痛、大便秘结，便时出血疼痛难忍，色黯红而混浊，先血后便，尿频，不欲食，睡不安。食欲不振，烦躁不宁，多虚汗。舌红苔黄厚，脉细数。

【辨证】素有痔疮病史，平素湿热与瘀血交阻于大肠肛门，过食辛辣，内热炽盛，热扰心神故见心烦不寐，多虚汗，津液受损导致大便干结；灼伤血络致便血。热毒蕴结肛门故肛门肿痛，便时疼痛难忍。舌红苔黄厚、脉细数为一派热像。

【中医诊断】便血（热伤血络，瘀毒互结）

【西医诊断】痔疮

【治法】清热通便，化瘀止血。

【处方】槐角丸，口服，一次 1 丸，一日 2 次。麻仁滋脾丸口服，一次 1 丸，一日 2 次。连服 2d。马应龙痔疮膏 1 支，外用，每日 1 次。

【二诊】上方服 2d 大便即通仍偏硬，小便仍频，肛门肿痛基本消失，仍有便血，睡仍不安，烦躁减轻，饮食渐佳。舌红，舌苔渐退，脉数。再拟前法又进 2d。

【三诊】小便正常，未见便血，饮食转佳，睡仍不安，脉渐缓和，苔退。停麻仁滋脾丸，继服槐角丸 4d 大便仍为正常，已无便血，诸症均减。

【按语】止血法，适用于各种出血病证，便血也不例外。止血法的目的是止住溢出脉外的血液，虽然血证十之七八因于血热，但用药仍需分清虚、实、寒、热，以防用药过寒而生瘀血，或辛热而动血。本例患者素体阴虚，过食辛辣，而致热毒炽盛，迫血妄行，故用槐角丸收功。

第八节 安神中医药案例选

天王补心丸治性功能障碍

【一般情况】患者王某，男性，28 岁。

【初诊】1982 年 11 月 18 日。

【主诉】不射精 2 年余，加重半年。

【病史】2 年前结婚以后，发现夫妻同房时不能射精，但性交之后自流极少质黏液体，有时持续时间很长亦不能排精，事后疲倦无力。既往无其他病史。经泌尿科多次检查，未发现其他疾病。

【现症】仍不射精，偏瘦，口干多汗，小便后时有余沥，二便、食欲正常，睡眠差。舌质嫩红，舌苔薄白，脉象细数。

【辨证】此证多由先天不足，或由于房室不节，劳心过度，以致耗损精气。属心、肝、肾三脏阴精虚衰，虚火扰动于上，则口干失眠，扰动于下，则精关失司，津涸失射。

【中医诊断】精涸失射(虚火扰动，精关失司)

【西医诊断】性功能障碍

【治法】补阴填髓，养血开窍。

【处方】天王补心丸，大蜜丸，9g/ 丸；一次 1 丸，一日 2 次。

【二诊】上方服 24d 后，房事后即可排精，质稍稀而量多，已无其他任何不适。舌质红，苔薄白，脉象细而兼弦。再拟前法又进 12d，情况稳定，1 年后，喜得一女。

【按语】“精涸失射”病在清朝陈士铎《辨证录·种嗣门》中亦称“精少”，《诸病源候论·虚劳病诸候》称为虚劳少精。指性交时泄精少，只一二滴，甚至不射，影响生育。此证多由先天不足，或由于房室不节，劳心过度，以致耗损精气。治宜补精填髓。《辨证录》多用生髓育麟丹，或添精嗣续丸等。本例特点是婚后即发现不能泄精，伴以口干多汗、舌红、脉象细数等症状，当属心、肝、肾三脏阴精虚衰，虚火扰动于上，则口干唇裂，扰动于下，则精关失司，津涸失射，故取用《世医得效方》之天王补心丹。方中取元参、生地、天冬、麦冬、沙参以养上、中、下三焦之阴而偏于补肾添髓；枣仁以养心肝之阴，柏子仁养心阴兼清心火；五味子虽具五味，以酸为盛，取其养阴敛液，党参、丹参、当归以扶气养血兼可活血，使之补而不滞，桔梗引药上行以开上窍，使上窍得开，下窍得通，佐以远志、菖蒲以开心肾之窍，更佐加鳖甲滋阴潜阳之功，使本方共凑补精添髓而不滞，养血活血而开窍，育阴潜阳而使虚火归根，使三脏之阴得养，精关复司，其精自泄矣。

第九节　祛痰中医药案例选

一、二陈汤治眩晕

【一般情况】张某，女，28 岁。

【初诊】2008 年 10 月 20 日

【主诉】头晕、恶心 20d。

【病史】患者于 20d 前无明显诱因出现头晕、头重如裹伴恶心，自服养血清脑颗粒无效。

【现症】头晕，恶心，食欲欠佳，心绪不宁，夜寐欠安，现行经第二天。体形偏胖，舌淡红，苔黄腻，脉弦滑。

【辨证】《丹溪心法·头眩》曰：“无痰不做眩”。患者素体偏胖，胖人多湿，湿郁中阻，则清阳不升，浊阴不降，上蒙清窍而眩晕，头重如蒙。浊阴不降，气机不利。胃气上扰故恶心，痰郁化火，故舌苔黄腻。

【中医诊断】眩晕(痰浊中阻)

【西医诊断】神经官能症

【治法】燥湿化痰，宁心安神，兼清郁热。

【处方】二陈汤加味。

清半夏 10g，陈皮 10g，茯苓 10g，栀子 10g，菊花 10g，蒲公英 10g，夜交藤 15g，焦三仙各 10g，当归 10g，生地 10g，益母草 15g，酸枣仁 20g，内金 10g，甘草 10g。5 剂，水煎服，日 1 剂。

【二诊】2008 年 11 月 7 日。服药后头晕减轻。晨起偶有恶心，自觉气短无力，颈项部沉闷不舒。舌尖红，苔薄白，脉弦细。10 月 20 日方去益母草、蒲公英、生地，加黄芪 15g，太子参 15g，茯苓 10g，生姜 15g，葛根 10g。7 剂，水煎服，日 1 剂。

【按语】《素问·至真要大论》有“诸风掉眩，皆属于肝”之说。丹溪则言“无痰不作眩”。而张景岳则强调“无虚不作眩”。故眩晕发生病机较为复杂，然不外风、火、痰、虚四个方面。本患者平素形体偏胖，胖人多湿、多虚，一诊中除眩晕外，尚有舌苔黄腻之证，故辨证为湿浊中阻兼有郁热，治法祛湿和胃,佐以清泻郁热。二诊时痰浊十去其六,而显脾气不足之象,故以黄芪、太子参健脾补气,葛根升阳,藿香、生姜化湿和胃止呕,本标兼治,而奏效神速。

二、橘红丸合蛇胆川贝散治疗咳嗽

【一般情况】李某,男,32 岁。

【初诊】2015 年 10 月 20 日

【主诉】咳嗽 10d。

【病史】患者于 15d 前出现鼻塞、流涕,头重如裹伴恶心,自服三九感冒灵等感冒药,症状减轻,后加班熬夜后出现咳嗽、咽痛,自服感冒药及甘草片无效来院就诊。平素有烟酒嗜好。

【现症】咳嗽痰多,黄白相兼,口干,咽红不适,纳可,大便偏干,小便黄。舌淡红,苔黄腻,脉滑数。

【辨证】平素嗜好烟酒,痰饮瘀积体内。感受风寒之邪,肺失宣发肃降,故流涕、鼻塞;湿重之体故头重、鼻塞,感冒迁延反复;湿阻气机,痰郁化火,故咳嗽痰多,黄白相兼;口干、咽红不适、便结尿赤、舌红舌苔黄腻为内热之象。

【中医诊断】咳嗽(痰湿化燥)

【西医诊断】支气管炎

【治法】清燥化痰,宣通肺气。

【处方】止咳橘红口服液,口服,一次 10ml,一日 3 次;蛇胆川贝散,口服,一次 0.3g,一日 3 次。

【二诊】2015 年 10 月 20 日。咳嗽减轻,咽痒,便润,口燥,舌红,舌苔黄腻。止咳橘红口服液,口服,一次 10ml,一日 3 次。

【三诊】2015 年 10 月 23 日。咳嗽减轻,痰稀色白。脉沉滑,舌淡红,苔白腻。半夏止咳糖浆,口服,每服 20ml,日服 3 次。

【四诊】咳平痰利,咽红消失。六脉缓和,舌正苔微腻。健脾丸收功。

【按语】本例支气管炎患者嗜好烟酒,积痰伏饮,虽当温化,然初诊见有燥热之象,自当以止咳橘红口服液和蛇胆川贝散清肺,润燥,止咳,化痰;二诊燥气得少平,固减蛇胆川贝散继续治;三诊痰稀色白,饮邪上逆,故转方以半夏止咳糖浆温化痰饮,内饮随降,以健脾丸健运脾气固本以收功。

三、养阴清肺膏治疗阴虚干咳

【一般情况】李某,男性,46 岁,医生。

【初诊】2017 年 10 月 5 日。

【主诉】干咳 7d。

【病史】患者素有慢性咽炎病史,7d 前外出爬山后咳嗽,自服半夏止咳糖浆,咳嗽不仅未减轻反而加重。即来我院就诊。

【现症】咳嗽已 7d,干咳少痰,痰中有血丝,咽喉干痛,口干,大便干结。舌红少苔,脉细数。形体偏瘦。胸片未见异常。

【辨证】素体阴虚,复加燥邪入侵,燥易伤肺,肺津受损,故见干咳少痰;损伤血络,故见痰中带血。咽喉干痛,口干,大便干结,舌红少苔,脉细数,一派燥邪化热之象。

【中医诊断】咳嗽(燥邪伤肺)

【西医诊断】慢性咽炎急性发作

【治法】宣肺清热,养阴润燥。

【处方】养阴清肺膏,口服,一次 20g,一日 3 次。连服 3d。

【二诊】诸症缓解,舌脉大致同前。效不更方,续治 3d。

【三诊】咳嗽偶见,大便已润,稍觉口干咽燥,舌质偏红苔薄,脉细数。川贝雪梨膏,口服,一次 15g,一日 2 次。忌烟酒煎炸辛燥之品。

【按语】养阴清肺膏为治燥咳证之主方。以干咳少痰、咽喉干痛、苔白而干为证治要点。本例患者,形体偏瘦,为阴虚体质,阴虚则阳盛,燥邪入侵极易化热。半夏止咳糖浆为温肺化痰方,因此该患者服

后咳嗽加剧,此为药不对症。故以养阴清肺膏,养阴润燥,清肺利咽,其中在众多滋阴生津药中加薄荷一味辛凉宣肺,养阴又不滋腻,宣肺又不伤津,妙不可言。后以甘缓之川贝雪梨膏利咽润肺收功,川贝雪梨膏中的贝母和款冬花两药,据《神农本草经》记载:款冬花主咳逆上气、善喘、喉痹;贝母主金创、喉痹。两药配合,临床上治疗慢性咽炎疗效颇佳。本例患者有慢性咽炎病史,以此药收功更有治病求本之意。

第十节 消食中医药案例选

一、保和丸治疗胃痛

【一般情况】患者,女,12岁,学生。

【初诊】2015年4月15日。

【主诉】胃脘隐痛不适10d。

【病史】15d前因高热不退、咳嗽、气喘,儿童医院以肺炎收住院,经西医系统治疗,肺炎治愈。

【现症】已出院3d,现胃脘隐痛,胸闷不适,口气酸腐,食欲不振,时时泛恶,夜眠不安,盗汗,大便黏滞不爽,小便黄。舌质淡红,苔薄白腻,脉象弦滑数。

【辨证】患肺炎经用西药治愈,但苦寒伤中气,导致胃气虚弱,加之病后饮食不节,乃至食滞胃脘,郁而化热,胃虚气逆,热气熏于胸中,则胸闷不适;热扰心神,故夜眠躁动不安,正所谓:胃不和则卧不安。胃气不降则见口气酸臭,大便黏滞不爽;热病之后,气阴两伤,营阴外泄,故见盗汗。中气虚尿色为之变,故见尿黄。舌质淡红,苔薄白腻微黄,脉象弦滑数也为本证之候。

【中医诊断】胃痛(食滞胃脘,气阴两虚)

【西医诊断】胃痉挛

【治法】消食导滞,和胃降逆。

【处方】姜半夏4g,陈皮3g,槟榔3g,鸡内金3g,连翘3g,薄荷3g,焦三仙3g,炒莱菔子6g,酒大黄1.5g。3剂,水煎服,日1剂。

【二诊】2015牛4月19日。服药3剂后,胃脘痛胀恶心已止,时易汗出,夜寐欠安,苔薄白,脉虚细数。证属气阴不足,虚火扰心。治拟益气养阴,和胃安神。处方:健胃消食片,一日3次,每次2片;龙牡壮骨冲剂,一日1袋,睡前服。

【三诊】2015年4月26日。服药7d,诸症消失,食、眠、二便均正常,舌质淡红,苔薄白,脉象细数。嘱其注意调其饮食,忌辛辣刺激食物,无需服药。

【按语】患儿肺炎后虽是热伤气阴,余热未清,致肺胃气阴两虚,但是一诊以食滞胃脘,导致胃失和降为主,故一诊用保和丸原方加槟榔、大黄、鸡内金、麦芽、薄荷,增其消食化浊之力。二诊胃脘痛胀恶心已止,时易汗出,夜寐欠安,苔薄白,脉虚细数。食积已除,气阴不足,胃失和降,虚火扰心。故治以益气养阴,和胃安神为主。病缓故用中成药治疗,选择益气养阴,消导和胃的健胃消食片,配合潜降虚热的龙牡壮骨冲剂。三诊诸症悉除,嘱其注意调其饮食而收功。

二、枳术丸治厌食

【一般情况】王某,男60岁。

【初诊】2008年11月27日

【主诉】食欲不振4个月,加重1个月。

【病史】患者于4个月前因情志不悦出现食欲不振,曾服健胃消食片等药后略有好转。1个月前因劳累后出现胸闷、胸痛,在北京某医院诊断为"心肌梗死",安装支架后好转出院。此后因过多思虑更觉不欲饮食。既往冠心病史5年。心电图示;陈旧性下壁心梗;空腹血糖5.8mmol/L;血脂正常。

【现症】食欲不振,脘痞烧心,反酸。心烦,口干,乏力,大便不爽。面色萎黄,形体偏瘦,舌黯红,少苔无津,脉细。

【辨证】本患者忧思恼怒，肝气郁结，郁久化火，复因嗜食辛辣，耗伤胃阴，胃阴不足．则譬如“中无水，不能熟物”，故见不思饮食甚或无食欲。胃之阴阳相互依存，胃气须依胃阴而存，故胃阴耗伤则胃气不能发挥其受纳、消化、顺降等正常功能。脾胃失于升降，则气机不行，壅阻于中，则见胃脘堵闷。阴虚津少，无以上承则见口干。《素问·至直要大论》云：“诸呕吐酸皆属于热”，胃气亡逆则泛酸。气机郁滞，通降失常则大便不爽。舌黯红、少苔无津、脉细为热盛伤津之象。

【中医诊断】厌食（胃阴不足、脾气虚弱）

胸痹（气虚血瘀）

【西医诊断】功能性消化不良

冠状动脉粥样硬化性心脏病，陈旧性下壁心梗

【治法】滋阴通降，益气健脾，行气消滞。

【处方】枳术丸、益胃汤、乌贝散加减。

太子参20g，沙参15g，枳实10g，焦白术15g，木香10g，元胡15g，焦三仙各10g，内金15g，乌贼骨20g，浙贝母10g，焦栀子6g，麦冬10g，丹参10g，炒莱菔子6g，砂仁6g，甘草10g。7剂，水煎服，日1剂。

【二诊】2008年12月3日。食欲有好转，精神转佳，心烦减轻。舌脉如前。11月27日方改丹参为15g，加黄连10g，石斛10g，党参10g。7剂，水煎服，日1剂。

【三诊】2008年12月10日。食欲明显好转，胃胀减轻，但以流食、半流食为主，仍有胸闷、大便不爽之感。舌黯稍红，舌面已生薄苔，脉沉细。11月27日方去焦栀子、元胡，改丹参15g，改焦白术为生白术20g，加生姜15g。7剂，水煎服。

【四诊】2008年12月17日。胃胀明显减轻，反酸、烧心缓解，食量较前明显增多，精神明显好转，乏力缓解，每日下午后背痛，大便仍不爽。舌黯稍红，苔薄黄，脉细。12月10日方加葛根15g，大黄5g。7剂，水煎服。

【按语】胃阴与胃阳是互相依存的关系，胃阴是胃气的物质基础，胃气须依附于胃阴而存在，故胃阴耗伤则胃气不能发挥其受纳、消化、顺降等正常功能；胃阴虚衰，胃气必然难以舒展。该案以恢复胃阴与胃气的平衡、脾升与胃降的平衡为治疗切入点。初诊方中沙参、麦冬、石斛养胃阴，生津液，木香、砂仁理气醒胃而不辛燥，也防药物阴柔碍胃。养阴方药多滞腻，临证常参入焦三仙、鸡内金、木香、砂仁等疏通气机，助其运化。莱菔子味辛，长于顺气开郁，消食化痰。丹参养血活血。枳术丸中权实长于破滞气、消积滞、除痞塞，为脾胃气分要药。白术甘温补中，益气生血，和中消滞。枳实辛散性烈，以泻为主。白术甘缓补中，以补为职，枳实以走，白术以守，三药相互为用，以助升降之枢机，使补而不滞，消不伤正。白术用量多于枳实，意在以补为主，乃补重于消，寓消于补。

二诊时考虑患者系气阴两虚，胃阴不足而兼脾气质弱，经养阴辅以益气而病情好转，大便不爽非脾湿所致，为脾虚运化无力，加党参合白术以益气健脾。三诊时津液得复，热邪渐清，去栀子。白术生品入药，取其健脾之功而少燥气，又有治大便不爽之能；生姜辛而气薄，能升胃之津液，且辛而能散，温而能走，故以宣扬开发为主，流通其郁滞阴浊之气，鼓动其传化转运之机。四诊加葛根、大黄；葛根禀天地清阳发生之气，其味甘平，其性升而无毒，入足阳明胃经。大黄，《神农本草经疏》云：“荡涤肠胃，通利水谷，安和五藏”，所谓安和五藏，指脏腑积滞既去、则实邪散而中自调，脏自安和也。诸药合用其旨在于使胃阴与胃气平衡协调，脾胃升降得以平衡。

（曹惠英）

第十一节　平肝息风中医药验案选

一、知柏地黄丸合天麻钩藤饮治脑动脉硬化症

【一般情况】胡某，女，54岁，干部。

【初诊】2003年2月22日初诊。

【主诉】阵发性头痛20年，加重2个月。

【病史】患者于20年前出现头痛，呈阵发性，以左侧太阳穴为主。曾就诊于某医院，经颅多普勒超声示脑动脉硬化；头颅CT示腔隙性脑梗死。口服一平苏治疗，头痛虽能缓解，但每遇情志波动则诱发加重。近2个月来头痛加重，慕名来我院诊治。患者有高血压病家族史，高血压病20年，服一平苏每日2.5mg，血压控制在17.3/11.9kPa（130/85mmHg）左右。

【现症】患者左侧太阳穴痛而胀，左侧颜面发木，偶有头晕，夜睡多梦，打鼾，夜间憋闷，汗出多，偶有心悸、足跟痛。舌质黯红，苔薄黄，脉细缓。

【辨证】肝肾阴虚，肝阳上亢。

【中医诊断】头痛

【西医诊断】脑动脉硬化症，高血压病3级

【治法】以滋补肝肾，平肝潜阳法，佐以活血化瘀。

【处方】知柏地黄丸合天麻钩藤饮加减。生地15g，山药12g，山萸肉10g，知母12g，黄柏12g，珍珠母30g，石决明30g，夜交藤15g，天麻12g，钩藤15g，葛根15g，野菊花12g，川牛膝15g，桃仁10g。10剂，水煎服，每日1剂。

【二诊】3月4日，患者服药后头痛、面部异常感减轻，时身热，心烦，夜睡多梦，时觉背痛，舌质红，苔薄黄，脉沉细。血压16.7/12.0kPa（135/90mmHg）。经颅多普勒检查示脑动脉硬化血流频谱改变，双侧大脑中动脉血流速度偏高。患者心火偏盛，酌加凉血清心安神之品。以上方减川牛膝、桃仁、红花，加莲子心6g，丹皮10g，茯神15g。7剂，水煎服，每日1剂。

【三诊】3月11日，患者左太阳穴微胀。无疼痛，身热，睡眠可，舌质黯红，苔薄黄，脉沉细缓。血压16.0/9.3kPa（120/70mmHg）。阳亢之证渐减，心神渐安。以上方去石决明、夜交藤，加槐米15g，丹参12g。14剂，水煎服，每日1剂。

【四诊】3月25日，患者2周来无头痛，于昨日因情绪波动出现左侧眼眶和太阳穴疼痛，但较轻微，偶有心烦，汗出，足跟痛较前好转，舌质黯红，苔薄黄，脉细缓。疼痛部位在阳明经，酌加活血止痛入阳明经药，合甘麦大枣汤加减。当归15g，川芎15g，白芷10g，天麻12g，葛根15g，知母12g，黄柏12g，钩藤15g，珍珠母30g，蔓荆子12g，浮小麦15g，大枣10g，甘草6g，生龙牡（先煎）各30g。7剂，水煎服，每日1剂。

【五诊】4月8日，患者停药1周，仅昨晚左侧眼眶太阳穴跳痛，时间短，大约几分钟即消失，夜眠可，足跟痛、汗出均明显好转，舌嫩红，苔薄黄，脉细缓。血压14.7/9.9kPa（110/74mmHg）。继以上方加减，服20剂，症状消失。随访至今，未再复发。

【按语】本案始终以滋补肝肾之阴，平肝潜阳为本。因患者头痛日久，久病入络，故在补阴潜阳的基础上，佐以活血化瘀之品。首诊用知柏地黄丸合天麻钩藤饮加桃仁、红花，使肝阳得平，脑络得通；肝火扰心，心火偏亢，加清心安神药，心神得安；其痛在阳明，针对性应用引经药获效。

二、桑钩温胆汤合三化汤治中风

【一般情况】雷某，男，71岁，干部。

【初诊】1982年6月29日初诊。

【主诉】偏瘫、失语9年，加重1个月余。

【病史】患者于1973年5月，因工作劳累，心境不佳，某日晚突然神志昏迷，右侧肢体偏瘫，即往某医院急诊，诊为脑血管意外、高血压病、动脉硬化，经抢救治疗（用药不详），神志清醒，症状缓解，唯右侧肢体活动欠灵活，面瘫。此后，1974年、1976年连续2次出现偏瘫及失语，均经治疗后遗留右侧肢体活动不利，但尚能自理生活。近1个月来，不明诱因，每日不停地口角流涎，6d前突发失语，口眼㖞斜，右侧肢体偏瘫加重，水饮不能入，入则呛咳，小便失禁。即往某医院急诊，该院按脑血栓形成用低分子右旋糖酐等药物治疗，效不显，遂于1982年6月29日上午11点30分转入我院诊治。

【现症】患者右侧肢体偏瘫，失语，口眼㖞斜，水饮不能入，入则呛咳。家属代诉，大便4日未行，小便失禁。患者颜面潮红，舌强短缩，不能伸过门齿，舌质黯红，苔黄腻，脉沉细滑数。血压22.7/16.0kPa（170/120mmHg）。

【辨证】肝肾不足，风阳上扰，痰热内盛。

【中医诊断】中风

【西医诊断】脑血栓形成

【治法】柔肝息风，化痰通腑开窍。

【处方】桑钩温胆汤合三化汤合方化裁。桑寄生 15g，钩藤（后下）12g，清半夏 9g，陈皮 9g，茯苓 15g，菊花 9g，石菖蒲 12g，丹参 15g，牛膝 9g，川厚朴 9g，生大黄（后下）5g，羌活 3g，竹沥水（分冲）60ml。当日急煎内服，服药后夜间大便即通，翌日晨起又大便 1 次，颜面潮红即退，肢体渐能活动，小便能控制。

【二诊】7 月 1 日，药已中病，原方去生大黄、川厚朴、羌活。续服 5 剂，水煎服，每日 1 剂。

【三诊】7 月 6 日，恒守上方，现患者舌体活动较前灵活，语言稍清晰，右下肢活动尚可，搀扶可以行走，右上肢能抬举，但不能持物，吞咽困难，饮水仍呛咳，口角流涎，血压 20.0/13.3kPa（150/100mmHg）。10 日后，舌能伸过门齿，肢体活动又较前灵活，语言不甚利落，大便 4d 未行。于方中加火麻仁 15g，桃仁 9g。水煎服，每日 1 剂。半个月后，能扶杖行走，右上肢抬举能触及头部，但手指握力较差，大便畅，小便调。20d 以后，能下床自由活动锻炼，右上肢能抬举过头，握力较前增强，舌体活动自如，说话时吐字较前清楚，精神、食欲转佳，二便调，血压 21.3/13.3kPa（160/100mmHg），舌苔由黄腻转为薄黄，脉弦。1 个月后，生活能自理，取消陪床，续服原方药至 56d 出院。

第十二节　开窍中医药验案选

一、温胆汤治疗青春型精神分裂症

【一般情况】王某，男，15 岁，学生。

【初诊】1991 年 9 月 6 日初诊。

【主诉】性情反常、妄想近 2 年半。

【病史】患者平素遇事谨小慎微，胆小，但于 2 年半前出现性情一反常态，经常怀疑家长在饭菜中放毒，有时突然烦躁，毁物发泄，学习成绩急剧下降，无奈停学，当地医院诊断为青春型精神分裂症，服用奋乃静、盐酸苯海索、氯氮平、脑力宝等药，病情无改善，且服药期间整日昏睡。病延日久，故写信求治。患者既往体健。

【现症】患者性情反常，时时多疑妄想，急躁易怒，甚则毁物发泄，面红目赤，自诉饭后数分钟出现枕部疼痛，10min 到 1h 疼痛消失，口中常感辣味，泛吐清涎，时腹胀，不欲食，舌质淡，苔白，脉涩，间有结脉。

【辨证】痰迷心窍。

【中医诊断】狂病

【西医诊断】青春型精神分裂症

【治法】涤痰开窍。

【处方】温胆汤加减。法半夏 12g，橘红 10g，胆星 10g，石菖蒲 10g，炙远志 9g，明矾 10g，广郁金 12g，枳实 9g，厚朴 10g，竹茹 10g，浙贝 12g，云苓 15g，酒军 6g。竹沥水（兑入药液内服）20ml。14 剂，水煎服，每日 1 剂。

【二诊】10 月 23 日，患者口吐清涎减少，头痛减轻，因其间一段时间拒绝服药，以致病情依然。舌淡红，苔薄，布满舌面，有斑剥，无苔数点，脉微兼涩。治法：涤痰开窍，重镇安神，于上方基础上加用重镇安神之品。

处方：法半夏：12g，橘红 10g，胆星 10g，全瓜蒌 15g，明矾 10g，广郁金 12g，枳实 9g，厚朴 10g，竹茹 10g，浙贝 12g，云苓 15g，酒军 9g，生铁落（先煎去滓）60g，珍珠母（先下）30g，竹沥水（兑入药液内服）20ml。30 剂，水煎服，每日 1 剂。

【三诊】1992 年 4 月 23 日，患者服药后，后半夜入睡较好，白日头脑清醒，自觉双目明亮。但因患

者情绪不稳定，上方仅服用5剂，停药后病又复发，于1991年年底再次住入精神病院。入院后服奋乃静、氯丙嗪3个月无效，至1992年4月出院回家后继服上方中药，西药改服多虑平50mg，每日2次，氯氮平从小剂量起直到175mg，每日2次。治法：涤痰开窍，清心凉营安神。处方：法半夏12g，橘红10g，胆星10g，朱远志9g，明矾10g，广郁金12g，枳实9g，竹茹10g，浙贝12g，朱茯神15g，酒军6g，黄连6g，莲子心10g，全瓜蒌15g，丹参12g，寒水石(先下)20g，珍珠母(先下)30g，竹沥水(兑入药液内服)20ml。14剂，水煎服，每日1剂。

【**四诊**】7月17日，患者每日早、晚服用西药，中午交替服第二、三诊中药方，病情逐渐好转。当患者出现舌红、面目赤时。于第二方加服云南产牛黄解毒片8片(2.4g)，可泻下黏液，病情即缓解。西药氯氮平已减至100mg，每日2次。患者多语、痛哭流涕、磕头打人、不安、狂笑等症状逐渐减少或消失，头痛、额部皮肤麻木感消失，眼球发胀减轻，视力随之改善，最突出的是怀疑被害妄想完全消失。舌体正常，微颤抖，舌质、舌苔正常，脉数微浮兼涩。治法：涤痰开窍，镇静安神。处方：温胆汤合《伤寒论》柴胡加龙牡汤加减。法半夏12g，橘红10g，胆星10g，石菖蒲10g，明矾10g，广郁金12g，枳实9g，竹茹10g，云苓15g，酒军6g，天竺黄10g，柴胡9g，黄芩9g，生姜9g，大枣5枚，生龙牡(先下)30g，生铁落(先煎去滓)60g。水煎服，每日1剂，连续服用3个月。

【**五诊**】10月20日，患者坚持服用上方，晚上服西药奋乃静8mg，氯氮平已减至25mg，早、晚加服肌苷、维生素类辅助药物，病情已基本痊愈，语言行动与常人无异，已于9月1日复学。但时有头晕、恶心，食欲差，舌质红绛，舌中部苔黄厚腻，脉洪。处方：温胆汤加减。法半夏12g，胆星10g，石菖蒲10g，炙远志9g，明矾5g，广郁金12g，枳实9g，竹茹10g，朱茯神15g，酒军5g，广陈皮10g，天竺黄10g，炙甘草9g，白菊花10g，炙僵蚕9g，焦三仙各10g。水煎服，每日1剂，继服3个月，巩固疗效。1993年10月12日，患者父亲来函告知，患者已升入高中一年级正常学习。

【**按语**】综观诊疗全过程，患者之病机确属痰涎为患，故自始至终用涤痰开窍法，据证加减而获效。方中法半夏、橘红、胆星、竹茹、明矾、浙贝、茯苓、竹沥水涤痰化饮。善治痰者必治气，故以枳实、厚朴、郁金行气解郁；痰蒙心窍，则用菖蒲、远志以开之；酒军之缓泻，使痰有出路。值得注意的是，方中之明矾，多做外用药，很少内服，非痰涎患者不可用之，药已中病后宜逐渐减量，不可多服久服，以防中毒，即《内经》“大毒治病，十去其六”之谓。

二、参附汤合三生饮治高血压病Ⅲ期脑出血

【**一般情况**】谈某，女，50岁，农民。

【**初诊**】1955年3月25日初诊。

【**主诉**】头晕、头痛20年，加重6h。

【**病史**】患高血压病20年，常感头晕、头痛。于6h前在赴田间劳动途中，卒然昏仆于地，当即被村人发现抬回家中，并急邀作者前往诊治。

【**现症**】患者处于昏迷状态，不省人事，大汗淋漓，体形肥胖，皮肤稍凉，口微张，唇白，喉中痰声辘辘，呼吸微弱，四肢活动不利，舌淡而胖，脉细滑。

【**辨证**】中风脱证，痰浊阻闭。

【**中医诊断**】中风

【**西医诊断**】高血压病Ⅲ期，脑出血

【**治法**】急宜回阳固脱，稍佐化痰。

【**处方**】参附汤合三生饮。人参15g，黄芪24g，制附子15g，生南星9g，生姜5g。嘱家属浓煎，取汁徐徐灌服。

【**二诊**】服上方3剂，患者逐渐苏醒，但不能言语，右侧肢体偏瘫。盖肥人多痰，故仍从痰论治，以十味温胆汤加减主之。

【**三诊**】上方加减服药20余剂，虽然患者右侧肢体活动仍感不甚灵便，但已能扶持独立行走，亦能料理自已日常生活，追踪18年，中风未再复发，后因其他疾患病故。

【**按语**】此例中风虽然未经医院检查，但是根据其平素患有高血压病，结合症情，当属脑出血病。发病即为脱证，病情危笃，故首先即投大剂参附，倍加黄芪以益气回脱，治本为先；又闻痰声辘辘，且患

者素体肥胖，虑及肥人多痰，故稍佐生南星、生姜以化痰，而力挽垂危。苏醒之后更以十味温胆汤，用意亦重在祛痰，并佐以扶正。此案自始至终治不离痰，说明治疗中风不可执著，必须随证变化，方能获得显效。

第十三节　补虚中医药验案选

一、养阴生津方治原发性干燥综合征

【一般情况】袁某，女，63岁，退休工人。

【初诊】2002年7月9日初诊

【主诉】口、眼干燥10年，多关节肿痛5年。

【病史】1992年无诱因出现双侧腮腺肿痛，于北京某医院诊为病毒性腮腺炎，给予青霉素治疗后肿痛消失。此后渐次出现口、眼干燥，进干食需用水送，哭时泪少，遂于1994年求诊于北京某医院，经腮腺造影、唇腺活检及眼科会诊等确诊为原发性干燥综合征。至1997年起无诱因又出现周身关节疼痛，口、眼干燥症状加重。10年间，间断应用人工泪液、免疫抑制剂、激素等药物治疗，效果不明显，遂入院要求中医治疗。

【现症】患者口干明显，进干食需喝水帮助咽下，夜间因口干而起床饮水数次，饮少量水后方能再入睡，有严重龋齿、齿脱落，两眼干涩，视物模糊，有沙砾样异物感，哭时无泪。双手指间关节疼痛，稍肿，伴双肩关节疼痛，抬起困难，晨僵2h。午后低热，体温37.3~37.8℃，纳、眠差，神疲乏力，气短，脱发明显，舌体干燥少津，舌质淡黯，少苔，脉弦。

【辨证】阴虚津亏，燥毒瘀结。

【中医诊断】燥证

【西医诊断】原发性干燥综合征

【治法】养阴生津，清热解毒，活血通络。

【处方】生地黄15g，天花粉30g，干石斛15g，沙参10g，麦冬10g，金银花15g，连翘10g，蒲公英15g，知母10g，黄柏10g，赤芍30g，桔梗10g，穿山甲10g，秦艽12g，地骨皮10g，生甘草10g。60剂，水煎服，每日1剂。

【二诊】9月10日，患者喜告知，服上药第一剂后，次日醒来顿觉口中有涎。服60剂后，自觉口中唾液明显增多，两眼干涩亦明显减轻，午后体温已降至正常。仍时感周身关节疼痛，舌质淡黯，苔薄白，脉弦细。仍以养阴生津，清热解毒，活血通络为治法，上方稍作加减。处方：玄参30g，天花粉30g，干石斛30g，乌梅10g，金银花15g，连翘10g，黄柏10g，知母10g，丹参15g，莪术10g，赤芍15g，当归10g，桔梗10g，穿山甲20g，秦艽10g，生甘草10g。60剂，水煎服，每日1剂。

【三诊】11月10日，患者服上药后，诸症减。口干明显减轻，进干食不必再用水送下。两眼已不觉干涩，仍双手指间关节疼痛，肿胀不明显，纳、眠可，二便调，舌质黯红，苔薄白，脉弦。仍守上法，处方中佐加藤类药，以舒筋通络止痹痛。处方：玄参15g，天花粉30g，干石斛30g，麦冬10g，沙参10g，蒲公英15g，连翘10g，黄柏10g，知母10g，赤芍15g，莪术10g，穿山甲15g，王不留行10g，鸡血藤15g，海风藤15g，甘草10g。60剂，水煎服，每日1剂。

【四诊】2003年1月12日，患者一般情况好，口、眼干燥症状消失，偶感双手指间关节疼痛，肿胀不明显，舌质黯红，苔薄白，脉弦。仍守上方为主，加减进退继服60剂后，诸恙悉除，随访至今，病情稳定。

【按语】经云"燥者濡之"，前人治燥，立法设方多本此旨，或养肾，或治肝，或益肺，总不出"滋润"而已。然本证之燥乃类中之异者也，远非一般六淫之燥，既不纯属火热，又不同于单纯阴液亏虚，故以常法每难合拍。本案发病属阴虚燥热体质，复感燥热邪气，蕴酿成毒，内陷于里，煎熬津液，日久耗气伤津，则津亏液少，血液被灼，瘀血内生。瘀血一旦形成，又阻碍气机，致津液不能敷布，则燥证愈甚。燥瘀搏击，燥盛成毒，终致燥、瘀、毒互结为患，外而阻于经络关节，则关节肿痛；上则口、眼诸

窍失养而干燥；内则蕴伏于五脏六腑，暗伤阴津，血液衰少而致血行涩滞，虚实夹杂，缠绵难愈。故治疗总以生津增液为经纬，养阴润燥，解毒清燥，辅以化瘀通络，则津液有生，机运流通，水津四布，其燥自除。

二、生脉散合定喘汤治老年性肺气肿

【一般情况】田某，女，90岁，家庭妇女。

【初诊】2002年12月14日初诊。

【主诉】咳嗽、气喘、低热3d。

【病史】患者近20年来常有咳嗽、气喘，每逢冬春之季易于发作，且逐年加重，近因隆冬时节气候寒冷，不慎感冒而发病。2个月前在我院做CT检查示老年性肺气肿。

【现症】患者咳声连连而无痰，气喘吁吁而短息，语音低微，面色皖白，口唇嫩红。半卧于床，恶风寒，身无汗，低热，偶鼻有清涕。舌黯红，少苔，脉细弦。检查体温37.4℃，胸略呈桶状，肋间隙增宽，叩诊呈过清音，两肺呼吸音低，未闻及干、湿啰音。

【辨证】气阴不足，外邪束肺。

【中医诊断】肺胀

【西医诊断】老年性肺气肿，感冒

【治法】补益气阴，肃肺解表。

【处方】生脉散合定喘汤加减。太子参15g，麦冬15g，五味子9g，白果10g，麻黄9g，苏叶12g，苏子12g，杏仁12g，冬花6g，地龙9g。7剂，水煎服，每日1剂。

【二诊】12月21日，患者服上方药3剂后，微汗出，热退，恶风寒减，气喘减，服完7剂后，已能平卧，舌质黯红，少苔，口唇嫩红，脉细弦。上方去解表清热药物，加入养阴之品。处方：生脉散合百合固金汤加减。太子参15g，麦冬15g，五味子9g，白果10g，苏子12g，杏仁12g，冬花12g，紫菀12g，地龙9g，甘草6g，百合15g，熟地黄12g，生地黄12g，白芍12g，桔梗10g。7剂，水煎服，每日1剂。

2003年4月8日，患者家属来电诉，患者服上药后3个多月未患感冒，无气喘，病情一直平稳，近来因气候变化，又感气促不适。应邀第三次出诊，仍用前法调理而安。

【按语】患者年事已高，有慢性支气管炎病史20年，素体阴虚，肺气不足，在隆冬时节感冒风寒，外寒内热，肺失清肃，正虚邪犯，纯祛邪则正不支，纯扶正则邪不除，故用生脉散益气养阴而扶正，用定喘汤祛外寒而肃肺气。外邪去而病情缓解后，去解表药，加养阴之品，实为生脉散合百合固金汤之化裁，专以益气养阴扶正而善后。

三、苏子降气汤合生脉散治老年慢性支气管炎

【一般情况】李某，男，96岁，离休干部。

【初诊】2003年4月8日初诊。

【主诉】咳嗽、气喘2周余。

【病史】患者有慢性支气管炎病10余年，常因季节变换或气候变化而诱发。此次由于春分时节气候变化诱发咳嗽、气喘而住某医院，经静脉滴注多种抗生素，服用多种中、西药均无效，出院在家静养，遂邀出诊诊治。

【现症】患者呈半卧位，咳嗽，气喘，痰多，痰色白中带黄，身汗出而黏，恶风寒，家中窗户密闭并加用电暖炉取暖。家属告知。因咳嗽喘憋而整夜不能入睡，不欲言语，时发咳喘之声。视其面部表情，常因气息不畅而紧缩眉头，张口抬肩，口唇暗，舌质黯红，苔薄白，脉弦滑。查心率80次/min。

【中医诊断】喘证

【西医诊断】慢性喘息性支气管炎急性发作期

【治法】肃肺化痰，纳气平喘。

【处方】苏子降气汤合生脉散加减。苏子15g，桔梗12g，法夏12g，前胡12g，炙麻黄10g，地龙10g，川贝9g，太子参15g，麦冬12g，五味子9g，厚朴12g，杏仁12g，冬花12g，鱼腥草15g，沉香粉（分冲）

3g。7 剂，水煎服，每日 1 剂。

服上方 3 剂后，家属电话告知，患者咳喘大减，咳痰也随之减少，夜能入睡，饮食、二便如常。嘱其继续服完余下 4 剂以巩固疗效。

【二诊】4 月 17 日，患者平卧于床，已能自己叙述病情，诉服药后咳喘明显减轻，咳痰减少，能平稳入睡，现仅偶有咳嗽，舌淡黯红，少苔，脉弦。查肺部啰音已消失。治法：滋肾保肺，止咳化痰。处方：百合固金汤加减。百合 15g，玄参 12g，熟地黄 12g，生地黄 12g，川贝 9g，桔梗 12g，麦冬 12g，白芍 12g，当归 12g，炙紫菀 12g，炙冬花 12g，炙杷叶 12g，沉香粉（分冲）3g。14 剂，水煎服，每日 1 剂。

【三诊】4 月 30 日，患者已能自己持杖从卧室走到大厅，言语对答如流，自诉偶有咳嗽，并无喘息，见其舌质黯红，少苔，脉弦。用上方去沉香粉继服。

【按语】患者年近 100 岁，肾气早亏，且 80 余岁始患气管炎，肾虚使然，故难以适应季节变换而诱发哮喘。肺主呼气，肾主纳气，虽病在肺，却根系于肾，上盛下虚。故宣肺固肾兼顾，肃肺化痰，纳气平喘，尤其应用沉香粉一药，3 剂后咳喘即减。患者属阴虚之体，二诊、三诊均以百合固金汤加减，二诊时虑其咳喘刚平，加用沉香粉以巩固疗效，三诊则不用沉香粉，用百合固金汤以固肺肾之阴，从本调治。

四、金匮肾气丸治慢性泌尿系感染

【一般情况】陈某，女，45 岁，沈阳人，家庭妇女。

【初诊】2002 年 2 月 12 日初诊。

【主诉】尿有不尽感，伴下肢、足底冰冷近 30 年，加重 3 个月。

【病史】患者自十四五岁起即有尿后余沥，排尿不尽之感，同时伴有双下肢、足底冰凉，近 3 个月来上述症状加重，多方诊治病情无明显改善，故前来诊治。

【现症】患者尿有不尽感，双下肢及足底冰冷难耐，阴天时上述症状加重，自觉双手肿胀，晨起胀甚，但视其双手外观如常，腰背酸痛，双下肢水肿，纳可，眠可，大便不成形，日 1 行。舌红，苔薄黄，脉沉细。查双下肢有凹形水肿（+），尿常规（-）。

【辨证】肾阳不足，气化不利。

【中医诊断】劳淋

【西医诊断】慢性泌尿系感染

【治法】温补肾阳，利尿消肿。

【处方】金匮肾气丸加减。熟地黄 15g，山药 12g，山萸肉 10g，茯苓 15g，泽泻 12g，丹皮 10g，肉桂 3g，附片 9g，桂枝 12g，车前子 15g，石韦 15g，川牛膝 15g，猪苓 12g，滑石 30g，萹蓄 15g，瞿麦 12g。20 剂，水煎服，每日 1 剂。

【二诊】3 月 6 日，服药后患者双手肿胀感消失，双下肢水肿消失，发凉症状减轻，仍觉足底冰冷，能够憋住尿，尿不尽感减轻，但阴天时仍有尿急症状，左侧腰背不适，舌红，苔薄黄，脉沉细。患者双下肢水肿消失，故在上方基础上减少利水消肿药，继续温补肾阳。处方：熟地黄 15g，生地黄 15g，山药 12g，茯苓 15g，泽泻 12g，川断 15g，杜仲 15g，附片 9g，桂枝 10g，怀牛膝 15g，车前子 15g，猪苓 12g，沙苑子 12g，女贞子 15g，旱莲草 12g。30 剂，水煎服，每日 1 剂。

【三诊】4 月 10 日，患者小便不尽感基本消失，下肢及足底冰冷已不明显，现左下肢麻木，左侧腰痛，余无特殊不适。故在上方基础上减少补阳药，增加补益肝肾及活血通络之品。处方：熟地黄 15g，山药 12g，山萸肉 10g，川断 15g，杜仲 10g，怀牛膝 15g，沙苑子 12g，当归 15g，川芎 12g，赤芍 15g，桃仁 12g，红花 6g，鸡血藤 15g。14 剂，水煎服，每日 1 剂。

【按语】本案患者虽舌红，苔黄，但考虑其常年久居东北，气候及居处皆严寒难耐，患者自幼有受寒史，双下肢及足部冰冷，盛夏依然如此，故辨证其为肾阳亏虚、气化不利而致尿有不尽感、憋不住尿等症状，自始至终予以温补肾阳、化气通淋之济生肾气丸加减，守方不变，连续治疗，使陈年之痼疾得以渐愈。

第十四节 固涩中医药验案选

一、六味地黄丸合桑螵蛸散治遗尿

【一般情况】彭某，男，12岁。

【初诊】1991年6月6日初诊。

【主诉】尿床复发1个月余。

【病史】患儿自幼夜间尿床，随着年龄的增长，尿床症状逐渐减轻并有2年多尿床已愈。1个月前患儿因外出游玩，同时感冒，又开始尿床，故来我院诊治。

【现症】患儿尿床复发1个月余，每夜1次，醒后方觉，夜间不易叫醒，并伴有腰酸腿软，四肢无力，手足心热，烦躁易怒，头晕目眩，食欲不振。舌质红，少苔，脉沉细。查尿常规(–)，腰骶部X线检查无异常。

【辨证】肾阴阳两虚。

【中医诊断】遗尿。证候属肾阴阳两虚。

【西医诊断】遗尿。

【治法】补肾益气，固涩小便。

【处方】六味地黄丸合桑螵蛸散加减。菟丝子15g，山药12g，丹皮9g，熟地黄24g，覆盆子9g，金樱子9g，生芪30g，桑螵蛸9g，海螵蛸9g，川断9g，寄生15g，杜仲9g，益智仁9g，陈皮6g，茅根30g。7剂，水煎服，每日1剂。

【二诊】6月13日，经服前方后患儿遗尿症状已明显好转，夜间能自己醒来起床小便，仍感腰痛腰酸、双腿无力，头晕烦躁明显减轻，舌红少苔，脉象沉细，仍宗前法以治疗。处方：熟地黄24g，山药12g，覆盆子9g，菟丝子15g，丹皮9g，川断9g，益智仁9g，金樱子9g，陈皮6g，生芪15g，寄生15g，杜仲9g。7剂，水煎服，每日1剂。

【三诊】6月20日，近日来患儿一般情况尚好，遗尿好转，腰酸减轻，亦觉有力，纳食尚可，二便如常，舌红苔薄白，脉沉细。仍宗益肾固涩法治之。处方：菟丝子15g，熟地黄24g，山药12g，覆盆子9g，金樱子9g，丹皮9g，寄生15g，益智仁9g，桑螵蛸9g，川断9g，杜仲9g，海螵蛸9g，生芪30g，陈皮6g。14剂，水煎服，每日1剂。

【四诊】7月4日，近日来未见患儿遗尿，唯其身热，体温37.9℃，口渴，两下肢出现红疹，疹色深红，高出皮肤，瘙痒，小便短赤，舌红，苔薄黄，脉数。尿常规红细胞(++)~(+++)；白细胞0~1，蛋白(±)。此为外感风湿、邪热渐入气营之象。立法宗清热解表，凉营透疹。处方：银翘散加减。金银花9g，连翘9g，蝉蜕6g，赤芍9g，竹叶6g，牛蒡子9g，防风9g，荆芥9g，紫草9g，甘草3g，泽泻9g，木通3g，薄荷6g。7剂，水煎服，每日1剂。

【五诊】7月11日，服上药以后，患儿身热已退，红疹亦消，诸症好转，尿常规正常，舌红少苔，脉象细。继续滋阴补肾。方用六味地黄丸加减。处方：熟地黄24g，山药12g，丹皮9g，菟丝子15g，木通3g，藕节30g，茅根30g，车前子9g，茯苓9g，砂仁6g，泽泻9g。21剂，水煎服，每日1剂。

【六诊】7月31日，近日患儿断续反复感冒，自觉眼睑轻度水肿，未见遗尿，偶感腰酸疲倦，舌苔薄白，脉细。连续3次尿常规(–)，患儿上学服汤药不便，改丸药善后调理。处方：熟地黄72g，山萸肉56g，山药36g，茯苓27g，丹皮27g，川断27g，寄生45g，杜仲27g，陈皮18g，泽泻27g，生芪90g。将上诸药共为极细末，炼蜜为丸，每丸重9g，每次1丸，每日2次。坚持服药半年，诸证未见复发。

【按语】本案患儿为先天禀赋不足，肾气虚弱，自幼遗尿。随年龄增加而肾气渐复，遗尿暂时自愈。患儿外出，过度劳倦，耗伤正气，损伤及肾，肾阴阳俱损，不能制约水液，故尿出不禁而成遗尿。紧抓肾阴阳俱虚的病机，治以补虚益气，固涩小便，标本兼顾，收效明显。然平素感腰酸疲倦，每遇外感即有尿检异常或眼睑水肿，知其肾气仍虚，故补虚固本直至痊愈。

二、知柏地黄丸合孔圣枕中丹治注意力缺陷多动症

【一般情况】李某，男，10岁

【初诊】1999年1月8日初诊。

【主诉】注意力不集中、多动6年余。

【病史】患儿从3岁起多动，与一般儿童不同，从早到晚坐不住，常在墙上、书本上划道，到室外活动任性，喜爬高，不避危险，挑逗小朋友，性情急躁，但晚上胆小不敢独睡，上学后多动妄为，曾服西药及中药效果不明显，遂来我院诊治。

【现症】患儿形体消瘦，精神涣散，注意力不集中，好动，多语，学习成绩下降，烦躁易激动，挑食，睡安，大便调，舌红，苔少，脉细数。

【辨证】肾阴不足，肝阳偏旺。

【中医诊断】妄动（属肾阴不足，肝阳偏旺）

【西医诊断】注意力缺陷多动症

【治法】滋补肝肾，益阴潜阳，宁神益智。

【处方】知柏地黄丸合孔圣枕中丹加减。知母10g，黄柏10g，生地黄15g，山药12g，茯苓10g，山茱萸10g，僵蚕10g，钩藤(后下)10g，珍珠母(先煎)15g，生龙骨(先煎)20g，菖蒲15g，远志10g。14剂，水煎服，每日1剂。

【二诊】1月22日，药后患儿诸症减轻，心烦急躁好转，稍有自控能力，咽不红，舌红少苔，脉细数。治则不变，方用六味地黄丸合孔圣枕中丹化裁。处方：生地黄15g，山药10g，山茱萸10g，茯苓10g，僵蚕10g，钩藤（后下）10g，生龙骨（先煎）20g，珍珠母（先煎）15g，白芍12g，当归10g，菖蒲15g，远志10g。21剂，水煎服，每日1剂。

【三诊】2月12日，患儿病情平稳，纳食增加，注意力较集中，自我约束力增强，学习成绩提高，能与同学相处交流，不打架，上课时比以前守纪律，舌红，苔薄白，脉数。仍属肾阴不足，肝阳偏旺。治以滋阴潜阳，益脑开窍。方用六味地黄丸加味。处方：熟地黄15g，山药12g，茯苓10g，丹皮10g，泽泻10g，山茱萸10g，生龙骨（先煎）20g，菖蒲15g，郁金10g，远志10g，珍珠母（先煎）15g，当归10g。21剂，水煎服，每日1剂。

【四诊】3月7日，患儿学习成绩明显上升，尤以数学为著，受老师表扬，自信心增强，上课时能主动举手回答提问，性情活泼，仅有时急躁，舌淡红，苔薄白，脉稍数。治以滋肾益脑，健脾益气，方用六味地黄丸加味。处方：熟地黄15g，山药12g，茯苓10g，丹皮10g，泽泻10g，山茱萸10g，菖蒲15g，郁金10g，枸杞子10g，黄精10g，白术10g，鸡内金10g。30剂，水煎服，每日1剂。

【五诊】4月8日，患儿已正常上学，不多动，不多语，有自控能力，学习主动，考试成绩名列前茅，舌淡红，苔薄白，脉稍数。治则同上，再用上方化裁，加强健脾益气。上方去菖蒲、郁金，加炙黄芪10g，化橘红10g。30剂，水煎服，每日1剂。调治至此，患儿体质增强，未患上感，随访至今，未见复发。

【按语】本案始终以滋肾为本，兼以平肝清心，安神益智。首诊用知柏地黄丸合孔圣枕中丹加减。药后患儿诸症减轻，改用六味地黄丸化裁。以后兼用健脾益气，旨在增强体质，预防复发。本病与环境因素、心理因素密切相关，医生、家长、老师紧密配合，是提高治愈率、减少复发的关键。

（李远鹏）

第十五节　外用中成药干预医案

一、冰硼散治疗口腔溃疡医案

李某，女，36岁。2016年9月21日初诊。患者3d前舌尖、左颊黏膜出现一个溃疡面，黄豆大小，溃烂面中央凹陷，周围充血微肿，灼痛难忍，舌红苔黄，脉数。证属心脾蕴热。先以生理盐水含漱，再将冰硼散撒敷患处，3~6次/d。用药当日疼痛缓解，2d后溃疡面、疼痛消失，嘱以金银花、莲子心、竹叶

心各 3g 泡水当茶饮 1 周，清解热毒，除心脾积热以善其后。

二、冰硼散治疗口唇疱疹医案

吴某，女，35 岁。2017 年 3 月 6 日初诊。患者 2d 前感冒后左下唇出现数个细小红疹，灼痛，奇痒，自服西药感冒好转，口唇细疹未见好转，红疹集成黄豆大水疱，溃破流水。诊见左下唇微肿，水疱浑浊，疱壁破裂，糜烂渗出黄色分泌物，灼痛赤痒，口臭烦渴，左侧颌下淋巴结肿大，舌红，苔黄，脉数。证属脾胃蕴热。先用盐水清洗患处，用芝麻油调冰硼散成糊状涂抹于患处，5~6 次 /d。用药当日痛痒缓解，2d 疱疹干燥结痂，1 周后病愈。

三、冰硼散治疗婴儿湿疹医案

王某，女，1 岁半。2011 年 6 月 6 日初诊。患儿出生后 1 个月整个面部泛发细小红色丘疹、小水疱，水疱破后糜烂，西医诊断为“婴儿湿疹”，经西医治疗明显好转，唯颏下一直反复不愈。诊见：患儿颏部散在红色小斑丘疹，皮肤潮红，被覆黄色鳞屑，皮损表面略干燥，烦躁不安，夜间时有哭闹，患儿常搔抓患处，舌红，苔微腻。证属湿热蕴结。先以蛋黄油涂抹后均匀撒上冰硼散，3 次 /d。忌食鸡肉、虾及辛辣之品。1 周皮疹面明显缩小，诸症明显改善，改为晚上外敷冰硼散，白天涂搽蛋黄油。1 个月后皮疹完全消失，皮肤光滑。

四、京万红软膏治疗日光晒伤医案

患者李某，女，32 岁，2017 年 9 月 12 日就诊。自述Ⅱ度晒伤合并水疱 1 周。患者有较长时间的强烈阳光暴晒史，脸、颈、胸、背、四肢暴露部位出现红斑、水疱，融合成片状皮损，有黄色液体渗出，伴灼痛、瘙痒，神志烦躁不安。治疗方法：①剪破大水疱，用生理盐水冲洗创面，清除污物；②患处涂敷京万红软膏，保持创面清洁，涂抹创面 1 次 /d；③口服抗生素预防感染；④食用清热、清淡类食物。治疗 1 周后，红斑减退，水疱渗液减少，疱疹干燥，结痂脱落。

医案分析：患者较长时间强烈的日光照射可致皮肤急性灼伤，引起表皮细胞变性坏死。京万红软膏由中药地榆、栀子、大黄、穿山甲、冰片等组成，具有活血化瘀、消肿止痛、去腐生肌等功效，加用抗感染药物和清热、富含维生素 C 的食物，有助于消除或缓解皮肤灼伤症状，改善皮肤局部血液循环，促进代谢和皮肤组织修复。患者经京万红软膏治疗，收到良好疗效。

五、京万红软膏治疗烫伤医案

钱某，女，3 岁。2015 年 5 月 6 日初诊。患儿 1 周前玩耍时，右侧腕关节内侧不慎被开水烫伤。曾在某医院外科治疗过，建议行自体植皮手术。父母考虑其年龄较小，拒绝此疗法，来我院就诊。证见：患儿痛苦面容，脸色少华，纳差，大便溏薄，烫伤处皮肤水疱已破损，创面基底红色，并有红斑点，可见到皮下脉管筋膜隐隐。舌淡、苔薄白。证属脾胃虚弱，气血不足。治宜健脾益气，补中助运。方选参苓白术散加减。外用京万红软膏外敷，无菌敷料纱布包扎，视创面情况，1~2d 换药 1 次。患者 1 周后复诊，见创面有健康肉芽生长。继续治疗 1 周，皮肤基本愈合。

医案分析：患儿脾胃虚弱，运化功能失常，气血生化乏源，创面的生长又有赖于脾土的健运和气血的旺盛，故予以参苓白术散加减，起健脾胃，助其运化功能恢复，增强体质，促进创面愈合的作用。京万红软膏活血止痛，解毒消肿，具有良好的清热解毒，去腐生肌之功，对烫伤疗效独著。中药内服外用结合，共奏去腐生肌，活血生新之功效。

六、马应龙痔疮膏治疗陈旧性肛裂医案

患者谢某，男，32 岁，2017 年 12 月 4 日初诊。主诉：便时肛门疼痛、出血 3d。病史：患者有大便出血史 3 年余，每遇大便干燥时肛门疼痛，有血液滴出，色鲜红。门诊保守治疗，效不显，多家医院建议手术治疗。近 3 天来症状加重，大便干，2~3d 一行，便时肛门疼痛剧烈，出血量多，色鲜红，呈点滴状。伴有口渴，喜冷饮。平时喜食辛辣食物。检查：体温 36.9℃，脉率 72 次 /min，血压 110/80mmHg。舌质红，苔薄黄，脉弦数。神志清楚，身体健壮。肛检：截石位 6 点位肛管有一结缔组

织增生，伴有深约 0.6cm 的裂口，裂口伴有梭型溃疡面，触痛明显。指检：肛门括约肌紧张，6 点位肛缘向尾骨方向触及一条索状物，未见外口。镜检：5 点位肛窦部肛乳头肥大。诊断：陈旧性肛裂合并肛乳头肥大。治法：通腑泄热，去腐生肌。方药：地榆槐角丸，9g，日服 2 次。外治：局部温水清洗后，进行局部按摩，每次 10min，再外涂马应龙痔疮膏于肛门周边及肛管内，日 2 次。治疗 7d 痊愈，嘱续服地榆槐角丸 1 周。

医案分析：患者平素喜食辛辣，致湿热内生，热结肠燥，致大便秘结，血行不畅，瘀阻于肛门部形成痔疮，排便努责，擦破肛管皮肤，形成肛裂。病史较久，日久成瘀，瘀血阻滞致肛乳头肥大。便血疼痛，湿热燥结于肠，治宜清热燥湿，活血消肿，去腐生肌，内服地榆槐角丸，外用马应龙痔疮膏。

七、生肌象皮膏治疗骨科难愈创面医案

患者，女性，59 岁，农民，2006 年 1 月 19 日初诊。1 周前，右脚足背因外伤月余溃疡不愈，经各种中西医药治疗未获显效。诊见精神萎靡，行走蹒跚，足背溃疡处颜色发暗，疮面稍有渗出，部分皮肤感染、坏死，创面大小有 1.5cm×1.5cm，患肢感觉迟钝，形寒肢冷，心悸不宁，头昏耳鸣，视物昏花，口干少饮，舌质偏黯，苔薄白，脉细涩。证属阴阳两虚，血脉滞涩，感受热毒。治宜阴阳双调，祛瘀生新，清热解毒。患者为外伤致创面难愈，用生肌象皮膏换药治疗。治疗方法：常规消毒后彻底清除创面坏死组织，生理盐水冲洗干净，将生肌象皮膏按半径略大于创面 0.5cm 大小，均匀涂在无菌纱布上敷于创面，绷带包扎固定。再次换药时，用无菌棉球轻轻擦去伤口上脓液及残留药膏，用上法将象皮膏敷于创面。第一、二次换药有脓液分泌物增多的现象，并有大量坏死组织脱落。每日换药 1 次，保持创面清洁，连续使用 5d 后，分泌物逐渐减少，出现新生肉芽组织及“皮岛”生长，改为隔两日换药 1 次，4 周后创面完全愈合。

注意事项：①创面愈合过程中，伤口周围的新生白色上皮组织不要在换药时擦去；②有时筋膜、肌腱等坏死组织不易脱落，影响肉芽生长，使创面不平整，最好用清创方式予以清除；③治疗时应嘱患者加强营养，给予高蛋白、高热量、高维生素饮食，同时应忌腥、辣食品及烟酒，以提高机体抵抗力，加速创面愈合；④新生皮肤在感觉恢复之前注意保护，避免发生烫伤及机械性损伤。

八、生肌象皮膏治疗压疮医案

患者焦某，男，62 岁，农民。2017 年 8 月 9 日就诊，因患“腰椎后纵韧带钙化”“尿失禁”，合并尾骨部压疮，收入院外科治疗。压疮约有 10cm×8cm，创面深达肌层，伴有组织坏死。经创面清创处置后，压疮周围皮肤剪去坏死组织，外敷生肌象皮膏，每日换药一次。经仔细观察，每换药一次，创面有好转，创面有健康肉芽生长，长出的皮肤呈白色，以后逐渐变成正常的皮肤。经过 1 个多月治疗，压疮创面全部愈合。

九、紫金锭治疗带状疱疹医案

患者王某，女，62岁，退休职工。2017年5月21日初诊。自述带状疱疹3周，腰部烧灼样疼痛。检查：患处出现潮红斑，很快出现粟粒至黄豆大小的丘疹、水疱簇状分布，疱壁紧张发亮，疱液澄清，外周绕以红晕，各簇水疱群间皮肤正常。诊断为带状疱疹，中医诊断：缠腰火丹。将紫金锭用温开水调糊外敷，一日 1 次，患者 7d 后疼痛减轻，3 周后症状消除。

医案分析：带状疱疹系热毒蕴结，局部经络阻塞，气血凝滞而成。紫金锭为外科既可外用又能内服的消痈散结之剂。方中山慈菇清热解毒，化痰散结；红大戟泻水饮，利二便；千金子逐水消肿；三者共为主药。辅以麝香、雄黄、朱砂辟秽解毒，佐以燥湿收敛止血的五倍子。全方取其气寒能散热毒疱肿，其性收敛可除湿烂。诸药合用共奏清瘟解毒，活血化瘀，消肿止痛之效。

十、紫金锭治疗接触性皮炎医案

赵某，男，58 岁，职工，2017 年 2 月 2 日初诊。患者从事加油站工作，双下肢皮肤红肿、局部丘疹、瘙痒，时有渗出分泌液，后红肿消退，皮肤有脱屑，局部结痂皮肤增厚，皮肤干涩，夜间瘙痒难忍。诊断为接触性皮炎，局部处理后用温盐水清洗，后用紫金锭调食醋外搽，每日 4 次，连用 10d 而痊愈。

十一、如意金黄散治疗静脉炎医案

患者黄某,男性,50 岁,2017 年 12 月 23 日就诊。因发作性头晕、呕吐半天入院。入院诊断:脑干梗死(急性期)。入院后治疗过程中在左上肢静脉建立输液通道,静脉持续输液,第 2d 在穿刺部位发现红肿,皮温较周围皮肤高,且沿静脉走向红线,触之疼痛,诊断为静脉炎Ⅱ级。立即给予拔出输液针,取适量如意金黄散用香油调至稀糊状外敷患处,覆盖范围大于病变范围 5cm,厚度 3mm,上盖塑料薄膜,外用纱布包扎,胶布固定,每天 1 次,贴用第 3d 后患者穿刺部位疼痛明显减轻,红肿情况明显改善,皮温降至正常,外敷 7d 后症状消失,静脉颜色变浅,皮肤弹性恢复。

本章小结

中医药治疗方法包括解表、清热、泻下、祛湿、温里、理气、理血、安神、祛痰、消食、平肝息风、开窍、补虚、固涩及常用外用法等,本章筛选病例均为临床多发病及中医治疗的优势病种。通过本章学习可以培养学生独立的中医辨证诊疗能力,开拓临床专业学生的临床诊疗思路。

(谢明夫)

扫一扫,测一测

笔记

第十章　中医的非药物治疗

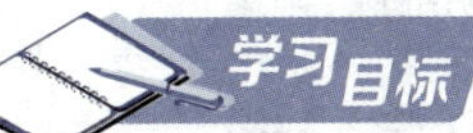

1. 掌握：经络概念、经络系统的组成；掌握十二经脉的循行走向、交接规律、体表分布规律、表里属络关系、十二经流注次序；掌握腧穴的概念、十四经循行及常用腧穴；掌握针刺疗法、推拿疗法。

2. 熟悉：奇经八脉的概念、循行及生理功能；熟悉经络的生理功能；熟悉艾灸和拔罐疗法。

3. 了解：经络学说的临床应用；了解耳穴疗法、刮痧疗法的临床应用。

4. 能正确说出经络学说的基本内容；能对人体常用腧穴进行准确定位，能进行毫针针刺、艾灸、拔罐、刮痧等基本诊疗操作。

第一节　经络与腧穴概述

经络，是人体组织结构的重要组成部分，经络学说在中医理论中占有重要地位，在解释人体生理病理、协助疾病诊断与治疗方面具有重要意义。正如《灵枢·经别》曰："夫十二经脉者，人之所以生，病之所以成，人之所以治，病之所以起，学之所始，工之所止也。"

腧穴是一切穴位的总称，一般分布在经脉上，而经脉又分别隶属于一定的脏腑，故腧穴－经脉－脏腑之间形成了既相互联系、又相互影响密不可分的关系。

一、经络概述

（一）经络的概念及组成

1. 经络的概念　经络是经脉和络脉的总称，是人体运行气血、联系脏腑、沟通内外、贯穿上下的通道。经脉是经络系统的主干，多循行于深部，纵行于固定的路径。络脉是经脉的细小分支，纵横交错、遍布全身。《灵枢·经别》："经脉为里，支而横者为络，络之别者为孙。"经脉与络脉相互沟通联系，将人体脏腑、形体、孔窍紧密地联结成一个统一的有机整体，保证人体生命活动的正常运行。

2. 经络系统的组成　经络系统由经脉和络脉组成。经脉包括十二经脉、奇经八脉和附属于十二经脉的十二经别、十二经筋、十二皮部。络脉包括十五络脉和难以计数的浮络、孙络等。经络系统的具体组成如下（图 10–1）。

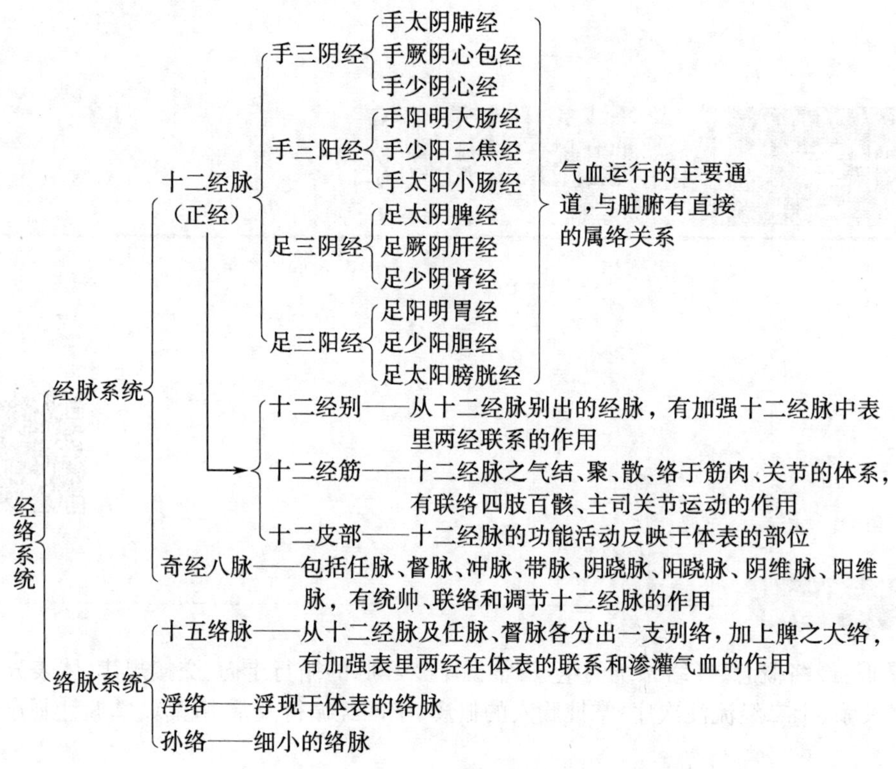

图 10-1　经络系统表

（二）十二经脉

1. 定义　十二经脉即手三阴经（肺、心包、心）、手三阳经（大肠、三焦、小肠）、足三阳经（胃、胆、膀胱）、足三阴经（脾、肝、肾）的总称。十二经脉是经络系统的主体，故又称“正经”。

2. 命名　十二经脉根据手足、阴阳、脏腑来命名。循行于上肢的经脉，在经脉名称之前冠以“手”字；循行于下肢的经脉，在经脉名称之前冠以“足”字。内属阴、外属阳，循行于肢体内侧面的经脉为阴经，循行于肢体外侧面的经脉为阳经。一阴一阳衍化为三阴三阳，即肢体内侧面的前、中、后，分别称为太阴、厥阴、少阴；肢体外侧面的前、中、后分别称为阳明、少阳、太阳。脏“藏精气而不泻”为阴，腑“传化物而不藏”为阳，故阴经隶属于脏，阳经隶属于腑。

3. 体表分布规律　十二经脉左右对称分布于人体的头面、躯干与四肢，纵贯全身。正立姿势、两臂自然下垂、掌心向内、拇指向前为标准体位。十二经脉中六条阳经分布于四肢外侧和头面、躯干，其中上肢外侧为手三阳经，下肢外侧为足三阳经，其分布规律为阳明在前、少阳在中（侧）、太阳在后。六条阴经分布于四肢内侧和胸腹，其中，上肢内侧为手三阴经，下肢内侧为足三阴经。手三阴经的分布规律是太阴在前、厥阴在中、少阴在后。足三阴经在内踝上 8 寸以下分布规律是厥阴在前、太阴在中，少阴在后，在内踝上 8 寸以上，太阴交出厥阴之前，分布规律为太阴在前、厥阴在中、少阴在后（表 10-1）。

表 10-1　十二经脉名称分类表

	阴经（属脏）	阳经（属腑）	循行部位（阴经行于内侧，阳经行于外侧）	
手	太阴肺经	阳明大肠经	上肢	前缘
	厥阴心包经	少阳三焦经		中线
	少阴心经	太阳小肠经		后缘
足	太阴脾经*	阳明胃经	下肢	前缘
	厥阴肝经*	少阳胆经		中线
	少阴肾经	太阳膀胱经		后缘

4. 循行走向与交接规律　循行走向规律是：手三阴经从胸走手，手三阳经从手走头，足三阳经从头走足，足三阴经从足走腹（胸）。交接规律是：相表里的阴经与阳经在四肢末端相交接，手足同名阳经在头面部交接，相互衔接的阴经在胸部交接。

5. 表里络属关系　手足三阴、三阳经，通过经别和别络的互相沟通，组合成六对“表里相合”的关系。即手阳明大肠经与手太阴肺经相表里，手少阳三焦经与手厥阴心包经相表里，手太阳小肠经与手少阴心经相表里，足阳明胃经与足太阴脾经相表里，足少阳胆经与足厥阴肝经相表里，足太阳膀胱经与足少阴肾经相表里。在循行路线上，凡有表里关系的两条经脉，分别循行于四肢内外两侧的相对位置，在四肢末端交接。十二经脉的表里关系，不仅使互为表里的两条经脉加强了联系，而且互为络属的脏腑在生理上相互配合、病理上相互影响，在治疗时，相表里经脉的腧穴可交叉使用。

6. 流注次序　十二经脉气血运行流注顺序有一定规律。始于手太阴肺经，依次传至足厥阴肝经，再传至手太阴肺经，形成一个周而复始、如环无端的流注系统。其流注次序见图 10-2。

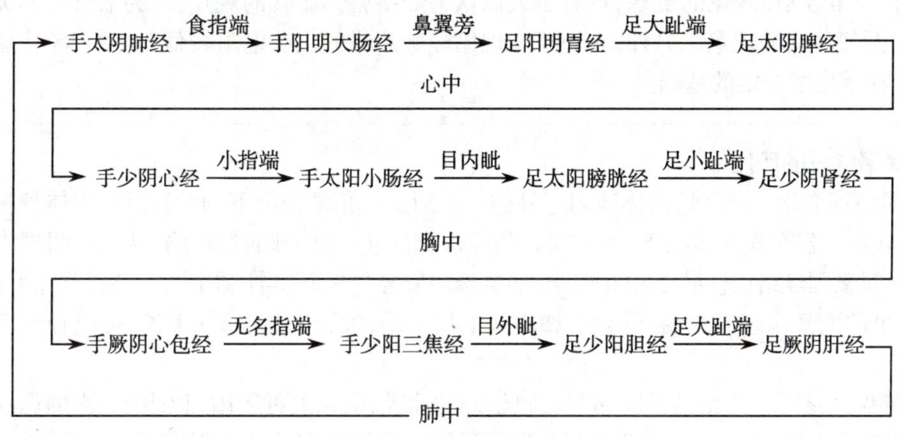

图 10-2　十二经脉流注次序图

（三）奇经八脉

奇经八脉是督脉、任脉、冲脉、带脉、阴跷脉、阳跷脉、阴维脉、阳维脉的总称。奇经八脉是十二经脉之外的特殊通路，与十二正经有所不同，既不直属脏腑，又无阴阳表里相配，且无循环流注和交接规律，有的经脉与奇恒之府（脑、髓、骨、脉、胆、女子胞）有密切联系。故统称“奇经”。其生理功能主要是沟通十二经脉之间的联系，并对十二经气血有蓄积和渗灌调节作用。

八脉之中，督、任、冲三脉均起于胞中，同出会阴后别道而行，称为“一源三歧”。其中任脉行于胸腹部正中，上抵颏部，能总任一身阴经，称为“阴脉之海”。督脉行于腰背正中，上至头面，能总督一身阳经，称为“阳脉之海”。又因任、督二脉有专穴，故常与十二经脉并称为“十四经”。冲脉并足少阴肾经挟脐上行，环绕口唇，至目眶下，并通过其分支行脊柱，通督脉，上至头，下至足，贯穿全身，成为气血的要冲，能调节十二经脉的气血，故称为“十二经之海”，亦称“血海”。带脉起于胁下，围腰一周，犹如束带，能约束纵行诸经。阴跷脉起于足跟内侧，随足少阴肾经上行，至目内眦与阳跷脉会合。阳跷脉起于足跟外侧，伴足太阳膀胱经上行，至目内眦与阴跷脉会合，沿足太阳经上额，于项后会于足少阳经。跷脉主宰一身左右的阴阳，共同调节肢体运动和眼睑开合。阴维脉起于小腿内侧，沿腿股内侧上行，与六阴经相联系，至咽喉与任脉会合，主一身之里。阳维脉起于足跗外侧，沿股膝外侧上行，与六阳经相联系，至项后与督脉会合，主一身之表。维脉维系一身表里之阴阳，加强了机体的统一性。

（四）经络的生理功能

1. 联系脏腑，沟通肢窍　十二经脉及其分支纵横交错，能入里出表，通达上下，又相互络属脏腑，连接肢节；奇经八脉联系沟通于十二正经；十二经筋、十二皮部联络筋脉皮肉，从而使人体各个脏腑组织器官有机联系起来，机体内外、上下保持协调统一，构成一个有机的整体。经络的沟通联络作用，具体表现在脏腑与外周肢节的联系、脏腑同五官九窍的联系、脏腑之间的联系、经脉和络脉的联系。

2. 运行气血，濡养周身　经络是气血运行的通道，能使气血通达全身，以发挥营养组织器官，抗御外邪，保卫机体的作用，从而维持人体各脏腑组织器官的正常生理活动。

3. 传导感应，调节平衡　经络系统对于针刺或其他刺激有感觉传递和通导作用。当体表受到刺激时，如针刺，可通过经络传导于脏腑，以达到调整脏腑功能活动的目的，脏腑功能状态亦可通过经络传导反映于体表。当人体发生疾病，出现气血不和及阴阳失调时，即可运用针灸等治法，激发经络调节作用，从而使脏腑阴阳重新平衡，恢复身体健康。

循经感传现象

半个多世纪以来，国内外学者对经络问题进行了不懈地探索。20世纪50年代，人们在针刺中发现了一种奇怪的现象：有些人接受针刺治疗时，会产生一种沿经脉路线移动的感觉，后来正式命名这一现象为循经感传现象，能产生这一现象的人称为“经络敏感人”。但这类人只占人群中很小一部分。循经感传现象的发现，扭转了人们认为经络就是血管的观点，因为血管显然无法形成这种感觉循经移动的现象。另外，人们还发现循经脉路线的皮肤电阻较低，这些现象为验证经络的客观存在奠定了一定的基础。

（五）经络学说的应用

1. 说明病理变化　经络是人体通内达外的一个通道。正常情况下，通过经络，人体脏腑之间相互沟通，彼此联系。但在疾病情况下，经络又是传注病邪的途径，外邪通过经络，从皮毛腠理内传五脏六腑。脏腑之间又因经络而使病变相互影响，如足厥阴肝经“挟胃”“注肺中”，可解释临床肝病犯胃、犯肺；互为表里的两经病理上常相互影响，如心火下移小肠；大肠实热、腑气不通，可使肺气不利而喘咳胸痛等。

2. 指导疾病诊断　经络是脏腑病变反映于外的途径，临床上可运用“以表知里”的思维方法诊察疾病。应用经络学说诊断疾病，主要体现在通过经络的循行部位，判断病位经络脏腑所在。

（1）根据经络循行部位作为病候诊断的依据：由于经络有一定的循行部位和络属脏腑，可以反映所属脏腑的病证。如心火上炎引起的舌尖赤痛；肝火上炎引起的两目红赤；肾虚可致耳聋、足跟痛等；两胁疼痛，多为肝胆疾病；缺盆中痛，常是肺的病变。又如头痛一症，痛在前额，多与阳明经有关；痛在两侧，多与少阳经有关；痛在后头部及项部，多与太阳经有关；痛在巅顶，多与厥阴经有关。

（2）根据经络所属穴位异常反应作为疾病诊断依据：机体患病时，常在体表的某些穴位或部位出现病理性反应，或表现为压痛，或呈现为结节状、条索状反应物，或局部皮肤肌肉出现形态变化等，这些变化可协助诊断疾病。如足三里、上巨虚等穴出现压痛提示胃肠疾病；肺俞、中府等穴有压痛或结节提示肺相关疾病。

3. 指导临床治疗　经络学说广泛地指导临床各科的治疗，对针灸、按摩和药物治疗，均具有较大的意义。针灸与按摩治疗常采用“循经取穴”的方法治疗某一脏腑组织病证。如胃病取胃经的足三里穴，肝病刺肝经的期门穴等。药物治疗也是以经络为基础，根据某些药物对某一脏腑经络具有特殊选择性作用，产生了“药物归经”理论，对临床用药有一定指导作用。如头痛治疗，属太阳经头痛用羌活；阳明经头痛用白芷；少阳经头痛用柴胡；厥阴经头痛用藁本等，针对疾病归经优选药物，以提高疗效。

4. 预防疾病　刺激体表腧穴，通过经络传递，可达调整脏腑功能、预防疾病的目的。如常灸足三里穴，可强身、防病、益寿；灸风门穴可预防感冒；灸足三里、悬钟穴可预防中风等。

二、腧穴概述

腧穴是人体脏腑经络之气输注于体表的部位，是针灸推拿以及其他一些外治法施术部位。腧穴通过经络与脏腑密切联系，脏腑的生理、病理变化可以反映到腧穴，同样给予腧穴适当刺激，也可调整脏腑功能。

（一）腧穴的分类

腧穴分为经穴、经外奇穴和阿是穴三类。

1. 经穴　是指分布并归属于十二经脉和任督二脉的腧穴，亦称“十四经穴”，简称“经穴”。经穴有明确的固定位置和专用名称，是腧穴的主要部分，目前公认的经穴有 361 个。

2. 经外奇穴　是指未归属十四经系统、有明确位置和专用名称的一些腧穴，也称“奇穴”“经外穴”。这类腧穴一般对某些病证疗效独特，如四缝治疗小儿疳积。

3. 阿是穴　是指既无固定部位，又无具体名称，而是在人体患病时以压痛点或其他反应点为穴，又称“天应穴”“不定穴”。

（二）腧穴的治疗作用

1. 近治作用　每一个腧穴都能治疗该穴所在部位及邻近组织、器官的病证。如眼区的睛明、承泣、四白穴均能治疗眼病；耳周的耳门、听宫、听会穴能治疗耳疾。腧穴的近治作用是腧穴最基本的治疗作用，所有腧穴都有这种作用，它体现了腧穴主治作用的普遍性。

2. 远治作用　在十四经腧穴中，尤其是十二经脉在四肢肘膝关节以下的腧穴，不仅能治疗局部病症，还能治疗本经循行所过远隔部位的组织、器官、脏腑病症。如合谷穴不仅能治疗上肢病证，还能治疗颈部及头面部疾患。

3. 特殊作用　某些穴位具有特殊的治疗作用。如至阴穴矫正胎位、少泽穴通乳、大椎退热等。

（三）腧穴的定位方法

腧穴定位准确与否，直接影响着治疗效果。常用的腧穴定位方法有体表标志定位法、“骨度”分寸定位法、指寸定位法和简便取穴法四种。

1. 体表标志定位法　是以解剖学的各种体表标志为依据来确定腧穴位置的方法。体表解剖标志可分为固定标志和活动标志两种。

(1) 固定标志：是指不受人体活动影响而固定不移的标志，如人体的毛发、指甲、五官、乳头、肚脐及各部位由骨骼和肌肉形成的凹陷和隆起。例如眉头定攒竹、脐中旁开 2 寸定天枢、两眉之间定印堂等。

(2) 活动标志：利用关节、肌肉、皮肤随活动而出现的凹陷、突起或皱纹等作为取穴标志的一种方法。例如张口在耳屏前凹陷处取听宫，屈肘在肘横纹桡侧端凹陷处取曲池等。

2. “骨度”分寸定位法　以体表骨节为主要标志折量全身各部的长度和宽度，定出分寸，作为腧穴定位的方法。详细骨度分寸见图 10-3、表 10-2。

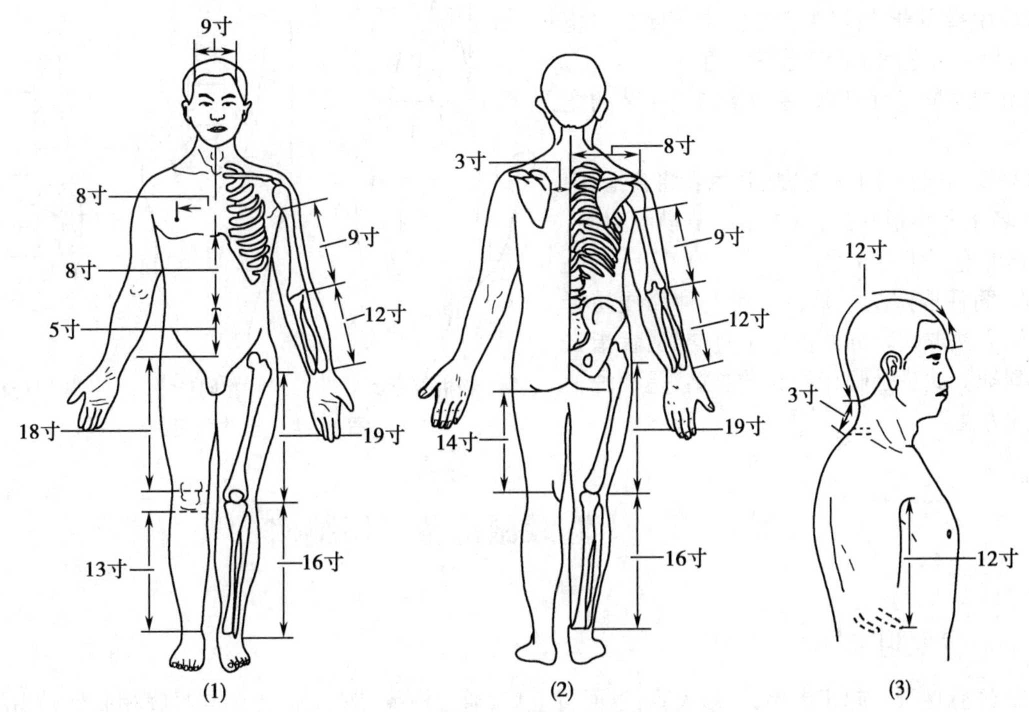

图 10-3　常用骨度分寸示意图

表 10-2　骨度折量寸表

部位	起止部位	折量寸	度量法	适应部位
头面部	前发际正中至后发际正中	12 寸	直寸	头部腧穴的纵向取穴
	两眉间至前发际正中	3 寸	直寸	前额腧穴的纵向
	第七颈棘突下（大椎）至后发际	3 寸	直寸	颈部腧穴纵向
	两眉间至第七颈椎棘突下	18 寸	直寸	头颈部腧穴纵向
	前额两发角之间	9 寸	横寸	头前部腧穴的横向
	耳后两乳突之间	9 寸	横寸	颈部及头部腧穴的横向
胸腹胁部	胸骨上切迹（天突）至胸剑联合中点（歧骨）	9 寸	直寸	胸部腧穴的纵向
	胸剑联合中点至脐中	8 寸	直寸	上腹部腧穴纵向
	脐中至耻骨联合上缘	5 寸	直寸	下腹部腧穴纵向
	两乳头之间	8 寸	横寸	胸部腧穴的横向
	腋窝顶端至第十一肋游离端	12 寸	直寸	胁肋部腧穴直寸
背腰部	肩胛骨内缘至后正中线	3 寸	横寸	背腰部腧穴横向
	肩峰缘至后正线	8 寸	横寸	肩背部腧穴横向
上肢部	腋前、后纹头至肘横纹（平肘尖）	9 寸	直寸	上臂部的腧穴纵向
	肘横纹至腕掌或背侧横纹	12 寸	直寸	前臂部的腧穴纵向
下肢部	耻骨联合上缘至股骨内上髁上缘	18 寸	直寸	大腿部内侧三阴经腧穴纵向
	胫骨内侧髁下方至内踝尖	13 寸	直寸	胫部三阴经腧穴纵向
	股骨大转子至腘窝横纹	19 寸	直寸	大腿部三阴经腧穴纵向
	腘窝横纹至外踝尖	16 寸	直寸	胫部三阳经腧穴纵向

3. 指寸定位法　依据患者本人手指所规定的分寸以量取腧穴的方法，又称“手指同身寸取穴法”（图 10-4）。

（1）中指同身寸：以患者中指中节侧屈时桡侧两端横纹头之间的距离作为 1 寸。

（2）拇指同身寸：以患者拇指指间关节的宽度作为 1 寸。

（3）横指同身寸（一夫法）：让患者将食指、中指、无名指和小指并拢，以中指中节横纹为准，其四指的宽度作为 3 寸。

4. 简便取穴法　是指应用一种简便易行的定位方法取穴。如两虎口平直交叉，食指尖下取列缺。此法是临床经验的总结，是一种辅助取穴方法。

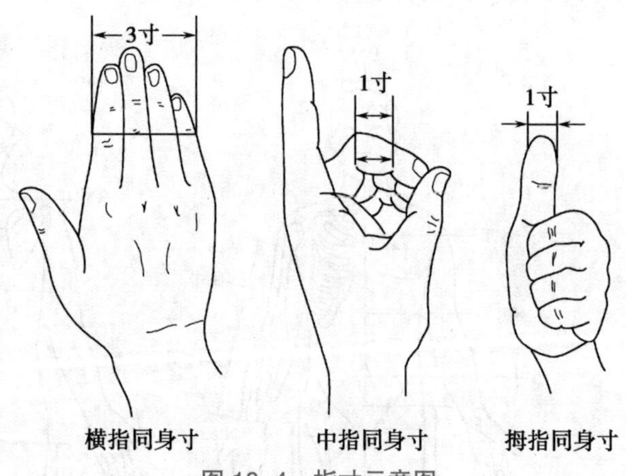

图 10-4　指寸示意图

第二节　十四经循行及常用腧穴

一、手太阴肺经

1. 经脉循行　起于中焦，下络大肠，返回胃上口，通过横膈，属于肺，由肺与喉咙相联处横出腋下（中府），沿上臂内侧，行手少阴、厥阴经之前，下行肘窝中，沿前臂内侧前缘，入寸口，过鱼际，沿其边缘，出拇指桡侧端（少商）。

其支脉，从腕后桡骨茎突上分出，走向食指桡侧端（商阳），交手阳明大肠经（图 10–5）。

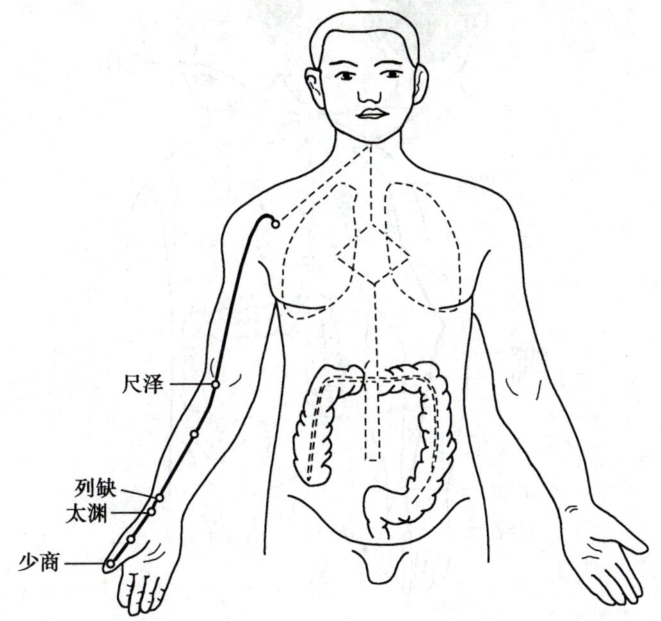

图 10–5　手太阴肺经循行及其常用腧穴分布示意图

2. 主治概要　本经腧穴主治喉、胸、肺部病证，以及本经循行部位的病证。本经 11 穴，左右共 22 穴。

3. 常用腧穴

(1) 尺泽 Chǐzé（LU5）

定位：在肘横纹中，肱二头肌腱桡侧凹陷处（图 10–5）。

主治：咳喘，咯血，咽喉肿痛，急性吐泻，小儿惊风，肘臂挛痛等。

操作：直刺 0.8~1.2 寸，或点刺放血；可灸。

(2) 列缺 Lièquē（LU7）

定位：在前臂桡侧缘，桡骨茎突上方，腕横纹上 1.5 寸。当肱桡肌与拇长展肌腱之间（图 10–5）。

主治：咳喘，咽喉肿痛，头痛，项强，牙痛，口眼㖞斜，手腕酸痛等。

操作：向上斜刺 0.3~0.5 寸；可灸。

(3) 太渊 Tàiyuān（LU9）

定位：在腕掌横纹桡侧，桡动脉搏动处（图 10–5）。

主治：咳喘，咯血，咽喉肿痛，胸痛，腕痛无力，无脉证等。

操作：避开桡动脉，直刺 0.3~0.5 寸；可灸。

(4) 少商 Shàoshāng（LU11）

定位：在手拇指末节桡侧，距指甲角 0.1 寸（图 10–5）。

主治：中风昏迷，癫狂，小儿惊风，咽喉肿痛，鼻衄。

操作：直刺 0.1 寸，或用三棱针点刺出血；可灸。

二、手阳明大肠经

1. 经脉循行　起于食指桡侧端（商阳），沿食指内侧向上，通过第一、第二掌骨之间（合谷），向上进入两筋（拇长伸肌腱和拇短伸肌腱）之间，沿前臂外侧面前缘，至肘外侧，再沿上臂外侧前缘，上走肩端，经肩峰前缘交会于第七颈椎棘突下，进入锁骨上窝，下络于肺，通过横膈，属于大肠。

其支脉，从锁骨上窝出走颈部，经过面颊入下齿龈，回绕至上唇，交叉于人中，左脉向右，右脉向左，至鼻孔两侧（迎香），交足阳明胃经（图 10–6）。

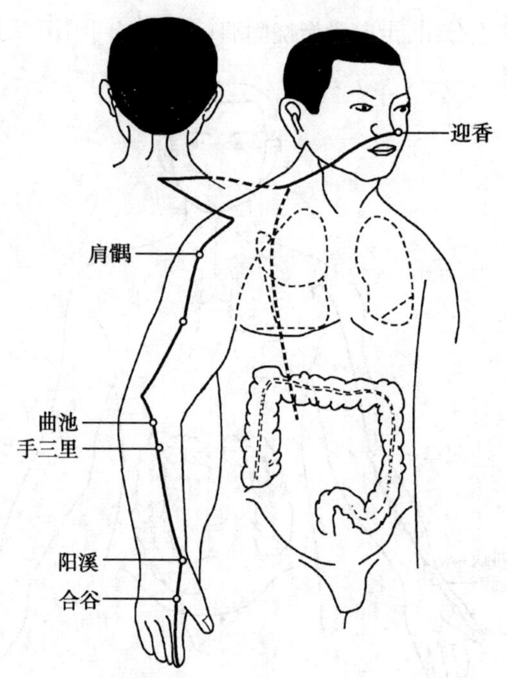

图 10-6　手阳明大肠经循行及其常用腧穴分布示意图

2. 主治概要　本经腧穴主治热性病证、头面、五官、咽喉、胃肠病证，以及本经循行部位的病证。本经共 20 穴，左右共 40 穴。

3. 常用腧穴

(1) 合谷 Hégǔ（LI4）

定位：半握拳，在手背第一、第二掌骨之间，当第二掌骨桡侧中点处（图 10-6）。

主治：感冒，发热，头痛，咽喉肿痛，失音，牙痛，面肿，鼻衄，目赤肿痛，耳鸣耳聋，牙关紧闭，晕厥，口眼㖞斜，上肢瘫痪，多汗，腹痛，吐泻，便秘，痛经，难产，风疹等。

操作：直刺 0.5~1 寸；可灸。孕妇慎用。

(2) 曲池 Qūchí（LI11）

定位：在肘横纹外侧端，屈肘时，当尺泽与肱骨外上髁连线中点（图 10-6）。

主治：发热，吐泻，眩晕，牙痛，风疹，肘痛，上肢麻木、瘫痪等。

操作：直刺 1~1.5 寸，或点刺放血；可灸。

(3) 肩髃 Jiānyú（LI15）

定位：在肩部，手臂外展至水平位，当肩峰前下方凹陷处（图 10-6）。

主治：肩臂疼痛，上肢麻木、瘫痪，手臂挛急等。

操作：直刺或向下斜刺 0.8~1.5 寸；可灸。

(4) 迎香 Yíngxiāng（LI20）

定位：在鼻翼外缘中点旁，当鼻唇沟中（图 10-6）。

主治：鼻塞，鼻渊，鼻衄，口眼㖞斜，面肿等。

操作：直刺或向上斜刺 0.2~0.5 寸；不宜灸。

三、足阳明胃经

1. 经脉循行　起于鼻翼旁（迎香），夹鼻上行到鼻根部，入目内眦，与足太阳膀胱经脉交会于睛明穴，下沿鼻柱外侧，入上齿中，回出绕唇，向下交会于承浆穴，再沿下颌角上行，经耳前及发际抵前额。

下行支脉，从下颌部下行，沿喉咙入锁骨上窝，下过横膈，属于胃，络于脾。

直行经脉，由锁骨上窝分出，经过乳头，下行腹部，挟脐旁到达腹股沟处。

另一支脉，从胃口分出，沿腹壁内下行到腹股沟处，与循行于体表的经脉相会，由此沿大腿外侧前缘及胫骨外侧到足背部，走向第二趾外侧端。

胫部支脉，从膝下 3 寸处分出，至足中趾外侧端。

足背支脉，从足背（冲阳）分出，进入足大趾内侧端，交足太阴脾经（图 10-7）。

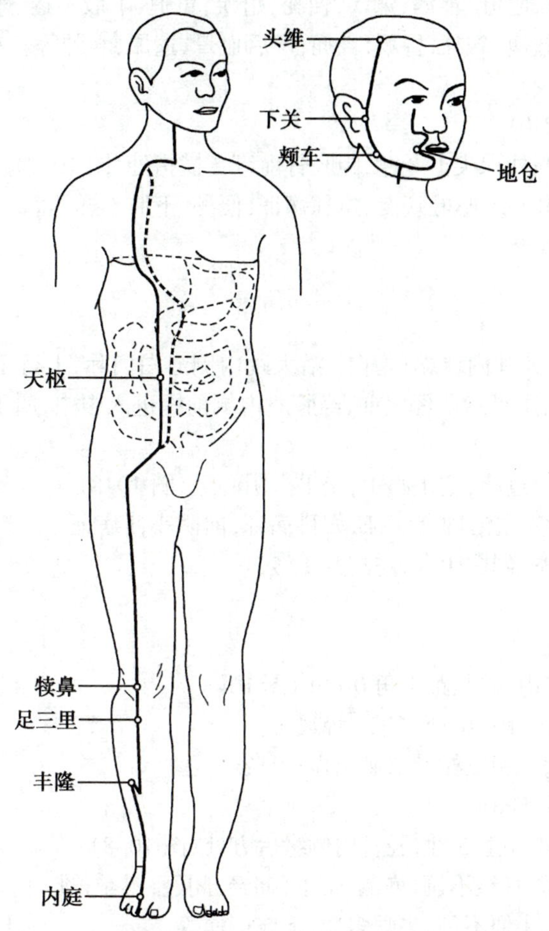

图 10-7 足阳明胃经循行及其常用腧穴分布示意图

2. 主治概要 本经腧穴主治胃肠病和头面、目、鼻、口齿病和神志病，以及经脉循行部位的其他病证。本经共 45 穴，左右共 90 穴。

3. 常用腧穴

（1）地仓 Dìcāng（ST4）

定位：在面部口角外侧，上直对瞳孔（图 10-7）。

主治：口角歪斜，唇缓不收，流涎，牙痛，颊肿等。

操作：向颊车方向平刺 0.5~1.5 寸；可灸。

（2）颊车 Jiáchē（ST6）

定位：在下颌角前上方一横指（中指），当咀嚼时咬肌隆起按之凹陷处（图 10-7）。

主治：牙痛，颊肿，口噤不语，口眼㖞斜，痄腮，面痛，面肌挛急等。

操作：直刺 0.3~0.5 寸，或向地仓平刺 1~1.5 寸；可灸。

（3）天枢 Tiānshū（ST25）

定位：在腹中部，脐中旁开 2 寸处（图 10-7）。

主治：腹痛，腹胀，泄泻，痢疾，便秘，肠痈，痛经，月经不调等。

操作：直刺 0.8~1.2 寸；可灸。

（4）犊鼻 Dúbí（ST35）

定位：屈膝，当髌骨与髌韧带外侧凹陷中（图 10-7）。

主治：膝痛，下肢麻痹，脚气等。

操作：向后内方斜刺 0.8~1.5 寸；可灸。

(5) 足三里 Zúsānlǐ(ST36)

定位:在小腿前外侧,犊鼻穴下 3 寸,距胫骨前缘一横指处(图 10-7)。

主治:胃痛,腹痛,腹胀,呕吐,泄泻,痢疾,便秘,痔疾,黄疸,下肢不遂、瘫痪,膝胫酸痛,头晕耳鸣,心悸气短,失眠多梦,体虚羸瘦,癫狂,昏厥,乳痈,产后血晕,遗尿,水肿等。本穴为全身保健要穴。

操作:直刺 1~2 寸;可灸。

(6) 丰隆 Fēnglóng(ST40)

定位:在小腿前外侧,当外踝尖上 8 寸,距胫骨前缘 2 横指处(图 10-7)。

主治:痰多,咳喘,头痛眩晕,呕吐痰涎,癫狂痫证,便秘,下肢不遂等。

操作:直刺 1~1.5 寸;可灸。

四、足太阴脾经

1. 经脉循行　起于足大趾内侧端(隐白),沿大趾内侧赤白肉际,上行至内踝前,沿小腿内侧正中上行,至内踝尖上 8 寸交出于足厥阴经之前,经膝股内侧前缘进入腹中,属于脾,络于胃,上膈挟咽,连舌根,散舌下。

其支脉,从胃分出,向上过膈,注于心中,交手少阴心经(图 10-8)。

2. 主治概要　本经腧穴主治脾胃病证,妇科病证,前阴小便病证,以及本经循行部位病证。本经共 21 穴,左右共 42 穴。

3. 常用腧穴

(1) 隐白 Yǐnbái(SP1)

定位:在足大踇趾末节内侧,距趾甲角 0.1 寸(图 10-8)。

主治:月经过多,崩漏,鼻衄,癫狂,多梦,惊风等。

操作:浅刺 0.1~0.2 寸,或用三棱针点刺出血;可灸。

(2) 三阴交 Sānyīnjiāo(SP6)

定位:在小腿内侧,内踝尖上 3 寸,胫骨内侧缘后方处(图 10-8)。

主治:腹胀,肠鸣,泄泻,月经不调,崩漏,带下,痛经,闭经,不孕,难产,阴挺,阳痿,早泄,遗尿,小便不利,失眠多梦,下肢痿痹等。

操作:直刺 1~1.5 寸;可灸。孕妇慎用。

(3) 阴陵泉 Yīnlíngquán(SP9)

定位:在胫骨内侧髁后下方凹陷处(图 10-8)。

主治:腹胀,水肿,小便不利或失禁,膝痛,泄泻,黄疸等。

操作:直刺 1~2 寸;可灸。

(4) 血海 Xuèhǎi(SP10)

定位:屈膝,在大腿内侧,膑底内侧端上 2 寸,当股四头肌内侧头的隆起处(图 10-8)。

主治:月经不调,崩漏,痛经,闭经,带下,小便淋涩不畅,风疹,膝骨疼痛等。

操作:直刺 0.8~1.2 寸;可灸。

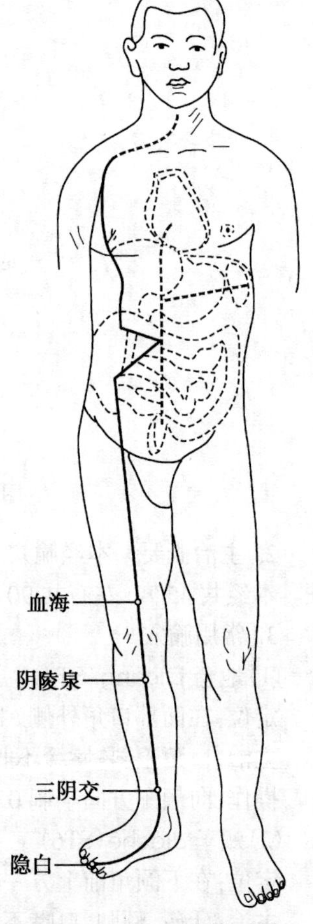

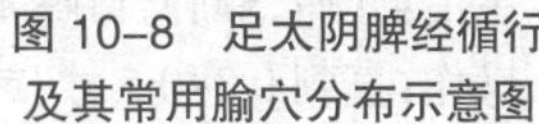
图 10-8　足太阴脾经循行及其常用腧穴分布示意图

五、手少阴心经

1. 经脉循行　起于心中,出属“心系”(心与其他脏腑相连系的组织),向下通过横膈,络于小肠。

其支脉,从“心系”上行挟咽,连于目系。

直行经脉,从心抵肺,向下浅出腋窝,沿上臂内侧后缘下行过肘窝,经前臂内侧后缘入掌,经第四、第五掌骨之间,沿小指桡侧出其端(少冲),交手太阳小肠经(图 10-9)。

2. 主治概要　本经主治心、胸、神志病证,以及本经脉循行部位的病证。本经共 9 穴,左右共 18 穴。

3. 常用腧穴

(1) 少海 Shàohǎi(HT3)

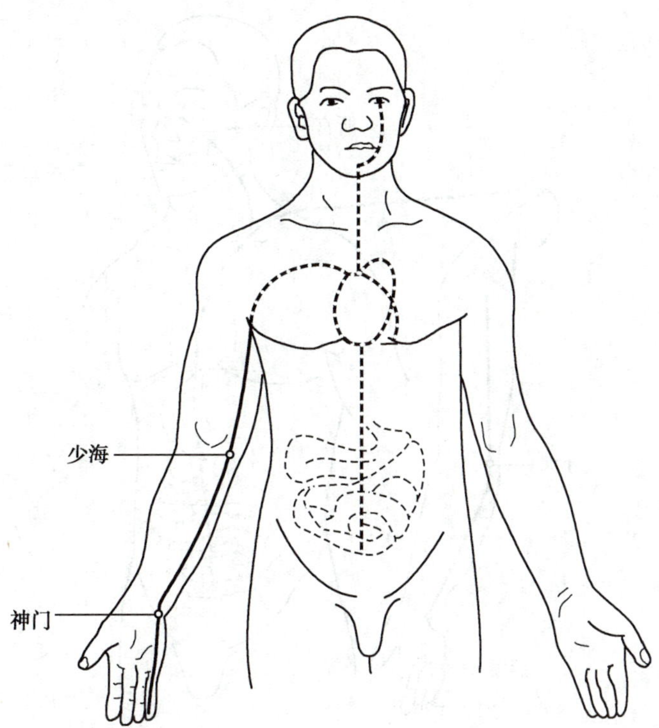

图 10-9　手少阴心经循行及其常用腧穴分布示意图

定位：屈肘，在肘横纹内侧端与肱骨内上髁连线的中点处（图 10-9）。

主治：心痛，失眠，肘臂酸痛，屈伸不利，颈痛肢麻，头晕目眩等。

操作：直刺 0.5~1 寸；可灸。

（2）神门 Shénmén（HT7）

定位：在腕掌横纹尺侧端，当尺侧腕屈肌腱的桡侧凹陷处（图 10-9）。

主治：失眠健忘，心烦，心悸，心痛，癫狂痫，癔症等。

操作：直刺 0.2~0.5 寸；可灸。

六、手太阳小肠经

1. 经脉循行　起于小指尺侧端（少泽），循手背外侧至腕，出尺骨茎突，沿前臂后边尺侧直上，至尺骨鹰嘴与肱骨内上髁之间，上达肩部，绕肩胛，交会于大椎穴，入锁骨上窝，下络于心，沿食管，过横膈，抵胃部，属于小肠。

其支脉，从锁骨窝上行，循颈达面颊，至目外眦，转入耳中。

另支脉，从面颊部分出，至目内眦，交足太阳膀胱经（图 10-10）。

2. 主治概要　本经腧穴主治头颈、耳目、咽喉病证，热性病证，神志病证，以及本经循行部位的病症。本经共 19 穴，左右共 38 穴。

3. 常用腧穴

（1）少泽 Shàozé（SI1）

定位：在小指末节尺侧，距指甲角 0.1 寸（图 10-10）。

主治：热病，神昏，头痛，耳鸣耳聋，咽喉肿痛，目翳，乳汁少，乳痈等。

操作：浅刺 0.1 寸，或三棱针点刺放血；可灸。

（2）后溪 Hòuxī（SI3）

定位：在手掌尺侧，微握拳，当小指本节（第 5 掌指关节）后的远侧掌横纹头赤白肉际（图 10-10）。

主治：头项强痛，肩背腰痛，耳鸣耳聋，目赤生翳，落枕，癔症，癫痫，手指挛痛等。

操作：直刺 0.5~0.8 寸；可灸。

（3）听宫 Tīnggōng（SI19）

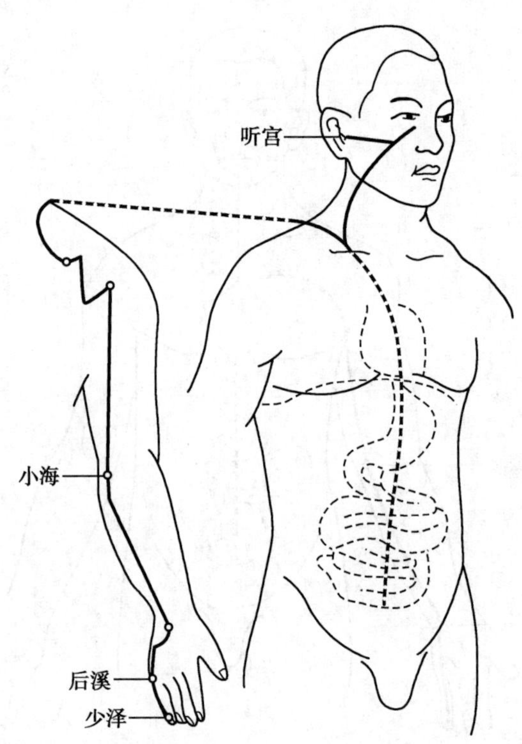

图 10-10　手太阳小肠经循行及其常用腧穴分布示意图

定位：在面部，耳屏前、下颌骨髁状突的后方，张口时呈凹陷处（图 10-10）。

主治：耳鸣，耳聋，聤耳，牙痛，头痛，癫狂等。

操作：张口，直刺 0.5~1 寸；可灸。

七、足太阳膀胱经

1. 经脉循行　起于目内眦（睛明），上额，交会于头顶（百会）。

其支脉，从头顶分出到耳上角。

直行经脉，从头顶入颅内，络于脑，复出项部，分开下行。一支交会于大椎穴，沿肩胛内侧，挟脊柱（正中旁开 1.5 寸），达腰部，入内络于肾，属于膀胱。

其支脉，再从腰部挟脊柱下行，过臀部进入腘窝中。

另一支脉，从项分出，沿肩胛内缘下行，过臀部，沿大腿后外侧至腘中，与腰部下行的支脉会合，由此向下，过腓肠肌，至足外踝后，沿足背外侧缘到足小趾外侧端（至阴），交足少阴肾经（图 10-11）。

2. 主治概要　本经腧穴主治头目、项背、腰腿部病证，与背部十二俞穴相应的脏腑病证，热性病证，以及本经循行部位的病症。本经共 67 穴，左右共 134 穴。

3. 常用腧穴

（1）睛明 Jīngmíng（BL1）

定位：在目内眦角上方凹陷处（图 10-11）。

主治：目赤肿痛，视物模糊，雀盲，流泪等各种目疾。

操作：嘱患者闭目，医者左手食指将眼球推向外侧固定，针沿眼眶缘缓慢直刺 0.3~0.5 寸，不提插行针，出针按压针孔 1~2min，以防出血；禁灸。

（2）攒竹 Cuánzhú（BL2）

定位：在头面部，当眉头陷中，眶上切迹处（图 10-11）。

主治：头痛目眩，眉棱骨痛，口眼㖞斜，目赤肿痛等。

操作：向外沿眉弓平刺 0.5~0.8 寸；不宜灸。

（3）肺俞 Fèishū（BL13）

定位：在第三胸椎棘突下，旁开 1.5 寸（图 10-11）。

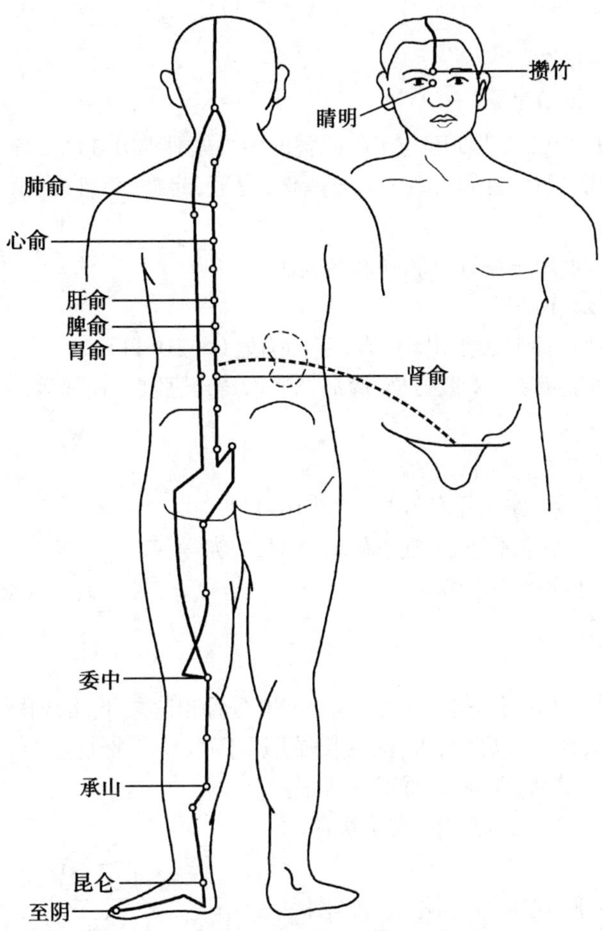

图 10-11　足太阳膀胱经循行及其常用腧穴分布示意图

主治：咳嗽，气喘，喉痹，胸闷，背痛，咯血，潮热盗汗，感冒，鼻塞等。

操作：斜刺 0.5~0.8 寸；可灸。

(4) 心俞 Xīnshū（BL15）

定位：在第五胸椎棘突下，旁开 1.5 寸（图 10-11）。

主治：心悸怔忡，心绞痛，心烦失眠，癫狂，癔症，胸背疼痛等。

操作：斜刺 0.5~0.8 寸；可灸。

(5) 肝俞 Gānshū（BL18）

定位：在第九胸椎棘突下，旁开 1.5 寸（图 10-11）。

主治：胁痛，黄疸，肝胆病，吐血，胃痛，眼疾，癫狂，痫证，腰背疼痛等。

操作：斜刺 0.5~0.8 寸；可灸。

(6) 脾俞 Píshū（BL20）

定位：在第十一胸椎棘突下，旁开 1.5 寸（图 10-11）。

主治：食少腹胀，胃痛呕吐，泄泻，痢疾，黄疸，水肿，血虚体弱，背痛等。

操作：斜刺 0.5~0.8 寸；可灸。

(7) 胃俞 Wèishū（BL21）

定位：在第十二胸椎棘突下，旁开 1.5 寸（图 10-11）。

主治：胃痛，胁腹胀痛，胸脘痞满，纳食不化，恶心呕吐，泛酸，胃下垂等。

操作：斜刺 0.5~1 寸；可灸。

(8) 肾俞 Shènshū（BL23）

定位：在第二腰椎棘突下，旁开 1.5 寸（图 10-11）。

主治：腰痛，阳痿，遗精，早泄，不育，不孕，水肿，月经不调，痛经，带下，遗尿，小便不利，耳聋耳鸣，

肾虚气喘等。

操作:直刺 0.5~1 寸;可灸。

(9)委中 Wěizhōng(BL40)

定位:在腘横纹中央,当股二头肌腱与半腱肌腱的中央处(图 10-11)。

主治:腰背疼痛,腰腿扭伤,小腿挛急,下肢瘫痪,痹证,腹痛,急性吐泻,高热抽搐,中风昏迷,膝痛等。

操作:直刺 1~1.5 寸,可用三棱针点刺腘静脉放血;可灸。

(10)承山 Chéngshān(BL57)

定位:用力伸足,当腓肠肌肌腹下出现"人"字凹陷处(图 10-11)。

主治:腰背痛,小腿挛急疼痛,下肢瘫痪,腹痛,疝气,痔疾,脱肛,便秘等。

操作:直刺 1~2 寸;可灸。

(11)至阴 Zhìyīn(BL67)

定位:在足小趾末节外侧,距趾甲角 0.1 寸(图 10-11)。

主治:胎位不正,难产,胞衣不下,头痛,鼻塞,鼻衄,目赤等。

操作:浅刺 0.1 寸;胎位不正用灸法。

八、足少阴肾经

1. 经脉循行　起于足小趾下,斜行足心(涌泉),出舟骨粗隆之下,沿内踝后,进入足跟,上行小腿内侧后缘,至腘内侧,经大腿内侧后缘,入脊柱(长强),属于肾,络于膀胱。

直行者,从肾到肝,过横膈,入肺,沿喉咙到舌根。

另一支脉,从肺出,络心,注入胸中,交手厥阴心包经(图 10-12)。

2. 主治概要　本经腧穴主治前阴、妇科、咽喉、肺、肾、神志方面病证,以及本经循行部位的病证。本经共 27 穴,左右共 54 穴。

3. 常用腧穴

(1)涌泉 Yǒngquán(KI1)

定位:在足底部,卷足时足前部凹陷处,约当足底第二、三趾趾缝纹头端与足跟连线的前 1/3 与后 2/3 交点上(图 10-12)。

主治:晕厥,小儿惊风,癫证,癔症,足心热,头顶痛等。

操作:直刺 0.5~1 寸;可灸。

(2)太溪 Tàixī(KI3)

定位:在内踝尖与跟腱之间的凹陷处(图 10-12)。

主治:咳喘,胸痛咯血,头痛眩晕,耳聋耳鸣,咽痛,牙痛,月经不调,阳痿,遗精,尿频,腰痛,踝痛,足跟疼痛等。

操作:直刺 0.5~1 寸;可灸。

(3)照海 Zhàohǎi(KI6)

定位:内踝尖下方凹陷处(图 10-12)。

主治:小便频数,癃闭,月经不调,带下,阴痒,喑哑,咽干咽痛,梅核气,失眠,癫痫,便秘等。

操作:直刺 0.5~0.8 寸;可灸。

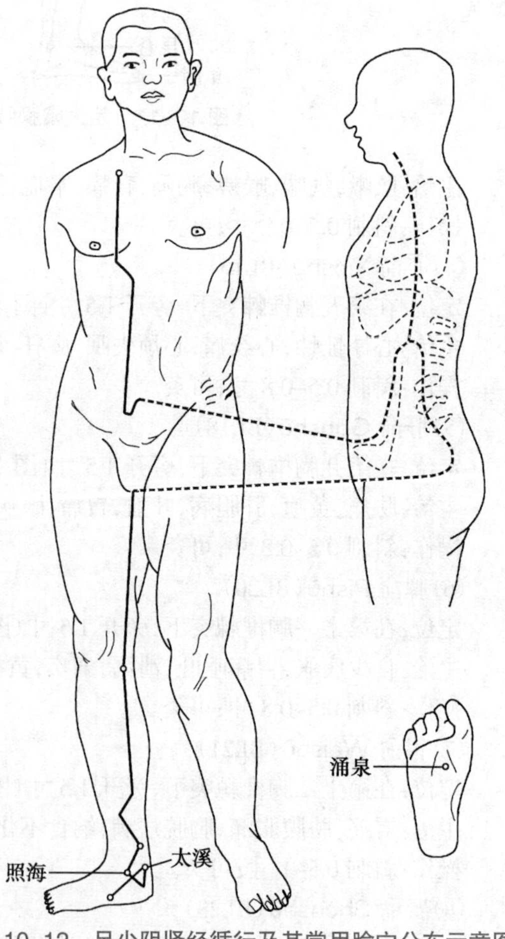

图 10-12　足少阴肾经循行及其常用腧穴分布示意图

九、手厥阴心包经

1. 经脉循行　起于胸中，属于心包，向下过膈，从胸至腹历络上、中、下三焦。

其支脉，从胸分出，至腋下，沿上臂内侧中线入肘窝，行前臂两筋之间，入掌中，出中指末端。

另一支脉，从掌中分出，走向无名指端，交手少阳三焦经（图 10-13）。

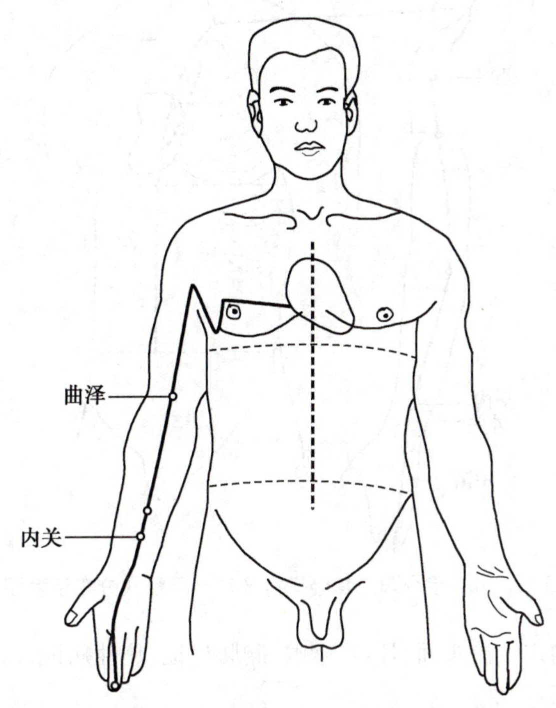

图 10-13　手厥阴心包经循行及其常用腧穴分布示意图

2. 主治概要　本经腧穴主治心、胸、胃、神志病证，以及本经循行部位的病证。本经共 9 穴，左右共 18 穴。

3. 常用腧穴

(1) 曲泽 Qūzé（PC3）

定位：在肘横纹中，当肱二头肌腱尺侧缘（图 10-13）。

主治：心痛，心悸，胃痛，呕吐，泄泻，热病，肘臂疼痛等。

操作：直刺 0.8~1 寸；可灸。

(2) 内关 Nèiguān（PC6）

定位：在腕横纹上 2 寸，当掌长肌腱与桡侧腕屈肌腱之间（图 10-13）。

主治：心悸，心痛，胸闷胸痛，胃痛，恶心呕吐，呃逆，失眠多梦，眩晕头痛，热病，癫狂，癔症，中风偏瘫，肘臂疼痛等。

操作：直刺 0.5~1 寸；可灸。

十、手少阳三焦经

1. 经脉循行　起于无名指尺侧端（关冲），经手背第四、五掌骨间，沿前臂外侧桡、尺骨之间，上过肘尖，再沿上臂外侧达肩，入锁骨上窝，布于胸中，络于心包，下过横膈，从胸至腹，历属上、中、下三焦。

胸中支脉，从胸向上，出锁骨上窝，行颈外侧，沿耳后直上，达额角，再屈而下行面颊，至目眶下。

另一支脉，从耳后入耳中，出走耳前，至目外眦，交足少阳胆经（图 10-14）。

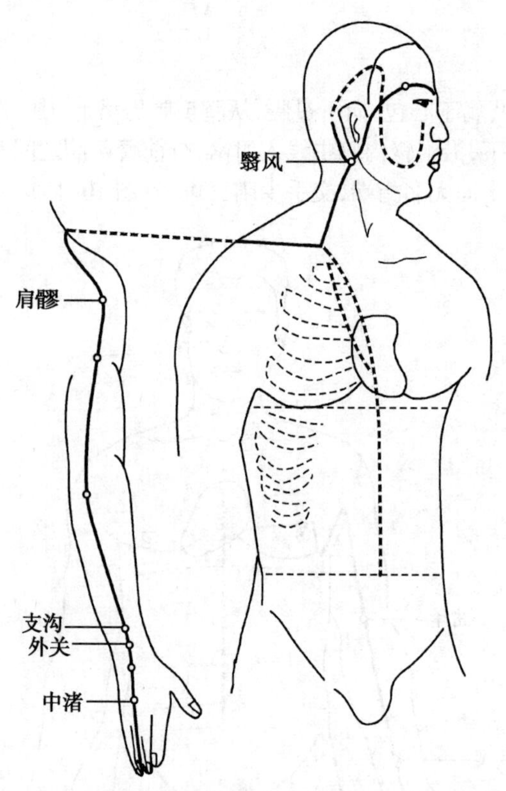

图 10-14　手少阳三焦经循行及其常用腧穴分布示意图

2. 主治概要　本经腧穴主治头面、耳目、咽喉、胸胁病证，热性病证，以及本经循行部位的病证。本经共 23 穴，左右共 46 穴。

3. 常用腧穴

(1) 外关 Wàiguān (SJ5)

定位：在腕背横纹上 2 寸，当桡骨与尺骨之间(图 10-14)。

主治：热病，头痛，颊痛，目赤肿痛，耳鸣耳聋，胸胁疼痛，肩痛，上肢痹痛，麻木不遂等。

操作：直刺 0.5~1 寸；可灸。

(2) 支沟 Zhīgōu (SJ6)

定位：在腕背横纹上 3 寸，当桡骨与尺骨之间(图 10-14)。

主治：胁痛，便秘，热病，失音，耳鸣耳聋等。

操作：直刺 0.5~1 寸；可灸。

(3) 肩髎 Jiānliáo (SJ14)

定位：在上臂外展时肩峰后下方凹陷处(图 10-14)。

主治：肩重不举，肩臂疼痛，屈伸不利，风疹等。

操作：向肩关节直刺 0.8~1.2 寸；可灸。

(4) 翳风 Yìfēng (Sj17)

定位：在耳垂后方，当乳突与下颌角之间的凹陷处(图 10-14)。

主治：耳鸣耳聋，面瘫，头痛，颊肿，牙痛，牙关紧闭，聍耳等。

操作：直刺 0.8~1.2 寸；可灸。

十一、足少阳胆经

1. 经脉循行　起于目外眦，上达头角，下行耳后，再折上额角，向后沿颈下行到肩，交会于大椎，进入锁骨上窝。

其支脉，从耳后入耳中，出耳前，至目外眦后方。

另一支脉，从目外眦，下走面颊，与手少阳经会于眼眶下，经颊车，循颈入锁骨上窝，与前面的经脉

相会，然后下入胸中，通过横膈，络于肝，属于胆，沿胁内，出于腹股沟，绕毛际，入髋关节处（环跳）。

直行经脉，从锁骨上窝下行腋下，沿胸侧，过胁肋，下会前脉于髋关节处，下沿大腿外侧，至膝关节外缘，下行腓骨前，至腓骨下端，出外髁前，沿足背入第四趾外侧端（足窍阴）。

足背支脉，从足背分出，沿第一、二跖骨之间，至足大趾外侧端，回贯趾甲，布于趾甲后丛毛中，交足厥阴肝经（图 10-15）。

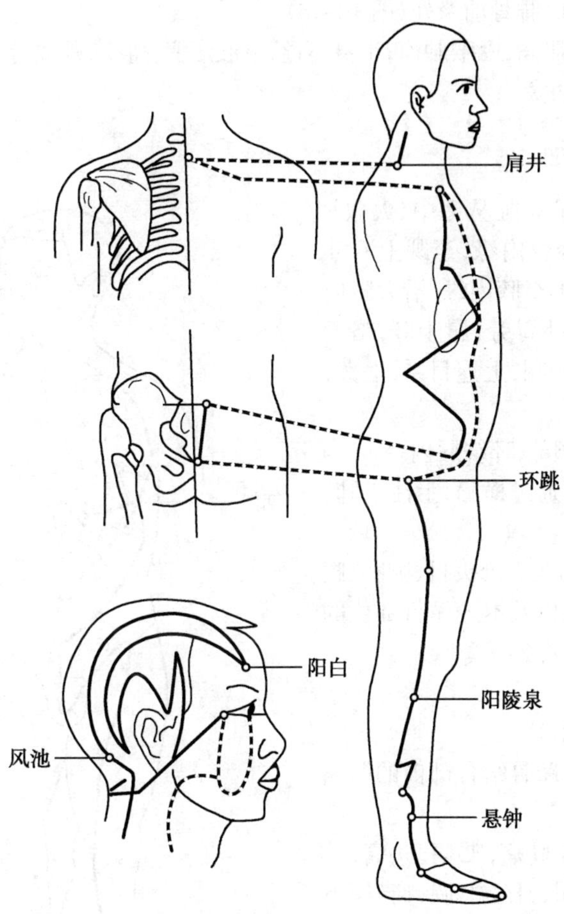

图 10-15　足少阳胆经循行及其常用腧穴分布示意图

2. 主治概要　本经腧穴主治头、耳、目、咽喉病证，肝胆病证，热性病证，神志病证，以及本经循行部位的病证。本经共 19 穴，左右共 38 穴。

3. 常用腧穴

(1) 风池 Fēngchí（GB20）

定位：在枕骨下，当胸锁乳突肌与斜方肌上端之间的凹陷处（图 10-15）。

主治：颈项强痛，头痛眩晕，感冒，发热，鼻塞，目赤，耳聋耳鸣，癫痫等。

操作：针尖微下，向鼻尖方向斜刺 0.8~1.2 寸，深部为延髓，必须严格掌握针刺角度与深度。

(2) 肩井 Jiānjǐng（GB21）

定位：在肩上，当大椎穴与肩峰端连线的中点处（图 10-15）。

主治：肩背疼痛，手臂不举，中风瘫痪，落枕，难产，乳汁不下，乳痈等。

操作：直刺 0.5~0.8 寸，深部为肺尖，不可深刺；可灸。

(3) 环跳 Huántiào（GB30）

定位：在股外侧部，侧卧屈股，当股骨大转子最高（凸）点与骶管裂孔连线的外 1/3 与中 1/3 交点处（图 10-15）。

主治：腰胯疼痛，下肢痹痛，半身不遂，瘫痪等。

操作：直刺 2~3 寸；可灸。

(4)阳陵泉 Yánglíngquán(GB34)

定位:在腓骨小头前下方凹陷处(图 10-15)。

主治:胁痛,呕吐,口苦,黄疸,膝痛,下肢痿痹,半身不遂,小儿惊风等。

操作:直刺 1~1.5 寸;可灸。

(5)悬钟 Xuánzhōng(GB39)

定位:在外踝尖上 3 寸,腓骨前缘处(图 10-15)。

主治:颈项强痛,胸胁胀满,咽喉肿痛,半身不遂,下肢痿痹,痔疾,踝痛等。

操作:直刺 0.5~1 寸;可灸。

十二、足厥阴肝经

1. 经脉循行　起于足大趾丛毛中(大敦),沿足背,过内踝前,上行胫骨内缘,至踝上八寸处交出足太阴脾经之后,上至膝内缘,沿大腿内侧上行,绕阴器,抵小腹,挟胃旁,属于肝,络于胆,过横膈,布胸胁,循喉至咽,上连目系,上额,至巅顶,与督脉会合。

其支脉,从目下行面颊部,环绕唇内。

另一支脉,从肝分出,通过横膈,上注于肺,交手太阴肺经(图 10-16)。

期门

太冲

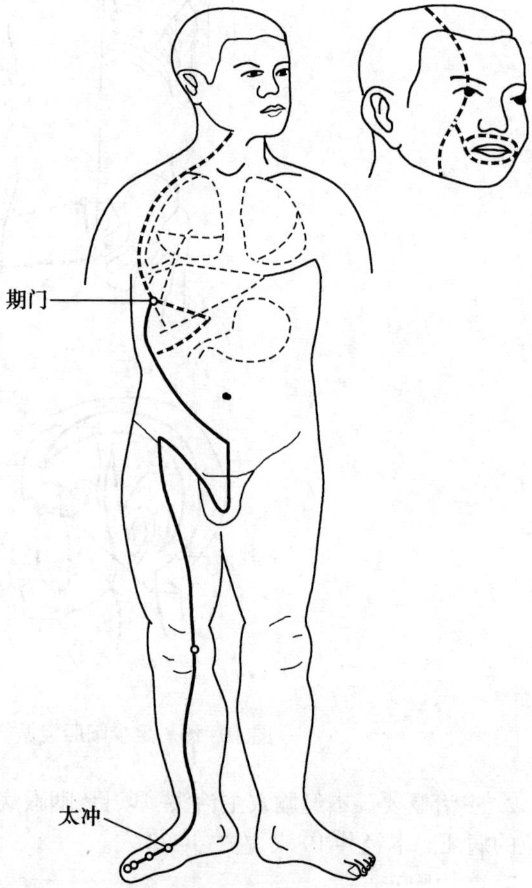

图 10-16　足厥阴肝经循行及其常用腧穴分布示意图

2. 主治概要　本经腧穴主治头目、胸胁、腹部、前阴、妇科、肝胆病证,以及本经循行部位的病证。本经共 14 穴,左右共 28 穴。

3. 常用腧穴

(1)太冲 Tàichōng(LR3)

定位:在足背第一、二跖骨结合部前的凹陷处(图 10-16)。

主治:头痛眩晕,目赤肿痛,咽痛,胁痛,黄疸,癫狂,惊风,遗尿,癃闭,月经不调,痛经,下肢痿痹等。

操作:直刺 0.5~0.8 寸;可灸。

(2)期门 Qīmén(LR14)

定位:在乳头直下,当第六肋间隙处(图 10-16)。

主治:胸胁疼痛,腹胀,呕吐,咳喘,乳痈等。

操作:斜刺或平刺 0.5~0.8 寸;可灸。

十三、任脉

1. 经脉循行　起于胞中,下出会阴,前行阴阜,沿前正中线,上经腹、胸到达咽喉,上行环唇,沿面颊分行,至目眶下(图 10-17)。

2. 主治概要　本经腧穴主治胸腹、头面部病证,以及相应的内脏器官病证,某些腧穴具有强壮保健作用。本经共 24 穴。

3. 常用腧穴

(1)中极 Zhōngjí(RN3)

定位:在下腹前正中线,脐下 4 寸处(图 10-17)。

主治:遗尿,癃闭,小便不利,月经不调,痛经,不孕,崩漏,带下,阴挺,遗精,阳痿等。

操作:直刺 0.5~1 寸;可灸。孕妇慎用。

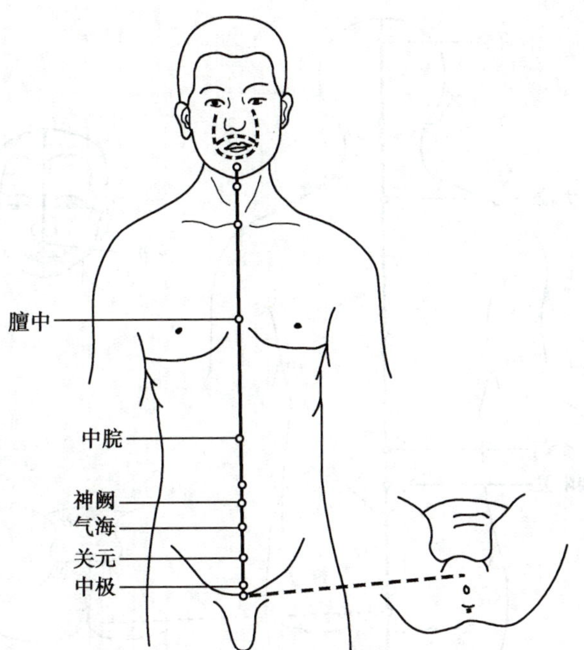

图 10-17　任脉循行及其常用腧穴分布示意图

(2)关元 Guānyuán(RN4)

定位:在下腹前正中线,脐下 3 寸处(图 10-17)。

主治:腹痛,久泻久痢,尿频,尿闭,遗尿,遗精,阳痿,月经不调,痛经,经闭,不孕,崩漏,带下,中风虚脱,脾胃虚寒,虚劳体弱等。为固本强身之保健要穴。

操作:直刺 1~1.5 寸;可灸。

(3)气海 Qìhǎi(RN6)

定位:在下腹前正中线,脐下 1.5 寸处(图 10-17)。

主治:腹痛,腹胀,泄泻,便秘,遗尿,遗精,月经不调,经闭,不孕,带下,身体虚弱,中风虚脱等。为保健要穴。

操作:直刺 1~1.5 寸;可灸。

(4)神阙 Shénquè(RN8)

定位:在脐窝正中处(图 10-17)。

主治:中风虚脱,四肢厥冷,绕脐腹痛,肠鸣泄泻,脱肛,水肿,臌胀等。

操作:宜灸;禁针。

(5)中脘 Zhōngwǎn(RN12)

定位:在上腹前正中线,脐上 4 寸处(图 10-17)。

主治:胃脘疼痛,恶心呕吐,嗳气吞酸,食少腹胀,肠鸣泄泻,黄疸等。

操作:直刺 1~1.5 寸;可灸。

(6)膻中 Dánzhōng(RN17)

定位:在胸前正中线,平第四肋间隙处(图 10-17)。

主治:咳嗽,气喘,胸闷,胸痛,心悸,呕吐,噎膈,乳少,乳痈等。

操作:平刺 0.3~0.5 寸;可灸。

十四、督脉

1. 经脉循行　起于胞宫,下出会阴,向后沿脊柱内上行,至项后入颅内,络脑,上行巅顶,沿头正中线,至前额,达鼻柱,止于上唇系带(龈交)处(图 10-18)。

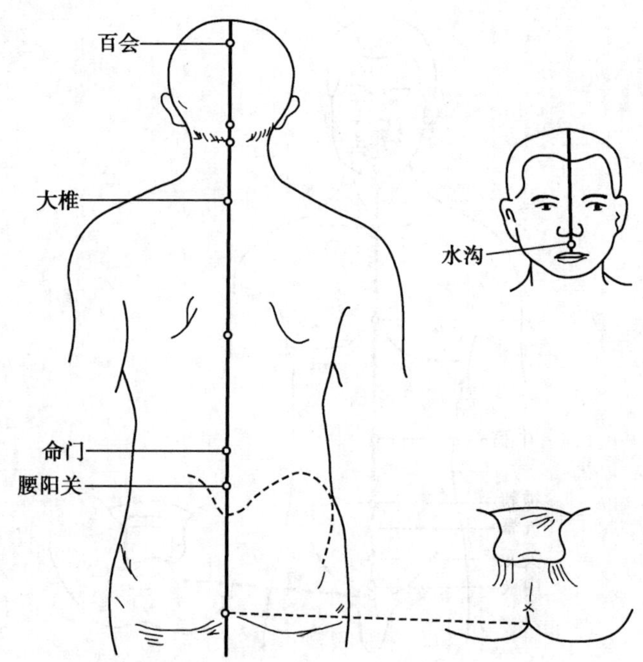

图 10-18　督脉循行及其常用腧穴分布示意图

2. 主治概要　本经腧穴主治腰背、头项部病证，神志、生殖方面病证，以及热性病证和相应的内脏病证。本经共 28 穴。

3. 常用腧穴

(1) 腰阳关 Yāoyángguān（DU3）

定位：在第四腰椎棘突下（图 10-18）。

主治：腰痛，月经不调，带下，阳痿，遗精，下肢痿痹等。

操作：向上斜刺 0.5~1 寸；可灸。

(2) 命门 Mìngmén（DU4）

定位：在第二腰椎棘突下（图 10-18）。

主治：阳痿，遗精，月经不调，带下，腰痛，尿频，泄泻等。

操作：直刺 0.5~1 寸；可灸。

(3) 大椎 Dàzhuī（DU14）

定位：在第七颈椎棘突下（图 10-18）。

主治：热病，感冒，咳喘，头项肩背疼痛，骨蒸盗汗，癫痫等。

操作：向上斜刺 0.5~1 寸；可灸。

(4) 百会 Bǎihuì（DU20）

定位：在头部，当前发际正中直上 5 寸（图 10-18）。

主治：昏厥，中风失语，头痛头晕，失眠健忘，癫狂，脱肛，阴挺等。

操作：平刺 0.5~0.8 寸；可灸。

(5) 水沟 Shuǐgōu（DU26）

定位：在鼻下人中沟上 1/3 与下 2/3 交点处（图 10-18）。

主治：晕厥，昏迷，中暑，小儿惊风，牙关紧闭，口角歪斜，癫狂，痫证等。为急救要穴。

操作：向上斜刺 0.3~0.5 寸，或用指甲按掐；不灸。

十五、常用经外穴

(一) 四神聪 Sìshéncōng（EX-HN1）

定位：在巅顶，当百会前后左右各 1 寸处。

主治：头痛头晕，失眠多梦，健忘，癫痫等。

操作:平刺 0.5~0.8 寸;可灸。

(二) 太阳 Tàiyáng(EX-HN5)

定位:在眉梢与目外眦之间向后约 1 寸凹陷处(图 10-19)。

主治:头痛,头晕,目赤肿痛,牙痛,感冒等。

操作:直刺或向下斜刺 0.3~0.5 寸,或三棱针点刺放血;禁灸。

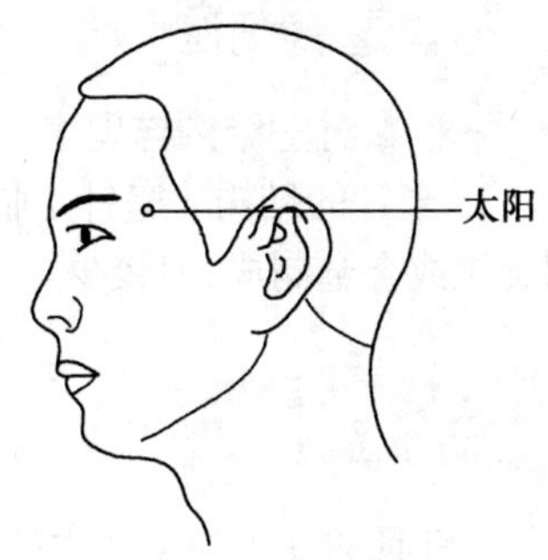

图 10-19　太阳穴

(三) 定喘 Dìngchuǎn(EX-B1)

定位:在第七颈椎棘突下,旁开 0.5 寸(图 10-20)。

主治:哮喘,咳嗽,肩背疼痛,落枕,风疹等。

操作:向椎体方向斜刺 0.5~1 寸,可灸。

(四) 夹脊 Jiájǐ(EX-B2)

定位:自第一胸椎至第五腰椎棘突下,旁开 0.5 寸(图 10-20)。

主治:胸、腹、腰、背部疾患,和相应的脏腑病证。

操作:斜刺 0.3~0.5 寸,或用梅花针叩刺;可灸。

(五) 胆囊 Dǎnnáng(EX-LE6)

定位:在阳陵泉穴直下 2 寸处(图 10-21)。

主治:胁痛,急、慢性胆囊炎,胆石症,胆道蛔虫症,下肢痿痹等。

操作:直刺 1~1.5 寸;可灸。

(六) 阑尾 Lánwěi(EX-LE7)

定位:在足三里穴直下 2 寸处(图 10-21)。

主治:腹痛,急慢性阑尾炎,消化不良,下肢痿痹等病证。

操作:直刺 1~1.5 寸;可灸。

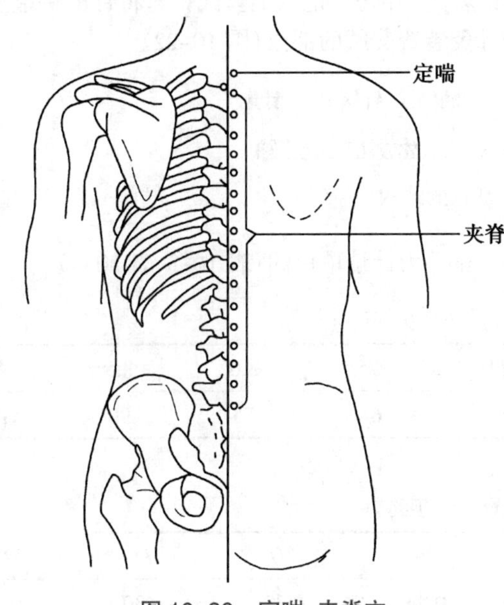

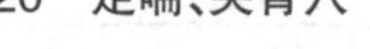

图 10-20　定喘、夹脊穴

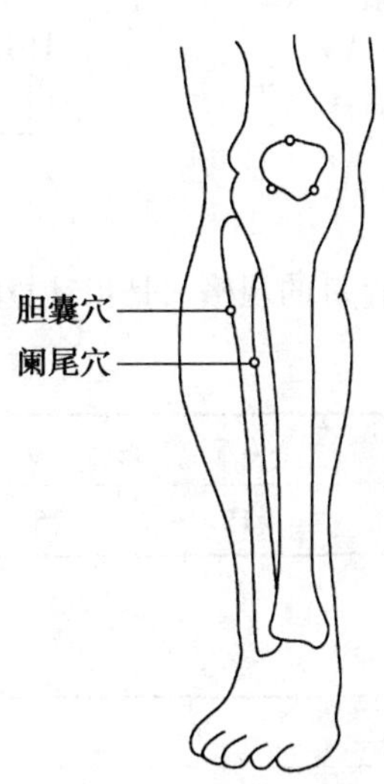

图 10-21　胆囊、阑尾穴

第三节　针刺疗法

刺法古称“砭刺”,由砭石治疗疾病发展而来,后称“针法”,即用各种针具在人体不同部位施以不同的刺激手法,达到防治疾病的方法。针刺的方法有多种,临床常用的有毫针刺法、三棱针法、皮肤针法等,而应用最多的是毫针刺法。

一、毫针刺法

（一）毫针的结构与规格

1. 毫针的结构　毫针是临床应用最多的针刺工具，现在一般选用不锈钢作为毫针制作材料，也有用金银或合金制成，但较少。

知识链接

针具的变革与生产力的发展有着密切关系。古代的针具除砭石外，还有骨针、陶针。据考，大约在山顶洞人文化时期，已能用石刀等工具制造比较精细的骨针。到了仰韶文化时期，随着黄河流域彩陶文化的发展，又出现了陶针。随着冶金技术的进步，古人不断制造出青铜针、金银针、铁针等针刺工具。金属针细小，操作方便、灵活，对人体的伤害较小，故在针灸临床中被广泛使用，是刺疗工具发展史上的一次飞跃。

近现代，金属针具在材质和形状上取得了很大的革新和发展。民国时期，毫针的材质不外乎铜、铁、金、银，形状较为粗大。1953 年，在承淡安先生的倡导下，我国开始研制不锈钢质的针灸针。不锈钢针灸针的针身更细、光洁度更高，刺入时减轻了病人的痛苦，并且一次多针病人也能耐受，提高了临床疗效。20 世纪末至 21 世纪初，人们对医疗安全、无菌操作方面的意识日益提高，针灸操作的规范与标准化受到重视，我国又推出了一次性无菌针灸针，一次性针灸针的推广和使用受到了广大病人的欢迎，也促进了传统针灸的国际传播。

毫针的结构可分为五个部分，即针尖、针身、针根、针柄、针尾。针尖，是指针的尖端锋锐部分，是接触腧穴刺入机体的前锋，也称针芒；针身，是指针柄与针尖之间的主体部分，又称针体；针根，是指针身与针柄连接的部分；针柄，是指针根之后用以持针着力的部分，是以铜丝或铝丝将针的一端呈螺旋状紧密缠绕而成；针尾，是指针柄的末端部分，是温针灸装置艾绒的部位（图 10-22）。

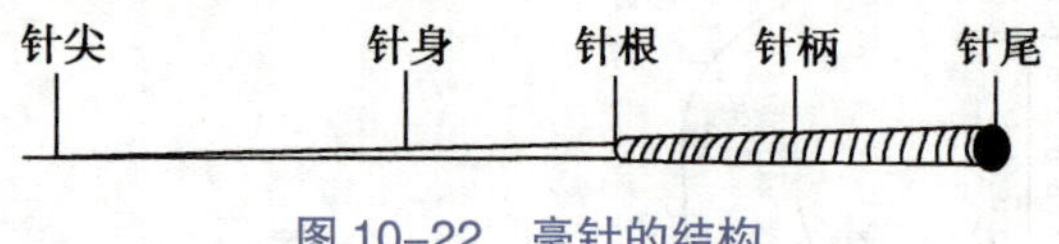

图 10-22　毫针的结构

2. 毫针的规格　是指针身的长短和粗细，是以“mm”为计量单位的（表 10-3、表 10-4）。

表 10-3　毫针长度规格表

寸	0.5	1.0	1.5	2.0	2.5	3.0	3.5	4.0
mm	15	25	40	50	65	75	90	100

表 10-4　毫针粗细规格表

号数	26	27	28	29	30	31	32
直径（mm）	0.45	0.42	0.38	0.34	0.32	0.30	0.28

（二）毫针的针刺练习

由于毫针针体细软，若无一定的指力和手法，很难顺利进针和进行各种手法操作，这样不仅会引起患者疼痛，更会影响治疗效果。因此，指力和手法练习，是初学者重要的基本技能。

1. 指力练习　可先在自制的纸垫或棉团上进行练习，一般用右手拇、食、中三指夹持针柄，使针身垂直于纸垫或棉团，手指渐加压力，使针迅速刺入其内，如此反复练习。

2. 手法练习　是在指力练习基础上进行，包括速刺练习，即右手将针迅速地刺入 2~3mm；捻转练习，即针刺入一定深度后，持针的手指向左、右捻转针柄；提插练习，即针刺入一定深度后，将针做上下

提插操作。

3. 试针练习　经过以上练习后，基本掌握了一定的指力和手法，可以在自己身上某些腧穴进行试针练习，或学习者彼此之间相互试针练习，以便体会进针时所需指力的大小和进针时皮肤的韧性情况，以及进行捻转、提插等操作时的感觉。

（三）毫针针刺前的准备

1. 准备　要对初诊或对针刺恐惧的患者，做好解释工作，以解除其思想顾虑，积极配合治疗。同时医者也要沉着冷静，这样既可减少针刺异常情况的发生，又可取得良好的疗效。

2. 针具选择　正确选用合适针具是保证疗效的第一步。选择针具要注意两点：一是要注意针具的质量，针尖是否带钩、变钝，针身和针根是否弯曲、缺损、有毛刺或折痕。二是要根据病情及病人的具体情况、施术部位选择合适规格的针具。一般而言，男性、体壮、形胖，肉厚部位或病变较深者多选较粗、稍长的针。反之，则应选较细和稍短的针。

3. 体位　正确的体位是保证取穴和正确施术的基本条件。体位选择应以医者取穴准确、操作方便，患者感到舒适并能持久留针为原则。一般可采用仰卧位、俯卧位、侧卧位、仰靠坐位、侧伏坐位和俯伏坐位。

4. 消毒　针刺消毒是一项基本操作要求。一般而言，针刺前消毒包括三方面，即针具器械、医生手指和施术部位消毒。其中针具消毒可采用煮沸消毒法或高压消毒法，也可放在75%酒精中浸泡30min后取出擦干备用，提倡使用一次性无菌针灸针。施术部位和医生的手指都用75%的酒精棉球消毒。

（四）毫针的基本操作技术

毫针基本操作包括持针、进针、行针、留针和出针等。

1. 持针法　是医者操持毫针，使其保持端直挺拔状态，便于操作的方法。临床上，一般将持针的手称为“刺手”，而辅助针刺或按压针刺部位的手称为“押手”。最常用的持针方法为三指持针法，以刺手的拇、食、中指夹持针柄，如持毛笔状，适用于一般长度毫针的操作。操作短小的毫针可采用两指持针法，即用拇、食指末节指腹捏持针柄。操作较长毫针可采用四指持针法，即用拇、食、中指捏住针柄，以无名指抵住针身，以防针身弯曲。

2. 进针法　是指将针刺入皮肤的方法。进针时常需刺手和押手相互配合，运用指力使针尖迅速通过皮肤，然后缓慢将针刺入一定的深度。临床常用的有以下四种进针法。

(1)指切进针法：用押手拇指或食指指甲切按在穴位旁，刺手持针，紧靠押手指甲刺入皮下，适用于短针进针（图10-23）。

(2)夹持进针法：以押手拇指和食指挟持消毒干棉球，捏住针身下端，将针尖固定于穴位处，刺手持针柄，双手同时用力，将针刺入皮肤，适用于长针进针（图10-24）。

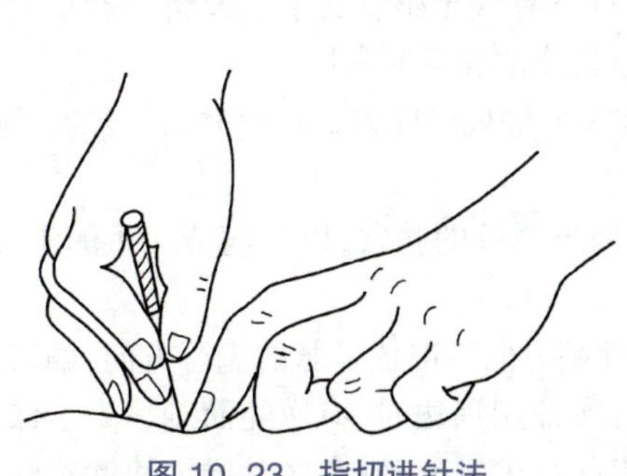

图10-23　指切进针法

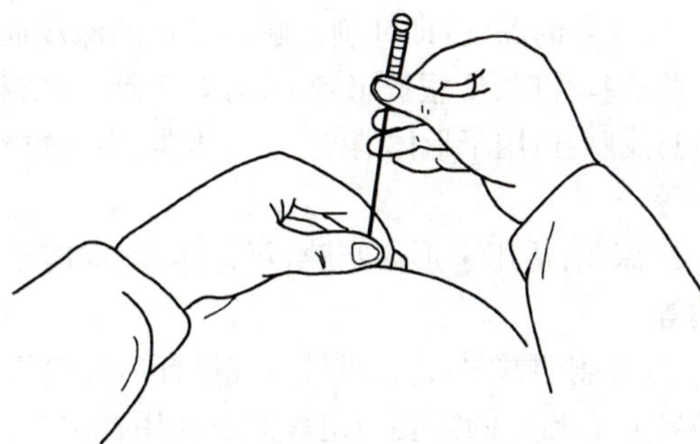

图10-24　夹持进针法

(3)提捏进针法：用押手拇指和食指将针刺部位皮肤捏起，刺手持针从捏起处上端刺入，适用于皮肉浅薄部位的进针（图10-25）。

(4)舒张进针法：用押手拇指和食指将针刺部位皮肤向两侧撑开、绷紧，刺手持针刺入，适用于皮肤松弛部位的进针（图10-26）。

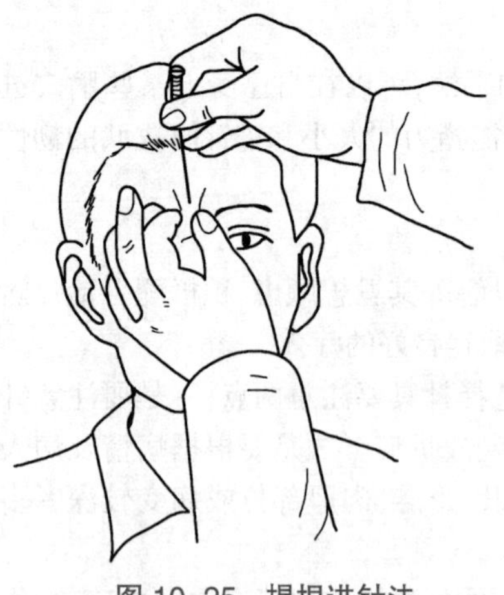

图 10-25　提捏进针法

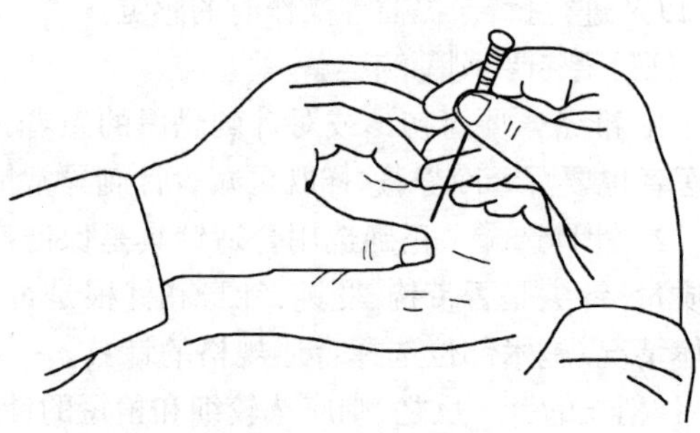

图 10-26　舒张进针法

视频：进针法

3. 针刺的角度、深度和方向　正确的针刺角度、深度和方向是增强针感，提高疗效，防止意外发生的重要因素。

(1) 针刺的角度：是指进针时针身与皮肤表面所形成的夹角。临床上主要是依据腧穴所处的部位和治疗需要而定。一般分为直刺、斜刺、平刺三种(图 10-27)。

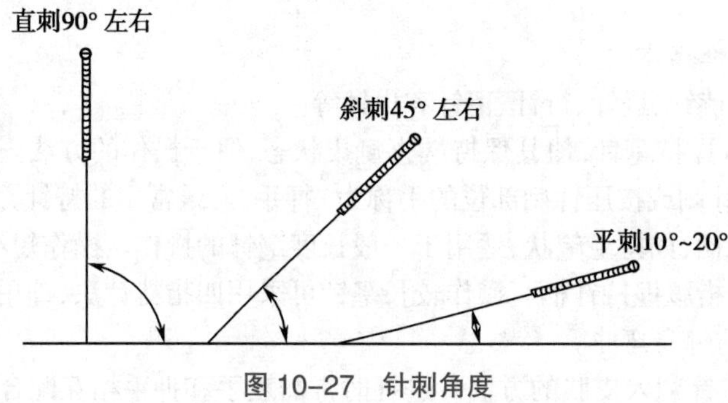

图 10-27　针刺角度

1) 直刺：针身与皮肤表面呈 90° 角刺入，适用于人体的大部分腧穴，尤其是肌肉丰满部位腧穴。

2) 斜刺：针身与皮肤表面呈 45° 角左右刺入，适用于骨骼边缘或重要脏器处，或为避开血管部位而采用此法。

3) 平刺：针身与皮肤表面呈 15° 角左右沿皮横向刺入，又称横刺或沿皮刺。适用于皮肤浅薄处的腧穴，或是腧穴透刺。

(2) 针刺的深度：即针刺入腧穴部位的深浅而言。一般以针下有气至感觉又不伤及组织器官为原则。临床操作时，应根据患者的形体、年龄、病情和施术部位等具体情况灵活掌握。

1) 浅刺：适用于形体消瘦、年老体弱、小儿娇嫩之体和肌肉浅薄等处的腧穴，以及病情轻浅的表证、新病等。

2) 深刺：适用于形体肥胖、年青体壮、皮肉结实之体和肌肉丰厚处的腧穴，以及病情深重的里证、旧病等。

(3) 针刺的方向：是指进针时或进针后针尖所朝的方向。针刺方向一般依经脉的循行方向、腧穴的部位特点和治疗的需要而定。如虚证用补法时，应顺经而刺；实证用泻法时，应逆经而刺。为了保证针刺安全，某些腧穴必须向某一特定方向刺，如风池穴须针尖向鼻尖方向刺；有些时候为使针感到达病变部位，针尖应朝向病位。

4. 行针与得气　是针刺过程中产生疗效的关键所在。一般认为，得气越快越明显，针感传导越远，疗效越好，反之，疗效越差。

(1) 行针：又称运针，即将针刺入穴位后，为使得气、调节针感和进行补泻操作而施行的各种手法。基本行针手法有提插法和捻转法，辅助手法有循法、刮柄法和弹柄法等。

1）提插法：将针刺入腧穴一定深度后，施以上提下插的操作手法。一般而言幅度大，频率快，刺激量大；反之，刺激量小。

2）捻转法：将针刺入腧穴一定深度后，用拇、食、中三指夹持针柄作一前一后来回捻动的操作方法。一般而言，捻转的角度大，频率快，刺激量大；反之，刺激量小。

3）循法：针刺后不得气或得气不显著时，用手指在经络上下循按或叩打的方法。此法具有宣通气血、激发经气的作用，多用于针感传导不良或滞针情况。

4）刮柄法：是指针刺入一定深度后，用指甲刮动针柄的方法。此法具有催气作用，临床上多用于加强针感。

5）弹柄法：将针刺入一定深度后，用手指轻弹针柄，使针身微微震动的方法。此法具有催气的作用，多用于得气迟缓的病人。

(2) 得气：进针后施以一定的针刺手法，使针刺部位产生经气感应，即患者在针刺部位出现酸、麻、胀、重的感觉，而医者手下也有沉紧感，这种针下感应就是得气，又称针感。

临床实践证明，得气的有无与强弱，与疗效密切相关。如果针刺得气较慢，或不得气的，应及时调整针刺角度和深度，并检查取穴是否准确、手法是否得当等，必要时留针候气或重新提插捻转以促得气。

5. 针刺补泻　是根据病情需要而采用的两种不同的针刺操作方法。补法，能鼓舞人体正气，使低下的功能得以恢复旺盛，适用于虚证；泻法，能疏泄病邪，使亢进的功能恢复正常，适用于实证。

视频：毫针补泻

(1) 提插补泻：先浅后深，重插轻提，幅度小，频率慢，为补法；先深后浅，轻插重提，幅度大，频率快，为泻法。

(2) 捻转补泻：捻转角度小，用力轻，频率慢，时间短，为补法；捻转幅度大，用力重，频率快，时间长，为泻法。

(3) 疾徐补泻：进针慢，少捻转，出针快，为补法；进针快，多捻转，出针慢，为泻法。

(4) 迎随补泻：针尖随着经脉循行方向，顺经而刺，为补法；针尖迎着经脉循行方向，逆经而刺，为泻法。

(5) 呼吸补泻：呼气时进针，吸气时出针，为补法；吸气时进针，呼气时出针，为泻法。

(6) 开阖补泻：出针后迅速按压针孔，为补法；出针时摇大针孔而不立即按压针孔，为泻法。

(7) 平补平泻：进针得气后，施以均匀提插、捻转。

6. 留针与出针

(1) 留针：将针刺入腧穴内留置称为留针。临床上留针时间的长短，要视具体病情、体质及所取腧穴部位而定。一般而言，慢性病、顽固性疾病、疼痛性疾病等留针时间较长，而有些疾病则不需要留针，如热证等。留针时勿让患者移动体位，小儿及精神病患者不宜留针，重要脏器附近的腧穴要慎用留针。

(2) 出针：针刺后将针从腧穴拔出的操作称为出针。出针时先以左手拇、食指按住针身旁皮肤，右手持针微捻转退至皮下，然后迅速拔出。对于血管丰富部位，出针时可用棉球按压针孔，以防出血。最后医者应清点针数，以免遗留在患者身上。

（五）毫针针刺意外情况的处理及预防

一般而言，针刺疗法比较安全，但若操作不当，或手法不熟，或对人体解剖不熟，可能会出现一些异常情况。这些异常情况一旦发生，应妥善处理，以免给患者带来不必要的痛苦，或危及生命。

1. 晕针　是指在针刺过程中，患者突然出现头晕目眩、面色苍白、身出冷汗、心慌气短、恶心欲吐，甚至晕厥等现象。多因患者精神紧张，或体质虚弱，或饥饿、疲劳，或体位不当，或医者针刺手法过重等，导致针刺过程中发生晕针。

处理：应立即停止针刺，并将针全部取出，让患者平卧，放低头部，注意保暖，饮些温开水或白糖水，休息片刻，即可恢复。重者可在上述处理的基础上，指切或针刺人中、合谷、内关等穴，即可恢复。必要时可配合其他急救措施。

预防：要消除患者的思想顾虑和精神紧张；患者饥饿和疲劳时不予针刺；针刺时手法不要过重；取穴不要过多等。

2. 滞针　是指在行针或出针时，医者感到针下紧涩，提插、捻转、出针均感困难，同时患者感觉针刺部位疼痛的现象。多因患者精神紧张，局部肌肉剧烈收缩，或行针手法不当，向单一方向捻针太过，使肌纤维缠绕针身所致。

处理：若因肌肉强烈收缩所致者，可在局部按摩，或在附近再刺一针，以缓解肌肉紧张状况即可将针退出。如因肌纤维缠绕针身，可轻轻将针反向捻转并轻轻提插，待针松动后即可出针。

预防：让患者消除精神紧张，选好舒适体位，行针时手法要轻，捻转幅度不要过大，避免单向捻针等。

3. 弯针　是指进针或将针刺入腧穴后，针身在体内形成弯曲的现象，可见到针柄改变了原来的刺入方向或角度。多由于患者在留针过程中移动了体位，或因滞针处理不当，以及医者进针手法不熟练、用力过猛所致。

处理：医者不得再行提插捻转等手法，如因移动体位所致，应首先纠正体位，然后顺针身弯势将针退出。切忌用力强拔，以免使针身折断在体内。

预防：医者施术手法要熟练、轻巧，患者体位要舒适，留针时不要改变体位等。

临床上断针、针刺血肿、刺伤内脏的情况也偶有发生，应予预防。

（六）毫针针刺注意事项

1. 过度饥饿、疲劳和精神高度紧张者，不宜针刺。

2. 妇女妊娠、经期者，小腹部和腰骶部腧穴不宜针刺。

3. 有出血倾向者，皮肤感染、溃疡、瘢痕的部位，不宜针刺。

4. 颈、胸、背、胁、腹等内有重要脏器的部位，以及眼区、耳区等部位的腧穴，不宜深刺以免损伤脏器。

二、三棱针法

用特制的三棱形不锈钢针，刺破穴位或浅表血络，放出少量血液以治疗疾病的方法称为三棱针法，也称为“放血疗法”。

1. 针具　三棱针是由不锈钢制成，针长约6cm，针柄呈圆柱形，针身呈三棱形，尖端三面有刃，针尖锋利。

2. 操作方法

⑴点刺法：针刺前在预定针刺部位推按，使之充血，继而用2%碘酒棉球消毒，再用75%酒精棉球脱碘。针刺时左手拇、食、中三指挟紧被刺部位，右手持针，对准所要放血的部位或络脉迅速刺入3mm左右，随后迅速退出，轻轻挤压针孔，使出血少许，然后用消毒干棉球压住针孔止血。此法多用于四肢末端放血，如十宣、十二井穴和耳尖等穴。

⑵散刺法：又称豹纹刺，用三棱针在病变局部周围进行点刺。根据病变部位大小，可针10~20针，由病变外围向中心环形点刺，以消除瘀血或水肿，达到祛瘀生新、通经活络目的。此法多用于局部瘀血、血肿或水肿、顽癣等。

⑶刺络法：以橡皮管结扎于针刺部位上端（近心端），然后消毒。针刺时，左手拇指压在被针刺部位下端，右手持三棱针对准针刺部位的静脉，刺入3mm左右即将针迅速退出，使其流出少量血液，出血停止后，用消毒棉球按压针孔。在其出血时，也可轻轻按压静脉上端，以助瘀血外出，毒邪得泻。此法多用于曲泽、委中等穴，治疗急性吐泻、中暑发热等。

⑷挑刺法：用三棱针挑断皮下白色纤维组织，以治疗某些疾病的方法。操作时先常规消毒，用左手按压施术部位两侧，或夹起皮肤固定，右手持针迅速刺入皮肤1~2mm，随即将针身倾斜挑破皮肤，使之出血或少量黏液。也有刺入5mm左右深，将针身倾斜并使针尖轻轻提起，挑断皮下部分纤维组织，然后出针，覆盖敷料。此法常用于治疗血管神经性头痛、肩周炎、失眠、胃脘痛、颈椎病、支气管哮喘等。

三、皮肤针法

运用皮肤针叩刺人体一定部位或穴位，激发经络功能，调整脏腑气血，以达到防治疾病的方法，称为皮肤针法。

（一）针具

皮肤针又称“梅花针”“七星针”，是由5~7支不锈钢短针集成一束呈小锤形的针头，而针柄一般长15~19cm。

（二）操作方法

1. 叩刺方法　针具和叩刺部位用酒精消毒后，右手拇指、中指夹持针柄，无名指和小指将针柄固定在掌根部，食指伸直置于针柄中段，针头对准皮肤叩击，运用腕部弹力，使针尖垂直叩打在皮肤上，立即弹起，如此反复叩击。叩击时针尖与皮肤必须垂直，弹刺要准确，强度要均匀，可根据病情选择不同的刺激强度。

2. 叩刺部位

(1)循经叩刺：指沿着经脉循行路线进行叩刺的一种方法，常用于颈项、背腰骶部的督脉、膀胱经。另外，上肢可按手三阴、三阳经，下肢按足三阴、三阳经循经叩刺。

(2)穴位叩刺：指选取与所治病症相关的穴位叩刺，临床常用某些特定穴、华佗夹脊穴和阳性反应点。

(3)局部叩刺：即是患部叩刺，如扭伤局部瘀血肿痛、顽癣、斑秃等，可在局部进行叩刺。

3. 刺激强度　根据患者体质、病情、年龄、叩打部位的不同，可分轻、中、重三种。

(1)轻叩：叩打时腕力较轻，皮肤仅显潮红、充血为度。适用于老、弱、幼、初诊患者及敏感度高的部位。

(2)中叩：叩打时腕力稍大，以局部皮肤有潮红、丘疹，但不出血为度。适用于一般患者和一般部位。

(3)重叩：叩打时腕力较重，以皮肤局部潮红，并有轻微出血为度。适用于年轻体壮及肌肉丰厚处，病属实证、新病者。

四、耳针疗法

是用针刺或其他方法在耳郭穴位上进行刺激以达到防治疾病的一种方法。

（一）耳郭表面解剖（图10-28）

耳轮：耳郭卷曲的游离部分。

耳轮结节：耳轮后上部的膨大部分。

耳轮尾：耳轮向下移行于耳垂的部分。

耳轮脚：耳轮深入到耳甲的部分。

对耳轮：与耳轮相对呈“Y”字型的隆起部，由对耳轮体、对耳轮上脚和对耳轮下脚三部分组成。

对耳轮体：对耳轮下部呈上下走向的主体部分。

对耳轮上脚：对耳轮向上分支的部分。

对耳轮下脚：对耳轮向前分支的部分。

三角窝：对耳轮上、下脚与相应耳轮之间的三角形凹窝。

耳舟：耳轮与对耳轮之间的凹沟，又称“舟状沟”。

耳屏：指耳郭前面瓣状隆起。

屏上切迹：耳屏与耳轮之间的凹陷处。

对耳屏：耳垂上方，与耳屏相对的瓣状隆起。

屏间切迹：耳屏与对耳屏之间的凹陷处。

屏轮切迹：对耳屏与对耳轮之间凹陷处。

耳垂：耳郭最下部，无软骨的部分。

耳甲腔：耳轮脚以下的耳甲部。

耳甲艇：耳轮脚以上的耳甲部。

外耳门：在耳甲前方的孔窍。

（二）耳穴的分布（图10-29）

耳穴在耳郭上的分布有一定的规律。一般来说，耳郭好像倒置的胎儿，头部朝下，臀部朝上。与头面相对应的穴位在耳垂；与上肢相对应的穴位在耳舟；与躯干和下肢相对应的穴位在对耳轮体部和

对耳轮上、下脚；与内脏相对应的穴位集中在耳甲；与消化道相对应的穴位在耳轮脚周围呈环形排列。

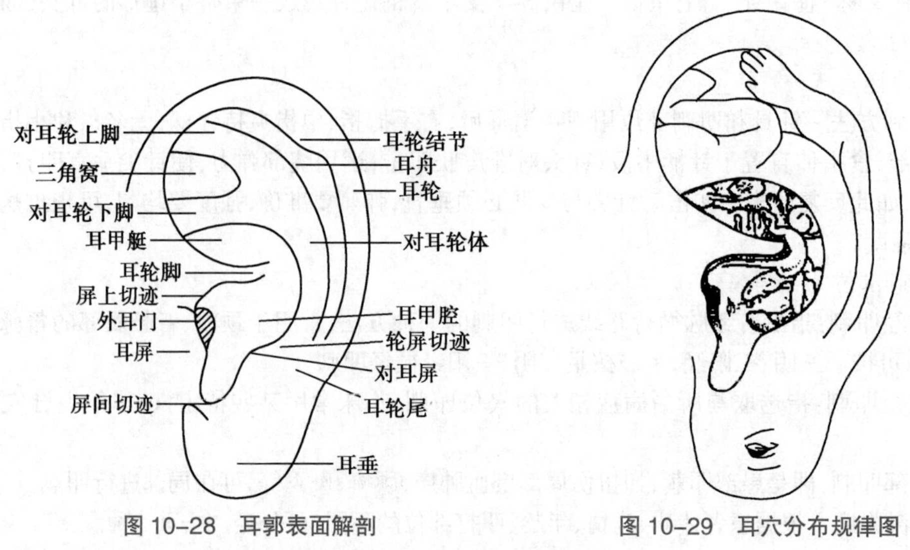

图 10-28 耳郭表面解剖　　图 10-29 耳穴分布规律图

（三）常用耳穴的定位和主治（图 10-30、图 10-31、表 10-5）

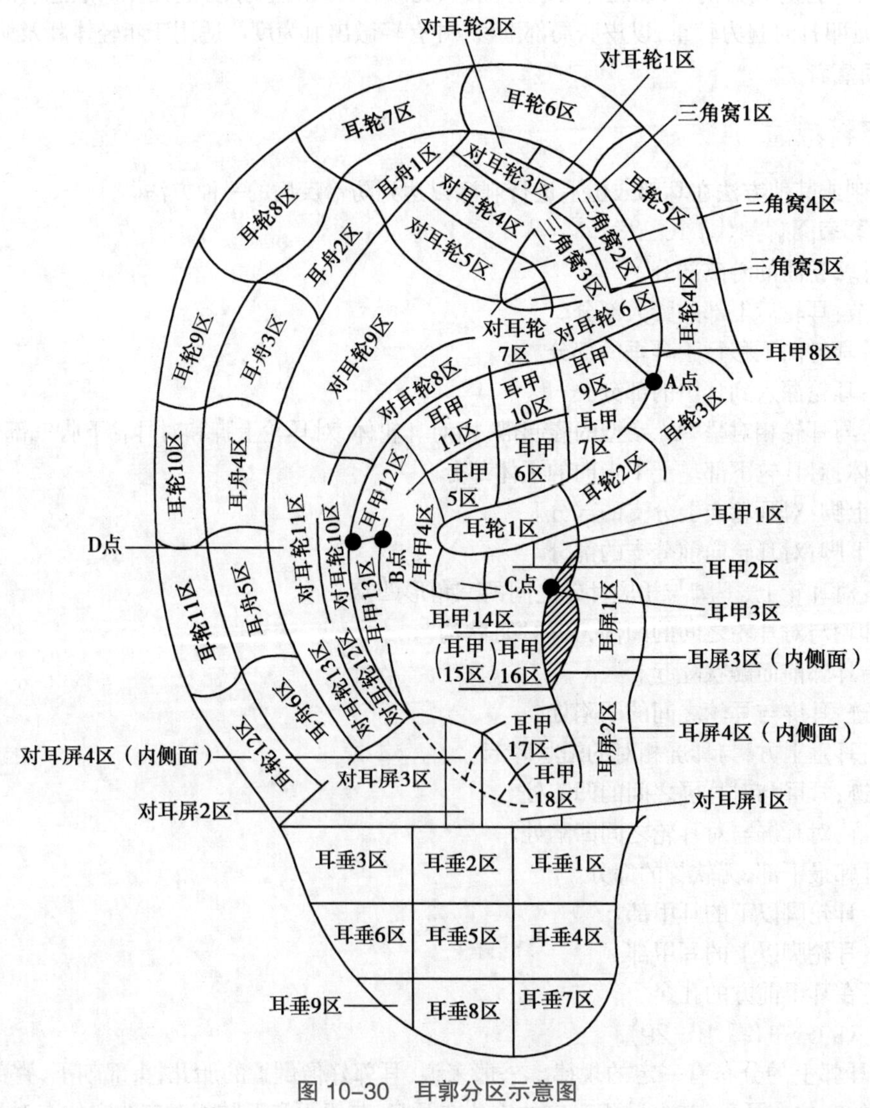

图 10-30 耳郭分区示意图

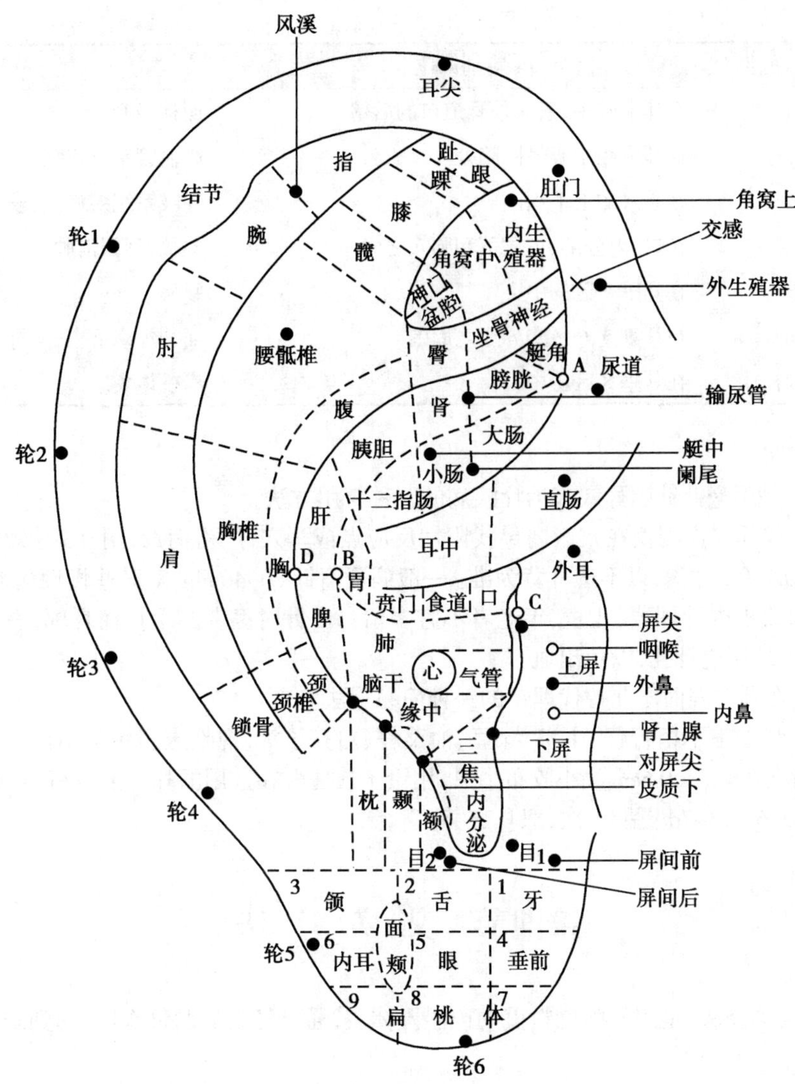

图 10-31　耳穴定位图

表 10-5　常用耳穴定位和主治表

分部	穴名	解剖 部位	主治 作用
耳轮脚	膈(耳中)	在耳轮脚上	呃逆、黄疸
耳轮	耳尖	将耳轮向耳屏对折时,耳郭上的尖端处	退热、降血压、消炎、急性结膜炎
对耳轮下脚	交感	在对耳轮下脚与耳轮内侧交界处	消化、循环系统疾病
三角窝	神门	在三角窝内靠对耳轮上脚的下、中 1/3 交界处	镇静、安神、消炎、止痛
耳屏	肾上腺	在耳屏下部外侧缘	低血压、休克、昏厥、无脉症,咳嗽、气喘
屏间切迹	目 1	在屏间切迹前下方	青光眼
耳轮脚周围	目 2	在屏间切迹后下方	近视眼
	内分泌	在屏间切迹底部	生殖系统疾病、妇科病
	胃	在耳轮脚消失处	胃痛、呃逆、呕吐、消化不良
耳甲艇	肾	在对耳轮下脚的下缘,小肠穴直上方	泌尿生殖、妇科疾病、腰痛、耳鸣
	胰(胆)	在肝穴与肾穴之间,左耳为胰穴,右耳为胆穴	胰腺炎、糖尿病,胆道疾患
	肝	在胃穴和十二指肠穴的后方	肝炎,眼病
	脾	在左耳肝穴的下部分(此区在右耳仍为肝穴)	消化系统疾病、血液病

续表

分部	穴名	解剖部位	主治作用
耳甲腔	口	在耳甲腔中，紧靠外耳道口的后壁	面神经麻痹
	心	在耳甲腔中心最凹陷处	心血管系统疾病
	肺	在心穴的上下周围	呼吸系统疾病、皮肤病
	三焦	在口、内分泌、皮质下和肺穴之间	便秘，利尿消肿
耳垂	眼	在耳垂5区的中央	眼病
	面颊部	在耳垂5、6区交界线之周围	面神经麻痹、三叉神经痛
	扁桃体	在耳垂8区正中	扁桃体炎

（四）操作方法

1. 毫针法　是用毫针针刺耳穴来治疗疾病的一种常用方法。

首先用探棒或耳穴探测仪在穴区内寻找阳性反应点或耳穴，严格消毒，用0.5寸短柄毫针或图钉型皮内针，刺入0.1~0.2寸深，以不透耳背为准。一般病证留针20~40min，对某些慢性病或发作性疾病，可延长留针时间或皮内针埋藏，儿童、年老者不宜多留。出针时医者左手托住耳郭，右手迅速将针垂直拔出，消毒干棉球压迫针孔，以免出血。

2. 压丸法　在耳穴表面压丸替代埋针的一种简易疗法。

压丸所选材料如王不留行籽、小米、绿豆、油菜籽、白芥子等，现临床多用王不留行籽。应用时将王不留行籽贴附在0.6cm×0.6cm大小胶布中央，用镊子挟住贴在选用的耳穴上，每日自行按压3~5次，每次每穴按压30~60s，3~7d更换1次，双耳交替。

第四节　艾灸疗法

艾灸疗法，又称灸法，是用某些燃料熏灼或温熨体表，通过经络的调整作用，达到防治疾病的一种外治疗法。

一、施灸材料

艾叶，别名艾蒿、灸草，气味芳香，辛温易燃，具有祛寒、通经作用，故多用作灸料，因此，灸法常被人们称为"艾灸"。干燥的艾叶加工成艾绒作为施灸材料，有其他材料不可比拟的优点：便于搓捏呈大小不同的艾炷，易于燃烧；燃烧时热力温和，能穿透皮肤，直达深部。所以几千年来，一直为临床所采用。

知识链接

艾绒的制作，多于每年的5~6月间，采集新鲜肥厚的艾叶，放置阳光下曝晒，待干燥后，放入石臼中反复捣碎，筛去杂梗和泥沙，即成淡黄色洁净细软的艾绒，这是传统的制作方法。现代多采用机器进行干燥、捣制，制作的艾绒更加细软。

艾绒的质量，对施灸效果有一定影响。质量好，无杂质，干燥，存放久的效力大，疗效好；反之则差。劣质艾绒，生硬而不宜团聚，燃烧时火力暴躁，易使病人感觉灼痛，难以忍受，杂质较多的艾绒燃烧时常有爆裂的弊端，散落燃烧的艾绒易灼伤皮肤，须加注意。

艾绒以陈久者为佳，其点燃后火力较温和，而新制艾绒内含挥发性油质较多，灸时火力过强，易伤人肌肤。由于其性吸水，易于受潮，若保藏不善，则易霉烂虫蛀，影响燃烧。因此，平时应保藏在干燥之处，或存放于密闭干燥的容器内。

二、艾灸的种类

临床常用的艾灸有艾炷灸、艾条灸、温针灸和温灸器灸。

(一) 艾炷灸

将纯净的艾绒放在平板上，用拇、食、中指边捏边旋转，把艾绒捏紧大小不同规格的圆锥形小体，称为艾炷。根据其大小分为大、中、小三号。大号者，其高和炷底直径均为 1cm，如蚕豆大；中号者，其高和炷底直径均为 0.5cm，如黄豆大或半个枣核大；小号者，其高和炷底直径均为 0.3cm，如麦粒大(图 10–32)。临床应用时，大、中、小艾炷的大小并非固定不变。施灸时，每燃烧 1 个艾炷即为 1 壮。艾炷灸可分为直接灸和间接灸两类。

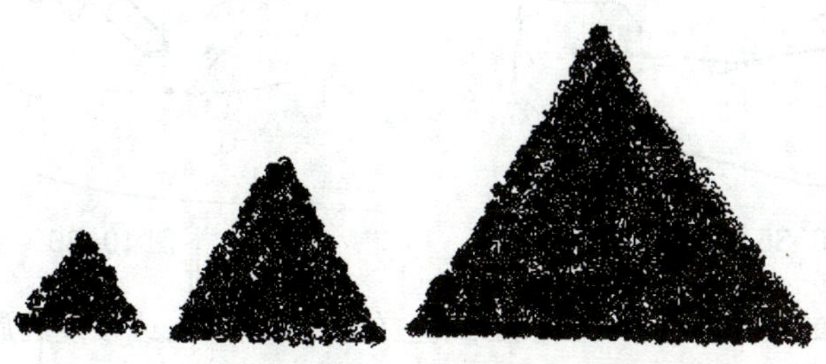

图 10–32　艾炷

1. 直接灸　将艾炷直接放在皮肤上施灸的一种方法(图 10–33)。如将皮肤烫伤化脓，愈后留有瘢痕者称为瘢痕灸；如以局部皮肤充血、红晕，不灼伤皮肤，灸后不留瘢痕者，称为非瘢痕灸。临床上，瘢痕灸多用小艾炷施灸，治疗哮喘、慢性胃肠炎、瘰疬、发育障碍等疾病。非瘢痕灸多用中、小艾炷施灸，治疗慢性腹泻、风寒湿痹和皮肤疣等。

2. 间接灸　又称间隔灸，是在艾炷与皮肤之间加一层间隔物而施灸的一种方法。常用的间隔物有生姜、大蒜、食盐、附子饼等。

(1)隔姜灸：将鲜生姜切成厚约 0.3cm 的薄片，中间用针刺数孔后置于施术部位，上面放艾炷点燃灸之，当艾炷燃尽后，换炷再灸，一般灸 5~10 壮，以皮肤红润而不起疱为度(图 10–34)。此法适用于一切虚寒性疾患。

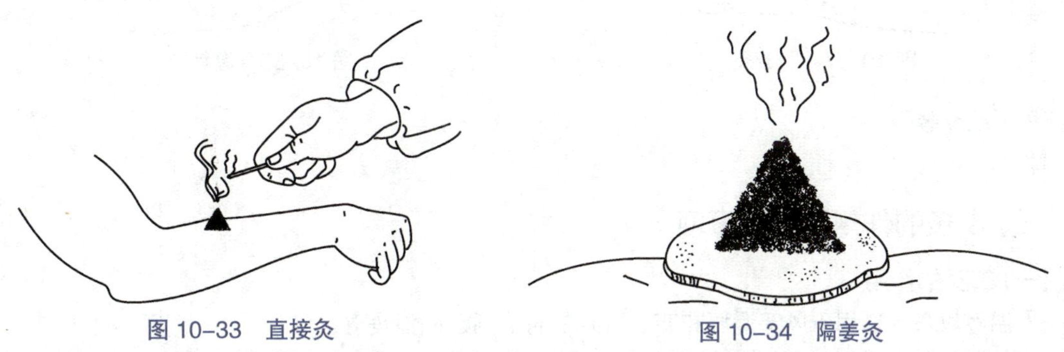

图 10–33　直接灸　　图 10–34　隔姜灸

(2)隔蒜灸：将鲜大蒜切成约 0.3cm 的薄片，灸法同上。此法适用于痈疽初起、肺痨、毒虫咬伤等。

(3)隔盐灸：用纯净的细食盐填平肚脐，然后置艾炷施灸。此法有回阳救逆之功，适用于寒性腹痛、中风脱证等。

(4)隔附子饼灸：用附子研粉，以酒调和成饼为施灸的衬垫物。此法温肾回阳，适用于肾阳虚衰的寒冷痼疾等。

(二) 艾条灸

艾条灸，也称艾卷灸，是指将艾条一端点燃，对准腧穴或病患处进行熏烤的一种方法。临床常用的有温和灸、雀啄灸、回旋灸三种方法。

1. 温和灸　将点燃的艾条对准腧穴或患处 2~3cm 处进行烤灸，使局部有温热感而无灼痛为宜，

一般每穴灸10~15min，至皮肤红润为度（图10-35）。此法临床应用广泛，适用于一切灸法使用的病证。

2. 雀啄灸 将点燃的艾条，对准腧穴或患处，像鸟雀啄食状，一上一下移动熏灸（图10-36）。此法热感较强，适用于患部面积小或小儿疾患、胎位不正等。

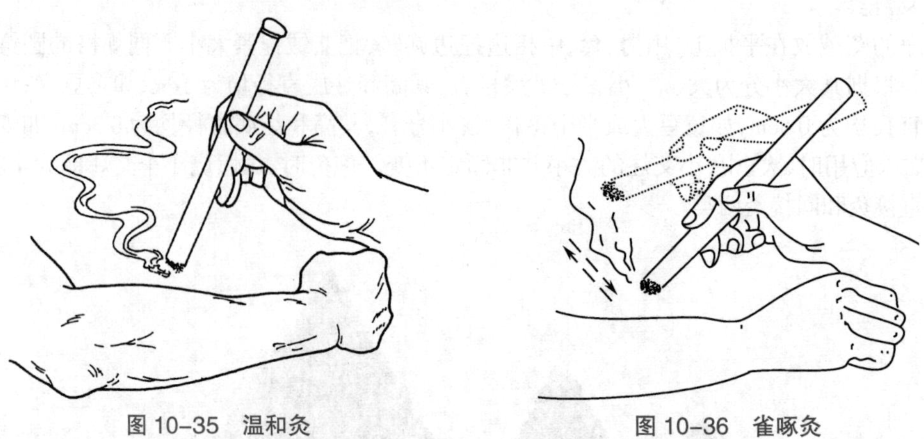

图10-35 温和灸　　图10-36 雀啄灸

3. 回旋灸 将点燃的艾条，在腧穴或患处，做左右方向的移动，或反复的旋转烤灸（图10-37）。此法热感较广，适用于患部面积大或风寒湿痹、瘫痪等。

（三）温针灸

针刺得气后在留针的时候，将一小团艾绒捏裹在针柄上，或用一小段艾条穿孔套在针柄上，点燃施灸，使热力通过针身传入穴位深处（图10-38）。此法适用于既需留针又需艾灸的病证。

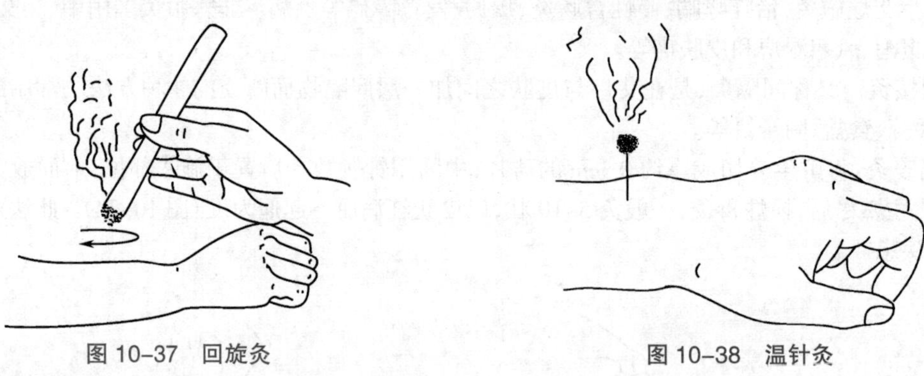

图10-37 回旋灸　　图10-38 温针灸

（四）温灸器灸

略

三、艾灸的作用及注意事项

（一）艾灸的作用

1. 温经散寒 适用于风寒湿痹和寒邪所致的胃痛、腹痛、泄泻等。

2. 扶阳固脱 适用于中气下陷、阳气欲脱所致的虚脱、昏厥、脘腹坠胀、脱肛、阴挺、崩漏等各种虚脱证和虚寒证及寒厥证。

3. 活血化瘀 适用于瘀血痛经、瘰疬、瘿瘤等。

4. 预防保健 如常灸足三里、关元、气海、中脘等穴，能温养气血，预防保健，益寿延年。此乃称为“保健灸”。

（二）艾灸的注意事项

1. 施灸后，局部皮肤出现小水疱，注意不要擦破，数天后可自行吸收而愈；水疱大者，可用消毒毫针刺破水疱，放出水液，涂以甲紫。

2. 内有实热、阴虚阳亢及热毒炽盛者，慎用灸法。

3. 孕妇腹部和腰骶部，不宜灸；颜面、五官、关节活动部位和有大血管处，不宜瘢痕灸。

第五节　拔罐疗法

拔罐疗法古称为角法，又称火罐疗法或吸筒疗法。指用点火或抽气等方法使罐内形成负压，使其吸附于皮肤患处或腧穴上，从而产生刺激，使局部皮肤充血或瘀血，以达到防治疾病的方法。

一、罐的种类

临床可见玻璃罐、竹罐、陶罐、抽气罐等不同种类的罐具，其中玻璃罐因其规格多样、质地透明、吸拔力强、方便观察罐内皮肤变化情况而为临床常用。

二、罐的吸附方法

火罐法　利用燃烧的热力排出空气、形成负压吸附在皮肤上的方法。具体如下。

（一）闪火法

用镊子或止血钳等夹住95%的酒精棉球，点燃后在罐内绕1~3圈（切记勿将罐口烧灼，烫伤皮肤）后，将火退出，并迅速将罐扣在应拔部位。此法较安全，是临床常用的拔罐方法。

（二）投火法

将燃着的酒精棉球或易燃纸片点燃后投入罐内，并迅速扣在所拔部位上。此法多用于身体侧面横拔。

（三）贴棉法

将醮有酒精的棉球贴在罐的中下段或底部，点燃后迅速扣在应拔的部位上。此法多用于侧面横向拔罐。

（四）滴酒法

95%酒精滴入罐内几滴，沿罐内壁摇匀，用火点燃后，迅速将罐扣在应拔的部位上。注意勿滴酒过多，以免灼伤皮肤。

此外，还有适用于竹罐的煮罐法，适用于抽气管抽气法。

三、拔罐的运用方法

（一）留罐

又称坐罐法，适应于多数疾病。拔罐后将罐留置5~15min。罐大吸拔力强的应适当减少留罐时间，以免起疱。此法一般疾病均可应用。

（二）闪罐

将罐拔住后又立即取下，反复吸拔多次，至皮肤潮红为度。闪罐大多采用火罐法，且所用的罐不宜过大（图10-39）。此法多用于局部皮肤麻木、疼痛或功能减退的疾病。

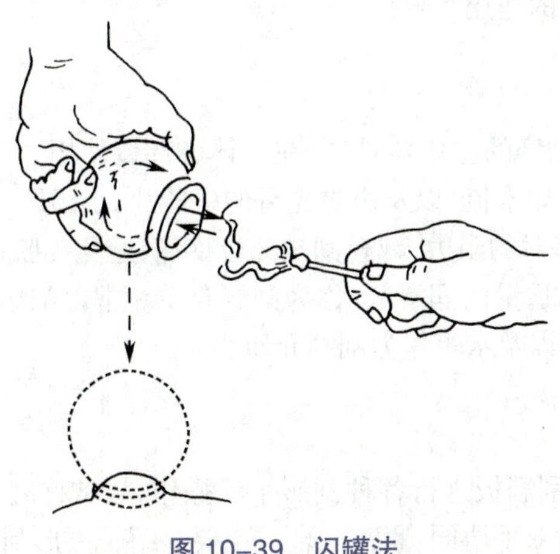

图10-39　闪罐法

（三）走罐

又名推罐法。须选口径较大的玻璃罐，罐口平滑厚实，先在罐口或走罐所经皮肤涂以润滑油，将罐吸附好后，以手握住罐底，稍倾斜，慢慢推动，上下、左右或循经往返移动，至皮肤潮红、充血为度（图10-40）。此法适用于病变范围较广、肌肉丰厚而平整的部位，如背部脊柱的两旁、下肢股四头肌处、腰骶部、腹部及肩关节等。

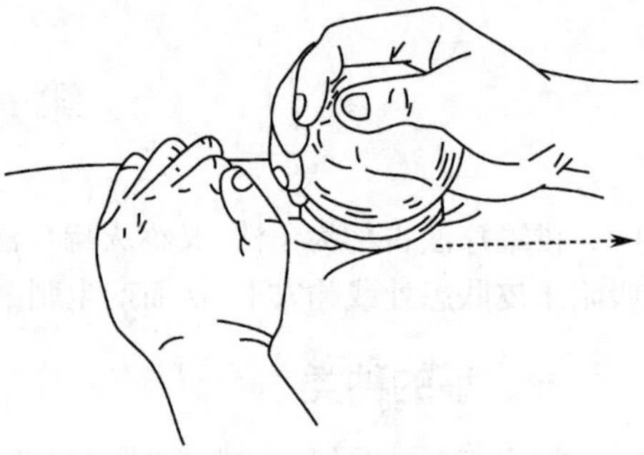

图10-40　走罐法

1003

视频：闪罐法和走罐法

（四）刺血拔罐

先用三棱针或皮肤针、滚刺筒等，按病变部位的大小和出血量要求刺破皮肤，然后拔以火罐，以此可加强刺血法的疗效。此法适应于急性或慢性软组织损伤、神经性皮炎、皮肤瘙痒和丹毒等。本法不可在大血管上行刺血拔罐，以免出血过多。

四、起罐的方法

起罐时一般先用一手夹住火罐，另一只手将火罐口边缘的皮肤轻轻按下，使空气进入罐内即可将其取下。切不可硬拔，以免损伤皮肤。

五、拔罐疗法的临床运用

拔罐疗法具有通经活络、祛风散寒、行气活血、消肿止痛等作用。其适应证广较，常用于颈肩腰腿痛、关节痛、软组织闪挫扭伤等局部病证，也可用于外感咳嗽、哮喘、头痛、消化不良、泄泻、月经不调、痛经等病证，以及目赤肿痛、麦粒肿、丹毒、疮疡初起未溃等外科病证。

六、拔罐疗法的注意事项

（1）拔罐操作要稳、准、轻、快。注意安全，避免烫伤。

（2）选择适当体位和肌肉丰厚部位拔罐，不宜在多毛部位操作；选择大小适宜火罐，注意罐口不能破损或锋利。

（3）若起疱，疱小者，一般不需处理。若疱太大，则宜挑破，并涂以甲紫。

（4）有皮损、骨折、肿瘤部位或大血管分布区域，危急重症，不宜拔罐。

第六节　刮 痧 疗 法

刮痧疗法是指应用特制的刮痧器具，在人体体表的腧穴、经络及特定部位进行刮拭，以达到防治疾病目的的治疗方法。刮痧疗法以中医经络皮部理论为基础，通过对十二皮部的良性刺激，达到疏通经络、行气活血、调整脏腑功能的作用。

一、刮痧器具及介质

1. 刮痧器具　刮痧板是刮痧的主要器具，可在人体各部位使用。常见的刮痧板为水牛角和玉制品，此外，还有以贝壳、木制品（如木梳）以及边缘光滑的瓷器片、小汤匙、铜钱等制成的刮痧器具。

2. 刮痧介质　为减少刮痧时的阻力，减轻刮拭部位疼痛，避免皮肤损伤，增强刮痧疗效，通常在刮痧前于刮拭部位皮肤表面涂抹适量的润滑剂，称为刮痧介质。常以刮痧乳或刮痧油为介质，也可用风油精、紫草油、酒、药酒、植物油以及水等作为刮痧介质。

二、持板方法

刮痧时，通常运用右手持刮痧板进行各种刮痧手法操作，故常称之为“持板手”，而左手通常起辅助作用，称为“辅助手”，操作时双手协同，紧密配合。主要介绍长方形刮痧板的持板方法。

1. 刮法持板方法　将刮痧板的长边放入持板手中，紧贴掌心，大拇指与另外四个手指自然弯曲，分别放在在刮痧板的两面(图 10–41)。

2. 揉按法持板方法　将刮痧板的一个棱角放入持板手中，紧贴掌后大、小鱼际之间，大拇指与另外四个手指自然弯曲，分别放在在刮痧板的两面(图 10–42)。

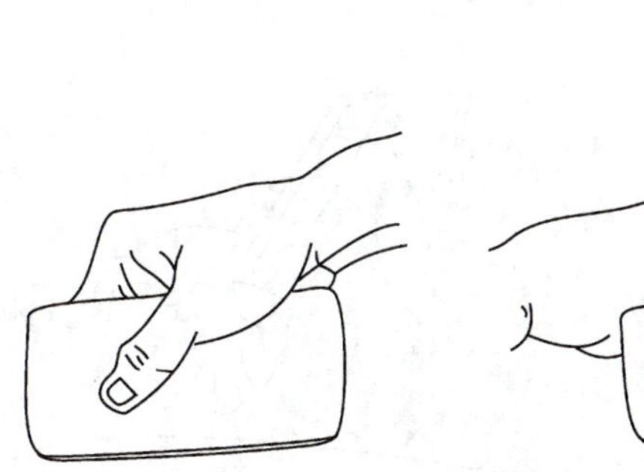

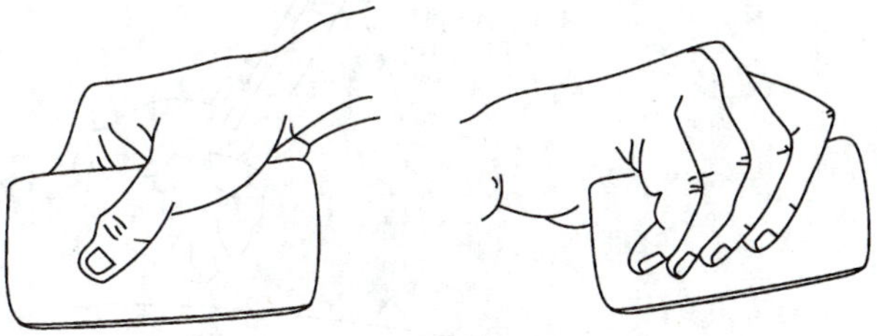

图 10–41　刮法持板方法

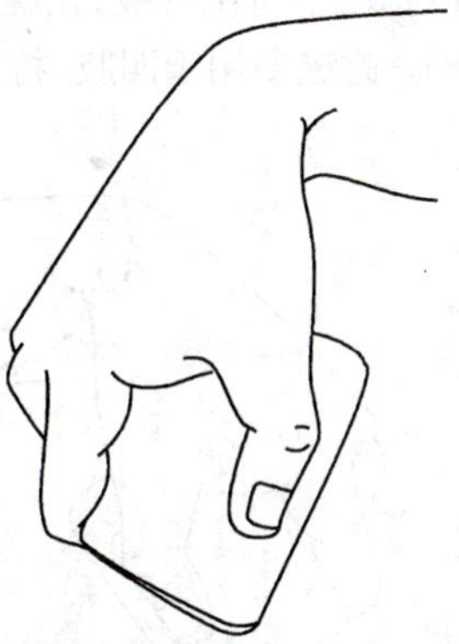

图 10–42　按揉法持板方法

3. 拍法持板方法　持板手拇指、食指分别位于刮痧板两面持一个短边，使刮痧板其他三个边呈游离状态(图 10–43)。

三、常用刮痧法

(一) 刮法

按照刮法持板方法手持刮痧板，刮拭时刮痧板的长边接触刮痧部位皮肤，刮痧板向刮拭方向倾斜 45°~90°，利用腕力多次向同一方向刮拭，应有一定刮拭长度(图 10–44)。刮法是最基本、最常用的刮痧方法，临床主要用于出痧。本法适用于身体比较平坦的部位。

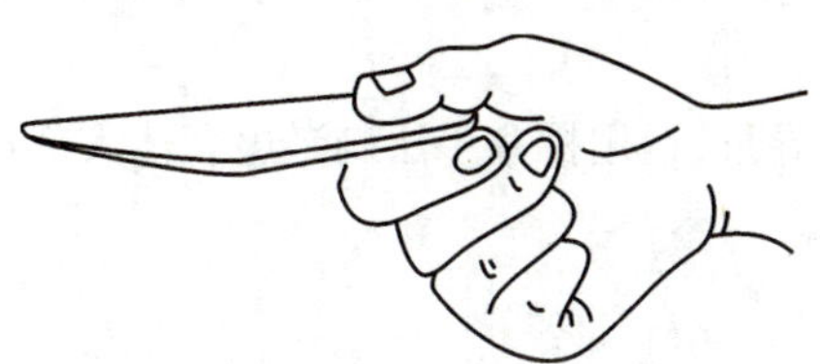

图 10–43　拍法持板方法

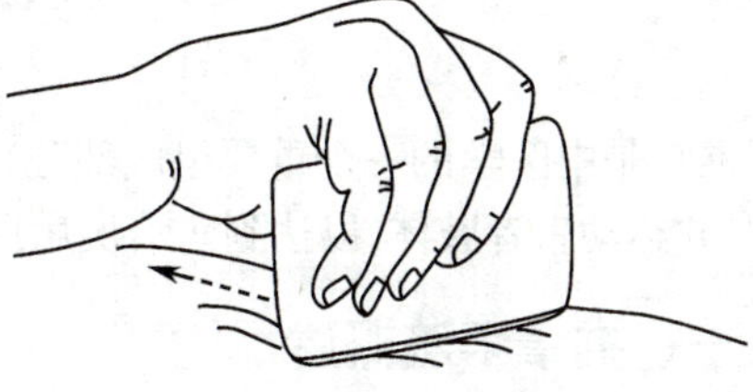

图 10–44　刮法

(二) 角推法

以揉按法手持刮痧板，应用刮痧板的棱角接触刮痧部位皮肤，稍用力下压后向同一方向直线推移(图 10–45)。本法主要适用于全身各部位的经络循行线，没有出痧效果。

(三) 点按法

以揉按法手持刮痧板，刮痧板的棱角与操作部位垂直，由轻到重逐渐加力下压然后抬起(图 10–46)。本法适用于肌肉比较丰厚部位的腧穴。

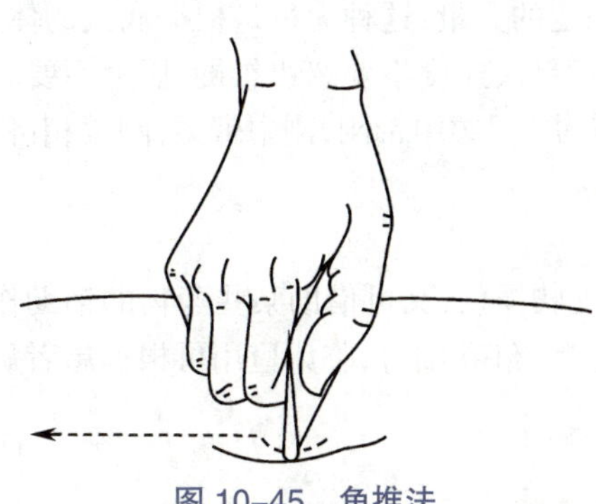

图 10–45　角推法

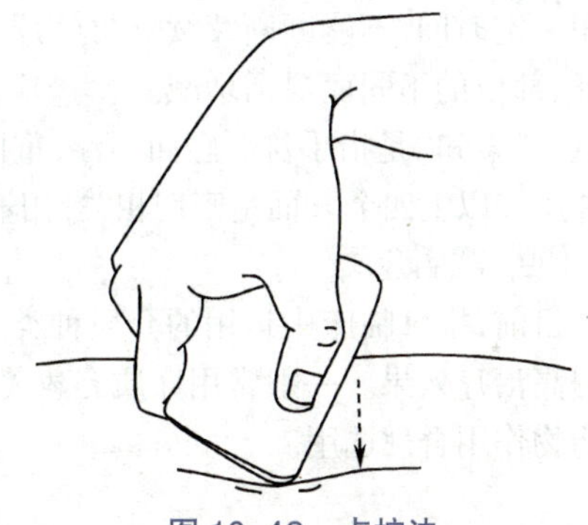

图 10–46　点按法

（四）角揉法

以揉按法手持刮痧板，用刮痧板的棱角附着于操作部位，作连续柔和的回环旋转揉动（图 10–47）。本法主要针对全身各个部位的腧穴、病灶进行点的刺激。

（五）拍打法

以拍法手持刮痧板，在腕关节自然屈伸的带动下，用刮痧板一端的平面有节奏的拍击操作部位（图 10–48）。此法多用于四肢，特别是肘窝和腘窝处。

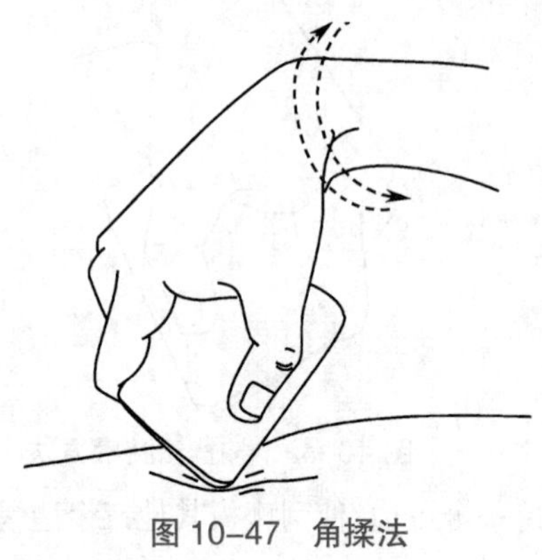

图 10–47　角揉法

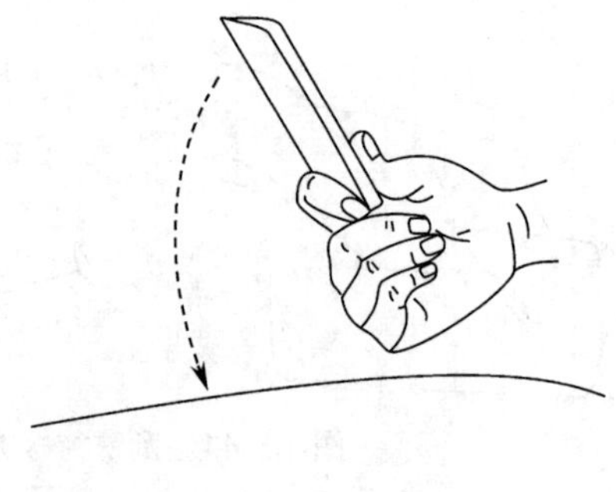

图 10–48　拍打法

四、刮痧注意事项

1. 刮痧时用力要均匀，力度由轻到重。据患者具体情况选择合适的刮拭力量，小儿、年老体弱者及面部刮拭，用力宜轻；体质强健者，脊柱两侧及下肢肌肉丰厚部位刮拭偏重。

2. 有危急重症、出血倾向、传染性疾病者，有皮损、骨折、肿瘤者不宜在病灶部位刮拭。

第七节　推拿疗法

推拿是中医学的一个重要组成部分，是在中医理论的指导下，运用推拿手法刺激患者体表部位与穴位，并运动患者肢体，以达到防治疾病目的的一种治疗方法。

一、推拿手法概述

（一）定义

用手或肢体的其他部分，按各种特定的技巧动作，在人体体表施行的操作方法，称为推拿手法。

（二）分类

推拿手法种类很多，根据手法的动作形态作为命名原则，将推拿手法分为摆动类、摩擦类、挤压类、叩击类、振动类和运动关节类六大类手法，每类手法中又有数种手法组成。

（三）基本要求

推拿手法操作的基本要求，应做到持久、有力、均匀、柔和，从而达到深透。“持久”是指手法持续运用一定时间，不能断断续续。“有力”是指手法必须具有一定的力量，这种力量是根据病人的体质、病证、部位的不同而灵活增减。“均匀”是指手法动作要有节奏性，速度不要忽快忽慢、压力不要时轻时重。“柔和”是指手法要轻而不浮，重而不滞，用力以柔和为贵，但柔中带刚，刚中带柔，刚柔相济，相须并用。以上四个方面是密切相关，相辅相成。

（四）常用介质

目前，推拿临床中运用的介质种类颇多，这样既可减少皮肤损伤，又可借助某些药物的辅助作用来提高治疗效果。一般常用介质有葱姜汁、薄荷水、医用滑石粉、红花油等，临床应用可根据患者病情与药物作用合理选用。

二、常用推拿手法

(一) 摆动类手法

以指或掌、腕关节作协调的连续摆动手法，称为摆动类手法。该类手法包括一指禅推法、㨰法、揉法等。

1. 一指禅推法

(1) 定义：用大拇指指端或罗纹面着力于一定部位或穴位上，沉肩、垂肘、悬腕，通过腕关节的摆动和拇指关节的屈伸活动，使产生的力持续作用在治疗部位，称为一指禅推法（图 10–49）。

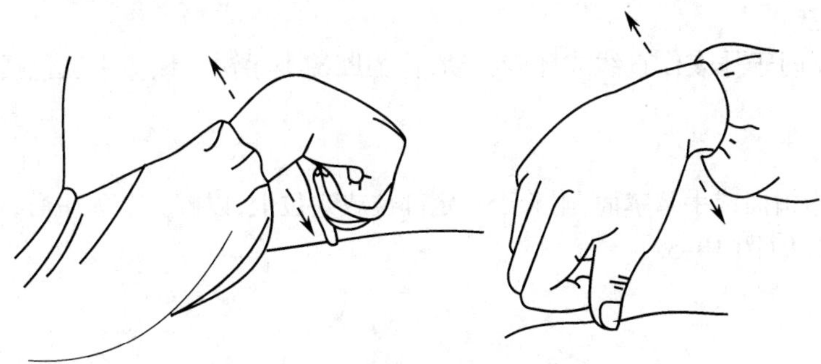

图 10–49　一指禅推法

(2) 动作要领

1) 手握空拳，拇指伸直盖住拳眼，自然着力，不可蛮力下压。

2) 腕部摆动时，肘关节略低于腕，桡侧要高于尺侧，以肘为支点，前臂作主动摆动，带动腕部和拇指指间关节作屈伸活动。

3) 压力、频率、摆动幅度要均匀灵活，频率 120~160 次 /min。

(3) 临床应用：适应于全身各部穴位及压痛点。

2. 㨰法

(1) 定义：用手背尺侧及小鱼际着力于一定部位上，通过腕关节的屈伸和前臂的旋转运动，使手掌背部近 1/2 的面积持续作用在治疗部位上，称为㨰法（图 10–50）。

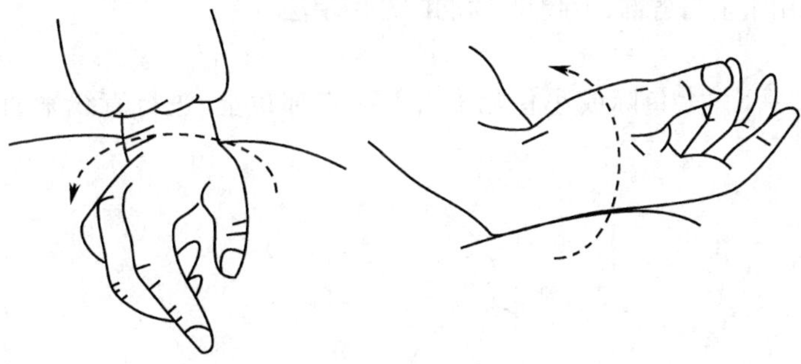

图 10–50　㨰法

(2) 动作要领

1) 肩臂及腕关节放松，肘关节屈曲 120°~140°。

2) 小鱼际及手背尺侧紧贴皮肤，不要来回拖擦滑动。

3) 压力、摆动幅度要均匀，120~160 次 /min。

(3) 临床应用：适用于肩背、腰臀和四肢肌肉丰厚处。

3. 揉法　用手指、掌根或大鱼际等，吸定于一定部位或穴位上，作轻柔缓和的环旋转动，称为揉法（图 10–51）。操作要求肘关节微屈，腕关节放松；手法轻柔，动作协调而有规律，120~160 次 /min。此法可用于全身各部，其中，指揉法多用于穴位；掌根揉法多用于背、腰、臀、下肢等肌肉较丰厚处；大鱼际揉法主用于头面、胸腹部及外伤初起处。

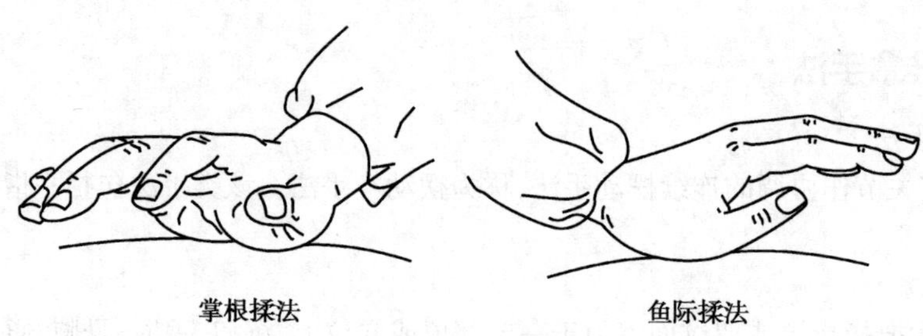

图 10-51 揉法

（二）摩擦类手法

以掌、指或肘贴附于体表作直线或环旋移动，称为摩擦类手法。该类手法包括摩法、擦法、搓法、抹法等。

1. 摩法

(1) 定义：以手指指面或手掌掌面，附着于一定部位或穴位上，以腕关节为中心，连同前臂作有节律的环旋运动，称为摩法（图 10-52）。

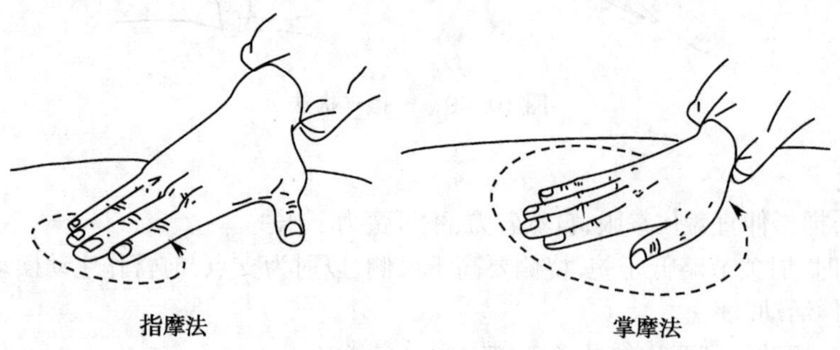

图 10-52 摩法

(2) 动作要领

1) 腕关节放松，肘关节微屈，指、掌自然伸直，动作缓和而协调。

2) 手法轻柔，仅在皮肤上操作，不带动皮下组织。120 次 /min。

(3) 临床应用：适用于全身各部，为胸腹、胁肋的常用手法。

2. 擦法

(1) 定义：用手掌掌面、大鱼际或小鱼际附着在一定部位上，进行直线来回推擦，称为擦法（图 10-53）。

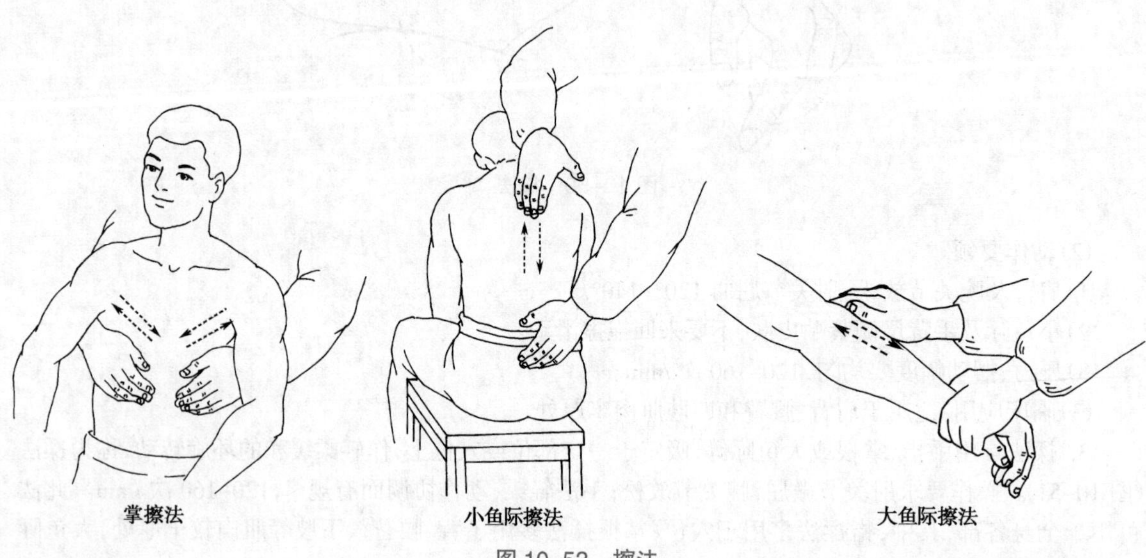

图 10-53 擦法

(2) 动作要领

1) 操作时腕关节伸直，手指自然伸开，以肩关节为支点，上臂主动带动手掌作前后或上下往返移动。

2) 掌下压力不宜过大，推动幅度宜大，作直线来回摩擦，不可歪斜。

3) 用力宜稳，动作均匀，呼吸自然，不宜憋气，100 次 /min。

4) 操作时在治疗部位上应涂抹介质(如红花油、麻油等)。

(3) 临床应用：掌擦法多用于胸胁背腹部，大鱼际擦法用于四肢，小鱼际擦法多用于腰背部及下肢部。

3. 搓法　用双手掌面挟住患者肢体的一定部位，相对用力作快速搓揉，同时作上下往返移动，称为搓法(图 10-54)。操作要求双手用力要对称，紧搓慢移。此法适用于腰背、胁肋及四肢部，而以上肢最为常用。

4. 抹法　用单手或双手拇指罗纹面紧贴皮肤，作上下或左右往返移动，称为抹法(图 10-55)。操作要求压力均匀，动作缓和，用力轻而不浮，重而不滞。本法常用于头面及颈项部。

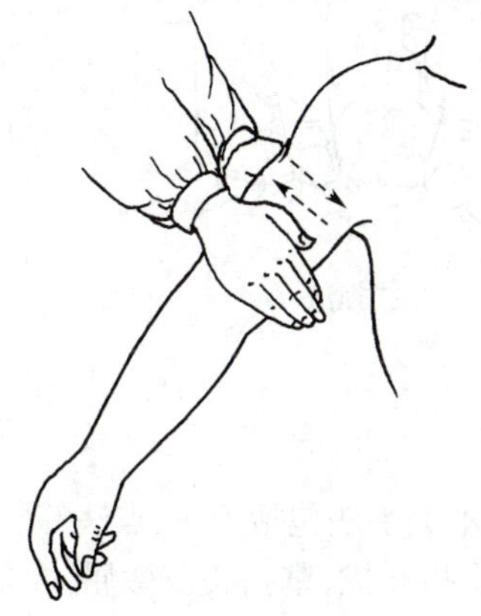

图 10-54　搓法

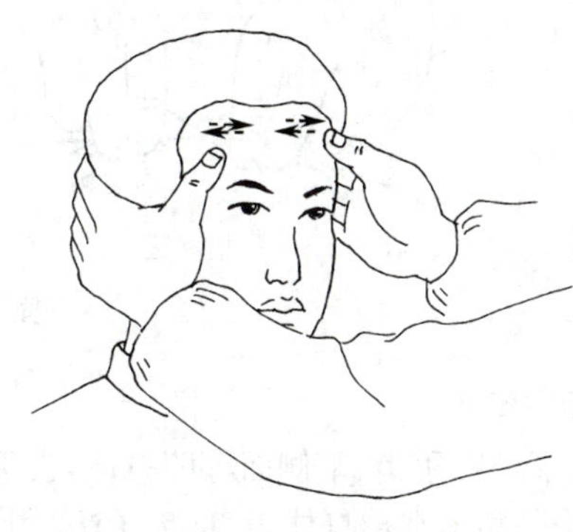

图 10-55　抹法

(三) 挤压类手法

用指、掌或肢体的其他部位对患者肢体进行挤压，或对称性挤压体表，称为挤压类手法。本类手法包括按法、拿法、捏法等。

1. 按法

(1) 定义：用指、掌或肘在患者体表的一定穴位或部位上着力按压，按而留之，称为按法(图 10-56)。

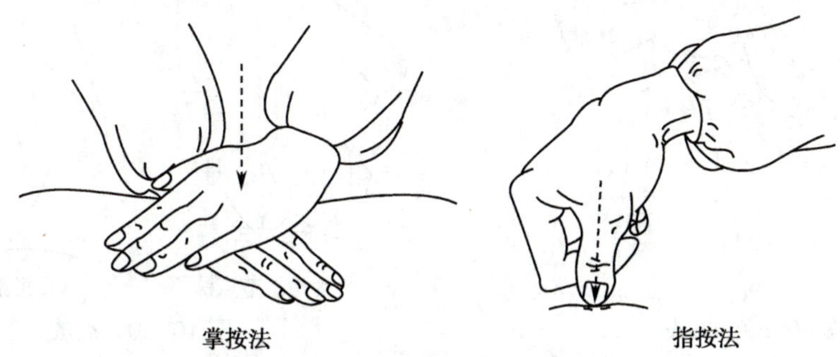

图 10-56　按法

(2) 动作要领

1) 着力部位要紧贴体表，不可移动，用力由轻到重，不宜暴力按压。

2) 腹部施用按法时，应在患者呼气时徐徐向深部按压。

3) 按法常与揉法结合使用，组成“按揉”复合手法。

(3) 临床应用：指按法主要用于全身各部穴位上；掌按法适应于腰背臀及下肢部；肘按法主要用于

肌肉丰厚处，如臀、股后、及腰脊柱两旁。

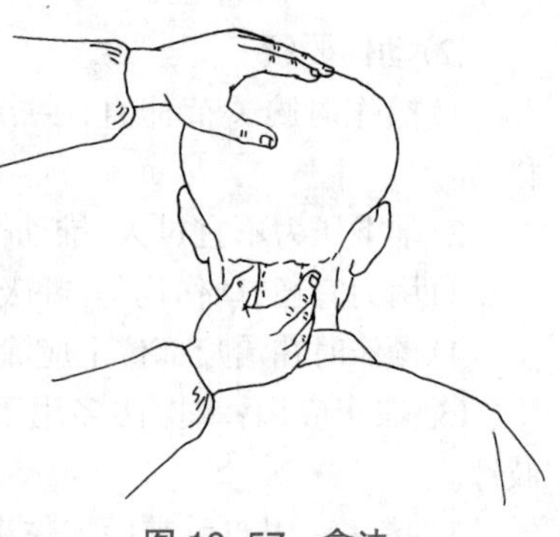
图 10-57　拿法

2. 拿法

(1)定义：用拇指和食、中二指，或用拇指与其余四指相对用力，在一定穴位或部位上进行节律性地提捏，称为拿法(图 10-57)。

(2)动作要领

1)操作时用力宜由轻到重，不可突然加力。

2)动作要缓和而连贯，不宜忽快忽慢、时轻时重。

(3)临床应用：本法常用于颈项、肩部和四肢部病症。

3. 捏法　用拇指与其他手指相对用力，将治疗部位的皮肤夹持、提起并捻搓前移，称为捏法(图 10-58)。操作要求用力要由轻渐重，均匀而有节奏性。此法多用于头部、颈项、肩背及四肢部。

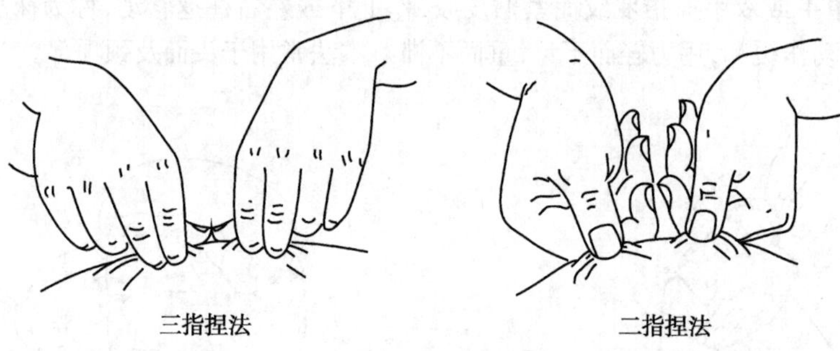

图 10-58　捏法

(四)叩击类手法

用手掌、拳背、手指、掌侧面等叩打体表，称为叩击类手法。本类手法包括拍法、点法等。

1. 拍法　用虚掌拍打体表，称为拍法(图 10-59)。操作时手指并拢，掌指关节微屈，虚掌；以手腕发力，平稳而有节奏的拍打体表。此法适应于肩背、腰臀及下肢部。

2. 点法　用屈曲的指间关节突起处为着力点，按压于某一治疗点上，称为点法(图 10-60)。操作要求据患者病情酌情用力，不宜猛然暴力按压。此法作用面积小，刺激性强，适应于全身各部位，尤常用于肌肉较薄的骨缝处。

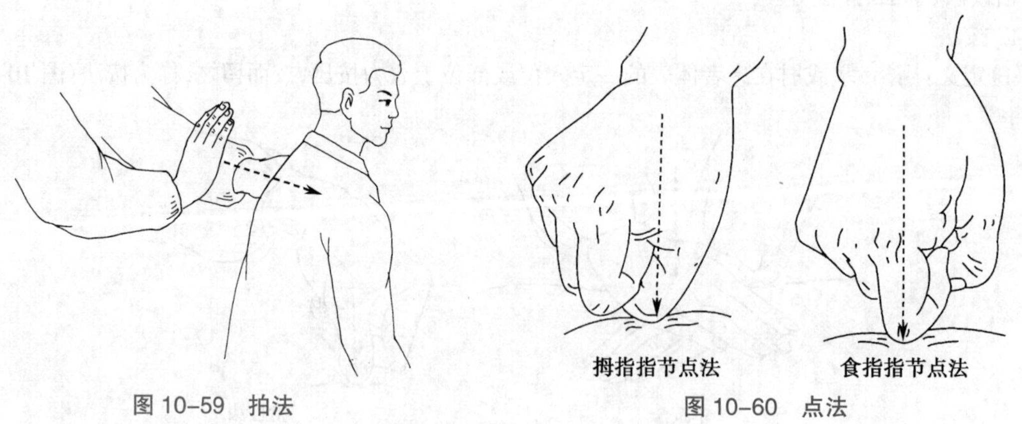

图 10-59　拍法　　图 10-60　点法

(五)振动类手法

以较高频率的节律性轻重交替刺激持续作用于人体，称为振动类手法。本类手法包括抖法、振法等。

1. 抖法　双手握住患者的上肢或下肢远端，稍用力做小幅度上下连续颤动，使关节有松动感，称为抖法(图 10-61)。操作要求幅度小、频率快；医者肩关节放松、肘关节微屈，动作连续、有节奏感。此法适用于四肢部位，以上肢为常用。

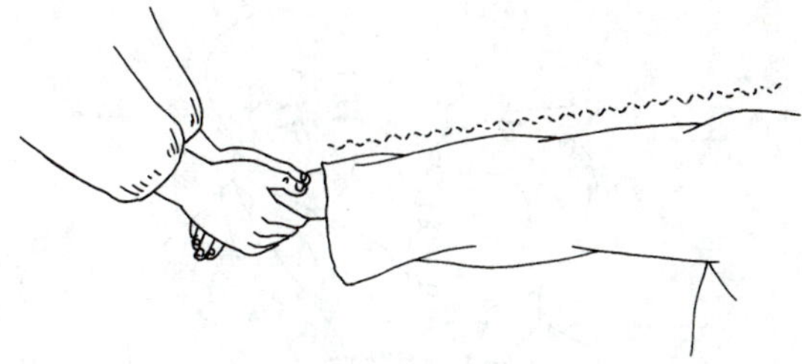

图 10-61　抖法

2. 振法　用手指或掌面按压在人体穴位或一定部位，作连续不断的快速颤动，使被治疗部位产生振动感，称为振法（图 10-62）。操作要求医者力量集中于指端或手掌上，振动频率较高、着力稍重。此法可适用于全身各部位和穴位。

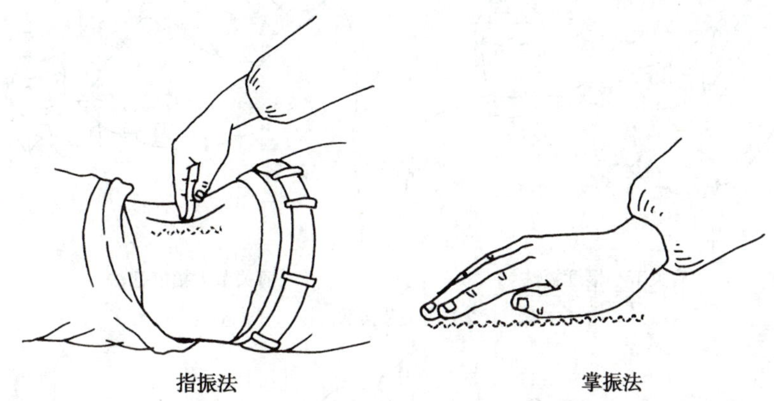

指振法　　掌振法

图 10-62　振法

（六）运动关节类手法

对关节作被动性活动的一类手法，称为运动关节类手法。本类手法包括摇法、扳法、拔伸法等。

1. 摇法

（1）定义：用一手握住关节近端的肢体，另一手握住关节远端的肢体，使关节作被动的环旋运动，称为摇法（图 10-63）。

1）颈项部摇法：患者坐位，医者立于侧后方，一手托住其下颌部，一手扶住枕后部，双手相反方向用力，做前后左右的环转摇动。

2）肩关节摇法：患者坐位，医者立于侧方，一手托住肘部，另一手挟其肩部，做肩关节的小幅度环转运动，称为托肘摇法（又称小幅度摇法）；若一手握住其腕部，另一手挟其肩部，做肩关节的大幅度环转运动，称为肩关节大幅度摇法。

3）髋关节摇法：患者仰卧位，屈膝屈髋；医者立于患者一侧，一手握住患者足跟，另一手扶其膝部，做髋关节的环旋运动。

4）踝关节摇法：患者仰卧位，下肢自然伸直。医者一手托住患者足跟部，另一手握住其足趾部，做踝关节环转运动。

（2）动作要领

1）必须在各关节的生理活动范围内进行操作。

2）操作时动作要缓慢，用力要稳，幅度由小到大。

（3）临床应用：适应于四肢关节，颈椎、肩、髋、踝关节。

2. 扳法

（1）定义：用双手向相反方向或同一方向用力扳动肢体，使被扳动的关节伸展或旋转，称为扳法（图 10-64）。

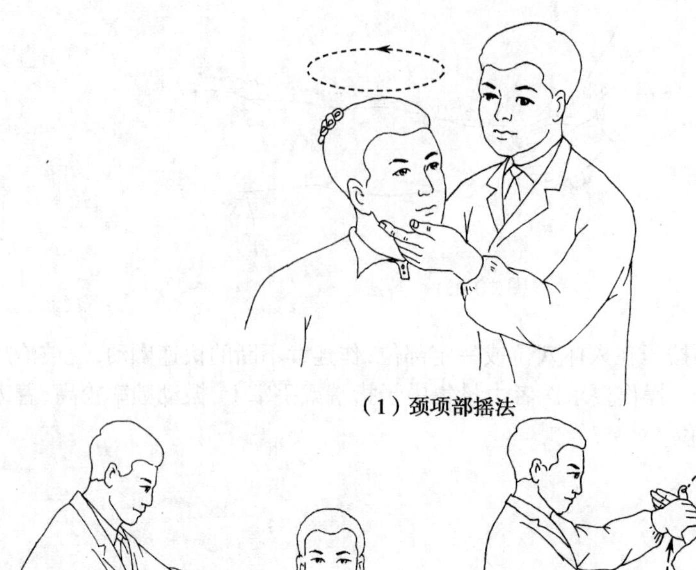

（1）颈项部摇法

肩关节小幅度摇法　　肩关节大幅度摇法

（2）肩关节摇法

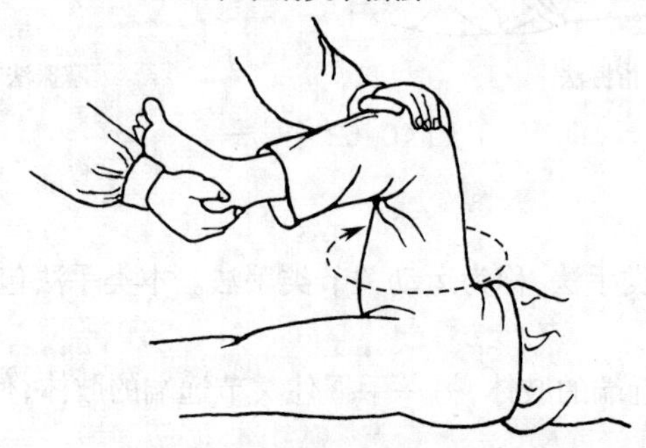

（3）髋关节摇法

图 10-63　摇法

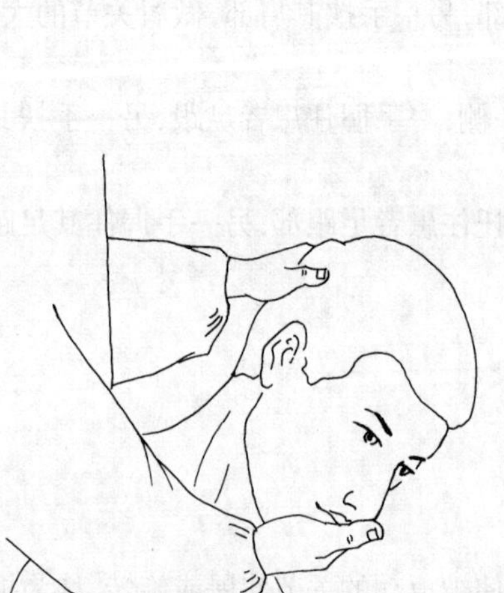

颈部斜扳法

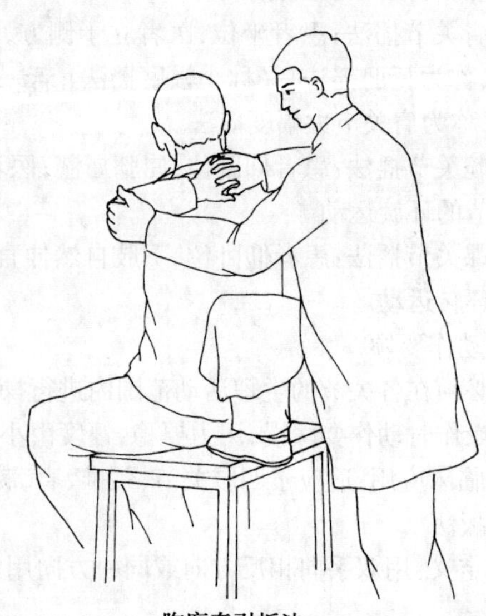

胸廓牵引扳法

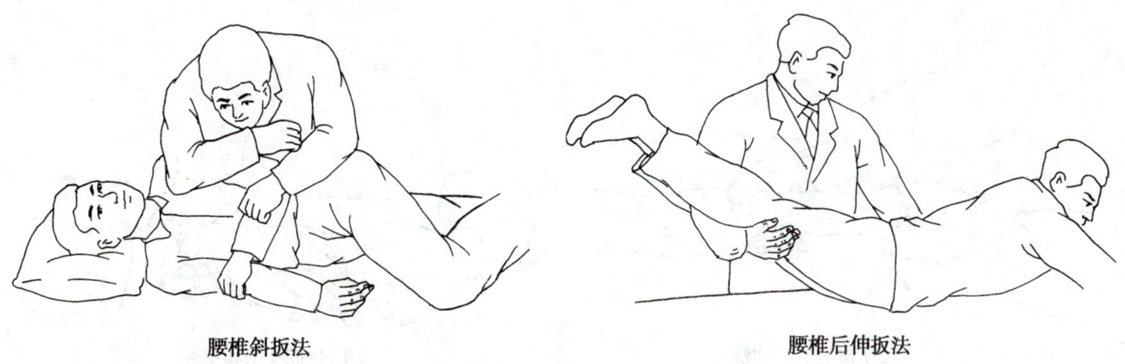

图 10-64　扳法

1)颈部斜扳法:患者坐位,头略前倾,颈项部放松,医者立于其侧后方,一手抵住患者头侧后部,另一手抵住对侧下颌部,两手协同施力,使头向一侧转至最大幅度时,略停顿片刻,双手同时作相反方向扳动。此时颈部发出“咔嗒”一声响,表示手法成功。一般先扳患侧,后扳健侧,左右各扳1次。

2)扩胸牵引扳法:患者坐位,令其双手十指交叉扣住并抱于枕后部,医者站其后方,两手托其两肘部,并用一侧膝部顶其背部,嘱病人自行扩胸,待扩胸至最大限度时,医者将其两肘部向后突然拉动,同时膝部突然向前顶抵,做扩胸牵引扳法。

3)腰椎斜扳法:患者侧卧位,上侧腿屈髋屈膝,下侧腿自然伸直。医者一手抵住患者肩前部,另一手或肘部抵住臀部,两手协调施力,先将其腰椎旋转至最大限度后,两手同时用力作相反方向扳动,此时腰部发出“咔嗒”一声响,表示手法成功。一般先扳患侧,后扳健侧,左右各扳1次。

4)腰椎后伸扳法:患者俯卧位,两下肢并拢。医者一手托住患者两膝部,缓缓向上提起,另一手紧压在腰部患处,当腰后伸至最大限度时,两手同时用力作相反方向扳动。

(2)动作要领

1)操作时用力要稳,动作宜快速,两手配合要协调。

2)扳动幅度宜由小到大,在关节的生理活动范围内进行。

(3)临床应用:常用于颈、胸、腰椎,髋关节及四肢各大关节。

3. 拔伸法

(1)定义:固定肢体或关节的一端,牵引另一端的方法,称为拔伸法(图 10-65)。

1)头颈部拔伸法:患者坐位,医者位于其背后,两手拇指顶其枕骨下方,两掌根托其两侧下颌角的下方,两前臂尺侧下按其两肩的同时,两手用力向上,作相反方向的拔伸。

2)肩关节拔伸法:患者坐位,医者以双手握住患侧的腕或肘部,逐渐用力牵拉,嘱患者向另一侧倾斜(或有一助手帮助固定患者身体),医者用双手握住患者腕或肘部,作相反方向用力牵拉。

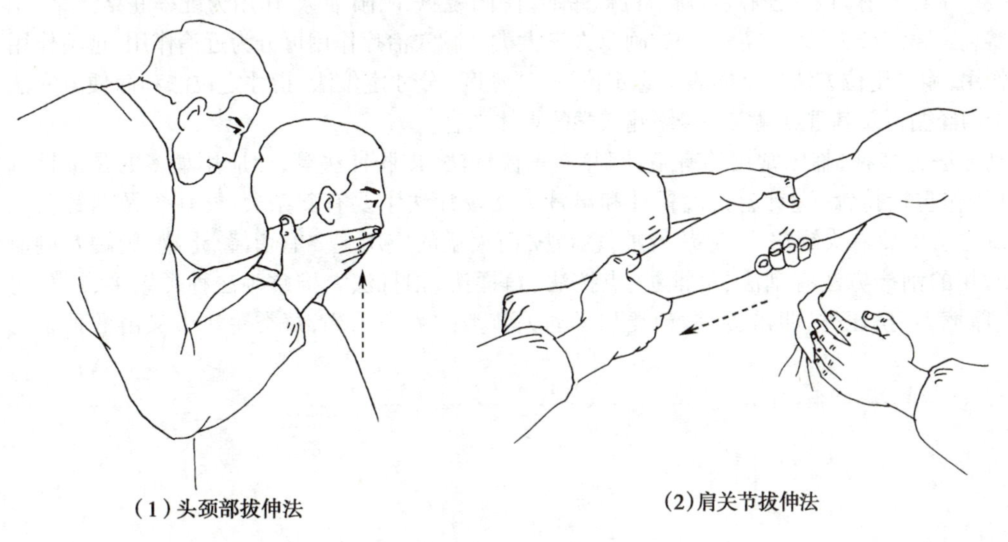

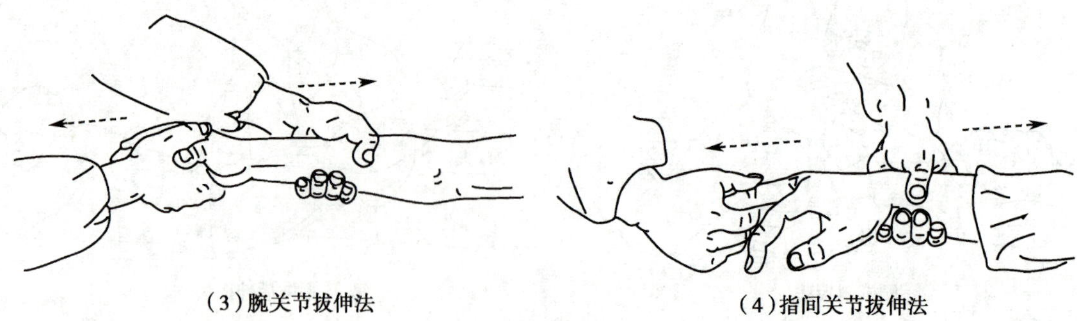

（3）腕关节拔伸法　　（4）指间关节拔伸法

图 10-65 拔伸法

3)腕关节拔伸法:患者坐位,医者一手握其前臂下端,另一手握其手部,两手同时作相反方向用力,逐渐牵拉。

4)指间关节拔伸法:用一手握住被拔伸关节的近侧端,另一手捏住其远侧端,双手同时作相反方向的用力牵引。

(2)动作要领:操作时用力要均匀而持久,动作要缓和。

(3)临床应用:用于颈椎、腰椎及四肢关节部。

三、推拿的适应证

推拿疗法应用广泛,临床各科均有使用,其中以骨伤科、儿科、内科应用较多。其中骨伤科多用于治疗腰椎间盘突出症、腰椎退行性关节炎、腰椎小关节紊乱、腰肌劳损、坐骨神经痛、颈椎病、落枕、肩周炎、膝关节退行性关节炎、肱骨外上髁炎、腱鞘炎、腱鞘囊肿、腕管综合征、各种扭挫伤等;内科多用于治疗头痛、咳喘、半身不遂、失眠、慢性胃肠炎等。

中医非药物干预手段内容非常丰富,除以上涉及常见疗法之外,尚有穴位贴敷疗法、火针疗法、穴位注射疗法、埋线疗法、头皮针疗法、足疗、蜂毒疗法等,可结合临床需要和个人兴趣自行学习。

本章小结

经络由经脉和络脉组成,经脉系统包括十二经脉、奇经八脉以及附属于经脉系统十二经别、十二经筋、十二皮部和十五络脉。十二经脉以手足、阴阳、脏腑命名,十二经脉由肺经至肝经,顺序流注,如环无端,周流不息。手之三阴经从胸走手,手三阳经从手走头,足三阳经从头走足,足三阴经从足走腹(胸);相表里的阴经与阳经在四肢末端交接,同名阳经在头面部交接,相衔接的阴经胸腹部交接。奇经八脉,包括任脉、督脉、冲脉、带脉、阴阳跷脉、阴阳维脉,作用为统率联络经络、调节气血盛衰。腧穴分为经穴、经外奇穴、阿是穴三大类。腧穴治疗作用可分为近治作用、远治作用和特殊作用;腧穴定位方法包括体表标志定位法、"骨度"分寸定位法、指寸定位法和简便取穴法四种。十四经循行及其重点腧穴是经络腧穴学的具体内容。

针刺方法有多种,临床常用的有毫针刺法、三棱针法、皮肤针法等,而应用最多的是毫针刺法,毫针操作包括持针、进针、行针、留针和出针。艾灸疗法主要有艾条灸、艾炷灸及温针灸三种。拔罐方法主要有火罐法、煮罐法及抽气罐法,而火罐的应用主要有留罐、走罐、闪罐及刺血拔罐。常用的刮痧方法有刮法、角推法、点按法、角揉法、拍打法。推拿手法种类繁多,可分为摆动类、摩擦类、挤压类、叩击类、振动类和运动关节类六大类手法,每类手法中又由数种手法组成。

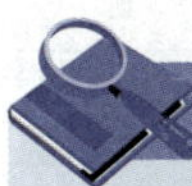

案例讨论

案例讨论

患者王某，女，36岁，山西省太原人。就诊时间2017年7月26日。病人主诉：右侧颜面麻木，口眼㖞斜1d。现病史：昨日沐浴后室外乘凉，入睡前自觉右耳有不适感，未予重视。今日晨起出现右耳后疼痛，右侧面部麻木，口眼㖞斜。现症见：右眼睑裂增大，闭合不全，右侧面部麻木，鼻唇沟平坦，眉毛、口角下垂，示齿不全，鼓腮时口角漏气，进食时齿颊间滞留食物残渣，且右耳后疼痛，偶有听觉过敏，无耳后疱疹，纳眠可，二便调。舌红，苔薄黄，脉浮数。专科检查：右侧额纹变浅，闭目右侧露白1mm，右侧鼻唇沟较浅，示齿口角左偏，鼓腮漏气，右耳后压痛（+），舌前2/3味觉减退。血压130/90mmHg，脑CT正常。

请答出该病的中医诊断、辨证分型、治则、针灸处方、操作及方义。

（程艳婷）

扫一扫，测一测

思考题

1. 临床常用的毫针进针法有几种？
2. 试述晕针的临床表现、处理及预防。
3. 推拿手法的基本要求有哪些？

第十一章　中医的非药物干预验案选

学习目标

1. 掌握:常见病、多发病的中医辨证思路。
2. 熟悉:常见病、多发病的中医的非药物干预方法。
3. 了解:常见病、多发病的中医鉴别诊断。
4. 能通过病历阅读培养学生独立的中医辨证思维能力。
5. 能根据中医的非药物干预验案的学习提高临床辨证施治的水平。

第一节　经络与腧穴日常自救验案选

一、高热

【案例资料】李某,男,3岁。患儿于昨日下午开始出现发热,体温38.6℃左右。在家服用小儿氨酚磺钠敏颗粒、小快克等药体温可暂降,但旋而复升,前来求治。查:体温:39.6℃,患儿鼻流清涕,精神不振,满面通红,咽峡部黯红、充血、水肿,心肺呼吸音稍粗,无干湿啰音出现。血常规:WBC 12×10^9/L,N 0.72,L 0.36,E 0.2。我们采用针刺放血一次,嘱其避风30min。第二天体温正常,疾病痊愈。

【治疗方案】首先将患者的双耳郭皮肤揉红搓热,然后再用0.5寸或1.0寸毫针点刺耳穴肘、肩、颈,浅刺疾出,用手将穴位稍加挤压,使出之出血5~10滴,再点刺耳尖穴,放血2~5滴。

二、中暑

【案例资料】王某,男,37岁,患者主诉腹痛伴四肢乏力1d。神志清,精神疲倦,面色苍白。因夏日持续高温,患者从事户外工作,至夜里觉腹部隐隐作痛,次日腹痛伴泄泻、四肢乏力,故来就诊。西医内科诊断胃肠炎,予以对症治疗,症状未见明显改善,故来我科会诊。思之为户外工作无饮食所伤,中医诊断为中暑。先于神阙穴处拔火罐,10min后起罐,起罐后局部呈黯紫色,病人自觉腹痛有所改善;之后行走罐治疗,至局部皮下潮红,再配合以捏脊治疗,病人面色转好。治疗2次疾病痊愈。

【治疗方案】选取督脉、足太阳膀胱经肩背部穴位为走罐线路(约相当于大椎至腰阳关水平)。捏脊治疗则沿督脉,从上至下捏提督脉皮肤部位。成人一般选取边缘光滑的中号玻璃罐,在走罐路线局部涂抹润滑油,用闪火法将玻璃罐吸附于大椎及肩井穴两侧,然后走罐,往下推拉,上下反复操作,直至局部皮肤潮红或皮下微瘀血为度。拔罐之后,给予捏脊治疗。伴有发热者,可在大椎穴处用三棱针

放血后拔罐；伴有腹痛泄泻者，可在神阙、中脘穴处各拔一火罐。若是婴幼儿则用小号抽气罐沿走罐路线走罐，或采用步步留罐。拔罐之后，再行捏脊手法。成人一般以走罐为主，配合以捏脊手法；婴幼儿则以捏脊手法，配合以走罐。伴有发热等上呼吸道感染者，需给予抗生素对症治疗；水电解质紊乱者，则配以输液治疗。

三、胸痹（心绞痛）

【案例资料】李某，女，76 岁，冠心病病史 10 余年，近日因感冒再加劳累致使心绞痛突发，前胸及心前区持续性绞痛，并伴胸闷、窒息感、呼吸急促、面色苍白、头胀重、肢冷、呻吟不止。来诊后紧急按压膻中、内关穴各 5min，患者自述胸闷、窒息及心前区剧痛缓解，3min 后上述症状均已消失。

【治疗方案】主穴取膻中，配以内关、郄门。使患者暴露前胸，采用拇指按法，用拇指腹按压膻中穴，方向垂直向下，用力由轻到重逐渐增加，注意使力量向组织内渗透，以局部有酸、麻、胀、热等感觉，且患者能耐受为度。因此穴皮下组织较薄，应避免突然加力，造成软组织损伤。嘱患者症状减轻时及时告知，按压时间为 2~5min。5min 后症状若无明显缓解同时加用左侧内关或郄门按压 5min。

四、胃痛

【案例资料】李某，男，14 岁，患者主诉阵发性腹部绞痛半天。患者于当日清晨喝矿泉水不久，自觉满腹胀痛，继之疼痛加重，呈阵发性绞痛，每于 10min 发作 1 次，发作时伴有哭闹、翻滚、恶心呕吐等症状，难以忍受。既往有上诉症反复发作史。查体：患者面色苍白、手足逆冷、腹痛拒按、肠鸣音亢进，间歇时全腹软，无固定压痛点及阳性肿物。脉沉紧、舌质青、少苔。实验室检查：血常规正常，粪便潜血试验（–），粪便虫卵检查（–）。诊断：痉挛性肠绞痛。急行穴位按压 1min，疼痛缓解。

【治疗方案】嘱患者坐位或仰卧位，医生用双手拇指按压患者双侧肩井穴，同时嘱患者自行用双手按压痛处进行按揉，操作时间 1min。

五、胆绞痛

【案例资料】陈某，男，43 岁，患者上午突然出现右侧腹直肌与右肋弓处疼痛，伴阵发性加剧，于中午 12 时来我院急诊科就诊，经临床及彩超检查确诊为急性胆囊炎。给予抗生素抗感染，补液及肌注阿托品等治疗，但疼痛未见缓解，继而肌注哌替啶，疼痛仍未缓解。会诊患者，见患者面色苍白，右上肋部疼痛难忍，局部拒按，伴有恶心呕吐，呻吟不休，脉沉细，苔薄白，辨证为肝郁气滞。给予拔罐疗法，一次显效。

【治疗方案】治疗时取心俞、督俞、膈俞、肝俞、胆俞、脾俞、胃俞等穴位，用 3~4 个中号火罐，以闪罐法从上到下，每穴反复拔罐 4~5 遍，然后在肝俞、胆俞留罐 5~10min 后起罐。

六、肾绞痛

【案例资料】刘某，男，23 岁，主诉右上腹痛 2h。患者突发右上腹部剧烈疼痛伴有腰痛 2h，疼痛向会阴部放射，无发热、无咳嗽、无腹泻，小便未解。既往无类似症状发作史。查体：体温 36.3℃，脉搏 92 次 /min，呼吸 21 次 /min，血压 113/70mmHg，痛苦面容，大汗淋漓，四肢湿冷，巩膜、皮肤无黄染，心肺正常，右上腹轻度肌紧张，压痛，无反跳痛，无包块，肝脾未及，墨非征阴性，右侧肾区叩击痛。尿常规检查：肉眼血尿，微量尿蛋白，镜检红细胞满视野。诊为右侧泌尿系结石。立刻用点穴法止痛。2min 后疼痛明显好转，5min 疼痛缓解，休息半小时后，自行步行回家。后经 X 线摄片确诊右侧输尿管上段有 0.8cm × 0.6cm 大小结石阴影，服用排石中药冲剂 20d 时，从尿中排出结石一块。

【治疗方案】嘱患者俯卧于硬板床上，取患侧脊中线与第十二肋缘平行处，相当于三焦俞与命门穴之间，用手指探查明显压痛点为穴。然后用拇指与患者皮肤呈 60° 按于穴上，利用腕部及前臂的弹力，在穴位上持续按压，每次 10~15min；如力量不足，可用双手拇指叠按。操作时，既要做到有灵活的弹力，又要有坚实的指力和臂力，以患者能承受为度。

第二节　针刺验案选

一、感冒

【案例资料】杨某，男，54岁，3d前因加班至深夜，步行回家时又淋雨受凉后出现发热，体温37.5~38.5℃，流清涕、鼻塞、畏寒、乏力、肢体及肩背部酸痛，伴恶心、呕吐、下腹隐痛、大便稀溏，1日2~3次。患者到我院门诊就诊，自诉反复发热、恶心呕吐、腹泻3d。经查血常规示：白细胞8.7×10^9/L，中性粒细胞0.35。西医诊断为流行性感冒（胃肠型）。给予青霉素类、病毒唑抗感染及对症支持治疗，纠正水电解质紊乱并口服藿香正气软胶囊等，治疗3d后未见明显好转，故来我科就诊。患者体温38.5℃，舌边尖红，苔黄腻，脉弦滑，结合前症诊断为流行性感冒（胃肠型）。施以半刺后拔火罐。起罐后，患者体温降至37.4℃，同时自诉背部有凉气透出，全身轻松。治疗第2d，无清涕、鼻塞，治疗第3d，大便正常，无腹痛、恶心、呕吐及肢体酸痛等症状，精神状况良好。

【治疗方案】治疗时取督脉大椎；足太阳膀胱经穴大杼、风门、肺俞、肝俞、胆俞、脾俞、胃俞、大肠俞、小肠俞、白环俞；手太阳小肠经穴天宗、秉风、肩中俞和手阳明大肠经穴曲池、合谷。以半刺手法疾刺以上穴位得气不留针，随即选用内径为5cm玻璃火罐，以大椎为起点沿督脉向下至腰俞排列拔罐8个；然后沿过大椎与督脉垂线方向，以大椎为中点经过肩中俞向外排列拔罐，双侧各2个；随后以肩中俞为起点，沿督脉平行线至秩边拔罐，双侧各7个；最后从肩部依次向下过秉风至京门连线排列拔罐，双侧各5个。因患者体形差异，故累计可用罐30~36个。留罐时间以“色”为度，皮肤颜色变为紫红或紫黑为准，最长不超过6min，随即起罐即可。在治疗中，根据患者病情变化，还应辨明疾病从热或寒化，从热者拔罐前提插捻转泻法针刺大椎、曲池、合谷、太冲；寒化者拔罐后艾灸百会、大椎、肺俞、足三里。每日1次，连用3d。

二、咳嗽

【案例资料】江某，女，23岁，患者于两天前因受凉而发咳嗽，伴喉痒，流清涕，咳痰清稀，畏寒肢冷，无汗头痛。自行服用“克咳敏”等药未效。遂来我院要求针灸治疗。来诊时已经咳嗽2d。查体一般情况尚可，胸部X线检查无明显异常，舌淡，苔薄白，脉浮紧。中医诊断：外感咳嗽（风寒型）。我们取患者双侧手穴共针3次而愈。

【治疗方案】主穴取肺点（定位：手掌面，无名指远端指间关节横纹中点）；咳喘点（定位：手掌面，食指掌指关节尺侧）。配穴取咽喉痛或痒配咽喉点(定位：手背面，中指掌指关节尺侧)；口干舌燥配口点(定位：手背面，小指掌指关节中央)；头痛则配奇穴太阳；寒甚或热甚均配体穴大椎。治疗时患者双手自然弯曲放于治疗桌上，局部皮肤常规消毒，使用28号1寸不锈钢毫针，肺点与咳喘点直刺0.2~0.4寸，咽喉点与口点则直刺0.1~0.3寸，太阳穴斜刺0.3~0.5寸，大椎穴向上斜刺0.5~1寸。针刺得气后施以较大刺激量平补平泻手法，留针30min，间歇行针2~3次，每日针刺1次，3次为1疗程。针刺时原则上采取“巨刺”方法，即左病取之右，右病取其左，全身病变双侧同取。

三、哮喘

【案例资料】陈某，女，55岁，哮喘病史31年，每至秋冬明显发作。自诉1周前因气候突变，感冒诱发哮喘发作，且逐日加重。发作时呼吸困难，张口抬肩，不能平卧，夜半则更甚，喉间有痰鸣音。伴咳嗽，咳痰色白，恶寒畏风，纳食尚可，大便日行1次，不畅，质干，舌黯苔白腻，脉沉细。查：发育营养中等，面色黄，心律齐，心率95次/min，无杂音，双肺听诊满布哮鸣音。血、尿常规无异常。X线透视两肺纹理增粗，亮度增强。临床印象诊断为支气管哮喘。中医证属阳气虚衰，痰瘀互阻。以温阳散寒、降气平喘为治法。处方配穴为：百会、风府、风门、大椎、肺俞、定喘、膻中、支沟、合谷、列缺。手法：以平补平泻为主，留针30min，每15min运针1次，留针期间持续加用艾条灸。治疗过程：上述穴位交替使用，每日1次。2d后哮喘明显减轻，夜间即可半卧而睡。4d后哮喘基本停止，睡时已可平卧，但动

则气喘又作。连续 3 个疗程后患者呼吸则平稳，可做适量的户外活动，诸症消失。3 个月内随访未见发作。

【治疗方案】针刺手法采用平补平泻法，留针 30min 以上，加艾灸效果更好，每日 1 次，10 次为一疗程。其中百会和膻中穴均平刺 0.5~0.8 寸；风府、风池取穴，患者正坐微俯头，刺风府时针尖向喉结方向，刺风池时则针尖向鼻尖或对侧眼球，缓慢进针，深度 0.5~1 寸，不施行特殊手法；大椎、风门、肺俞和定喘穴均斜刺 0.5~1 寸；支沟穴可直刺 0.8~1.2 寸。灸时以艾炷灸为主，可配合使用艾条灸，其中百会在留针期间持续用艾条温和灸，灸至患者局部有温热感且无灼痛为宜，或百会和肺俞均隔姜灸，灸炷多达百壮，以局部皮肤红润而不起疱为度；主穴及随症穴均灸 5~7 壮，针与灸法可以交替使用。

四、胃痛

【案例资料】王某，男，22 岁，3 年前上腹部疼痛、反酸、嗳气、食欲减退、乏力，经常反复发作，曾在某市级医院做胃镜检查，诊断为慢性胃炎（浅表型），经服多种西药、中成药未见明显效果。经使用长效穴位治疗针治疗，第 1 次即有明显效果，1 个月后又治疗第 2 次，症状完全消失，饮食恢复正常，经市医院胃镜检查：胃黏膜无炎性变化。嘱其注意饮食，参加体育锻炼，观察 6 个月无复发而痊愈。

【治疗方案】治疗时取背腹部俞募穴位为主，肘膝以下合穴为辅。如胃俞与中脘、脾俞与章门，属俞募配穴法。辅以内关、足三里，近距离取通谷或幽门，恶心配膻中，以和胃气而定痛。针刺操作：取穴要准，用 75% 酒精局部消毒，2% 利多卡因作局部皮内麻醉。取消毒好的长效针，垂直刺入穴位，询问病人是否有得气感，如无得气感，将针退至皮下，调整方向再刺入，到病人有得气感（痛或麻胀等感觉）时为止。将针芯推下，芯子就可准确落入穴位，此时将针按顺时针方向旋转 1~2 圈（此法为针刺疗法的补法），将针拔出，观察是否有出血，用消毒棉球敷盖胶布固定 6h 以上。每位病人选穴均在 15 个穴位左右，治疗时间在 1h 左右即可完成。

五、呃逆

【案例资料】陈某，男，46 岁，因近 1 周来感冒迁延未愈，1d 前出现呃逆有声，每次持续约 1h 之后稍减，而后又加剧，经他院予以屏气、非那根足三里穴位封闭等处理，症状无明显改善。诊为风寒外邪经肺系犯及阳明胃经，寒气与胃中谷气相攻，肺胃之气上逆而发呃逆。治疗取太渊穴，针刺入 12mm，行针之时呃逆即减轻，留针 30min，期间行针 1 次，出针时呃逆已停止，且当日无复发。后继续巩固治疗 2 次，随访 10d 未再复发，系痊愈。

【治疗方案】取穴为太渊，寒气甚者可加阴谷。操作：太渊用直径 0.30mm、长 25mm 毫针，避开动脉，直刺 10~15mm，施以捻转补法，或平补平泻法；阴谷以直径 0.30mm、长 40~50mm 毫针，直刺 25~40mm，行提插捻转泻法，留针 30min，留针中间行针 1 次，每日 1 次。

六、呕吐

【案例资料】刘某，女，29 岁，患者主诉昨日因早上食剩菜，3h 后出现腹部绞痛，呕吐十余次，初起呕吐物为胃内容物，以后呕吐物为胆汁及水样物，腹泻黄色水样便 3 次，气味均浊臭，腹痛加重，呕吐不止。呕吐物酸苦，口渴。会诊视：舌质红、苔白而干，脉弦细数。发育正常，营养良好，痛苦面容，呼吸均匀。腹平软，肝脾未触及，脐周围弥散性疼痛，腹拒按压痛明显，而无反跳痛。辨证为宿食停滞之证。经针刺素髎穴后，呕吐停止，可饮水不吐，渐可进流食，每日大便次数明显减少，3d 后大便正常。

【治疗方案】取素髎穴，施术方法，患者取正坐位，鼻柱上端取穴，医者选用 26 号 1 寸毫针，穴位局部消毒后，左手拇、食指轻捏鼻骨，右手持针向上直刺 0.3~0.5 寸（同身寸），中等量刺激，针感以酸麻胀为主可向鼻根、鼻腔部放射，点刺出血数滴。每日针刺 1 次。

七、腹痛

【案例资料】袁某，男，31 岁，因“肾绞痛”于 2010 年 7 月 20 日被收入院诊治。入院时腹部绞痛且不能平卧，辗转不安，无法完成入院体格检查。诊后随即给予针刺内关、足三里，2min 后疼痛缓解，4min 起针后便能平卧，配合医生进行体检。后经静脉肾盂造影，被确诊为“右肾结石”。

【治疗方案】治疗选择内关、足三里进行针刺，先刺内关，再刺足三里穴。对于虚证疼痛，则快速刺入穴位，捻针柔和，得气后，留针 10min，并每隔 3min 捻转 1 次，然后起针；对于实证疼痛，则快速刺入穴位，并进行捻转强刺激，得气后，留针 3min，并每隔 1min 捻转 1 次，然后起针。注意得气后不要继续深刺。

八、腹泻

【案例资料】史某，女，2 岁。由家长代诉，患儿近 1 个月来排黄色稀水样便。每日 7~8 次，无热，不思饮食，喜暖畏寒。曾静脉点滴青霉素 1.5g 1 周，口服止泻散数日腹泻未止住。查体：患儿面色萎黄，神疲肢软，消瘦，脉濡缓无力，舌嫩苔白。咽部正常，心肺正常，腹软，肝脾无肿大，肠鸣音亢进，皮肤弹力略差。大便常规：白细胞（++），黏液（+），脂肪（+）。治疗：针刺 1d 后大便减至每日 3 次，大便略稀黄，针刺 2d 后大便减至每日 2 次，大便成形，便常规检查正常，食欲增加。第 3 日巩固治疗 1 次。

【治疗方案】治疗取穴，足三里、止泻、天枢、隐白、厉兑。针刺方法，暴露上述穴位，常规消毒。取 28 号毫针，垂直进针 0.5~1.0 寸。根据患儿病情进行捻转、提插，实则泻之，虚则补之，不留针。每日1次，3d 为一个疗程。

九、便秘

【案例资料】纪某，男，47 岁。主诉为习惯性便秘 6 年。平素经常 3~5d 大便一次，排便困难，伴有头痛，精神萎靡，食欲减退，胁腹均胀痛。曾经中西药多方治疗，效果不显著，前来就诊。诊见营养中等，触诊腹部有硬块。脉弦大，舌质红，苔黄燥。中医诊为热结六腑，津亏肠燥型便秘（属实）。遂施以针刺治疗，一个疗程，诸证消失，排便正常，痊愈。

【治疗方案】治疗取穴，支沟、天枢、上巨虚、太白、行间、照海、气海。寒秘针用补法加灸，实秘则针用泻法，虚秘针用补法。每日 1 次，10 次为一疗程。疗程间休 7d。

十、胁痛

【案例资料】徐某，女，49 岁，主诉为左侧胸胁部疼痛 1d。患者昨因搬重物时用力过猛，引起左侧胸胁部疼痛，咳嗽、呼吸时疼痛加重，且活动受限，表情痛苦，不敢强力言语，诊断为胸胁迸伤。取左侧腧穴针刺，3min 后疼痛逐渐消失，留针 30min，起针后患者活动如常人。随访 1 周未复发。

【治疗方案】治疗取同侧曲泽、尺泽为主穴，辅以内关穴，双侧疼痛则取双侧穴位。针刺操作方法，患者取坐位，所取穴位常规消毒，取 28 号 2 寸毫针，稍向上刺入穴位（同时令患者深吸气），得气后，使用强刺激，使针感向上传导，每 5min 行针 1 次，留针 30min。留针期间令患者做深呼吸或随意胸廓运动，出针时不按针孔。每天 1 次，7 次为一疗程。

十一、消渴（糖尿病）

【案例资料】王某，男，54 岁，主诉为多饮、多食、多尿，食后易饥 2 年余。且伴头晕、乏力、腰膝酸软、心慌、口渴等症状，尚无明显体重减轻。就诊于某院，确诊为糖尿病。遂服用优降糖、降糖灵等药，收效甚微。近 1 年来改用消渴丸配合六味地黄丸，自诉有效，但不很明显。近几周来，头晕、乏力、心慌、口渴等症日趋加重。就诊于我科针灸门诊。查：面色微黄，舌淡苔白，脉细弱无力，且不时叹息。经检验，空腹血糖 13mmol/L，尿糖（++++）。遂用“固本清热法”治疗，2 个疗程后，血糖降至 9.07mmol/L，尿糖（++）。遂嘱其停服降糖药物，又针刺 2 个疗程，血糖降至 7.2mmol/L，尿糖（–）。6 个疗程后，血糖降至 5.4mmol/L，尿糖（–）。且面色红润，精神颇佳，自述工作愉快。半年后随访，无复发。

【治疗方案】治疗取双侧合谷、足三里、太溪穴。合谷穴用泻法，足三里、太溪均用补法。每次留针 30min，中间行针一次，每日针 1 次。10d 为一疗程，每个疗程之间休息 3d。

十二、心悸

【案例资料】陈某，女，18 岁，于 2015 年 12 月 26 日晚上 8 点突然心悸，在乡镇医院做心电图示“心动过速”。给予心得安 10mg 口服，安定 10mg 静推后无效，又去当地另一家医院就医，急诊室医师给予

西地兰 0.4mg 静推后无效。于 2015 年 12 月 27 日晨 6 点 45 分，到我院急救中心急诊。主诉心悸、恐惧感 10h 伴入睡不能。心率 155 次 /min，心电图示室上性心动过速。立即给予针左侧内关穴，垂直捻转进针，30s 后心率降至 77 次 /min。留针 30min 后起针，复查心电图已正常，随访 1 个月未复发。

【治疗方案】治疗选用单侧内关穴，左右侧均可。局部碘酒、酒精消毒，选用 1.5 寸毫针，垂直捻转进针至 0.8~1 寸。进针后即用听诊器测定心率，待心率降至 80 次 /min 左右时停止捻转，留针 30min，每隔 5min 行针 1 次。

十三、不寐（失眠）

【案例资料】董某，男，40 岁，主诉为失眠 1 年。病史诉 1 年前因妻子、儿子相继患病，本人操劳过度，逐渐出现入睡困难，之后虽妻儿病愈，但睡眠情况未得到改善，而且逐步加重，曾口服舒乐安定、百忧解等药物来帮助睡眠，停药后失眠依然。因患者惧怕药物的副作用，遂要求针灸治疗。就诊时每夜仅能睡眠 1~2h，白天表现头晕目眩、神疲乏力、心悸健忘，舌淡苔薄，脉细弱。各项实验室检查未见明显异常。中医辨证为心脾两虚。针刺主穴取照海、申脉，配以心俞、脾俞、足三里、三阴交，手法采用呼吸补泻法，治疗 5 次后，失眠症状已经大为改善，能入睡 3~4h，白天精神转佳，治疗 1 疗程后，诸症消失。

【治疗方案】治疗主穴为照海、申脉。根据临床辨证分型配穴：肝郁化火型取内关、行间、肝俞等；痰热内扰型则取神门、内关、公孙、丰隆等；阴虚火旺型取太溪、心俞、肾俞等；心脾两虚型取心俞、脾俞、足三里、三阴交等；心胆气虚型取大陵、胆俞、肝俞、阴郄等。针刺方法：患者取俯卧位，双侧取穴，选用 0.28mm × 40mm 毫针，穴位常规消毒，均采用呼吸补泻法，照海进针用补法 13mm，申脉进针用泻法 13mm，配穴进针 13~25mm。肝郁化火型：内关、行间、肝俞等穴用泻法；痰热内扰型：神门用补法，丰隆、内关、公孙等穴用平补平泻法；阴虚火旺型：太溪、肾俞等穴用补法，心俞用平补平泻法；心脾两虚型：心俞、脾俞、足三里等穴用补法，三阴交用平补平泻法；心胆气虚型：大陵、胆俞、肝俞、阴郄等穴用泻法。每次留针 30~40min，留针期间行针 1 次。每日治疗 1 次，10 次为一疗程，疗程间休息 2d。

十四、嗜睡

【案例资料】患者，女，28 岁，主诉为嗜睡 4 年，加重 2 年。患者 4 年来不明原因的疲惫、嗜睡、体形胖，曾在当地医院就治，诊为嗜睡症，服中药效果欠佳，故来我科就诊。近 2 年诸症加重，言语、吃饭、行走时要睡便睡，直接影响日常工作和生活。患者体胖，身重懒言，头昏，月经后期，且婚后 4 年未孕，食欲旺盛，便秘，舌苔腻，脉濡缓。此患者属于痰湿困脾，湿浊蒙蔽清窍，故采用燥湿健脾、豁痰开窍之法治之。经针刺 10 次后嗜睡明显减轻，继续治疗 20 次后，嗜睡基本消失，食欲降低，月经、大便正常，体重降低 5kg，半年后随访未复发。

【治疗方案】治疗取穴为体穴取百会、四神聪、中脘、气海、大横、滑肉门、梁丘、三阴交、足三里、上巨虚、支沟等；临床随症加减：痰湿困脾加丰隆、阴陵泉，脾气不足则加脾俞、胃俞，肝郁脾虚可加阳陵泉、太冲，气血两虚加血海、脾俞、胃俞等，湿浊蒙蔽加阴陵泉。耳穴取饥点、脾、胃、肾、三焦、内分泌、渴点等。操作：局部常规消毒，先针刺百会、四神聪，用平补平泻手法持续行针 5min，后每隔 15min 同前行针 1 次；再针刺腹部及四肢穴位，留针 30min。中脘、气海一组，大横、梁丘为一组，分别连接电针治疗仪，并用连续波和断续波，每隔 3d 交换波型，频率为 60~80 次 /min。王不留行籽耳穴贴压，肤色胶布固定，每日于饭前 15min 按压，每穴按压 1min，3 日换贴 1 次。治疗 30 次为一疗程。

十五、头痛

【案例资料】张某，男，35 岁，主诉：反复出现头痛 3 年余，加剧 1 个月。3 年前出现头痛，以前头和侧头为显著，头颅 CT 检查，提示无阳性体征。曾静脉滴注复方丹参注射液，口服芬必得等药物，症状无明显改善。1 个月前感头痛加剧，服用解热止痛散，每日 1 包，方能止痛，苦不堪言。头痛仍以前头和侧头为重，伴纳少，夜寐欠安，二便调。采用针刺治疗，治疗取穴：风池、百会、四神聪、太阳、印堂、头维、率谷、阳陵泉、足临泣，针后症状大减，治疗 3d 后就不需服用药物，10 次而愈。

【治疗方案】取穴主穴：风池、百会、四神聪、太阳。辨证加减：太阳头痛者可加天柱、翳风、昆仑；阳明头痛者可加印堂、头维、冲阳；少阳头痛者可加外关、率谷、阳陵泉、足临泣；厥阴头痛者可加太冲、

行间；气血亏虚者可加肾俞、脾俞、足三里；痰盛者加丰隆；痛较重者加阿是穴。每日 1 次，每次 30min，10 次为一个疗程，每疗程间隔 3d。

十六、眩晕（高血压）

【案例资料】患者，男，72 岁，主因“头晕、头昏沉 3d”于 2016 年 5 月 6 日就诊。患者既往有高血压病史 10 余年，一直服用“降压 0 号”，血压控制尚可。3d 前因劳累后出现头晕、头昏重，无恶心、呕吐，无视物旋转，血压 180/110mmHg，服用“降压 0 号”效果不显，遂来诊治。当时测血压 175/110mmHg，采用针刺方法针刺太渊，留针 30min。在 20min 时测血压为 160/100mmHg，30min 后血压是 140/90mmHg，起针后症状已完全消失。

【治疗方案】治疗取穴：太渊。治疗方法：患者取仰卧位，两手自然置于身体两侧，一侧测量血压，取另一侧太渊穴。穴位局部皮肤常规消毒后，选用 0.30mm × 25mm 毫针，轻轻缓慢直刺 5~8mm，待针直立随脉搏搏动即可，留针 30min，不需行针。针刺中偶可出现局部血肿，故取针后要按压 1min。

十七、面瘫

【案例资料】患者，女，40 岁，患者曾在 20 岁患右侧面神经炎，前后到省中医院、军区总医院、省体工队针灸治疗室等地求治，接受过针灸、中西药物治疗达 3 年之久，疗效均不明显。近 2 年发觉面部肌肉有时抽动，担心病情加重，遂来就诊。经检查发现患者右侧不能蹙额，眼裂变大，眼睑闭合不全，右鼻唇沟平坦，口角歪向左侧，下颌部肌肉痉挛形成多个小凹陷，右侧面部肌肉自下颌部向眼角抽动，但未见肌肉萎缩，皮肤温度亦无明显差异。治疗取右侧地仓、颊车、牵正、风池、翳风，左侧合谷，双侧手三里、足三里、太冲、阳白、迎香穴，以改良烧山火针刺手法，第 4 次治疗时患者始觉热感明显。治疗 2 个月后痊愈。

【治疗方案】治疗取穴，主穴取患侧地仓、颊车、牵正、风池、翳风，健侧合谷，双侧手三里、足三里、太冲；随症加减：人中沟歪斜加水沟，鼻唇沟平坦加迎香，额纹消失加阳白。手法操作：患者取仰卧位，局部皮肤常规消毒。选用 0.35mm × (25~40)mm 毫针治疗，急性期患侧牵正穴、翳风穴点刺，使少量出血；水沟斜刺，针尖指向口禾髎；余穴位行改良烧山火针刺手法。改良烧山火手法：嘱患者身体放松，鼻吸口呼，匀速呼吸。①嘱患者张口轻呼气时，医生以左手拇指按压穴区肌肉，指切进针法快速准确将针刺入穴位，须使得气感舒适温和，勿使得气感太过明显或强烈。②医生左手拇指按压其穴，右手拇指进前、示指退后缓慢捻动针体，保持得气感。③医生左手拇指加大压力，右手拇、示指持针小幅度低频率匀速提插 9 次，操作时保持力的均匀持久，针尖不离得气平面，患者得气感应不消失。④医生继续以左手拇指重压穴区，右手拇、示指持针向内推按守气，始终保持针尖在得气水平处，并询问患者针下感觉。此时患者针下或远端一般会出现热感，风池、牵正、翳风、合谷、手三里等穴热感常会向患侧面部传导，有时热感亦可波及健侧面颊；足三里、太冲常会向上传导，可至面颊或背部。患者诉说头面部有明显热感，甚者有灼热感、汗欲出感，医生用手触摸亦可感知患者两侧面部温度不同，或可见患者面部潮红，留针期间热感不退或稍有减退，再行针热感会随之增加。⑤如上之法操作一遍后，如患者自觉热感不很明显，可不必勉强，第 2 天治疗时继续如前操作，一般针刺当天患者面部以手触之即可知患侧面颊温度高于健侧，坚持数次以后，患者自觉热感会越来越显著，敏感的患者治疗数次后在进针瞬间即诉说头面、背部出现强烈热感。⑥治疗结束后，嘱患者深吸气，医生左手以消毒棉球按压穴区，右手快速出针，重压针孔 5~10s，完成结束手法。上述治疗均留针 30min，留针期间视患者面部热感情况行针 1~2 次。每日治疗 1 次。

十八、中风

【案例资料】刘某，男，72 岁，左侧半身不遂，麻木 2d，患者于 2008 年 8 月 17 日入院。患者有高血压病史 20 余年，冠心病病史 5 年，平时常自行服用脉通、复方丹参片、复方罗布麻片等，血压一般为 170/100mmHg。2d 前因夜晚看电视时发生头晕目眩、肢体乏力，翌日出现左侧肢体瘫痪、口眼㖞斜、语言謇涩，随即来我院内科诊治。刻下症状：半身不遂、肢体麻木、头晕目眩、口舌歪斜、言语不清、气短乏力，舌质淡紫，苔薄而白，脉象细涩。查体：血压 165/95mmHg，肌力：左上下肢为Ⅱ、Ⅲ级，肌张力增高；

巴氏征、戈登氏征阳性。CT检查示：右额叶部脑梗死。诊断：中风。证属气虚血瘀型。经针刺治疗25天，可以徒步行走，自行上下楼梯。痊愈出院。

【治疗方案】治疗主穴取水沟、百会、大椎、风府、后溪、足临泣。临症加减：肝阳亢盛配太冲、三阴交；风痰阻络配丰隆、风池；气虚血瘀配气海、血海；痰热腑实配丰隆、内庭；阴虚风动配太溪、行间；痰湿蒙窍配丰隆、太白。治疗原则，虚者补之，实者泻之，虚寒灸之，均采用提插、捻转补泻手法。针刺方法：水沟向上斜刺，雀啄法；百会向后平刺；风府向下斜刺；大椎向上斜刺；后溪直刺；足临泣直刺；太冲直刺；三阴交直刺；丰隆直刺；内庭斜刺；风池向鼻尖斜刺；血海直刺；太溪直刺；行间斜刺；太白直刺；气海直刺。针刺得气后接电针仪30min。每日1次，10d为一疗程。主穴每次均取，配穴根据证型选取，疗程间休息3d。

十九、腰痛

【案例资料】沈某，男，42岁，患者左侧腰痛1年余，时发时止，3d前不慎扭伤腰部。现表现腰痛沉坠，活动不利。查体：命门下3cm、左5cm，下2cm、左0.5cm，上0.5cm、左4cm（L3横突尖端）处各有1个范围小于1cm^{2}的痛点，L3横突尖端可触及0.5cm×0.5cm结节状物。X线片示：左侧腰部软组织水肿，左侧L3横突尖端密度增高。诊断为左侧L3横突综合征、急性腰扭伤。针刺治疗1次，针起则痛止，之前3处痛点消失，左侧L3横突尖端结节状物仍在。活动自如，无任何不适。次日来诉，针后未再疼痛。随访半年未发，且结节状物消失。

【治疗方案】患者取俯卧位，医者在其腰部指压探查，找到阳性反应点后令患者仰卧位，在腹部选择与反应点前后相对的点，常规消毒后，取0.35mm×50mm毫针，直刺40mm，提插4~5次退针至皮下，分别向该点的上下左右斜刺（合谷刺），再直刺40mm，提插4~5次出针，每日1次。

二十、前列腺炎

【案例资料】王某，男，52岁，患者诉腰骶部、会阴部胀坠及排尿不净2年。近来排尿时尿道口烧灼感，排尿末滴白，夜尿次数频多。经外科指诊：前列腺增大，中等硬度，有明显压痛，按摩前列腺时排出液量偏少。化验结果为：白细胞（++），卵磷脂小体（+），B超提示：前列腺增大，节结样改变，约4.6cm×3.8cm×3.3cm大小。舌质偏红，苔黄厚腻，脉细数。诊断：慢性前列腺炎。于是按实证针灸治疗3次后，胀坠感及尿道口烧灼感明显减轻，夜间排尿次数也较就诊前减少。未服中西药物，治疗2个疗程后，排尿通畅，排尿后已无淋沥、滴白现象。前列腺液高倍镜检白细胞2~3个，卵磷脂小体（+）。

【治疗方案】治疗取穴小肠俞、膀胱俞、脾俞、次髎、关元、中极。配穴取阴陵泉、三阴交、太溪。实证加曲骨、外关，虚证加则肾俞、足三里。治疗操作：俯卧位所取穴用28号2.5寸毫针，进针2~2.5寸；仰卧位所取穴用30号1.5寸毫针，进针0.5~1寸。实证进针得气后施泻法，提插、捻转2~3min，使针感传至腰骶部，用电针仪疏密波加电，留针20~30min。虚证得气后施平补平泻手法，小幅度捻转2~3min，使针感传导至阴茎部，然后施温针操作约30min。以上治疗每日1次，每次取主、配穴3~4个，可交替选用。俞募穴兼取时，先针俯卧位，后针仰卧位。一般每次只针一个体位。每10d为一疗程，疗程间休息3d。

第三节　艾灸验案选

一、感冒

【案例资料】李某，女，23岁，患者于1d前，突然出现发热、头痛、鼻塞、流涕及咳嗽等症，体温38℃。诊为感冒，曾服用感冒清热颗粒，效果不显，遂给予艾灸治疗，次日诸症明显缓解。

【治疗方案】治疗以温和灸为主，主要选穴百会、前顶、复溜（双侧），同时灸治，时间为1~2h，每日1~2次。施术时若患者体温为38.6℃以上，可临时先给予耳尖放血及背部大椎、肺俞刺络拔罐后再行上述穴位温和灸。施术前后嘱饮温开水适量。

二、哮喘

【案例资料】孙某，女，38 岁，患者自诉哮喘史 30 余年，每年发作数次，入冬为甚，近几年来症状加重，经中西医多种方法治疗疗效不佳，无家族史。查体闻及两肺满布哮鸣音。诊断为支气管哮喘发作期，给予艾灸治疗，首次治疗后，即刻自觉喘息减轻，有轻松感，听诊闻哮鸣音明显减少，两侧肺功能改善。次日自诉夜间喘息症状未再加重。治疗 4 次后能从事轻微的体力劳动，继续之前治疗，共 8 次，自觉症状消失。查体仅闻及呼吸音粗，无哮鸣音，测肺功能大致正常。

【治疗方案】用艾炷灸双侧少商穴 3~5 壮，直接灸，每日 1 次，10 次为 1 疗程。

三、泄泻

【案例资料】韩某，男，66 岁，患者诉腹泻反复发作五六年，每日清晨肠鸣即泄，至早饭时可泻二三次，有时大便夹完谷不化之物，伴轻微腹痛、腹泻，面色黧黑，腰膝酸软，夜寐欠安，舌淡苔薄，脉沉细。大便常规检查无阳性结果，体检腹软，脐周有轻压痛。曾服黄连素、氟哌酸等西药，收效不佳。辨证属久泄、脾肾阳虚型。给予麦粒灸脾俞、胃俞、阴陵泉、足三里，每穴 3 壮，隔日 1 次，1 个月后大便正常。

【治疗方案】治疗取穴脾俞、胃俞、阴陵泉、足三里。治疗方法：麦粒灸脾俞、胃俞、阴陵泉、足三里，每穴 3 壮，隔日 1 次，1 个月为一疗程。

四、不寐（失眠）

【案例资料】刘某，女，54 岁，患者自诉失眠 2 年，近日加重。2 年前因丈夫车祸而致失眠多梦，近日失眠加重，夜间入睡艰难，每晚最多仅能入睡 2h，且入寐后易惊醒，伴心烦心慌、两目干涩、神疲健忘。脉象细数，舌苔少，舌边尖红。辨证属于：阴虚火旺，心肾不交。取照海穴艾灸 1 疗程后，可睡眠 6h。

【治疗方案】治疗取穴：照海。每日下午诊治，患者取仰卧位。让患者注意力集中于照海穴，由医生点燃艾条对照海穴施行温和灸，使病人感觉温热舒适为度。每穴各灸 30min，10 次一疗程。

五、颈源性头痛

【案例资料】王某，女，24 岁，患者自诉头痛，伴颈、肩疼痛 1 个月余，加重 1 周，查体：在头颈部有压痛点，X 线片显示颈椎曲度变直。诊断颈源性头痛，给予针刺加艾灸治疗 10d 后症状消失。

【治疗方案】治疗取穴：四神聪、百会。艾灸操作：令患者取坐位，头顶部严格消毒后，取直径 0.35mm、长 50mm 毫针，与头顶呈 15° 斜刺入四神聪，针尖均向百会，针刺深度 20mm。每穴捻转 2~3min，频率 140~180 次 /min，使局部产生沉胀感并保持 2~3min。然后将针柄尾部折弯与刺入平面呈 70° 角，在距百会 2cm 水平使四针尾端形成“::”形。在互为对角的两根针的针柄环内各穿插一根针，形成“+”字交叉状，然后将底径为 1.5cm、高 1.5cm 的圆锥型艾炷，放置于交叉中心，以头顶部温热无痛感为度。每次连续灸 7 壮，留针 60min。隔日 1 次，10 次为一疗程。

六、颈源性眩晕

【案例资料】包某，女，48 岁，颈椎病史 3 年，临床症状以眩晕为主，经多方诊治服药治疗，无明显效果，近 1 周来眩晕加重，经介绍来我科治疗。头晕目眩，伴轻微恶心呕吐、颈部酸痛不适。经艾灸方法施治，灸疗过程中，自述感觉舒服，眩晕感明显减轻，经治 1 个疗程，临床症状基本消失，继续巩固治疗 1 个疗程。

【治疗方案】治疗取穴百会、大椎。灸治时患者正坐低头，医生立患者身后，先于头部中线与两耳尖连线的交点处取穴百会，将艾条点燃，对准百会穴施以悬灸，注意调整艾条与穴位的距离，以患者能耐受为度，头部灸 20min，至皮肤潮红，患者自觉热感。再于第七颈椎棘突下凹陷中取大椎穴，施温和灸 20min 至皮肤红晕。每天灸治 2 次，5d 为一疗程。

七、面瘫

【案例资料】王某,男,32岁,患者自诉于昨日晨起后洗漱时感觉面部不适,右侧面部鼓气漏气,鼻唇沟变浅,闭目不能,额纹消失。遂就医于我科,诊为面瘫,给予艾灸治疗1个月,患者诸证消失。

【治疗方案】治疗取穴患侧地仓、颊车、攒竹、鱼腰上0.5寸、阳白、水沟、牵正、下关及双侧足三里。操作方法:取纯艾绒,将艾绒置入麦粒灸模具,适当加压后,取艾炷直接置于相应穴位,点燃艾炷,每穴3炷,每炷燃烧5~10s,当患者感到微疼痛时,医生迅速用左手取下艾炷,患者局部皮肤微泛红为度,每炷之间间隔15s,治疗隔日1次,10d为1个疗程,休息3d后进行下1个疗程。

八、急性腰扭伤

【案例资料】李某,女,41岁,患者3h前因弯腰拾物时突然感觉腰部疼痛不止,活动明显受限。查体:腰部呈强直状态,活动不利,右侧第3、第4腰椎旁肌肉压痛明显。诊断:急性腰扭伤。取患侧阿是穴,配患侧环跳穴行艾灸治疗。艾灸治疗过程中,患者觉温热感向腰部疼痛处扩散,腰部有温暖舒适感后,疼痛渐消,活动自如,1次而愈。

【治疗方案】药饼组方:生川乌、生草乌、乳香、没药、炮山甲、木香、赤芍、红花各等份,研末备用。选穴:主穴取阿是穴,配穴取肾俞、环跳、秩边、委中、阳陵泉、足三里、承山、悬钟。每次治疗选2~4穴,其中每次主穴必选,根据具体病情选1~3个配穴,随症配用。操作:灸前取生姜切成厚约0.3cm的姜片,中间用中号缝衣针穿刺数孔,待用。患者俯卧于治疗床上,将姜片1枚贴于所选穴位处,上置适量药末和艾炷,点燃。片刻药气即可透入皮肤。病人感觉灼痛难忍时可将姜片略提起,稍候放下再灸,药艾燃尽,再另换1炷,每穴灸5壮,每日1次,5次为一疗程。

九、癃闭

【案例资料】罗某,女,26岁,孕29周临产,于2015年12月4日入院。入院时检查为足位,施臀牵引术,会阴侧切助产分娩一男婴。产后小便一直不畅,每次不能排空,12月8日开始葱白洗净捣碎成泥,用手压成0.3cm的药饼。将艾绒做成蚕豆大小的艾炷备用。治疗时先将盐填平脐部,将葱饼至于食盐上,再将艾炷放在葱饼上,点燃艾炷,随时更换艾炷,直至腹内温热,有便意,小便自解后,再灸1~2壮。

【治疗方案】取葱白2根,食盐20g,艾绒适量。先将食盐炒黄置冷备用。葱白洗净捣碎成泥,用手压成0.3cm的药饼。将艾绒做成蚕豆大小的艾炷备用。治疗时先将盐填平脐部,将葱饼至于食盐上,再将艾炷放在葱饼上,点燃艾炷,随时更换艾炷,直至腹内温热,有便意,小便自解后,再灸1~2壮。

十、阳痿

【案例资料】王某,男,43岁,2012年阑尾炎手术后,出现性欲减退,阴茎勃起无力,且早泄。经艾灸治疗1个月后,性生活正常。

【治疗方案】治疗取穴关元、肾俞(双),配穴足三里、三阴交。每次灸治30min,至局部红热止。

第四节 推拿验案选

一、颈椎病

【案例资料】刘某,男,49岁,颈项部疼痛、伴头晕1年左右,多次服药治疗效果不显来诊。颈部活动受限,右手中指、无名指和小指麻木,头晕时恶心。查体见颈椎两侧椎旁压痛,右侧为甚,且向右侧上肢放射,手指麻木感加重,颈4~5棘上韧带增厚且硬,按压有摩擦音,压颈试验(+),臂丛神经牵拉试验(+)。X线片显示颈椎生理弧度消失,颈4~6椎体增生,骨赘形成。诊断为颈椎病混合型。经手法操作,第一疗程症状改善,第二疗程症状基本消失,继予第三疗程以巩固疗效,以后停止治疗,嘱患者坚持颈

部功能锻炼。

【治疗方案】患者取坐位(或卧位),医者立于患者后侧,拿肩井,按天宗并轻揉,从风府推至陶道,按揉颈项部及两侧,指拨并按揉颈肩部两侧(重点在患侧)肌肉,拿风池、肩中俞、阿是穴并揉按,活动颈部,配合摇法,按揉颈项部,点噫嘻、阿是穴,按揉、拍打背部,叩击肩部并搓揉之。手法加减:神经根型在上述基本操作加点拨颈椎两侧(从枕骨粗隆开始至第七颈椎横突下方),拿揉患侧颈部并按揉,滚颈肩部及患侧上肢,端压颈肩;椎动脉型则在上述基本操及上举明显受限,被动上举时疼痛剧烈,疼痛连及前胸及上肢部。患者素体健壮,贪凉饮冷,保暖意识差,常因肩痛影响睡眠,二便可。查体:肩部形态正常,皮肤无破损,触摸患肩前部有轻微浮肿感,皮温略高,肱二头肌长头腱处有明显结节,触之坚硬,压痛不甚,推之不易移动,前屈及上举明显受限,约上举至75°,搭肩试验不能完成,舌质淡,苔白,脉弦紧。中医辨证属手阳明经筋实寒证。治疗前期仅以对症治疗,手法操作时间较短,力度较轻。治疗3次后,患者主动前屈疼痛程度明显减轻,触诊无浮肿感,皮温较健侧略低。治疗中期以基础手法加手阳明点按法、寒凝加点孔最、列缺两穴,手法操作时间略长,力度较大。治疗15次后,可完成搭肩试验,前屈上举不引起明显疼痛,活动度加大至150°左右。治疗后期以基础手法加手阳明点按法、体虚对症治疗手法,手法操作时间较长,力度略轻。15次后前屈上举活动度加大至175°左右。作加推印堂至风府,按百会,揉太阳,按太阳片刻,沿少阳经推至肩中俞,梳头部两侧(重点在患侧),叩击百会;交感型则在上述基本操作加指拨颈前部两侧(重点在患侧),按揉缺盆穴,推头部,端压颈肩。4日一次,3次为一疗程。

二、肩周炎

【案例资料】李某,男,49岁,1个月前,患者自觉夜间受寒后,晨起出现左肩前部疼痛,昼轻夜重,得温痛减,遇寒则加重,未经系统诊治,症状进行性加重。1周前用力提拉重物时,突然左肩剧烈疼痛,疼痛略缓解后,左肩前屈及上举明显受限,被动上举时疼痛剧烈,疼痛连及前胸及上肢部。患者素体健壮,贪凉饮冷,保暖意识差,常因肩痛影响睡眠,二便可。查体:肩部形态正常,皮肤无破损,触摸患肩前部有轻微浮肿感,皮温略高,肱二头肌长头腱处有明显结节,触之坚硬,压痛不甚,推之不易移动,前屈及上举明显受限,约上举至75°,搭肩试验不能完成,舌质淡,苔白,脉弦紧。中医辨证属手阳明经筋实寒证。治疗前期仅以对证治疗,手法操作时间较短,力度较轻。治疗3次后,患者主动前屈疼痛程度明显减轻,触诊无浮肿感,皮温较健侧略低。治疗中期以基础手法加手阳明点按法、寒凝加点孔最、列缺两穴,手法操作时间略长,力度较大。治疗15次后,可完成搭肩试验,前屈上举不引起明显疼痛,活动度加大至150°左右。治疗后期以基础手法加手阳明点按法、体虚对证治疗手法,手法操作时间较长,力度略轻。15次后前屈上举活动度加大至175°左右。

【治疗方案】基础手法:①患者取仰卧位,医者站其旁。掌揉患者患肩前部,双手拇指沿锁骨下缘之喙突处由内向外做连续按压法。沿手阳明、手太阴经脉路线拿揉上肢外侧。②患者取健侧卧位,医者立其后。双手拿揉患者三角肌、肱二头肌及肱三头肌区域。沿手少阳经脉循行路线拿揉上肢后侧。嘱患者外展患肢至最大角度,医者用双手轻拨腋前筋、腋后筋、极泉。沿手厥阴经脉循行路线拿揉上肢前侧。③患者取俯卧位,医者立其旁。患肢自然垂于床边,医者掌揉患肩后部及脊柱两侧,双手拇指拨揉斜方肌、肩胛提肌。沿手太阳、手少阴经脉循行路线拿揉上肢内侧。患肢最大限度上举位,医者掌揉冈下窝处,轻拨冈下肌、大圆肌、背阔肌。辨证分型施法:①体虚者双手搓命门,以透热为度,医者以劳宫置于患者关元处震腹,点按曲池、膈俞、足三里等穴。②瘀实者自上而下推按三角肌前后缘以及肱二头肌长头肌腱,握患者腕部作抖动,以患者耐受为度,点按肩髃、三阴交、合谷。③寒凝者医者双手相对搓揉肩关节周围,透热后医者双手置局部十息,反复施术至患者自觉温热感。点按秉风、风府、阴陵泉。④热盛者自内向外,自上向下沿手三阳经脉循行路线在肩部及上肢部作轻柔滚法,沿三角肌、肱二头肌、肱三头肌作一指禅推法,点按曲池、大椎、中府。经络辨证治疗:手阳明经筋者①拨揉肱二头肌长头腱前侧。②患者坐位,医者站其患侧前方,一手点按曲池,一手拿住患肩前部,略向前牵拉,缓慢向上举臂,以患者耐受为度。手少阳经筋者①点按三角肌滑囊上方。②患者坐位,医者站其患侧,双手相对抱住患者上臂上部,拇指在上,置于肩峰外,其余四指在下,紧握患臂,嘱患者放松肢体,拇指向患者躯干方向用力,同时,其余四指向上抱起患臂使患肢缓慢外展,医者拇指略有嵌入感。

手太阳经筋者①小圆肌、冈上肌处。②患者坐位，医者站其患侧，一手握患者患侧手腕，一手推肩前部，略外展患侧肩关节，屈肘至90°，缓慢内旋患侧肩关节，有明显阻力时，迅速伸直肘关节，可出现肩关节或肘关节弹响。

三、腰椎间盘突出症

【案例资料】王某，男，30岁，患者10d前摔伤腰部，疼痛难忍，向左下肢放射、站立不稳、行走困难。曾于某医院用膏药外敷治疗无效，故来我科就诊。查体：腰部活动受限，局部红肿，脊柱左侧弯，L1~5及L5~S1间棘突旁明显压痛，用力按压则左下肢放射痛加剧。屈颈试验(+)，直腿抬高试验及加强试验(+)，踇趾背伸力减弱，左侧膝腱反射及跟腱反射减弱，左小腿外侧及足背外侧感觉减退，病理反射未引出。X线显示：腰椎生理前凸减小，L1~5椎间隙变窄，未见骨折；CT提示：L1~5、L5~S1，椎间盘轻度突出。舌黯红，苔薄黄，脉弦涩。诊断：腰椎间盘突出症(气滞血瘀型)。治疗：采用推拿法，疏筋通络，活血化瘀，消肿止痛。先轻揉患侧，疏散瘀血、松解粘连，使腰部神经及周围神经均得松弛，免受病变压迫而疼痛得以缓解。经治疗40min后，患者症状明显减轻。第一疗程后，患者腰钝痛消失。第二疗程结束后，患者主要症状消失，无功能障碍，恢复正常生理活动。

【治疗方案】患者俯卧位，先于患侧腰臀部及下肢用轻揉、滚、按等手法，促使局部气血运行，使肌肉放松，再施以腰部斜扳法，以调整小关节紊乱，从而相对扩大神经根管和椎间孔。然后在助手协助之下，施以人工牵引，同时，术者以两手掌徐徐轻而重地按压。病人既安全又无疼痛，从而降低椎间盘内压力，促使突出物回纳。最后用滚、按、点、揉、拿等手法，沿受损神经根及其分布区域，反复数次推拿，促进气血循行加强，从而使萎缩的肌肉及麻痹的神经逐渐恢复正常功能。本疗法4d一次，3次为一疗程。

四、失眠

【案例资料】李某，女，35岁，由于工作压力过大，造成自主神经紊乱，睡眠质量极差，经常彻夜难眠。曾在当地医院、诊所就诊，只在短期内稍有缓解。长期的睡眠不足，导致心动过速、精神抑郁、记忆力下降、注意力不集中等症状，严重影响着工作和生活质量，在长达8年的求医问药之中，患者逐渐失去治愈的信心。经辨证施用推拿疗法治疗5次后，患者睡眠状况显著改善。

【治疗方案】患者俯卧，医者立在一侧。用掌根直推督脉及督脉两侧，3~5遍；用拇指从第一椎至十四椎自上而下按揉督脉3~5遍，再从距督脉0.5寸平第一椎至十四椎华佗夹脊穴自上而下按揉3~5遍；用手的滚法在督脉两侧自上而下往返操作3~5遍；按压神道、腰阳关0.5~1min，力度由轻到重，再由重到轻；用捏脊法在督脉由下而上3~5遍，再用提捏法于夹脊穴由下而上操作3~5遍；病人仰卧位，医者立其头侧，在百会上按压1min，再用一指禅操作1min；叠掌揉腹1min，按揉中脘、气海、关元各30s；顺、逆时针摩腹30圈。每次20min，每日1次，7次为1个疗程，隔3d进行第二个疗程。

第五节　拔罐验案选

一、感冒

【案例资料】李某，男，38岁，初冬时节，因2d前上课期间穿着单薄，在还没有供暖的教室内上了四节课后，出现鼻塞、流涕、头身痛、恶寒、发热。体温达到38.5℃。就诊于我科，诊为寒邪侵入肌表所致的风寒感冒。遂给予走罐法治疗。经1次后，即感诸症减轻，鼻通气，当晚体温降至正常。次日晨起诸症消失而痊愈。

【治疗方案】患者反坐于带靠背的椅子上，头俯在椅子靠背上，充分暴露背部，将适量的按摩膏涂于背部(以起到活血化瘀、通经活络的作用，又可起润滑的效果，减轻走罐时的疼痛)。根据患者体型选择大小适中、罐口光滑的玻璃罐，用闪火法拔于患者背部(注意罐内负压适宜，否则火罐移动困难)，将火罐沿着膀胱经走行，上下反复移动。上至大杼，下至大肠俞，直至两侧膀胱经处皮肤潮红为止。然

后将火罐留于大椎穴，留罐 5min 后起罐。隔日治疗 1 次。不配合任何药物。

二、咳嗽

【案例资料】陈某，女，48 岁，患者自诉咳嗽 2 个月余，加重 1 周。2 个月前因外感发热咳嗽住院治疗，经治疗热退而咳不止而出院，断断续续已 2 个月，近 1 周咳嗽加剧，咽痒咳无痰，声音重浊而嘶哑，咳引胸胁痛。诊见：间歇咳嗽，频频发作，体胖，背部畏寒，咳甚汗泪皆出、遗溺，舌淡胖有齿印、苔白，脉沉滑。经给予针刺拔罐治疗 2 次，咳嗽症状消除，2 周后随访无复发。

【治疗方案】患者俯卧位，暴露背腰部，选取足太阳膀胱经第一侧线。常规消毒，先用毫针于风门起，沿膀胱经走向从上至下布针平刺 1~2 寸深，针数一侧 3~5 针不定，双侧同用。同时均加用双侧委中穴。留针 10min 后取针，休息片刻。取中号火罐，用闪火法先拔于膀胱经第二侧线的附分穴处，后沿其皮部由上而下走罐，走罐力度向下用力，向上轻提来回数遍，以皮肤呈红润或充血为度，最后将火罐留于肺俞或膏肓穴处，5min 后取罐，2d 1 次，6 次为一疗程。

三、呃逆

【案例资料】患者，女，58 岁。食管中、上段癌术后 38d。在一次进食发呛后，出现持续性呃逆 2d，频率 4 次 /min 左右，每次进食时呃逆频率增加，已产生进食恐惧现象。辨证此患者术后体虚不固、胃气上逆，加之痰湿阻肺而呃逆。用拔罐治疗，利于温胃固气、除湿宣肺。

【治疗方案】患者取仰卧。分次选择任脉上天突、上脘或中脘、鸠尾或气海穴，手太阴肺经脉上的天枢穴，双侧肋下的阿是穴。用大号玻璃罐，在上述穴位分别用闪火法拔罐，留置 15min，1 次 /d。因考虑患者体虚，每次仅选 2 个穴位，任脉上的天突或中脘和肋下阿是穴，隔日 1 次，火罐留 10min，同时行山莨菪碱 10mg 足三里穴位封闭，治疗 3 次显效，5 次痊愈。

四、面瘫

【案例资料】李某，男，40 岁，因左眼不能闭合、饮水外流 15d，经本单位门诊针灸及激光等治疗 9d，效果不显而来我科求诊。诊见抬眉不能，皱额时左侧额纹消失；左眼睑闭合不全，眼裂约 4mm；示齿时口角右下方歪斜，鼻唇沟变浅，鼓腮漏气，乳突部压痛，伸舌不偏；苔薄黄，脉弦紧。诊断：左侧面瘫，属风寒侵犯阳明经脉，治以祛风散寒，宣通气血。取阳白、颊车、迎香以刺络拔罐，辅以风池、合谷针刺补法，每日 1 次，双侧交替取穴。经 7 次治疗后，额纹显现，眼裂约 2mm，口角稍有歪斜。遵效不更方之旨，续治 4 次，上述症状消失，外观正常。

【治疗方案】在相关穴位（病在阳明经取阳白、颊车、迎香，病在太阳经取颧髎、太阳、地仓，病在少阳经取丝竹空、下关、牵正）上用三棱针点刺 3~5 次或用梅花针扣刺皮肤至血色斑点，后拔火罐 10min 即可。

第六节　刮痧验案选

一、感冒

【案例资料】孙某，女，40 岁，患者自诉感冒 2d。症见：鼻塞、流涕、咽痛、头及全身痛，乏力失眠，发热 38.7℃。经穴位刮痧治疗 1 次后，即感诸症减轻，当晚睡眠好，次日晨起症状全部消失痊愈，并感异常轻松舒畅。

【治疗方案】患者反坐椅子上，充分暴露治疗穴位（太阳、迎香、风池、天柱、大椎、风门、肺俞、华佗夹脊、神道），用 75% 酒精常规消毒后，将正红花油涂于穴位，医者用手紧握刮痧板，与皮肤呈 45℃斜度，从上至下，由内而外顺经用力均匀柔和而刮。痛甚及穴位处应反复重刮，每次治疗时间为 10min。凡有病源之处可见皮肤上有红点、紫红色、紫黑色斑块或青黑色疱，两三日可自行消退，治疗后嘱患者喝生姜汁糖水 250ml，用温水泡手脚以促进四肢及全身血液循环，疏通经络，帮助新陈代谢。一般隔日治疗。

二、腹泻

【案例资料】哈某，男，65 岁，患者自诉腹泻 4d，患者 4d 前因误食生冷致腹泻不止，一昼夜 7~8 次，神疲，纳呆，舌淡红、苔白腻，脉细。经中西医治疗无显著效果。经刮痧方法治疗 1 次后，下午症状明显减轻，第 2 天复诊，症状均消失。

【治疗方案】患者俯卧用刮痧板蘸盐水，在脊背部膀胱经上由上而下做压刮动作 5min，使皮肤充血，然后在背部常规消毒，用 5ml 一次性注射器针头在背部足太阳膀胱经第 1 线和第 2 线从上而下依次挑针，每条线平均挑刺 7~10 点，然后让患者仰卧位，在胸前部常规消毒，用 5ml 一次性注射器针头在胸部正中线旁开 2 寸部位从上而下依次挑针，每条线平均挑刺 7~10 点，每日 1 次，1~3 次为 1 疗程。

三、失眠

【案例资料】蔡某，女，41 岁，患者自诉失眠 5 个月余，伴心慌、头胀痛。血压偏高，曾服用谷维素、安定，治疗效果不显著。刮痧循督脉、全头、颈部及肩部，心经、曲池、足三里、三阴交等，坚持每周治疗性刮痧 1~2 次，每日自我保健刮痧，2 疗程后痊愈。

【治疗方案】选取穴位头颈部为百会、四神聪、印堂、神庭、攒竹、太阳、角孙、风池、鱼腰；背部为神道、心俞；上肢部为神门；下肢部为三阴交。手法：以补刮为主，先以补法刮拭，后用平补平泻法。先由轻到重，在同一经脉上刮至皮肤发红为度。辨证加减：肝阳上亢，血压高者，加间使、行间、曲池，用泻法；脾胃不和者，加中脘、脾俞、胃俞，用补法。

本章小结

中医非药物疗法主要包括针灸、推拿、刮痧、拔罐、艾灸等，本节筛选病例均为临床多发病及中医外治优势病种。通过本章学习可以培养学生独立的中医辨证诊疗能力，开拓临床专业学生的临床诊疗思路。

（周红军）

扫一扫，测一测

笔记

第十二章 中医人文

学习目标

1. 掌握:中医学的人文特点。
2. 熟悉:代表性著作的解析与启示精要。
3. 了解:代表性著作的经典原文精要。
4. 能理解中医学是基于生命和人文的医学。
5. 能将中医人文精神融汇于临证实践。

中医药学可谓是中华民族历史上的一颗璀璨明珠,它不仅为人类积累了丰富而实用的防治疾病的经验与方法,同时其广博精深的文、史、哲、伦理、社会学等人文知识使中医药学形成了独具特色的人文精神并传承至今。

中医药学具有强烈的人文属性,它的起源、发展与中国传统文化密切相关。中医药学深受传统伦理文化的影响,对医学本身、医者素质等都有着深刻的认知。其中,"以人为本"的贵生思想、"仁爱救人"的崇高品格、"济世救人"的善行善举以及"治未病"的养生理念等均为中医药学人文精神受到传统文化影响的具体体现。在诸子百家中尤以儒家("不为良相,便为良医"及"医为儒医"等)、道家("淡泊名利,无为自然"等)思想对中医药学人文精神的影响更为深远。

第一节 《黄帝内经·素问》之《上古天真论》(托名)

一、原文精要

"昔在黄帝……乃问于天师曰:余闻上古之人,春秋皆度百岁,而动作不衰;今时之人,年半百而动作皆衰者,时世异耶?人将失之耶?岐伯对曰……夫上古圣人之教下也,皆谓之虚邪贼风,避之有时,恬惔虚无,真气从之,精神内守,病安从来……帝曰:人年老而无子者,材力尽邪?将天数然也?岐伯曰:女子七岁,肾气盛,齿更发长。二七,而天癸至,任脉通,太冲脉盛,月事以时下,故有子。三七,肾气平均,故真牙生而长极。四七,筋骨坚,发长极,身体盛壮。五七,阳明脉衰,面始焦,发始堕。六七,三阳脉衰于上,面皆焦,发始白。七七,任脉虚,太冲脉衰少,天癸竭,地道不通,故形坏而无子也。丈夫八岁,肾气实,发长齿更。二八,肾气盛,天癸至,精气溢泻,阴阳和,故能有子。三八,肾气平均,筋骨劲强,故真牙生而长极。四八,筋骨隆盛,肌肉满壮。五八,肾气衰,发堕齿槁。六八,阳气衰竭于上,面焦,发鬓颁白。七八,肝气衰,筋不能动,天癸竭,精少,肾脏衰,形体皆极。八八,则齿发去……"

二、译文概义

黄帝向天师岐伯请教道："我听说上古时代的人，年龄都能活到一百岁，而且行动还没有衰老现象；现在的人，年龄才到五十岁，行动就已经衰老了，这是时代变迁呢？还是现在人违背了养生规律造成的呢？"

岐伯回答说："……上古的圣人经常教导他的人民：对一年四季中的各种病邪，要根据节气的变化而谨慎躲避；同时在思想上要安闲清静，不贪不求，使体内真气和顺，精神内守，这样，疾病又怎么会侵袭你呢？"

黄帝问："人年纪老了就不能生育，这是因为精力枯竭了呢？还是自然生长发育规律的必然结果呢？"

岐伯说："人的生理过程：女子到七岁，肾气已经充盛，牙齿更换，头发生长；十二岁或十四岁，天癸发育成熟，任脉通畅，太冲脉旺盛，月经按时行动，所以能怀孕生育；二十一岁，肾气充满，智齿长出，生长发育期结束；二十八岁，这是身体最强壮的阶段，筋肉骨骼强健坚固，头发长到极点；到了三十五岁，身体开始衰老，首先是阳明脉衰退，面容开始枯焦，头发也会堕脱；四十二岁，上部的三阳脉衰退，面容枯焦槁悴，头发开始变白；到了七七四十九岁，任脉空虚，太冲脉衰微，天癸枯竭，月经断经，所以形体衰老，不再有生育能力。男子到八岁，肾气充实起来，头发开始茂盛，乳齿也更换了；十六岁时，肾气旺盛，天癸产生，精气满溢而能外泻，两性交合，就能生育子女；二十四岁，肾气充满，筋肉骨骼强劲，真牙生出，牙齿长全，生长发育期结束；三十二岁，这是身体最强壮的阶段，筋骨粗壮，肌肉丰富；到了四十岁，肾气开始衰退，头发脱落，牙齿开始枯槁；四十八岁，人体上部阳明经气衰竭，面容枯焦，发鬓斑白；五十六岁，肝气衰，筋脉搏活动不便；到了六十四岁，天癸枯竭，精气少，肾脏衰退，形体衰惫，牙齿和头发脱落……"

三、解析与启示

（一）篇名诠释

"上古"王冰注："玄古也"，"玄者，远也"。故上古即远古，主要指人类生活的早期时代。

"天真"，大致有三种解释：①指自然纯真、质朴无邪的天性。清代高士宗《素问直解》："天真者，天性自然之真，毫无人欲之念也。"②指人体禀赋的自然寿命，又称"天年""天寿"。③认为"天"指先天；"真"指"真气"，亦名"元气"。李东垣云："真气又名元气，乃先身生之精气也。"正因为元气本于先天，故名"天真"，即先天真元之气。

"上古之人，其知道者"，因善养生，保全真气，所以能够"尽终其天年，度百岁乃去。"因此，将天、真分而释之，似较合理。由于本篇主要讨论上古之人，保养天真以祛病延年的原则、方法、道理，以及先天真元之气在人体生长发育过程中的重要作用，故以《上古天真论》为名。明代马莳《素问注证发微》云："篇内凡言道者五，乃全天真之本也。"

（二）内容解读

"医之始，自远古。文献考，至岐黄"。岐黄即指《黄帝内经》，是中医现存最古老的典籍，其以论文汇编的形式、对话式的文体阐述医学至理。人类社会的所有活动都是为了人类的生存、健康与长寿，而出自《黄帝内经·素问》开篇的《上古天真论》正是黄帝和岐伯谈论如何达到健康与长寿目的的重要篇章，且对整部典籍起到提纲挈领的作用。

该篇主要讨论：①养生的主要法则、方法及其与健康长寿的关系。②从人体生长、发育、衰老及生殖功能方面的演变，强调肾气在生命过程中的重要作用。③举"真人""至人""圣人""贤人"为例，说明顺应天地四时阴阳而保养精、气、神的程度不同，其寿命也不一样。

但就目前人类的能力而言，人体的生理功能只能在功能的正常发挥中维护存在，而功能训练是功能存在和改善的唯一可靠途径。

1. 功能训练 《素问·上古天真论》指出了人体生理功能维持所必须进行的四个方面训练：认知（意识训练）、饮食（食物训练）、起居（生活习惯训练）、工作（工作习惯训练）。

（1）理论认知与健康实践需要吻合："和于术数"，正是古人建立心身和谐的必要条件；"处天地之

和，从八风之理”，正是要医学信仰与健康行为保持一致性，避免心身矛盾。同时，对生命规律的尊重还表现为对人体能力的准确估价和对自然变化过程的认可：“夫上古圣人之教下也，皆谓之虚邪贼风，避之有时”，说明环境有人体不可抗拒的力量存在；“人年老而无子者，材力尽耶？将天数然也？”然后是对生、长、化、收、藏各年龄段的描述，充分反映了其对生理自然变化过程的尊重。

(2)尊重饮食习惯与食物控制：“食饮有节”中的“有节”，即隐含了饮和食都是必须的且要节制，不要完全放纵自己的喜欲或暴饮暴食或不按时就餐，做到定时、定量。“美其食”，就是要以传统的食物为美，支持和享受传统的食物结构。“适嗜欲于世俗之间”此言指不要创造与习惯不符合的营养方式，而是要在尊重习惯的基础上调整即“行不欲离于世”。

(3)生活起居管理：“起居有常”即要按照正常范围、限度来安排起居。“嗜欲不能劳其目，淫邪不能惑其心，愚智贤不肖，不惧于物”是说不过分。“美其食，任其服，乐其俗，高下不相慕”是说精神状态要与实际生活状态吻合。

生活习惯上的错误同样导致功能衰退，如“以酒为浆，以妄为常，醉以入房，以欲竭其精，以耗散其真，不知持满，不时御神，务快其心，逆于生乐，起居无节，故半百而衰也”便是佐证。

(4)工作习惯管理：“不妄作劳”中的“不妄”，强调对客观的尊重，也表明自我控制的能力。劳作时要让人兴奋，而非疲倦。“外不劳形于事”就是“形劳而不倦”。

“不妄作劳”，除了规范体力劳动时间、强度外，还有一层意义是脑力劳动也应适当，如“志闲而少欲，心安而不惧，形劳而不倦，气从以顺，各从其欲，皆得所愿”，正是此意。

2. 心身健康目标

(1)饱满的精神状态：“精神内守”，是指饱满的精神状态。其包括“独立守神”“积精全神”和“精神不散”三个不同程度。前两者是精神不断饱满、精力越来越充沛的情况，难以达成；第三种情况是要人的精神不涣散，这虽是描述圣人的状况，但一般人是能做到的，问题仅在于其是否也能够自觉遵守自然法则。

(2)良好的躯体运动能力：“肌肉若一”，是指人体运动系统功能的一种良好状态，包括“动作不衰”(身体轻盈，动作准确)、“形体不敝”(身体未呈现出松弛和衰老状态)和“形劳而不倦”(体力充沛和能够快速消除疲劳)三个程度。

(3)心身运动的和谐：“形与神俱”，是指心身运动的一种和谐状况，是一种心身健康的最高境界，需在充分的条件下才能做到，亦即“法于阴阳，和于术数，食饮有节，起居有常，不妄作劳”。

《素问·上古天真论》的首起问题就是探讨人体功能衰退：“余闻上古之人，春秋皆度百岁而动作不衰，今时之人，年半百而动作皆衰者，时世异耶？人将失之耶？”是全篇的核心所在，可以启迪我们维护人体功能的原则和方法，对指导当今中华民族的心身健康，仍具时效性。

第二节 《黄帝内经·素问》之《四气调神大论》(托名)

一、原文精要

春三月……天地俱生，万物以荣，夜卧早起，广步于庭，被发缓形，以使志生……养生之道也；逆之则伤肝，夏为寒变，奉长者少。

夏三月……天地气交，万物华实，夜卧早起，无厌于日，使志勿怒……养长之道也；逆之则伤心，秋为痎疟，奉收者少，冬至重病。

秋三月……天气以急，地气以明，早卧早起，与鸡俱兴，使志安宁……养收之道也；逆之则伤肺，冬为飧泄，奉藏者少。

冬三月……水冰地坼，勿扰乎阳，早卧晚起，必待日光，使志若伏若匿……养藏之道也；逆之则伤肾，春为痿厥，奉生者少……

贼风数至，暴雨数起，天地四时不相保，与道相失，则未央绝灭。唯圣人从之，故身无奇病，万物不失，生气不竭。

逆春气则少阳不生，肝气内变。

逆夏气则太阳不长，心气内洞。

逆秋气则太阴不收，肺气焦满。

逆冬气则少阴不藏，肾气独沉。

夫四时阴阳者，万物之根本也。所以圣人春夏养阳，秋冬养阴，以从其根……

故阴阳四时者，万物之终始也；死生之本也；逆之则灾害生，从之则苛疾不起，是谓得道……

是故圣人不治已病，治未病；不治已乱，治未乱，此之谓也。夫病已成而后药之，乱已成而后治之，譬犹渴而穿井，斗而铸锥，不亦晚乎？

二、译文概义

春季的三个月……天地自然，都富有生气，万物显得欣欣向荣。此时，人们应该入夜即睡眠，早些起身，披散开头发，解开衣带，使形体舒缓，放宽步子，在庭院中漫步，使精神愉快，胸怀开畅，保持万物的生机……保养生发之气的方法。如果违逆了春生之气，便会损伤肝脏，使提供给夏长之气的条件不足，到夏季就会发生寒性病变。

夏季的三个月……天气下降，地气上腾，天地之气相交，植物开花结实，长势旺盛，人们应该在夜晚睡眠，早早起身，不要厌恶长日，情志应保持愉快，切勿发怒……保护长养之气的方法。如果违逆了夏长之气，就会损伤心脏，使提供给秋收之气的条件不足，到秋天容易发生疟疾，冬天再次发生疾病。

秋季的三个月……天高风急，地气清肃，人应早睡早起，和鸡的活动时间相仿，以保持神志的安宁……这就是适应秋令的特点而保养人体收敛之气的方法。若违逆了秋收之气，就会伤及肺脏，使提供给冬藏之气的条件不足，冬天就要发生飧泄病。

冬天的三个月……水寒成冰，大地开裂，人应该早睡晚起，待到日光照耀时起床才好，不要轻易地扰动阳气，妄事操劳，要使神志深藏于内，安静自若……这是适应冬季的气候而保养人体闭藏机能的方法。违逆了冬令的闭藏之气，就要损伤肾脏，使提供给春生之气的条件不足，春天就会发生痿厥之疾……

贼风频频而至，暴雨不时而作，天地四时的变化失去了秩序，违背了正常的规律，致使万物的生命未及一半就夭折了。只有圣人能适应自然变化，注重养生之道，所以身无大病，因不背离自然万物的发展规律，而生机不会竭绝。

违逆了春生之气，少阳就不生发，以致肝气内郁而发生病变。

违逆了夏长之气，太阳就不能盛长，以致心气内虚。

违逆了秋收之气，太阴就不能收敛，以致肺热叶焦而胀满。

违逆了冬藏之气，少阴就不能潜藏，以致肾气不蓄，出现泻泄等疾病。

四时阴阳的变化，是万物生命的根本，所以圣人在春夏季节保养阳气以适应生长的需要，在秋冬季节保养阴气以适应收藏的需要，顺从了生命发展的根本规律，就能与万物一样，在生、长、收、藏的生命过程中运动发展……因此，阴阳四时是万物的终结，是盛衰存亡的根本，违逆了它，就会产生灾害，顺从了它，就不会发生重病，这样便可谓懂得了养生之道……

所以圣人不是等到病已经发生再去治疗，而是治疗在疾病发生之前，如同不等到乱事已经发生再去治理，而是治理在它发生之前。如果疾病已发生，然后再去治疗，乱子已经形成，然后再去治理，那就如同临渴而掘井，战乱发生了再去制造兵器，那不是太晚了吗？

三、解析与启示

早在两千多年前的中医药学就提出了“治未病”预防医学思想，它不仅反映在古代医学的先进性、科学性的一面，至今尚具实用性。《四气调神大论》具体叙述了在一年四季中适应气候变化的摄生法则，而适应气候变化是养生方法中的关键。同时，还指出了违反四时气候的变化规律，是导致疾病发生的因素，从而进一步指出预防思想的重要性。

“治未病”即是体现以人为本的科学发展观，又是适应现代医学模式转变的需要。“治未病”的作

用主要体现在:①治未病之先,防患于未然;②治未发之前,防微杜渐,重视先兆,防止发病;③治未盛之时,见微知著,早治防重,择时而治;④治未传之脏,掌握疾病传变规律;⑤治与否,当变虚实;⑥整体调控,重在调治。

"治未病"作为"圣人"治病的准则得到了后世医家的广泛认同。"治未病"得以实现的前提是精确辨证,其思想体现了"以病人为研究对象,追踪证据、严格评价证据、综合证据、将证据应用于临床实践"的循证医学思想,而这个体现的形式,就是中医辨证论治的过程。

第三节 《韩非子·喻老》之《扁鹊见蔡桓公》(春秋战国·韩非)

一、原文精要

扁鹊见蔡桓公,立有间,扁鹊曰:"君有疾在腠理,不治将恐深。"桓侯曰:"寡人无疾。"扁鹊出,桓侯曰:"医之好治不病以为功!"居十日,扁鹊复见,曰:"君之病在肌肤,不治将益深。"桓侯不应。扁鹊出,桓侯又不悦。居十日,扁鹊复见,曰:"君之病在肠胃,不治将益深。"桓侯又不应。扁鹊出,桓侯又不悦。居十日,扁鹊望桓侯而还走。桓侯故使人问之,扁鹊曰:"疾在腠理,汤熨之所及也;在肌肤,针石之所及也;在肠胃,火齐之所及也;在骨髓,司命之所属,无奈何也。今在骨髓,臣是以无请也。"居五日,桓侯体痛,使人索扁鹊,已逃秦矣。桓侯遂死。

二、译文概义

扁鹊觐见蔡桓公,在桓公面前站着看了一会儿,扁鹊曰:"您有病在皮肤纹理间,不医治恐怕会加重。"桓侯曰:"我没有病。"扁鹊离开后,桓侯曰:"医生喜欢给没有病的人治病,以此作为(自己的)功劳。"过了十天,扁鹊又进见桓侯,曰:"您的病在肌肉里,不及时医治将会更加严重。"桓侯又不理睬。扁鹊离开后,桓侯又不高兴。又过了十天,扁鹊又进见桓侯,曰:"您的病在肠胃里了,不及时治疗将要更加严重。"桓侯又没有理睬。扁鹊离开后,桓侯又不高兴。又过了十天,扁鹊在进见时远远看见桓侯就转身跑了。桓侯特意派人问他,扁鹊曰:"小病在皮肤纹理间,是汤熨的力量能达到部位;病在肌肉和皮肤里面,是针灸的力量能达到的部位;病在肠胃里,是火剂汤的力量能达到的部位;病在骨髓里,那是掌管性命的神的事情了,(医生)是没有办法医治的。现在病在骨髓里面,我因此不再请求为他治病了。"又过了五天,桓侯身体疼痛,派人寻找扁鹊,扁鹊已经逃到秦国了。于是桓侯就病死了。

三、解析与启示

(一)篇名诠释

《韩非子·喻老》是韩非子专门对老子的哲学思想"道"作解释的一部长篇哲学论著,本篇是该论著中的一个论据,内容带有劝喻性,旨意是阐明"制物于细,未兆易谋"等观点。

(二)内容解读

其是以时间为序,以蔡桓公病情的发展为线索,通过扁鹊的"四见"及蔡桓公因讳疾忌医最终致死的故事。

1. 医道精湛 "立有间"说明扁鹊望诊的细致且初诊于无形,表现医学的精通。同时,其对疾病由表及里、由轻到重的发展过程已有了深刻的认识,并注意到了早发现、早治疗的意义。正如"不等切脉、望色、听声、写形,就能言病之所在"。从"病在腠理,汤熨之所及也……"的治疗方案中可看出,他不仅能够四诊合参,而且善于运用针灸、按摩、熨帖、针石、手术、汤药等。

2. 讳疾忌医 蔡桓公的讽刺之语"医之好治不病以为功!"以及"不应"、"不悦"说明其不懂医道、盲目自信且讳疾忌医。

3. 医者之仁 扁鹊的"四见"一方面说明其不顾忌讳而诚实、耐心地尽到医者责任,另一方面揭示了防微杜渐的意义。

第四节 《备急千金要方》之《大医精诚》(唐·孙思邈)

一、原文精要

(一) 医术精通

“……世有愚者，读方三年，便谓天下无病可治；及治病三年，乃知天下无方可用。故学者必须博极医源，精勤不倦，不得道听途说，而言医道已了，深自误哉。”

(二) 诚心救人

“凡大医治病，必当安神定志，无欲无求，先发大慈恻隐之心，誓愿普救含灵之苦……不得起一念蒂芥之心，是吾之志也”。

(三) 大医之体

“夫大医之体，欲得澄神内视，望之俨然。宽裕汪汪，不皎不昧。省病诊疾，至意深心……”。

(四) 为医之法

“夫为医之法，不得多语调笑，谈谑喧哗，道说是非，议论人物，炫耀声名，訾毁诸医……”。

二、译文概义

(一) 医术精通

“……世上有些愚蠢的人，读了三年医方书，就夸口说天下没有什么病值得治疗；等到治了三年病，才知道天下没有现成的方子可以用。所以学医的人一定要广泛深入地探究医学原理，专心勤奋不懈怠，不能道听途说，一知半解，就说已经明白了医学原理。如果那样，就大大地害了自己呀！”

(二) 诚心救人

“凡是品德医术俱优的医生治病，一定要安定神志，无欲念，无希求，首先表现出慈悲同情之心，决心拯救人类的痛苦……不能产生一点不快的念头，这就是我的志向。”

(三) 大医之体

“一个德艺兼优的医生，应能思想纯净，知我内省，目不旁视，看上去很庄重的样子，气度宽宏，堂堂正正，不卑不亢。诊察疾病，专心致志，详细了解病状脉候，一丝一毫不得有误……”

(四) 为医之法

“做医生的准则，应该是慎于言辞，不能随意跟别人开玩笑，不大声喧哗，谈说别人的短处，炫耀自己的名声，诽谤攻击其他医生，借以夸耀自己的功德……”

三、解析与启示

(一) 篇名诠释

《大医精诚》出自唐代孙思邈所著之《备急千金要方》第一卷，堪称传统医德文化的经典，被誉为是“东方的希波克拉底誓言”。其融汇了儒家忠孝仁义思想、道家行善积德主张、佛家慈悲救苦理念，是医学史上最全面、最系统的医德专著。

“大医”一词原本通“太医”，古时“太”与“大”相通。汉代时就已经大量出现，然而在当时仅仅指职务名称。从南北朝开始，由于佛教“大医王”概念的融入，才使得“大医”一词出现了与人文关怀等相关的内涵。而到《大医精诚》中，已经很自然地将有修行的医者，称为“大医”了。

《大医精诚》论述了有关医德的两个问题：一是“精”，即要求医者要有精湛的医术，医道是“至精至微之事”，习医之人必须“博极医源，精勤不倦”。二是“诚”，即要求医者要有高尚的品德修养，因“见彼苦恼，若己有之”，“大慈恻隐之心”，进而誓愿“普救含灵之苦”，且不可“自逞俊快，邀射名誉”，“恃己所长，经略财物”。

(二) 内容解读

传统道德文化是中国传统文化中的重中之重，其渗透于社会生活的各个领域包括医学，“德术并

重”历来是传统医学的重要特征。不论是“伏羲尝味百药而制九针”，还是“神农尝百草之滋味、水泉之甘苦，令民知所避就”，都说明了早期医疗活动中就有医者自我牺牲的医德特色。尤其是在儒、道、佛“三教合流”的隋唐时期，孙思邈的《大医精诚》堪称经典。

孙思邈在《备急千金要方》之卷首，明确提出“若不读五经，不知仁义之道；不读三史，不知有古今之事；不读诸子，睹事则不能默而识之；不读内经，则不知有慈悲喜舍之德；不读庄老，不能任真体运，则吉凶拘忌，触途而生。”可见孙氏在《大医精诚》中将三教德的标准合而为一，形成了他完整和富有特色的医德。

1. 以人为本、尊重生命的人本主义思想　医学是直接服务于人的生命科学，对生命的轻视和对人性的冷漠是医家大忌。人本主义思想是传统医德最重要的思想基础和最突出的人文特征，其渊源基于中国传统哲学“天人合一”的思想，《黄帝内经》之“天覆地载，万物悉备，莫贵于人”。萧纲《劝医论》的“天地之中，唯人最灵。人之所重，莫过于命”。孙思邈在《备急千金要方·治病略例》中“二仪之内，阴阳之中，唯人最贵”。他将方书命名为“千金方”是因“人命至重，贵于千金，一方济之，德逾于此”。

2. 医乃仁术、济世救人的儒家仁爱观念　“先发大慈恻隐之心，誓愿普救含灵之苦”，“见彼苦恼，若己有之”，“深心凄怆，勿避险巇、昼夜寒暑、饥渴疲劳，一心赴救”。

3. 博极医源、精勤不倦的民族敬业精神　“青衿之岁，高尚兹典；白首之年，未尝释卷”，“学者必须博及医源，精勤不倦，不得道听途说，而言医道了了”。孙思邈在70岁高龄时撰成《备急千金要方》三十卷，30年后又著成《千金翼方》三十卷，以补充《备急千金要方》的不足，这种精益求精的精神影响深远。

4. 重义轻利、清正廉洁的传统道德规范　“患疮痍下痢，臭秽不可瞻视，人所恶见者，但发惭愧、凄怜、忧恤之意，不得起一念蒂芥之心，是吾之志也”，“不得瞻前顾后，自虑吉凶，护惜身病”，“一心赴救，无作功夫行迹之心”，不能“恃己所长，专心经略财物”。成为后世医者思想道德和精神的基石。

5. 严格守信、约之以法的医学严谨职能　“省病诊疾，至察深心；详查形候，纤毫勿失”。孙思邈深受儒家思想的影响，其认为：不仅要在医者内在品质修养方面继承儒家道德自律观念，强调仁爱、知止、内圣、中和等“内修”原则，诸如孔子的“为仁由己”及孟子的“老吾老，以及人之老；幼吾幼，以及人之幼”；而且应注重德性主体的外在行为表现即“外修”，诸如“勤学善思、医术高超、处乱不惊、勇于担当”、“志虑忠诚、公正无私、谦虚谨慎、尊重有礼”。

第五节 《医学源流》之《用药如用兵》(清·徐大椿)

一、原文精要

“圣人之所以全民生也，五谷为养，五果为助，五畜为益，五菜为充，而毒药则以之攻邪。故虽甘草、人参，误用致害，皆毒药之类也。古人好服食者，必生奇疾，犹之好战胜者，必有奇殃。是故兵之设也以除暴，不得已而后兴；药之设也以攻疾，亦不得已而后用，其道同也。故病之为患也，小则耗精，大能伤命，隐然一敌国也。以草木偏性，攻脏腑之偏胜，必能知彼知己，多方以制之，而后天丧身殒命之忧。是故传经之邪，而先夺其未至，则所以断敌之要道也；横暴之疾，而急保其未病，则所以守我之岩疆也；挟宿食而病者，先除其食，则敌之资粮已焚；合旧疾而发者，必防其并，则敌之内应既绝。辨经络而无泛用之药，此之谓向导之师。因寒热而有反用之方，此之谓行间之术。一病而分治之，则用寡可以胜众，使前后不相救，而势自衰。数病而合治之，则并力捣其中坚，使离散无所统，而众悉溃。病方进，则不治其太甚，固守元气所以老其师；病方衰，则必究其所之，更益精锐，所以捣其穴。

若夫虚邪之体攻河过，本和平之药而以峻药补之，衰敝之日不可穷民力也；实邪之伤攻不可缓，用峻厉之药而以常药和之，富强之国可以振威武也。然而选材必当，器械必良，克期不衍，布阵有方，此又不可更仆数也。孙武子十三篇，治病之法尽之矣。”

二、译文概义

圣人用来保全人民生命的方法，是把谷物作为养料，果品作为辅助的食品，牲畜作为滋补食品，蔬菜作为补充食品，而药物则用它来治病。因此，即使是甘草、人参，滥用也要招致祸害，都是有害药物一类的东西。古人中喜欢服食丹药的人，必然要患大病，好比喜欢作战逞强的人，一定有大祸。所以，建立军队为的是驱除强暴的敌人，不得已然后才兴兵；设置药物为的是治疗疾病，也是不得已然后才使用。它们的道理是一样的。疾病造成祸害，小病就耗损人的精气，大病就要伤害人的生命，这种严重的情况好比一个敌对的国家一样。用药物不同的特性，来治疗脏腑偏亢，必须要了解药物和疾病的关系，用多种方法来控制病邪，然后才不会有丧失生命的忧愁。因此，对传经的病邪，就要先占领病邪尚未到达的地方，这就好比是用来切断敌方重要去路的做法；对来势迅猛的病邪，就要赶紧保护那没有致病的部位，这就好比是用来严守自己险要阵地的做法。兼有积食以致生病的人，首先要消除他的积食，这就好比是敌方的军需被焚毁；兼合旧疾而再生病的人，一定要防止新旧病邪的合并，这就好比是敌方的内应已不存在了。辨明药物的归经，就没有泛泛通用而不对症的药物，这在军事上称为离间之计策。同一种病如果分散攻治它，就好比用少量的兵力可以战胜众多敌人，使敌方前后不能互相救援，战斗力就自行衰竭；几种病症如果综合治疗它们，就好比集中兵力进攻敌人的主要方面，使敌人各自离散，失去统系，那么所有敌人会全部溃败。疾病正在发展，就不应治疗它太过分，要巩固保守元气，这好比军事上用来使敌军疲惫的方法；病邪正在衰退，就一定要穷追到它败退之处，再增加精锐药物，这好比是军事上用来捣毁敌巢的方法。

至于邪气在身，体质虚弱的人，攻治不可过分，要以性味平和的药物为主，而用峻厉的药辅助它；好比一个国家，经济衰落，民生凋蔽的时候，不可以耗尽民力。邪气伤人，而体质未虚的病人，攻治不宜缓慢，可用性味峻厉的药物为主，平和的药物配合它；如同一个富强的国家，可以振兴军威武力一样。虽然这样，但是选择药材一定要适当，器械必须精良，定准期限不得延误，布设阵势有方法，这些又是不可胜数的。《孙子》共十三篇，治病的办法尽在其中了。

三、解析与启示

(一) 篇名诠释

中国古代兵法贯穿着朴素的唯物主义精神和辨证法思想，包含着大有用场的策略、方法，长期以来渗透影响了中医学。清代兵学家邓廷罗在其所著《兵镜备考》曰“救乱如救病，用兵犹用药”，可见，中医用药与军事思想有着密切的联系。“用药如用兵”之说正是古代兵法对中医学渗透影响的集中反映。

(二) 内容解读

药物防治疾病，是以药性之偏来纠正病性之偏，调整脏腑功能，纠正阴阳偏胜偏衰，使之恢复平衡。

1. “用药如用兵”与合理组方 《孙子兵法》之“知己知彼，百战不殆。”医家治病，有如兵家打仗，用药用兵，均同此理。所谓用药如用兵，意即医家治病需通晓药性，用之得当，则疾病立消，如兵家用兵，用之得当，则旗开得胜。历代兵家常胜者，必善用兵，历代医家有为者，必善用药。张仲景在《伤寒论》之桂枝汤中，以桂枝配白芍，一阳一阴，一表一里，一散一收以调和营卫；生姜配大枣，一表一里，一辛一甘，既调营卫，又保胃气，其择药之精，组方之巧说明熟知药性合理组方之重要性。

2. “并敌一向”与用药“效宏力专” 《孙子兵法·虚实篇》中“我专而敌分。我专为一，敌分为十，是以十攻其一也，则我众而敌寡。”以众击寡，就能造成明显的优势而迅速取得胜利。同理，在治病过程中，当查明病情后，也要集中药物和其他治疗措施，专攻疾病的关键之处，造成对疾病的强大优势。这样“以众击寡”，“并敌一向”，就可以“巧能成事”，治愈疾病。

3. “势险节短”与强攻快攻 《孙子兵法·计篇》指出：“乃为之势，以佐其外。势者，因利而制权也。”《孙子兵法·势篇》还指出：“善战者，其势险，其节短。”即形成的态势要险峻，能产生强大的冲击力；攻击的节拍要短促，使敌人无喘息重整的机会。在医治疾病时，也要为之势，并尽可能创造“势险节短”的攻击态势，以便迅速治好疾病，使病人康复。不能让邪气深入，加重病情。

4. “非危不战”与慎重用药 《孙子兵法·火攻篇》云“非利不动，非得不用，非危不战。”同理，所有药物都有一定的毒性，所以，在必要的情况下，才用药物，并且在能治好疾病的原则上，尽量选择毒性小的药物，减低副作用。此外，在治疗疾病时，中医也很重视心理治疗的作用，如《灵枢·师传》“人之情，莫不恶死乐生，告之以其败，语之以其善，导之以其所便，开之以其所苦，虽有无道之人，恶有不听者乎”。如果病人紧张慌乱、忧虑过度，会降低身体的抵抗力，而使病情加重。只有情绪乐观，以良好的精神状态与疾病作斗争，药物治疗才能更好地发挥作用，使病体迅速痊愈。军事思想中也非常注重人的心理因素，军队的士气和决心在战争中能发挥非常巨大的作用，故《孙子兵法》十分强调“治气”“治心”。《孙子兵法·军争篇》指出：“善用兵者，避其锐气，击其惰归，此治气者也；以治待乱，以静待哗，此治心者也。”

本章小结

1.《上古天真论》指明养生的积极意义；养生的具体方法；人体生、长、衰、老的生命周期及生育功能变化等。

2.《四气调神大论》指明适应气候变化的摄生法则；违反四时气候变化规律是发病的重要因素，进一步提出“治未病”思想。

3.《扁鹊见蔡桓公》指明应避免讳疾忌医；疾病传变规律及相应的治疗方法；提倡防微杜渐思想。

4.《大医精诚》“德术并重”尤以德为先是中医的重要特征。

5.《用药如用兵》中医的药物防治与中国古代兵法的相通之处在于均始终贯穿着朴素的唯物主义精神和辩证法思想。

（万迎晖）

扫一扫，测一测

思考题

1.《大医精诚》的理论核心有哪些？
2. 用药与用兵有何关联？
3.《黄帝内经》的人文特点是什么？
4.《扁鹊见蔡桓公》的故事寓意为何？

附录　方剂索引

一画

一贯煎(《柳州医话》)沙参　麦冬　当归　生地黄　枸杞子　川楝子

二画

八正散(《太平惠民和剂局方》)木通　车前子　萹蓄　瞿麦　滑石　甘草梢　大黄　山栀

八珍汤(《正体类要》)当归　川芎　白芍药　熟地黄　人参　白术　茯苓　甘草　生姜　大枣

二陈汤(《太平惠民和剂局方》)半夏　陈皮　茯苓　炙甘草

二至丸(《医方集解》)旱莲草　女贞子

二仙汤(《中医方剂临床手册》)仙茅　仙灵脾　巴戟天　黄柏　知母　当归

九味羌活汤(《此事难知》)羌活　防风　苍术　细辛　川芎　白芷　生地黄　黄芩　甘草

九一丹(《医宗金鉴》)升丹　煅石膏

人参养荣汤(《太平惠民和剂局方》)人参　甘草　当归　白芍　熟地黄　肉桂　大枣　黄芪　白术　茯苓　五味子　远志　橘皮　生姜

七厘散(《良方集腋》)血竭　红花　冰片　麝香　乳香　没药　儿茶　朱砂

十枣汤(《伤寒论》)芫花　甘遂　大戟　大枣

十全大补汤(《太平惠民和剂局方》)人参　黄芪　白术　茯苓　炙甘草　熟地　当归　白芍　川芎　肉桂

三画

小柴胡汤(《伤寒论》)柴胡　黄芩　半夏　人参　甘草　生姜　大枣

小蓟饮子(《济生方》)生地黄　小蓟　滑石　通草　炒蒲黄　淡竹叶　藕节　当归　山栀子　甘草

小建中汤(《伤寒论》)桂枝　白芍　甘草　生姜　大枣　饴糖

小青龙汤(《伤寒论》)麻黄　芍药　细辛　干姜　甘草　桂枝　半夏　五味子

小陷胸汤(《伤寒论》)瓜蒌　黄连　半夏

大补元煎(《景岳全书》)人参　山药　熟地黄　杜仲　枸杞子　当归　山茱萸　炙甘草

大承气汤(《伤寒论》)大黄　厚朴　枳实　芒硝

大柴胡汤(《金匮要略》)柴胡　黄芩　枳实　大黄　芍药　半夏　生姜　大枣

大黄牡丹皮汤(《金匮要略》)大黄　牡丹皮　桃仁　冬瓜子　芒硝

大秦艽汤(《素问病机气宜保命集》)秦艽　石膏　川芎　当归　生地　熟地　独活　白芍　羌活　防风　白芷　黄芩　白术　茯苓　细辛　甘草

川芎茶调散(《太平惠民和剂局方》)川芎　荆芥　薄荷　羌活　细辛　白芷　甘草　防风

三子养亲汤(《韩氏医通》)白芥子　苏子　莱菔子

三拗汤(《太平惠民和剂局方》)麻黄　杏仁　甘草

千捶膏(经验方)蓖麻子　肉嫩　松香粉　轻粉　东丹　银朱　茶油

下瘀血汤(《金匮要略》)大黄　䗪虫　桃仁

四画

五苓散(《伤寒论》)桂枝　白术　茯苓　猪苓　泽泻

五子衍宗丸(《证治准绳》)枸杞子　菟丝子　车前子　五味子　覆盆子

五味消毒饮(《医宗金鉴》)金银花　野菊花　蒲公英　紫花地丁　天葵子

贝母瓜蒌散(《医学心悟》)贝母　瓜蒌花粉　茯苓　橘红　桔梗

天麻钩藤饮(《杂病证治新义》)天麻　钩藤　生石决明　川牛膝　桑寄生　杜仲　山栀　黄芩　益母草　朱茯神　夜交藤

天台乌药散(《医学发明》)乌药 木香 小茴香 青皮 高良姜 槟榔 川楝子 巴豆

天王补心丹(《摄生秘剂》)人参 玄参 丹参 茯苓 五味子 远志 桔梗 当归身 天冬 麦冬 柏子仁 酸枣仁 生地黄 辰砂

引火汤(《疡医大全》)熟地 玄参 白芥子 山茱萸 五味子 山药 茯苓 肉桂

六味地黄丸(《小儿药证直诀》)熟地黄 山药 茯苓 丹皮 泽泻 山茱萸

六一散(《伤寒直格》)滑石 甘草

六磨汤(《证治准绳》)沉香 木香 枳实 槟榔 乌药 大黄

水牛角散(《备急千金要方》)(犀角用水牛角代替)水牛角 黄连 升麻 山栀子 茵陈

内补丸(《女科切要》)鹿茸 肉桂 菟丝子 黄芪 白蒺藜 沙苑蒺藜 肉苁蓉 桑螵蛸 熟附子 紫菀

化虫丸(《太平惠民和剂局方》)铅粉 鹤虱 槟榔 苦楝根 白矾

化瘀汤(《罗氏会约医镜》)当归 赤芍 丹皮 桃仁 红花 丹参 山甲 白术 泽泻 青皮 牡蛎

丹栀逍遥散(《薛氏医案》)当归 白芍 白术 柴胡 茯苓 甘草 生姜 薄荷 丹皮 栀子

丹参饮(《太平惠民和剂局方》)丹参 砂仁 檀香

中满分消丸(《兰室秘藏》)厚朴 枳实 黄芩 黄连 知母 半夏 人参 甘草 陈皮 茯苓 泽泻 砂仁 干姜 姜黄 白术

少腹逐瘀汤(《医林改错》)小茴香 干姜 玄胡索 五灵脂 没药 川芎 当归 蒲黄 肉桂 赤芍

五画

白虎加桂枝汤(《金匮要略》)石膏 知母 炙甘草 粳米 桂枝

半夏泻心汤(《伤寒论》)半夏 黄芩 干姜 人参 甘草 黄连 大枣

半夏厚朴汤(《金匮要略》)半夏 厚朴 紫苏 茯苓 生姜

半夏白术天麻汤(《医学心悟》)半夏 白术 天麻 陈皮 茯苓 甘草 生姜

白虎汤(《伤寒论》)石膏 知母 甘草 粳米

龙胆泻肝汤(《医宗金鉴》)龙胆草 泽泻 木通 车前子 当归 生地黄 柴胡

四逆汤(《伤寒论》)附子 干姜 甘草

四黄膏(经验方)黄连 黄芩 黄柏 大黄 乳香 没药 凡士林

四君子汤(《太平惠民和剂局方》)党参 白术 茯苓 甘草

四物汤(《太平惠民和剂局方》)当归 白芍药 川芎 熟地黄

四神丸(《内科摘要》)补骨脂 肉豆蔻 吴茱萸 五味子 生姜 大枣

四逆散(《伤寒论》)炙甘草 枳实 柴胡 芍药

四妙丸(《成方便读》)苍术 黄柏 牛膝 薏苡仁

平胃散(《太平惠民和剂局方》)苍术 厚朴 橘皮 生姜 甘草 大枣

归脾汤(《济生方》)党参 黄芪 白术 茯神 酸枣仁 龙眼 木香 炙甘草 当归 远志 生姜 大枣

左归丸(《景岳全书》)熟地黄 山药 山茱萸 菟丝子 枸杞子 川牛膝 鹿角胶 龟板胶

右归丸(《景岳全书》)熟地黄 山药 山茱萸 枸杞子 杜仲 菟丝子 附子 肉桂 当归 鹿角胶

甘露消毒丹(《温热经纬》)滑石 茵陈 淡黄芩 石菖蒲 川贝母 木通 藿香 射干 连翘 薄荷 白豆蔻

甘麦大枣汤(《金匮要略》)甘草 小麦 大枣

玉屏风散(《丹溪心法》)黄芪 白术 防风

加减葳蕤汤(《通俗伤寒论》)玉竹 葱白 桔梗 白薇 豆豉 薄荷 甘草 大枣

生脉散(《内外伤辨惑论》)人参 麦冬 五味子

生肌散(经验方)制炉甘石 海浮石 滑石 琥珀 朱砂 冰片

生肌玉红膏(《外科正宗》)当归 白芷 白蜡 轻粉 甘草 紫草 血竭 麻油

瓜蒌薤白半夏汤(《金匮要略》)瓜蒌实 薤白 半夏

瓜蒌牛蒡汤(《医宗金鉴》)瓜蒌 牛蒡子 天花粉 柴胡 黄芩 陈皮 生栀子 连翘 皂刺 银花 青皮 甘草

失笑散(《太平惠民和剂局方》)蒲黄 五灵脂

石韦散(《证治汇补》)石韦 冬葵子 瞿麦 车前子 滑石

仙方活命饮(《医宗金鉴》)金银花 防风 白芷 陈皮 当归尾 乳香 没药 赤芍 穿山甲 皂角刺 甘草

艾附暖宫丸(《沈氏尊生书》)艾叶 香附 当归 熟地 白芍 川芎 黄芪 吴茱萸 续断 肉桂

六画

芎芷石膏汤(《医宗金鉴》)川芎 白芷 石膏 菊花 藁本 羌活

血府逐瘀汤(《医林改错》)当归 生地黄 桃仁 红花 枳壳 赤芍药 柴胡 甘草 桔梗 川芎 牛膝

导赤散(《小儿药证直诀》)生地黄 木通 竹叶 甘草

当归四逆汤(《伤寒论》)当归 赤芍 桂枝 细辛 通草 大枣 甘草

当归补血汤(《内外伤辨惑论》)黄芪 当归

当归饮子(《证治准绳》)当归 地黄 芍药 川芎 白蒺藜 何首乌 黄芪 荆芥 防风 甘草

百合固金汤(《医方集解》)生地黄 熟地黄 麦冬 贝母 百合 当归 炒芍药 甘草 玄参 桔梗

阳和汤(《外科全生集》)麻黄 熟地 白芥子 炮姜炭 甘草 肉桂 鹿角胶

竹叶石膏汤(《伤寒论》)竹叶 石膏 麦冬 半夏 人参 甘草 粳米

至宝丹(《太平惠民和剂局方》)牛角屑 朱砂 雄黄 玳瑁屑 琥珀 麝香 龙脑 金箔 银箔 牛黄 安息香

安宫牛黄丸(《温病条辨》)牛黄 郁金 水牛角 黄连 黄芩 山栀 朱砂 雄黄 梅片 麝香 珍珠 金箔衣

托里消毒散(《外科正宗》)人参 川芎 当归 白芍 白术 银花 茯苓 白芷 皂刺 黄芪 甘草 桔梗

红油膏(经验方)凡士林 九一丹

红藤煎剂(经验方)红藤 地丁 乳香 没药 连翘 大黄 玄胡 丹皮 甘草 银花

防风通圣散(《宣明论方》)防风 大黄 芒硝 荆芥 麻黄 山栀 连翘 白芍 薄荷 黄芩 川芎 滑石 甘草 桔梗 石膏 白术 当归

地榆散(《伤寒标本》)地榆 茜草根 黄芩 黄连 山栀 茯苓

约营煎(《景岳全书》)生地 芍药 地榆 续断 黄芩 槐米 荆芥 乌梅 甘草

七画

补中益气汤(《脾胃论》)人参 黄芪 白术 甘草 当归 陈皮 升麻 柴胡

补阳还五汤(《医林改错》)黄芪 当归尾 红花 川芎 赤芍 桃仁 地龙

补肺汤(《永类钤方》)人参 黄芪 熟地 五味子 紫菀 桑白皮

杏苏散(《温病条辨》)杏仁 紫苏叶 橘皮 半夏 桔梗 前胡 枳壳 茯苓 生姜 大枣 甘草

牡蛎散(《太平惠民和剂局方》)煅牡蛎 黄芪 麻黄根 浮小麦

完带汤(《傅青主女科》)白术 山药 人参 白芍 苍术 车前子 甘草 陈皮 柴胡 荆芥穗

良附丸(《良方集腋》)高良姜 香附

杞菊地黄丸(《医级》)枸杞子 菊花 熟地黄 山药 茯苓 丹皮 泽泻 山茱萸

附子理中丸(《和剂局方》)炮附子 人参 白术 炮姜 炙甘草

苇茎汤(《备急千金要方》)苇茎 薏苡仁 冬瓜子 桃仁

苏合香丸(《太平惠民和剂局方》)白术 青木香 牛角屑 香附子 朱砂 诃黎勒 白檀香 安息香 沉香 麝香 丁香 荜茇 龙脑 苏合香油 乳香

身痛逐瘀汤(《医林改错》)秦艽 川芎 桃仁 红花 羌活 没药 五灵脂 香附 牛膝 地龙 甘草

芩连四物汤(《杂病源流犀烛·脏腑门》)黄芩 黄连 当归 生地 赤芍 川芎

两地汤(《傅青主女科》)生地 地骨皮 元参 麦冬 阿胶 白芍

沉香散(《金匮翼》)沉香 石韦 滑石 当归 陈皮 白芍 冬葵子 甘草 王不留行

羌活胜湿汤(《内外伤辨惑论》)羌活 独活 川芎 蔓荆子 防风 藁本 炙甘草

八画

肾气丸(《金匮要略》)桂枝 附子 熟地黄 山茱萸 山药 茯苓 泽泻 丹皮

泻心汤(《金匮要略》)大黄 黄芩 黄连

参苓白术散(《太平惠民和剂局方》)人参 茯苓 白术 桔梗 山药 甘草 白扁豆 莲子肉 砂仁 薏苡仁

参苏饮(《太平惠民和剂局方》)人参 甘草 茯苓 苏叶 葛根 前胡 半夏 陈皮 枳壳 木香 桔梗 生姜 大枣

参附汤(《正体类要》)人参 附子

金锁固金丸(《医方集解》)沙苑蒺藜 芡实 莲须 龙骨 牡蛎 莲肉

实脾饮(《重订严民济生方》)附子 干姜 白术 甘草 厚朴 木香 草果 槟榔 木瓜 生姜 大枣 茯苓

苓桂术甘汤(《金匮要略》)茯苓 桂枝 白术 甘草

定喘汤(《摄生众妙方》)白果 麻黄 款冬花 半夏 桑白皮 黄芩 苏子 杏仁 甘草

金黄散(《医宗金鉴》)大黄 黄柏 姜黄 白芷 胆南星 陈皮 苍术 厚朴 甘草 天花粉

炙甘草汤(《伤寒论》)炙甘草 生姜 人参 生地黄 桂枝 阿胶 麦冬 麻仁 大枣 清酒

知柏地黄汤(《医宗金鉴》)知母 黄柏 熟地黄 山药 茯苓 丹皮 泽泻 山茱萸

青黛散(《经验方》)青黛 石膏 滑石 黄柏

九画

保和丸(《丹溪心法》)半夏 陈皮 茯苓 山楂 莱菔子 神曲 连翘

济川煎(《景岳全书》)当归 牛膝 肉苁蓉 泽泻 升麻 枳壳

茵陈蒿汤(《伤寒论》)茵陈蒿 山栀 大黄

茵陈术附汤(《医学心悟》)茵陈 白术 附子 干姜 甘草

枳实薤白桂枝汤(《金匮要略》)枳实 薤白 桂枝 厚朴 瓜蒌

养心汤(《证治准绳》)黄芪 茯苓 茯神 当归 川芎 炙甘草 半夏曲 柏子仁 酸枣仁 远志 五味子 人参 肉桂

胃苓汤(《丹溪心法》)苍术 厚朴 陈皮 甘草 生姜 大枣 桂枝 白术 泽泻 茯苓 猪苓

枳实导滞丸(《内外伤辨惑论》)大黄 枳实 神曲 茯苓 黄芩 黄连 白术 泽泻

荆防败毒散(《摄生众妙方》)荆芥 防风 羌活 独活 柴胡 前胡 川芎 枳壳 茯苓 桔梗 甘草

保元汤(《博爱心鉴》)人参 黄芪 肉桂 甘草 生姜

保阴煎(《景岳全书》)生地 熟地 芍药 山药 续断 黄芩 黄柏 甘草

举元煎(《景岳全书》)人参 炙黄芪 升麻 炙草 白术

复元活血汤(《医学发明》)柴胡 花粉 当归 山甲 桃仁 红花 大黄 甘草

《济生》肾气丸(《济生方》)熟地 山茱萸 山药 丹皮 泽泻 茯苓 附子 肉桂 牛膝 车前子

独活寄生汤(《备急千金要方》)独活 桑寄生 秦艽 防风 细辛 川芎 当归 地黄 芍药 桂心 茯苓 杜仲 牛膝 人参 甘草

十画

桂枝汤(《伤寒论》)桂枝 芍药 生姜 炙甘草 大枣

桂枝加附子汤(《伤寒论》)桂枝 炮附子 生姜 大枣 炙甘草

桑菊饮(《温病条辨》)桑叶 菊花 连翘 薄荷 桔梗 杏仁 芦根 甘草

桑杏汤(《温病条辨》)桑叶 杏仁 沙参 浙贝母 豆豉 梨皮 山栀

逍遥丸(《太平惠民和剂局方》)柴胡 白术 白芍药 当归 茯苓 炙甘草 薄荷 煨姜

益胃汤(《温病条辨》)沙参 麦冬 生地黄 玉竹 冰糖

柴胡疏肝散(《景岳全书》)陈皮 柴胡 川芎 香附 枳壳 芍药 炙甘草

柴芩承气汤(《经验方》)柴胡 黄芩 大黄 芒硝 蒲公英 紫花地丁 银花藤 青骨藤 金铃子

射干麻黄汤(《金匮要略》)射干 麻黄 细辛 紫菀 款冬花 半夏 生姜 五味子 大枣

调胃承气汤(《伤寒论》)大黄 甘草 芒硝

涤痰汤(《济生方》)半夏 橘红 胆南星 枳实 茯苓 人参 菖蒲 竹茹 甘草 大枣 生姜

透脓散(《外科正宗》)川芎 黄芪 当归 穿山甲 皂角刺

消风散(《外科正宗》)荆芥 防风 当归 生地 苦参 苍术 蝉蜕 胡麻仁 牛蒡子 知母 石膏 甘草 木通

磁朱丸(《备急千金要方》)煅磁石 朱砂 神曲

通窍活血汤(《医林改错》)赤芍 川芎 桃仁 红花 麝香 大枣 老葱 生姜 白酒

润肠丸(《沈氏尊生书》)当归 生地黄 麻子仁 桃仁 枳壳

透疹凉解汤(《经验方》)薄荷 桑叶 菊花 连翘 银花 蝉衣 牛蒡子 赤芍 藏红花 紫花地丁 黄连

桃红四物汤(《医宗金鉴》)桃仁 红花 地黄 当归 川芎 赤芍

十一画

麻黄汤(《伤寒论》)麻黄 桂枝 杏仁 炙甘草

麻黄杏仁甘草石膏汤(《伤寒论》)麻黄 杏仁 炙甘草 石膏

麻子仁丸(《伤寒论》)麻子仁 大黄 枳实 厚朴 杏仁 白药

银翘散(《温病条辨》)金银花 连翘 豆豉 牛蒡子 薄荷 荆芥穗 桔梗 甘草 竹叶 鲜芦根

清热地黄汤(《备急千金要方》)水牛角 生地黄 丹皮 芍药

清胰汤Ⅰ号(《天津南开医院验方》)柴胡 白芍 木香 玄胡 黄芩 胡黄连 大黄 芒硝

清胰汤Ⅱ号(《天津南开医院验方》)柴胡 黄芩 胡黄连 木香 白芍 槟榔 使君子 苦楝 根皮

清热调血汤(《古今医鉴》)当归 川芎 白芍 生地黄 黄连 香附 桃仁 红花 莪术 延胡索 丹皮

清热固经汤(《简明中医妇科学》)地骨皮 生地 龟板 牡蛎 阿胶 栀子 地榆 黄芩 藕节 棕榈炭 甘草

清胃散(《兰室秘藏》)当归 生地黄 牡丹皮 升麻 黄连

清金化痰汤(《统旨方》)黄芩 山栀 桔梗 麦冬 贝母 知母 桑白皮 瓜蒌仁 橘红 茯苓 甘草

清营汤(《温病条辨》)水牛角 丹参 黄连 生地 麦冬 玄参 连翘 金银花 竹叶心

黄芪汤(《金匮翼》)黄芪 陈皮 麻子仁 白蜜

黄连解毒汤(《外台秘要》)黄连 黄柏 黄芩 栀子

黄连阿胶汤(《伤寒论》)黄连 黄芩 白芍 阿胶 鸡子黄

黄芪建中汤(《金匮要略》)黄芪 白芍 桂枝 炙甘草 生姜 大枣 饴糖

黄连温胆汤(《千金方》)半夏 陈皮 茯苓 甘草 枳实 竹茹 黄连 大枣

理中丸(《伤寒论》)人参 白术 干姜 炙甘草

羚羊角汤(《医醇义》)青羊角 龟板 生地 丹皮 白芍 柴胡 薄荷 蝉衣 菊花 夏枯草 石决明

羚角钩藤汤(《通俗伤寒论》)青羊角 钩藤 生地 桑叶 菊花 茯神 川贝 竹茹 白芍 甘草

猪苓汤(《伤寒论》)泽泻 阿胶 猪苓 茯苓 滑石

十二画

程氏萆薢分清饮(《医学心悟》)萆薢 车前子 黄柏 茯苓 白术 石菖蒲丹参 莲子心

越鞠丸(《丹溪心法》)川芎 苍术 香附 炒山栀 神曲

温胆汤(《三因极一病证方论》)半夏 橘皮 甘草 枳实 竹茹 生姜 茯苓

温经汤(《金匮要略》)桂枝 吴茱萸 当归 芍药 川芎 人参 生姜 麦门冬 半夏 丹皮 阿胶 甘草

葛根黄芩黄连汤(《伤寒论》)葛根 黄芩 黄连 炙甘草

滋血汤(《证治准绳·女科》)人参 山药 黄芪 茯苓 当归 熟地 白芍 川芎

水牛角散(《备急千金要方》)牛角 黄连 升麻 山栀 茵陈

痛泻要方(《景岳全书》引刘草窗方)白芍 陈皮 防风 白术

普济消毒饮(《东垣试效方》)牛蒡子 板蓝根 黄芩 黄连 玄参 桔梗 升麻 柴胡 马勃 连翘 陈皮 薄荷 僵蚕 甘草

十三画

暖肝煎(《景岳全书》)肉桂 小茴香 茯苓 乌药 枸杞子 当归 沉香 生姜

新加香薷饮(《温病条辨》)香薷 厚朴 扁豆花 金银花 连翘

解语丹(《医学心悟》)石菖蒲　远志　天麻　全蝎　羌活　南星　木香　甘草

十四画

酸枣仁汤(《金匮要略》)酸枣仁　知母　川芎　茯苓　甘草

缩泉丸(《妇人良方》)乌药　益智仁

膈下逐瘀汤(《医林改错》)桃仁　丹皮　当归　川芎　五灵脂　红花　赤芍　乌药　玄胡索　香附　枳壳　甘草

十五画以上

藿香正气散(《太平惠民和剂局方》)藿香　紫苏　白芷　桔梗　白术　厚朴　半夏曲　大腹皮　茯苓　橘皮　甘草　大枣

蠲痹汤(《医学心悟》)羌活　独活　桂心　秦艽　当归　川芎　炙甘草　海风藤　桑枝　乳香　木香

镇肝熄风汤(《医学衷中参西录》)生龙骨　生牡蛎　玄参　代赭石　茵陈　生麦芽　龟板　怀牛膝　川楝子　白芍　天冬　甘草

薏苡仁汤(《类证治裁》)薏苡仁　瓜蒌仁　川芎　当归　麻黄　桂枝　羌活　独活　防风　制川乌　苍术　生姜　甘草

参考文献

1. 李家邦 . 中医学 . 第 6 版 . 北京：人民卫生出版社，2003.
2. 孙广仁 . 中医基础理论难点解析 . 北京：中国中医药出版社，2001.
3. 潘年松，温茂兴 . 中医学 .5 版 . 北京：人民卫生出版社，2014.
4. 尉海霞，朱紧超，张兴彩 . 小青龙汤治疗冷哮案例举隅 . 中医药通报，2017，16（4）：57-58.
5. 周熠楠，李惠林，陈哲 . 王孟庸运用玉屏风散加味临证案例撷菁 . 医案医话，2017，49（7）：64-65.
6. 田恬，汪超，尹莲芳 . 龙胆泻肝汤临床应用举隅 . 中华全科医学，2017，15（5）：871-872.
7. 高桦林，彭勃，唐祖宣 . 唐祖宣运用麻子仁丸治疗疑难杂症举隅，湖南中医杂志，2010，26（4）：84-88.
8. 骆云丰 . 大承气汤临证举要 . 光明中医，2016，31（10）：2867-2868.
9. 陈明 . 藿香正气软胶囊治疗口臭 . 中国民间疗法，2005，13（5）：29-30.
10. 王付 . 茵陈蒿汤方证探索与实践 . 中华中医药杂志，2015，30（4）：1126-1128.